Fachkunde
für Arzthelferinnen

Fachkunde
für Arzthelferinnen

von Dr. Fred Schubert

Cornelsen

Wichtiger Hinweis: Die Medizin entwickelt sich ständig weiter. Wissenschaftliche Forschung und praktische Erfahrung erweitern unser Wissen und führen dabei insbesondere in den Bereichen der Diagnostik und Therapie zu neuen Erkenntnissen.
Autor und Verlag haben besondere Mühe darauf verwandt, dass die Angaben in diesem Buch genau dem **Wissensstand bei Fertigstellung des Werkes** entsprechen. Dennoch ist jeder Benutzer aufgefordert, bei der praktischen Anwendung sorgfältig gesetzliche Bestimmungen, Gebrauchsanweisungen und Beipackzettel zu prüfen, um in eigener Verantwortung festzustellen, ob die dort gegebenen Anweisungen bzw. Empfehlungen gegenüber den Angaben in diesem Buch abweichen.

Titelfoto: Fred Burrell, Bildarchiv Okapia KG, Frankfurt/Main
Redaktion: Edith Schlicht
Herstellung: Jutta Artz
Umschlaggestaltung: Knut Waisznor

Cornelsen online http://www.cornelsen.de

1. Auflage € Druck 7 6 5 4 Jahr 06 05 04 03

Alle Drucke dieser Auflage sind inhaltlich unverändert und können im Unterricht nebeneinander verwendet werden.

Druck: CS-Druck CornelsenStürtz, Berlin

ISBN 3-464-45110-0

Bestellnummer 451100

Gedruckt auf säurefreiem Papier, umweltschonend hergestellt aus chlorfrei gebleichten Faserstoffen.

Vorwort zur Neubearbeitung

Lernen ist wie Rudern gegen den Strom;
sobald man aufhört, treibt man zurück!
(Lao-tse, chinesischer Philosoph)

Am 1. August 1986 trat die zurzeit gültige Ausbildungsverordnung für Arzthelferinnen in Kraft. Auf der Basis dieser Verordnung und des entsprechenden Rahmenlehrplans erschien zum Schuljahr 1988/89 die erste Auflage dieses Lehrbuchs.

Das **innovative Konzept** mit klar strukturiertem Aufbau, präzisen Texten und einer Vielzahl von Übersichten, Schaubildern und Tabellen machte dieses Buch schnell zu einem **Standardwerk in Ausbildung und Beruf**.

Die **neue Auflage** stellt eine weitere Entwicklungsstufe zu einem **methodisch-didaktischen Gesamtkonzept** dar, das neue Maßstäbe setzt durch die harmonische Verbindung von

- fachlich fundierten Texten und Bildern
- didaktisch durchdachter Darstellung und
- künstlerisch anspruchsvoller Gestaltung.

Entsprechend präsentiert sich dieses Fachbuch in einem zeitgemäßen **neuen Erscheinungsbild**. Dies motiviert und weckt Neugierde – **damit Lernen Spaß macht!**

Selbstverständlich werden die aktuellen Entwicklungen im Gesundheitswesen und die jüngsten Erkenntnisse der Diagnostik und Therapie in der neuen Auflage berücksichtigt.

Es ist mir ein besonderes Anliegen an dieser Stelle meiner Frau Dr. Barbara Schubert zu danken, ohne deren ausdauernde Hilfe und Unterstützung die Neubearbeitung nicht zustande gekommen wäre.
Für wertvolle Hilfen und Anregungen danke ich meinen Freunden Prof. Dr. Dr. Heinz G. Bull, Dr. Dr. Karlpeter Müller, Dr. Sabine Reinert und Prof. Dr. Dr. Siegmar Reinert.
Mein Dank gilt auch vielen weiteren Kollegen und Freunden aus Krefeld, die mir mit Rat und Tat zur Seite standen und auch Bildmaterial zur Verfügung gestellt haben.
Für die exzellente künstlerische Arbeit danke ich herzlich meinem Freund Scott Krausen. Ein herzlicher Dank geht auch an meine Mitarbeiterin Nicole Junk für die gewissenhafte Erledigung der umfangreichen Schreibarbeiten.
Den Mitarbeitern vom Cornelsen Verlag möchte ich an dieser Stelle nochmals für die hervorragende Zusammenarbeit und redaktionelle Betreuung danken.

Den Lesern wünsche ich viel Spaß und Freude mit diesem Buch und viel Glück bei den anstehenden Prüfungen.

Krefeld, im April 2000
Dr. Fred Schubert

Methodisch-didaktische Hinweise

Das Fachkundebuch ist **systematisch aufgebaut.**
Nach Einführung in **Gesundheitswesen (Kap. 1)** und **Hygiene (Kap. 2)** werden zunächst

- Bau und Funktion der einzelnen Organe und Organsysteme erläutert **(Anatomie und Physiologie, Kap. 3)**
- und anschließend – analog gegliedert – die wichtigsten Krankheiten dargestellt **(Pathologie, Kap. 4).**

Diagnose und Therapie (Kap. 5), Hilfeleistung bei Notfällen (Kap. 6), Patientenbetreuung (Kap. 7) und **Arzneimittelkunde (Kap. 8)** runden das Stoffgebiet ab.

Dieser Aufbau des Buchs ermöglicht ein schrittweises Erarbeiten der Fachkunde, wobei die Kapitel aufeinander aufbauen. Die systematische Gliederung macht das Buch zusammen mit dem umfangreichen Stichwortverzeichnis zu einem verlässlichen **Lehr- und Nachschlagewerk.**

Das Buch ist jedoch nicht nur **vertikal**, sondern auch **horizontal** gegliedert, wie der nebenstehenden Übersicht zu entnehmen ist. Die Basis bilden dabei die Kapitel 3 und 4, die gleich aufgebaut sind.
Dies ermöglicht ein **kapitelübergreifendes Lernen** und schafft die Grundlage für einen **handlungsorientierten Unterricht.**

In diesem Buch werden folgende Abkürzungen verwendet:

A.	– Arteria	gr.	– griechisch	u.	– und
Abb.	– Abbildung	Kap.	– Kapitel	u.a.	– unter anderem
bzw.	– beziehungsweise	lat.	– lateinisch	V.	– Vena
ca.	– circa	M.	– Musculus	z.B.	– zum Beispiel
d.h.	– das heißt	N.	– Nervus	♂	– Mann, männlich
engl.	– englisch	S.	– Seite	♀	– Frau, weiblich

1 Gesundheitswesen

1.1 Arbeitsfelder des Gesundheitswesens	1.2 Berufe des Gesundheitswesens	1.3 Aufbau einer Arztpraxis

2 Hygiene	3 Anatomie und Physiologie	4 Pathologie	5–8 Praktische Anwendung
2.1 Gesundheit	3.1 Arbeitsgebiete der Anatomie und Physiologie	4.1 Arbeitsgebiete der Pathologie	
2.2 Sicherheit und Umweltschutz in der Arztpraxis	3.2 Einführung in die Anatomie	4.2 Einführung in die allgemeine Krankheitslehre	**5 Diagnose und Therapie** – Anamnese – Untersuchung – Behandlung
2.3 Medizinische Mikrobiologie	3.3 Zelllehre	4.3 Grundlagen verschiedener Krankheitsformen	
2.4 Infektionsvorbeugung in der Praxis	3.4 Gewebelehre	4.4 Infektionskrankheiten	
	3.5 Halte- und Bewegungsapparat	4.5 Krankheiten des Halte- und Bewegungsapparats	**6 Hilfeleistung bei Notfällen** – Lebensrettende Sofortmaßnahmen – Erste Maßnahmen bei Abwesenheit des Arztes
	3.6 Blut	4.6 Krankheiten des Blutes und der Blut bildenden Organe	
	3.7 Immunsystem	4.7 Krankheiten des Immunsystems	**7 Patientenbetreuung** – Grundlagen – Umgang mit Patienten
	3.8 Herz und Kreislauf	4.8 Krankheiten von Herz und Kreislauf	
	3.9 Atmungsorgane	4.9 Krankheiten der Atmungsorgane	
	3.10 Verdauungsorgane	4.10 Krankheiten der Verdauungsorgane und des Stoffwechsels	**8 Arzneimittel, Heil- und Hilfsmittel** – Arzneimittelbegriff – Arzneimittelformen – Arzneimittelapplikation – Arzneimittelgruppen – Nebenwirkungen – Arzneimittelumgang – Arzneimittelverschreibung – Heil- und Hilfsmittel
	3.11 Harnorgane	4.11 Krankheiten der Harnorgane	
	3.12 Haut	4.12 Hautkrankheiten	
	3.13 Nervensystem	4.13 Krankheiten des Nervensystems	
	3.14 Hormonsystem	4.14 Krankheiten des Hormonsystems	
	3.15 Sinnesorgane	4.15 Krankheiten der Sinnesorgane	
	3.16 Geschlechtsorgane	4.16 Krankheiten der Geschlechtsorgane	

*Systematischer **vertikaler Aufbau** und kapitelübergreifende **horizontale Gliederung** des Fachbuchs*

Inhaltsverzeichnis

1 Gesundheitswesen

1.1 Arbeitsfelder des Gesundheitswesens

Zum Gesundheitswesen gehören alle Personen und Einrichtungen, die bei der Förderung, Erhaltung und Wiederherstellung der Gesundheit der Bevölkerung mitwirken.

Die **Arbeitsfelder des Gesundheitswesens** gliedern sich in 3 Bereiche:

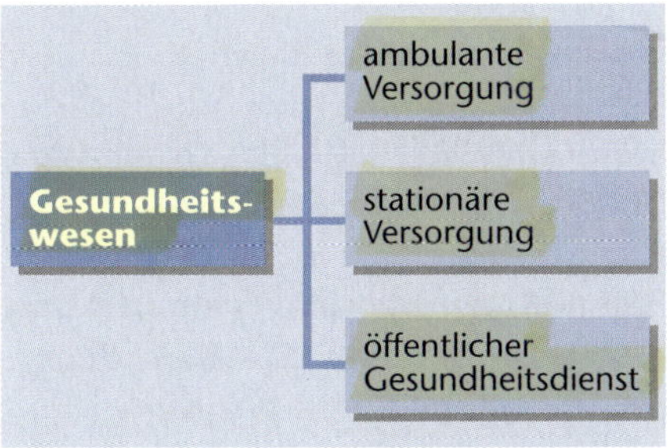

Der Ausbau des Gesundheitswesens wurde erst durch ein umfassendes **System der sozialen Sicherung** möglich.

Säulen der gesetzlichen Sozialversicherung

- Krankenversicherung
- Pflegeversicherung
- Rentenversicherung
- Unfallversicherung
- Arbeitslosenversicherung

1.1.1 Ambulante Versorgung

Die ambulante Versorgung erfolgt in erster Linie durch den niedergelassenen Arzt. Man unterscheidet dabei den Allgemeinmediziner vom spezialisierten Gebietsarzt, der auch als Facharzt bezeichnet wird.

Das Aufgabengebiet des **Allgemeinmediziners** ist die ambulante ärztliche Behandlung sowie die gesundheitliche Betreuung und Beratung von Kranken und Gesunden. Der Allgemeinmediziner berücksichtigt dabei neben der Gesamtpersönlichkeit des Patienten auch dessen Familie und seine soziale Umwelt.

Der **Facharzt** hat besondere Kenntnisse und Erfahrungen auf seinem Gebiet. Er unterstützt und ergänzt den Allgemeinmediziner in diagnostischen und therapeutischen Fragen.

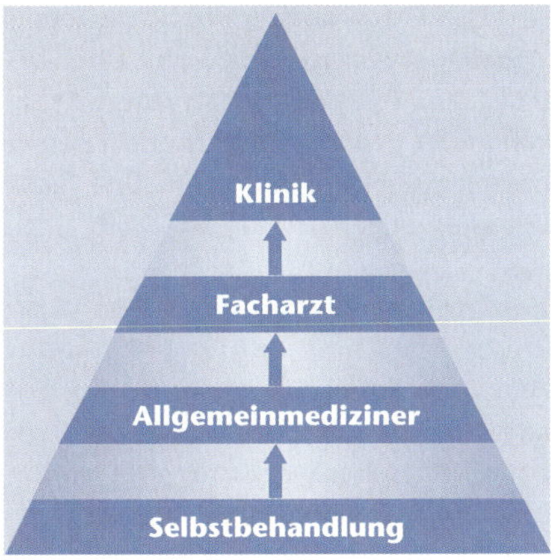

Abb. 1.1
Möglicher Behandlungsweg des Patienten

1.1.2 Stationäre Versorgung

Im Krankenhaus werden die Patienten untersucht, behandelt und gepflegt, deren Krankheit eine ambulante Behandlung nicht mehr zulässt.

Man unterscheidet:

- Krankenhäuser der Grund- und Regelversorgung
- Schwerpunktkrankenhäuser
- Zentralkrankenhäuser
- Sonderkrankenhäuser.

Krankenhäuser der Grund- und Regelversorgung. Diese Krankenhäuser verfügen im Allgemeinen über Abteilungen der Hauptdisziplinen:

- Innere Medizin
- Chirurgie
- Gynäkologie/Geburtshilfe
- Anästhesie.

Hinzu kommen ein Laboratorium für klinisch-chemische Untersuchungen, eine Röntgenabteilung und eine Abteilung für physikalische Therapiemaßnahmen. Zusätzlich können Belegabteilungen von niedergelassenen Ärzten (z. B. für die Fächer Hals-Nasen-Ohrenheilkunde und Augenheilkunde) vorhanden sein. Ein Belegarzt hat neben seiner Praxis für die ambulanten Behandlungen noch Betten im Krankenhaus auf vertraglich geregelter Basis.

Schwerpunktkrankenhäuser. Hier sind neben den Hauptdisziplinen weitere Krankenhausabteilungen vertreten, z. B. Kinderheilkunde, Urologie oder Orthopädie. Zusätzlich haben diese Krankenhäuser weiter gehende Untersuchungsmöglichkeiten im Labor- und Röntgenbereich.

Zentralkrankenhäuser. Sie verfügen in der Regel über ein breit gestreutes Feld hauptamtlich geleiteter Fachabteilungen. Dadurch können hier auch Patienten mit selten vorkommenden oder besonders schwer behandelbaren Erkrankungen aufgenommen werden. Die großen Fachgebiete, wie Innere Medizin und Chirurgie, sind oft noch in weitere Spezialgebiete untergliedert.
Die größten Kliniken stellen die **Universitätskliniken** dar. Sie enthalten in der Regel sämtliche Fachgebiete und erfüllen die Aufgabe von Zentralkrankenhäusern. Gleichzeitig sind Universitäten auch Zentren von Forschung und Lehre.

Sonderkrankenhäuser. Diese Krankenhäuser dienen nur der Behandlung bestimmter Personengruppen oder Krankheiten. Typische Beispiele sind Kliniken und Krankenhäuser, in denen Rehabilitationsmaßnahmen durchgeführt werden, sowie psychiatrische Krankenhäuser.

Nach den **Krankenhausträgern**, also den Betreibern der Krankenhäuser, unterscheidet man:
- öffentliche Krankenhäuser (des Bundes, der Länder, der Gemeinden)
- freigemeinnützige Krankenhäuser (der kirchlichen Einrichtungen, Stiftungen)
- private Krankenhäuser.

1.1.3 Öffentlicher Gesundheitsdienst

Der **öffentliche Gesundheitsdienst** ist für die Erfüllung und Überwachung der gesetzlichen Gesundheitsvorschriften zuständig.
Zu seinen Aufgaben zählt also nicht die Behandlung von Patienten, sondern:
- **Gesundheitsschutz:** Überwachung der allgemeinen Hygiene, Impfwesen, Seuchenbekämpfung, Umweltschutz
- **Gesundheitshilfe:** u. a. Gesundheitshilfe für Mutter und Kind, schulärztlicher Dienst, jugendärztlicher Dienst
- **gesundheitliche Aufklärung**.

Einrichtungen des Bundes
Oberste Gesundheitsbehörde ist das **Bundesministerium für Gesundheit (BMG)**. Dem Bundesministerium sind nachgeordnet:
- **Bundesinstitut für Arzneimittel und Medizinprodukte (BfArM)** in Berlin
- **Robert-Koch-Institut (RKI)** – Bundesinstitut für Infektionskrankheiten und nicht übertragbare Krankheiten – in Berlin
- **Paul-Ehrlich-Institut (PEI)** – Bundesamt für Sera und Impfstoffe – in Langen/Hessen
- **Deutsches Institut für medizinische Dokumentation und Information (DIMDI)** in Köln
- **Bundesinstitut für gesundheitlichen Verbraucherschutz und Veterinärmedizin (BgVV)** in Berlin
- **Bundeszentrale für gesundheitliche Aufklärung (BzgA)** in Köln (Anschrift: Ostmerheimer Str. 200, 51109 Köln).

Der aus ca. 80 Mitgliedern bestehende **Bundesgesundheitsrat** steht dem Bundesministerium mit zahlreichen Fachausschüssen zusätzlich zur Beratung und Vorbereitung von Gesetzesvorlagen zur Verfügung.

Einrichtungen der Länder
Auf Länderebene werden die Aufgaben des öffentlichen Gesundheitsdienstes im Wesentlichen von Gesundheitsabteilungen wahrgenommen, die dem jeweiligen **Innenministerium** oder dem **Ministerium für Arbeit, Soziales und Gesundheit** eingegliedert sein können. Sie üben die Fachaufsicht über den öffentlichen Gesundheitsdienst in ihrem Land aus. Den Länderministerien sind

die Gesundheitsämter, die Medizinaluntersuchungsämter und die Landesimpfanstalten nachgeordnet.

Gesundheitsämter

In jedem Kreis und in jeder kreisfreien Stadt ist ein Gesundheitsamt zur einheitlichen Durchführung des öffentlichen Gesundheitsdienstes eingerichtet. Leiter der Gesundheitsämter sind Amtsärzte.

Aufgaben der Gesundheitsämter

- Überwachung der Einrichtungen im Gesundheitswesen (z. B. Krankenhäuser, Arztpraxen, Apotheken)
- Aufsicht über die medizinischen Berufe
- Mitwirkung bei der Bedarfsermittlung und Planung von Krankenhäusern, Sozialstationen, Alten- und Pflegeheimen
- Überwachung des Verkehrs mit Arzneimitteln und Giften
- Verhütung und Bekämpfung übertragbarer Krankheiten – Seuchenbekämpfung
- Überwachung der Hygiene in öffentlichen Einrichtungen (soweit hierfür nicht andere Behörden zuständig sind)
- gesundheitlicher Umweltschutz und umweltmedizinische Beratung
- Gesundheitshilfe für Mutter und Kind
- schulärztlicher Dienst
- jugendärztlicher Dienst
- AIDS-Beratung
- psychosozialer Dienst zur Betreuung von psychisch Kranken und Suchtkranken
- Fürsorge für Tuberkulosekranke, Geschlechtskranke und körperlich Behinderte
- Gesundheitsaufklärung und -beratung
- Erstellung amtsärztlicher Zeugnisse und Gutachten

Weltgesundheitsorganisation

Die Weltgesundheitsorganisation (**W**orld **H**ealth **O**rganization = **WHO**) ist eine Organisation der Vereinten Nationen (UNO) mit Sitz in Genf. Sie bearbeitet internationale Fragen des Gesundheitswesens und fördert die Zusammenarbeit, insbesondere bei der Bekämpfung von Volkskrankheiten und Seuchenkatastrophen. Weiterhin bemüht sie sich um die internationale Standardisierung von Heilmitteln und führt internationale Gesundheitsprogramme durch.

1.2 Berufe des Gesundheitswesens

1.2.1 Arzt

Aufgabe des **Arztes** ist die Erkennung, Behandlung und Vorbeugung von Krankheiten und Leiden des Menschen.

Ausbildung

Zur ärztlichen Ausbildung gehört ein Studium von sechs Jahren an einer wissenschaftlichen Hochschule. Die ersten zwei Jahre werden dem Studium des gesunden Menschen und der naturwissenschaftlichen Grundlagen gewidmet. Darauf folgen vier Jahre des Studiums von Diagnostik, Therapie und Vorbeugung der Krankheiten des Menschen, wobei das letzte Jahr zur praktischen Ausbildung in Universitäts- oder Lehrkrankenhäusern genutzt wird.

Während des Studiums verrichtet der Medizinstudent einen Krankenpflegedienst und sammelt erste Grundkenntnisse der Praxis seines späteren Berufs durch so genannte Famulaturen.

Die ärztliche Prüfung (Staatsexamen) erfolgt in drei Abschnitten nach dem dritten, fünften und sechsten Studienjahr.

Nach dem dritten Staatsexamen ist eine 18-monatige Ausbildungsphase als so genannter **Arzt im Praktikum (AiP)** zu absolvieren.

Nach Abschluss der Ausbildung wird auf Antrag die **Approbation** (approbatio lat. – Zustimmung, Anerkennung) als Arzt erteilt.

Abb. 1.2
Die ärztliche Ausbildung bis zur Approbation (Die Zahlen 1–12 geben die Studienhalbjahre = Semester an).

Jahre	Semester		
1	1 2		Krankenpflegedienst (2 Monate)
2	3 4	Ärztliche Vorprüfung (Physikum)	
3	5 6	1. Staatsexamen	Famulaturen (4 Monate)
4	7 8		
5	9 10	2. Staatsexamen	
6	11 12	Praktisches Jahr 3. Staatsexamen	
7		Arzt im Praktikum	
8		Approbation	

Facharztgebiete und Schwerpunktbezeichnungen

1 Allgemeinmedizin
2 Anästhesiologie (Lehre von der Schmerzbetäubung und den Narkoseverfahren)
3 Anatomie
4 Arbeitsmedizin (Verhütung von Arbeitsunfällen und Vorbeugung von Berufskrankheiten)
5 Augenheilkunde (Ophthalmologie)
6 Biochemie
7 Chirurgie
Schwerpunkte:
- Gefäßchirurgie
- Thoraxchirurgie (Chirurgie am Brustkorb und an den Organen im Brustkorb)
- Unfallchirurgie
- Viszeralchirurgie (Chirurgie der inneren Organe, insbesondere im Bauchraum)

8 Diagnostische Radiologie (Untersuchungen mithilfe von Röntgenstrahlen, Magnetfeldern und ergänzend auch Ultraschallwellen zur Erkennung von Krankheiten)
Schwerpunkte:
- Kinderradiologie
- Neuroradiologie (Radiologie des Nervensystems)

9 Frauenheilkunde und Geburtshilfe (Gynäkologie)
10 Hals-Nasen-Ohrenheilkunde
11 Haut- und Geschlechtskrankheiten (Dermatologie – Lehre von der Haut und den Hautkrankheiten)
12 Herzchirurgie
Schwerpunkt:
- Thoraxchirurgie

13 Humangenetik (Lehre vom Erbgut des Menschen und den Veränderungen des Erbmaterials)
14 Hygiene und Umweltmedizin
15 Innere Medizin
Schwerpunkte:
- Angiologie (Lehre von den Blut- und Lymphgefäßen sowie ihren Krankheiten)
- Endokrinologie (Lehre vom Hormonsystem und den hormonellen Krankheiten)
- Gastroenterologie (Lehre von den Verdauungsorganen und ihren Krankheiten)
- Hämatologie (Lehre vom Blut und den Blutkrankheiten) und Internistische Onkologie (Lehre von den Tumoren)
- Kardiologie (Lehre von Herz- und Kreislauf sowie ihren Krankheiten)
- Nephrologie (Lehre von der Niere und den Nierenkrankheiten)
- Pneumologie (Lehre von Lunge und Bronchien sowie ihren Krankheiten)
- Rheumatologie (Lehre von den rheumatischen Krankheiten)

16 Kinderchirurgie
17 Kinderheilkunde (Pädiatrie)
Schwerpunkte:
- Kinderkardiologie
- Neonatologie (Lehre von den Neugeborenen)

18 Kinder- und Jugendpsychiatrie und -psychotherapie
19 Klinische Pharmakologie (Erprobung und Überwachung der Arzneimittelanwendung am Menschen)
20 Laboratoriumsmedizin (Laboruntersuchungen)
21 Mikrobiologie und Infektionsepidemiologie (Lehre der Kleinlebewesen und der Verbreitung von Infektionskrankheiten)
22 Mund-Kiefer-Gesichtschirurgie
23 Nervenheilkunde
24 Neurochirurgie (Chirurgie des Nervensystems)
25 Neurologie (Lehre vom Nervensystem)
26 Neuropathologie (Lehre von den Krankheiten des Nervensystems)
27 Nuklearmedizin (Anwendung radioaktiver Substanzen für Diagnostik und Therapie)
28 Öffentliches Gesundheitswesen
29 Orthopädie (Diagnostik und Therapie von Krankheiten des Halte- und Bewegungsapparats)
Schwerpunkt:
- Rheumatologie

30 Pathologie (Krankheitslehre)
31 Pharmakologie und Toxikologie (Lehre von den Arzneimitteln und Giften)
32 Phoniatrie (Lehre der Stimm-, Sprech- und Sprachstörungen) und Pädaudiologie (Lehre der kindlichen Hörstörungen)
33 Physikalische und Rehabilitative Medizin (medizinische, berufliche und soziale Rehabilitation = Wiedereingliederung eines Patienten vor allem durch physikalische Therapie, siehe Kap. 5.3.5)
34 Physiologie (Lehre von den normalen Lebensvorgängen)
35 Plastische Chirurgie (Chirurgie zur Wiederherstellung oder Verbesserung von Form, Funktion und Ästhetik)
36 Psychiatrie und Psychotherapie (Lehre von den seelischen Krankheiten und ihrer Therapie)
37 Psychotherapeutische Medizin
38 Rechtsmedizin
39 Strahlentherapie (Anwendung von Strahlen zur Behandlung insbesondere von bösartigen Tumoren)
40 Transfusionsmedizin (Übertragung von Blut oder Blutbestandteilen)
41 Urologie (Lehre des männlichen Urogenitalsystems und der weiblichen Harnorgane)

***Tab. 1.1** Bezeichnungen nach der Weiterbildungsordnung der Bundesärztekammer*

Erst die Approbation erlaubt die eigenverantwortliche, selbstständige Ausübung des ärztlichen Berufs.
Um den Doktortitel (Dr. med. = doctor medicinae) führen zu dürfen, muss der Arzt neben seinem Studium wissenschaftlich tätig gewesen sein. Studium und Approbation allein reichen dazu nicht aus. Die Erlangung des Doktorgrades wird als **Promotion** (promotio lat. – Beförderung) bezeichnet.

Weiterbildung

Nach der Approbation als Arzt streben die meisten Ärzte eine Weiterbildung an, die in der Regel vier bis sechs Jahre dauert und größtenteils am Krankenhaus absolviert wird. Am Ende der Weiterbildungszeit erhält der Arzt nach bestandener Prüfung eine **Gebietsbezeichnung (Facharztbezeichnung)** für das erlernte Fach.

Der Arzt kann sich anschließend mit der Gebietsbezeichnung niederlassen oder weiter am Krankenhaus tätig sein.
In einigen Fachgebieten hat der Arzt ergänzend die Möglichkeit sich in einzelnen Schwerpunkten weiterzubilden. Er kann zusätzlich zur Facharztbezeichnung eine **Schwerpunktbezeichnung** führen.
Die Weiterbildungszeit für eine Schwerpunktbezeichnung beträgt durchschnittlich zwei Jahre.

Neben den Gebiets- und Schwerpunktbezeichnungen gibt es noch **Zusatzbezeichnungen** für bestimmte Fachbereiche.
Die Zusatzbezeichnungen dürfen nur zusammen mit der Berufsbezeichnung (Arzt) oder einer Gebietsbezeichnung (z. B. Chirurg oder Internist) geführt werden.

Zusatzbezeichnungen

1. Allergologie (Lehre von den Allergien)
2. Balneologie (Lehre von der Behandlung mit Bädern aus natürlichen Heilquellen) und Medizinische Klimatologie (Klimakunde)
3. Betriebsmedizin
4. Bluttransfusionswesen
5. Chirotherapie (Handgrifftechnik zum Einrenken von verschobenen Wirbeln)
6. Flugmedizin
7. Handchirurgie
8. Homöopathie (Heilverfahren, bei dem den Kranken Mittel in starker Verdünnung gegeben werden, die bei Gesunden in höherer Dosierung ähnliche Symptome hervorrufen wie die Krankheit)
9. Medizinische Genetik (Vererbungslehre)
10. Medizinische Informatik (Informationsverarbeitung)
11. Naturheilverfahren
12. Phlebologie (Venenkunde)
13. Physikalische Therapie (s. Kap. 5.3.5)
14. Plastische Operationen (Operationen zur Wiederherstellung oder Verbesserung von Form, Funktion und Ästhetik)
15. Psychoanalyse
16. Psychotherapie
17. Rehabilitationswesen (medizinische, berufliche und soziale Wiedereingliederung von Patienten)
18. Sozialmedizin
19. Sportmedizin
20. Stimm- und Sprachstörungen
21. Tropenmedizin
22. Umweltmedizin

Berufsorganisation

Es sind grundsätzlich zwei Berufsorganisationen zu unterscheiden.

Die **Ärztekammer** ist die **berufliche Vertretung aller Ärzte**, die im Kammergebiet ihren Beruf ausüben oder – falls sie ihren Beruf nicht ausüben – ihren gewöhnlichen Aufenthalt haben.

Die **Kassenärztliche Vereinigung (KV)** ist dagegen der **Zusammenschluss der zugelassenen Vertragsärzte**.

Beide Institutionen sind Körperschaften des öffentlichen Rechts (KdöR). Dies bedeutet, dass sie Aufgaben des Staates unter seiner Aufsicht, aber unter eigener Verwaltung wahrnehmen.

Die Aufsichtsbehörde ist jeweils das für das Gesundheitswesen zuständige Ministerium.

Die Ärztekammern und Kassenärztlichen Vereinigungen sind auf Bezirks-, Landes- und Bundesebene organisiert.

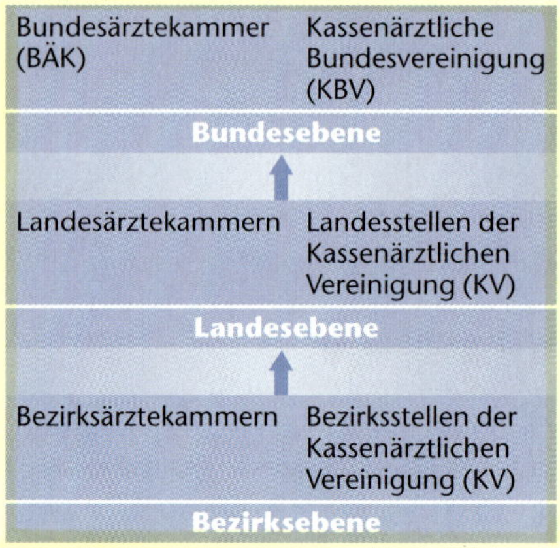

Abb. 1.3
Aufbau der Ärztekammern und Kassenärztlichen Vereinigungen

Aufgaben der Ärztekammer

- Wahrung der beruflichen Interessen der Ärzte
- Erstellung einer Berufsordnung
- Überwachen der Einhaltung der ärztlichen Berufspflichten
- Sicherstellung des ärztlichen Notdienstes in der sprechstundenfreien Zeit
- Förderung der ärztlichen Fortbildung
- Regelung der ärztlichen Weiterbildung
- Regelung der Ausbildung und Weiterbildung der Arzthelferinnen
- Förderung der Qualitätssicherung im Gesundheitswesen
- Erfassung von Arzneimittelrisiken
- ärztliche Stelle zur Qualitätssicherung bei Röntgeneinrichtungen nach § 16 Abs. 3 der Röntgenverordnung (RöV)
- Einrichtung einer Ethikkommission
- Unterstützung des öffentlichen Gesundheitsdienstes bei seinen Aufgaben
- Abgabe von Stellungnahmen und Benennung von Gutachtern auf Verlangen der zuständigen Behörden
- Schlichtung bei Streitigkeiten zwischen Patient und Arzt und auch zwischen Ärzten bei beruflichen Belangen
- ärztliche Stelle zur Begutachtung von Behandlungsfehlern
- Unterhalt eines ärztlichen Versorgungswerks
- Mitteilung der An- und Abmeldung von Kammerangehörigen an das Gesundheitsamt

Aufgaben der Kassenärztlichen Vereinigung

- Sicherstellung und Gewährleistung einer humanen, ausreichenden, zweckmäßigen und wirtschaftlichen vertragsärztlichen Versorgung
- Wahrnehmung der Rechte der Vertragsärzte
- Überwachung der Erfüllung vertragsärztlicher Pflichten, insbesondere des Gebots der wirtschaftlichen Behandlungs- und Verordnungsweise
- Abschluss von Verträgen über die vertragsärztliche Versorgung
- Information und Beratung der Vertragsärzte auf dem Gebiet der vertragsärztlichen Tätigkeit und Abrechnung
- Überprüfung der eingehenden Abrechnungsunterlagen auf rechnerische oder sachliche Fehler
- Abrechnung mit den Krankenkassen
- Auszahlung der von den Krankenkassen erhaltenen Gesamtvergütung auf die einzelnen Vertragsärzte (Honorarverteilung)
- Geschäftsführung des Zulassungsausschusses für Ärzte zur Teilnahme an der vertragsärztlichen Versorgung
- Geschäftsführung der Prüfungsausschüsse zur Wirtschaftlichkeitsprüfung der vertragsärztlichen Behandlungsweise
- Führung des Arztregisters

1.2.2 Zahnarzt, Tierarzt, Apotheker

Zahnarzt

Aufgabe des **Zahnarztes** ist die Erkennung, Behandlung und Vorbeugung von Krankheiten des Zahn-, Mund- und Kieferbereichs.

Hauptarbeitsgebiete sind:
- Prävention (Vorbeugung)
- konservierende Zahnheilkunde (Zahnerhaltungskunde)
- Prothetik (Zahnersatzkunde)
- zahnärztliche Chirurgie
- Parodontologie (Behandlung des Zahnhalteapparats)
- Kieferorthopädie (Kieferregulierung).

Das Studium der Zahnheilkunde dauert fünf Jahre. Es beinhaltet neben Grundlagen der Medizin und Zahnmedizin auch eine umfangreiche praktische Ausbildung.

Nach bestandener zahnärztlicher Prüfung wird auf Antrag die Approbation als Zahnarzt erteilt. Durch wissenschaftliche Tätigkeit kann der Titel Dr. med. dent. (doctor medicinae dentariae) erlangt werden.

Tierarzt

Aufgabe des **Tierarztes** ist die Erkennung, Behandlung und Vorbeugung von Krankheiten der Tiere.

Weiterhin soll er der Erhaltung eines leistungsfähigen Tierbestands dienen und den Menschen vor Gefahren durch Tierkrankheiten oder tierische Lebensmittel schützen.

Nach bestandener Prüfung wird auch hier die Approbation beantragt. Durch wissenschaftliche Tätigkeit kann der Titel Dr. med. vet. (doctor medicinae veterinariae) erlangt werden.

Apotheker

Aufgabe des **Apothekers** (Pharmazeuten; pharmakeuein gr. – Heilmittel anwenden) ist die Herstellung und Abgabe von Arzneimitteln sowie deren Untersuchung auf einwandfreie Beschaffenheit.

Die Ausbildung zum Apotheker umfasst ein Studium der Pharmazie von vier Jahren an einer wissenschaftlichen Hochschule und anschließend eine einjährige praktische Ausbildung in einer Apotheke.

Nach bestandener Prüfung wird die Approbation beantragt. Durch wissenschaftliche Tätigkeit kann der Titel Dr. pharm. (doctor pharmaciae) erlangt werden.

1.2.3 Helferinnenberufe

Für die Arbeitsbereiche der Ärzte, Zahnärzte und Tierärzte sowie Apotheker gibt es jeweils einen Assistenzberuf:

- **Arzthelfer(in)**
- **Zahnarzthelfer(in)**
- **Tierarzthelfer(in)**
- **pharmazeutisch-kaufmännische(r) Angestellte(r), früher: Apothekenhelfer(in).**

Auf der Grundlage des Berufsbildungsgesetzes erfolgt die Ausbildung in der Arztpraxis bzw. Apotheke, begleitet vom Unterricht in der Berufsschule. Die Inhalte der Ausbildung sind durch die bundesweit geltende Ausbildungsordnung und einen Rahmenlehrplan der Kultusministerkonferenz sowie Lehrpläne der Länder festgelegt.

Die **Aufgaben der Arzthelferin** sind vielgestaltig. Ihre Arbeitsbereiche lassen sich aufteilen in:
- Betreuung der Patienten vor, während und nach der Sprechstunde
- Hilfeleistungen bei der Feststellung der Diagnose (z. B. Durchführung von Laboruntersuchungen)
- Assistenz bei ärztlichen Eingriffen
- Hilfeleistungen bei der Therapie (z. B. Verabreichung von Bestrahlungen)
- Pflege von Praxisräumen, Geräten und Instrumentarien
- Verwaltungstätigkeiten (z. B. Führen der Patientenkartei, Organisation der Sprechstundentermine, Schriftverkehr, vertragsärztliche Abrechnung und Privatliquidation).

Schweigepflicht. Die Arzthelferin unterliegt wie der Arzt auch der Schweigepflicht (**§ 203 des Strafgesetzbuches**). Sie hat die Pflicht, Verschwiegenheit über alles zu wahren, was ihr bei der Ausübung des Berufs bekannt wird.

Die Verschwiegenheit ist eine wesentliche Grundlage für das Vertrauen zwischen Arzt und Patient!

Fort- und Weiterbildung. Die dreijährige Ausbildung zur Arzthelferin ist nur die Grundlage für die Berufsausübung. Um auf dem jeweils aktuellen Stand der Behandlung und Praxisführung zu bleiben, muss sich auch die Arzthelferin ständig fort- und weiterbilden. Dazu bieten insbesondere die Ärztekammern neben anderen Institutionen vielfältige Möglichkeiten an.

Im Bereich mehrerer Ärztekammern besteht die Möglichkeit der **Weiterbildung zur Arztfachhelferin.** In Kursen von ca. 350 bis 400 Stunden werden dabei spezielle Kenntnisse des Praxismanagements, der Personalführung und Organisation von Arbeitsabläufen sowie Fachkunde, Kommunikation und Gesundheitserziehung vermittelt.

Einzelheiten sind bei den zuständigen Ärztekammern zu erfahren.

Berufsorganisation. Verschiedene Berufsorganisationen vertreten die Arzthelferinnen:

- Berufsverband der Arzt-, Zahnarzt- und Tierarzthelferinnen e. V. (BdA), Bissenkamp 12–16, 44135 Dortmund
- Deutsche Angestellten-Gewerkschaft (DAG), Karl-Muck-Platz 1, 20355 Hamburg
- Verband der Weiblichen Arbeitnehmer (VWA), Konstantinstr. 33, 53179 Bonn.

1.2.4 Pflegeberufe

Krankenschwester/-pfleger. Aufgabe der Krankenschwestern/-pfleger ist die sachkundige Pflege von Patienten, die gewissenhafte Vorbereitung, Assistenz und Nachbereitung bei diagnostischen und therapeutischen Maßnahmen, die Krankenbeobachtung, die selbstständige Einleitung lebensnotwendiger Sofortmaßnahmen bis zum Eintreffen des Arztes und die Erledigung von Verwaltungsarbeiten im Zusammenhang mit den Pflegemaßnahmen. Zunehmend werden die Krankenschwestern/-pfleger auch im Bereich der ambulanten Versorgung (z. B. Sozialstationen) eingesetzt.

Die dreijährige Ausbildung schließt mit einer staatlichen Prüfung ab.

Weiterbildungsmöglichkeiten bestehen zu Fachkrankenschwestern/-pflegern in Anästhesie und Intensivpflege, im Operationsbereich, in der Psychiatrie, in der Gemeindepflege, zu leitenden Pflegekräften und für Unterrichtsaufgaben.

Kinderkrankenschwester/-pfleger. Dieser Ausbildungsgang wurde speziell für den Pflegebereich bei Kindern geschaffen. Die Ausbildung entspricht in Gliederung und Aufbau der für Krankenschwestern/-pfleger. Inhaltlich werden hier aber die besonderen Probleme der Kinderkrankenpflege in Theorie und Praxis vermittelt. Es bestehen Weiterbildungsmöglichkeiten zur/zum Fachkinderkrankenschwester/-pfleger.

Krankenpflegehelfer(in). Die Ausbildung dauert ein Jahr und schließt mit einer staatlichen Prüfung ab. Es werden Kenntnisse und Fertigkeiten der Krankenversorgung und der damit verbundenen Assistenzaufgaben vermittelt.

Altenpfleger(in). Bei der Altenpflege geht es nicht allein um **medizinische Pflege**, sondern auch um **soziale Betreuung**. Zum einen soll die Gesundheit des alten Menschen so gut und so lange wie möglich erhalten bleiben, zum anderen soll ihm eine eigenverantwortliche Lebensgestaltung ermöglicht werden. Dazu gehört auch Lebenshilfe im persönlichen und sozialen Bereich. Die Ausbildung ist nicht einheitlich geregelt. Sie dauert 2–3 Jahre und gliedert sich in theoretische und praktische Abschnitte.

1.2.5 Diagnostisch-technische Berufe

In den technischen Bereichen der Medizin spielen die Berufe der Medizinisch-technischen Assistenten (MTA) und der Pharmazeutisch-technischen Assistenten (PTA) eine wichtige Rolle.
Bei den Medizinisch-technischen Assistenten unterscheidet man im Einzelnen Laboratoriums- und Radiologieassistenten sowie Assistenten für Funktionsdiagnostik. Nach einem zweijährigen Lehrgang (PTA: zweieinhalb Jahre) schließt die Ausbildung mit einer praktischen Prüfung ab.

Aufgaben der Assistenzberufe:

Medizinisch-technische Laboratoriumsassistenten. Durchführung der technischen Arbeiten bei feingeweblichen und zytologischen Untersuchungen (Zelluntersuchungen) sowie auf dem Gebiet der klinischen Chemie, Hämatologie und Mikrobiologie einschließlich Qualitätssicherung.

Medizinisch-technische Radiologieassistenten. Durchführung der technischen Arbeiten in der radiologischen Diagnostik und technische Mitwirkung in der Strahlentherapie und Nuklearmedizin einschließlich Qualitätssicherung.

Medizinisch-technische Assistenten für Funktionsdiagnostik. Technische Durchführung von Untersuchungsgängen in der Funktionsdiagnostik des Nervensystems, der Sinnesorgane sowie von Herz, Kreislauf und Lunge und technische Mitwirkung bei Eingriffen im Rahmen der Funktionsdiagnostik einschließlich Qualitätssicherung.

Pharmazeutisch-technische Assistenten. Herstellung und Abgabe von Arzneimitteln unter der Aufsicht eines Apothekers.

1.2.6 Therapeutisch-rehabilitative Berufe

Masseure und medizinische Bademeister. Unterstützung der Therapie des Arztes durch Massagen und Bäderbehandlungen. Dabei werden insbesondere Nachbehandlungen im Rahmen der Chirurgie und Orthopädie sowie unterstützende Bäderanwendungen bei inneren Erkrankungen durchgeführt.
Die Ausbildung besteht aus einem einjährigen Lehrgang und einem anschließend ein- bis eineinhalbjährigen Praktikum.

Aufgaben der weiteren therapeutisch-rehabilitativen Berufe:

Physiotherapeuten. Durchführung von krankengymnastischen Behandlungen, wie Atemtherapie und aktiven Bewegungsübungen, z.B. Mobilisation versteifter Gelenke, Korrektur von Haltungsanomalien, Schwangeren- und Wöchnerinnengymnastik.

Beschäftigungs- und Arbeitstherapeuten. Besserung des körperlichen und geistigen Befindens von Kranken und Behinderten durch handwerkliche Betätigung und geistige bzw. seelische Aktivierung.

Logopäden. Unterstützung des Hals-Nasen-Ohrenarztes bei der Behandlung von Stimm- und Sprachstörungen durch gezielte Übungen.

Orthoptisten. Unterstützung des Augenarztes bei der Behandlung von Sehstörungen, vor allem bei der Schielbehandlung.

Diätassistenten. Aufstellung von Diätplänen nach Anordnung des Arztes und Hilfe bei der Diätberatung.

1.2.7 Hebamme, Rettungsassistent, Heilpraktiker

Hebamme. Aufgabe der Hebamme ist die Geburtshilfe, d.h. die Überwachung des Geburtsvorgangs vom Beginn der Wehen an, die Hilfe bei der Geburt und die Überwachung des Wochenbettverlaufs. Weiterhin berät die Hebamme die Schwangere bereits während der Schwangerschaft.

Die Ausbildung dauert drei Jahre. Der Beruf steht auch Männern unter der Bezeichnung des Entbindungspflegers offen.

Rettungsassistent. Im Laufe der beträchtlichen Ausweitung des Rettungswesens hat sich der spezielle Beruf des Rettungsassistenten herausgebildet.

Seine Aufgaben sind die Unterstützung des Notarztes, häufig aber auch die selbstständige Einleitung lebensrettender Maßnahmen bis zum Eintreffen des Arztes und der schnelle, sichere Transport in ein geeignetes Krankenhaus.

Die Ausbildung ist bundesweit einheitlich geregelt.

Heilpraktiker. Für den Beruf des Heilpraktikers gibt es weder einen staatlich geregelten Ausbildungsgang noch eine festgelegte Ausbildungszeit.

Als Heilpraktiker darf sich jeder betätigen, der das 25. Lebensjahr vollendet hat, eine abgeschlossene Hauptschulbildung vorweisen kann sowie die sittliche und gesundheitliche Eignung aufweist. Weiterhin muss er in einer Überprüfung durch das Gesundheitsamt nachgewiesen haben, dass seine Ausübung der Heilkunde keine Gefahr für die Volksgesundheit bedeutet.

Ein Heilpraktiker hat nur eine beschränkte Heilerlaubnis. Er darf z.B. keine meldepflichtigen Krankheiten behandeln, keine Geburtshilfe betreiben und keine verschreibungspflichtigen Medikamente verordnen.

1.3 Aufbau einer Arztpraxis

1.3.1 Ausstattung und Arbeitsabläufe

Die Ausstattung einer Arztpraxis hängt erheblich von der Fachrichtung und der individuellen Arbeitsweise des niedergelassenen Arztes ab. Im Rahmen dieses Buches können nur die grundsätzlichen Ausstattungsmerkmale und Arbeitsabläufe geschildert werden.

Es ist von Vorteil, wenn einige der Funktionsräume zweifach vorhanden sind. So kann ein zweites Sprechzimmer oder ein zweiter Untersuchungsraum eine erhebliche Zeitersparnis bringen. Andererseits kommt mancher Arzt auch mit deutlich weniger Räumen zurecht. Er kann z.B. seine Laboruntersuchungen von einem Zentrallaboratorium durchführen lassen, sodass kein Praxislabor erforderlich ist.

Praxisräume

Anmeldung. Der Anmeldebereich bestimmt den ersten Eindruck, den der Patient von der Praxis erhält.

Entsprechend ist auf eine freundliche Gestaltung Wert zu legen. Seiner Funktion nach ist dieser Bereich ein Büroraum. Hier werden Schreibarbeiten durchgeführt, wie das Führen der Patientenkartei und die Vergabe von Terminen. Schreibtische und Karteischränke bilden das Inventar.

Sinnvoll ist eine Aufteilung in einen Patientenbereich und einen Personalabschnitt etwa durch einen Tresen.

Wartezimmer. Das Wartezimmer sollte möglichst freundlich und beruhigend gestaltet sein. Dies kann durch entsprechende Farbauswahl und zusätzliche Ausstattungselemente wie Blumen, Bilder oder ein Aquarium erreicht werden. Gedämpfte Musik, Zeitschriften und Spielzeug für Kinder in einer Spielecke können das Warten erleichtern.

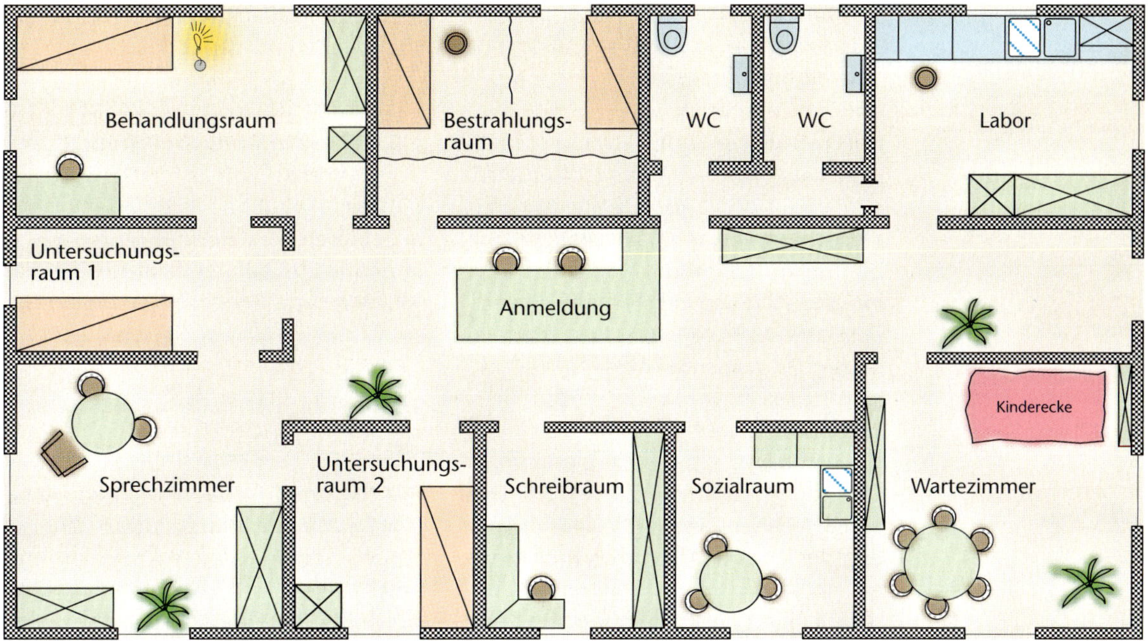

Abb. 1.4 *Beispiel für den Grundriss einer Arztpraxis*

Funktionsbereiche in einer Arztpraxis

Anmeldung	– Annahme der Patienten
Wartezimmer	– Warten der Patienten
Sprechzimmer	– Sprechen mit dem Arzt
Untersuchungsraum	– Untersuchung durch den Arzt
Behandlungsraum	– Durchführung von Behandlungen
Bestrahlungsraum	– Durchführung von physikalisch-therapeutischen Maßnahmen
Labor	– Durchführung von Laboruntersuchungen
Schreibraum	– Erledigung der Schreibarbeiten

Dazu kommen noch ein Sozialraum für das Personal und sanitäre Einrichtungen.

Sprechzimmer. Im Sprechzimmer sollten ein ausreichend großer Schreibtisch, Sessel für Arzt und Patient, eine Untersuchungsliege sowie ein Instrumenten- und Medikamentenschrank vorhanden sein. Zusätzlich können noch ein Bücherschrank und ein Röntgenschaukasten nützlich sein. Aus hygienischen Gründen sind offene Schränke nicht ratsam, da Regale verstauben können.

Untersuchungsraum. Für bestimmte Untersuchungen, wie eine Endoskopie oder eine gynäkologische Untersuchung, ist ein spezieller Untersuchungsraum empfehlenswert.

Behandlungsraum. Ein Behandlungsraum kann für Verbandswechsel, Spritzen und kleinere chirurgische Eingriffe genutzt werden. Es sind also eine Liege, ein Verbandstisch sowie Schränke zur Aufbewahrung von Verbandsmaterialien und Instrumenten erforderlich.
Ein fahrbarer Instrumententisch, eine Leuchte und ein kleiner Schreibtisch er-

gänzen die Ausstattung. Fußboden und Wände sollten einfach zu reinigende Oberflächen aufweisen.

Bestrahlungsraum. Der Bestrahlungsraum kann in Kabinen aufgeteilt sein und enthält die Geräte zur physikalischen Therapie, wie Kurzwellenbestrahlungsapparate, Rotlichtbestrahlungslampen und eine Höhensonne.
Zusätzlich können Aerosolgeräte für Inhalationen vorhanden sein.

Labor. Im Labor muss ein Tisch mit abwaschbarer, chemikalienbeständiger Oberfläche stehen. Zusätzlich sind Spüle, Kühlschrank und Wandschränke erforderlich. Die Ausstattung mit Geräten richtet sich danach, welche Untersuchungen selbst durchgeführt und welche an ein spezialisiertes Laboratorium weitergegeben werden. Zur Geräteausstattung gehören z. B. Mikroskop, Zentrifuge und ein Bunsenbrenner als Wärmequelle. Aus hygienischen Gründen ist es sinnvoll, eine Durchreiche vom Vorraum der Patiententoilette zum Labor zu schaffen, damit Urinproben von den Patienten direkt abgegeben werden können und nicht erst durch die Praxis getragen werden müssen.

Sozialraum. Für das Personal muss ab einer bestimmten Zahl von Beschäftigten ein Sozialraum zur Verfügung gestellt werden.

Toiletten. Die Berufsgenossenschaft schreibt vor, dass den Beschäftigten gesonderte, für Patienten nicht zugängliche Toiletten zur Verfügung stehen.

1.3.2 Zusammenarbeit mehrerer Ärzte

Die Mehrheit der niedergelassenen Ärzte übt ihren Beruf in Einzelpraxen aus.
In den letzten Jahren zeigt sich jedoch verstärkt eine Tendenz zur gemeinsamen Tätigkeit niedergelassener Ärzte.

Im Wesentlichen gibt es folgende Organisationsformen:

Praxisgemeinschaft. Mehrere Ärzte gleicher Fachrichtung nutzen Einrichtungen und Apparate gemeinsam und beschäftigen auch zusammen das Personal. Der einzelne Arzt ist jedoch wirtschaftlich unabhängig.
Die Patienten bleiben jeweils in der Behandlung eines Arztes.

Gemeinschaftspraxis. Hier werden von mehreren Ärzten nicht nur die Einrichtungen und das Personal gemeinsam unterhalten, sondern auch die Erträge und Kosten werden gemeinsam abgerechnet. Die Patienten können so von allen zusammengeschlossenen Ärzten gemeinschaftlich betreut werden.

Apparategemeinschaft. Mehrere Ärzte gleicher oder verschiedener Fachgebiete üben ihre Praxen getrennt aus, nutzen aber technische Einrichtungen zur Diagnostik oder Therapie gemeinsam.

2.1 Gesundheit

2.1.1 Grundbegriffe

Gesundheit ist nach der Definition der Weltgesundheitsorganisation (WHO) der **Zustand völligen körperlichen, geistig-seelischen und sozialen Wohlbefindens.**

Gesundheit wird demnach nicht nur auf das körperliche Wohlbefinden beschränkt. Vielmehr wird mit dieser Definition auch auf die Bedeutung des seelischen Gleichgewichts und des sozialen Umfelds für die Gesundheit hingewiesen. Gesundheit ist also ein komplexer Begriff. Der Idealzustand des völligen körperlichen, seelischen und sozialen Wohlbefindens ist dabei in der Wirklichkeit kaum zu erreichen.

Krankheit ist nicht einfach das Gegenteil von Gesundheit. Unter Krankheit versteht man vielmehr **Störungen der normalen Lebensvorgänge** durch einen krankmachenden Reiz und die **Reaktion des Körpers** auf diesen Reiz.

Diese Störungen setzen die Leistungsfähigkeit herab und sind meist an bestimmten Symptomen erkennbar.

Hygiene (hygieinos gr. – gesund) ist die Lehre von der **Erhaltung und Förderung der Gesundheit**.

Hygiene ist somit der Fachbereich der Medizin, der sich vor allem mit der **Vorbeugung von Krankheiten** beschäftigt. Wichtige Teilgebiete sind die Umwelthygiene, die Sozialhygiene und die Psychohygiene.

Die **Umwelthygiene** beschäftigt sich mit dem Einfluss der Umwelt auf die Gesundheit des Menschen. Untersucht werden dabei die Einflüsse von Wasser, Luft, Klima, Boden, Kleidung, Nahrung, Wohnung und vieles mehr. Der Umweltschutz steht in engem Zusammenhang mit der Umwelthygiene. Entscheidend ist nämlich nicht nur der Schutz des Menschen vor Schädigungen aus der Umwelt, sondern auch der Schutz der Umwelt vor Schädigungen durch den Menschen.

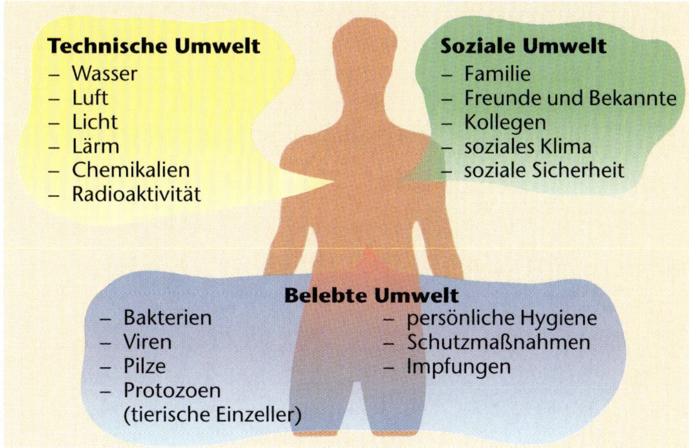

Abb. 2.1
Einfluss der Umwelt auf die Gesundheit

Themen der Umwelthygiene sind z. B. Bedarf, Vorkommen und Hygiene des Trinkwassers sowie die Abwasserbeseitigung und deren ökologische Folgen.

Die **Sozialhygiene** befasst sich mit den gesellschaftlichen Einflüssen auf die Gesundheit. Untersucht werden die gesellschaftlichen Beziehungen und Lebensgewohnheiten als Ursachen von Krankheiten sowie Möglichkeiten der Gesundheitserziehung, Gesundheitshilfe und Gesundheitspflege.

Die **Psychohygiene** (psyche gr. – Seele) dient der Pflege der geistig-seelischen Gesundheit.

Psychische Ursachen für Erkrankungen können z. B. innere Unausgeglichenheit, mangelndes Selbstbewusstsein oder seelische Überlastungen sein.

2.1.2 Grundsätze der Prävention (Vorbeugung)

Unter dem Begriff **Prävention** werden **vorbeugende Maßnahmen** zur Verhütung von Krankheiten zusammengefasst (praevenire lat. – zuvorkommen).

Gleichbedeutend wird die griechische Bezeichnung **Prophylaxe** verwendet.

Man unterscheidet **drei Formen der Prävention**.

Als **primäre Prävention** bezeichnet man alle Maßnahmen, die der **Erhaltung und Förderung der Gesundheit** dienen. Sie wendet sich also an den Gesunden.

Risikofaktor – gesundheitsschädigender Faktor, der mit einem erhöhten Risiko für eine spätere Erkrankung verbunden ist

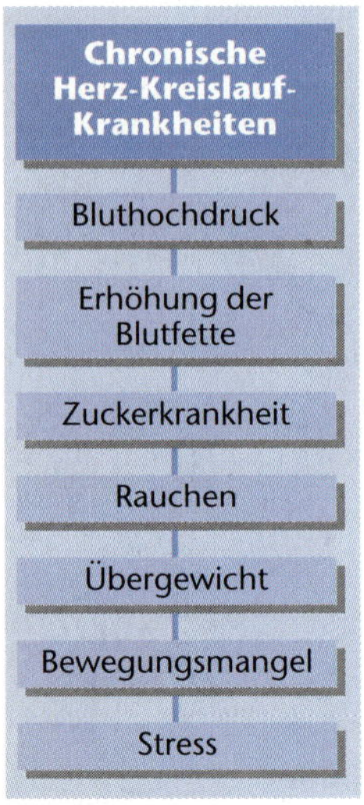

Abb. 2.2 *Risikofaktoren für chronische Herz-Kreislauf-Krankheiten*

Zur **primären Prävention** gehören:
- Sicherung gesunder Umweltbedingungen (z.B. sauberes Wasser, schadstofffreier Boden, reine Luft)
- Einhaltung von hygienisch einwandfreien Verhältnissen
- Förderung gesunder Lebensweise (z.B. vollwertige Ernährung und ausgeglichener Tagesrhythmus)
- Ausschalten gesundheitsschädigender Faktoren (= Risikofaktoren), z.B. Rauchen, Übergewicht, Bewegungsmangel
- gesundheitliche Aufklärung
- Schutzimpfungen (z.B. für Kinder oder Personen mit erhöhtem Infektionsrisiko, siehe Kap. 2.1.5)
- Vorbeugende Gabe von Vitaminen (z.B. Vitamin D gegen Rachitis), Medikamenten (z.B. Malariaprophylaxe), Iod (zur Kropfprophylaxe), Fluorid (zum Kariesschutz).

Unter **sekundärer Prävention** versteht man die **möglichst frühzeitige Erkennung und Behandlung von Erkrankungen**. Im Gegensatz zur primären Prävention bei Gesunden ist die Erkrankung bei der sekundären Prävention bereits im Frühstadium vorhanden.

Zur **sekundären Prävention** gehören:
- **Vorsorgeuntersuchungen** zur Krankheitsvorbeugung
  - → Mutterschaftsvorsorge
  - → arbeitsmedizinische Vorsorge
  - → Vorsorgeuntersuchung nach dem Jugendarbeitsschutzgesetz
  - → Verhütung von Zahnerkrankungen durch Gruppen- und Individualprophylaxe
- **Früherkennungsuntersuchungen** zum frühzeitigen Erkennen von Krankheiten
  - → Gesundheitsuntersuchung vom 36. Lebensjahr an
  - → Kinderfrüherkennungsuntersuchungen
  - → Jugendgesundheitsuntersuchung
  - → Krebsfrüherkennungsuntersuchungen
  - → zahnärztliche Früherkennung

Durch diese Untersuchungen sollen Vorstadien oder Frühsymptome einer Erkrankung festgestellt werden, um durch rechtzeitige Behandlung die sonst möglichen **Krankheitsfolgen zu verhüten**.

Die **tertiäre Prävention** erfolgt bei bereits eingetretener oder überstandener Erkrankung um eine **Verschlimmerung** oder ein **erneutes Auftreten der Erkrankung zu verhüten**. Dazu gehört die medizinische, berufliche und soziale **Wiedereingliederung (= Rehabilitation)** des Patienten.
Ein typisches Beispiel hierfür sind Infarktsportgruppen nach Herzinfarkt.

Krankheitsverhütung	Krankheitsfrüherkennung	Krankheitsbehandlung – Kurative Medizin –	
Gesundheit	Frühstadium einer Erkrankung	ausgebrochene Erkrankung	nicht mehr heilbare Erkrankung
Primäre Prävention	**Sekundäre Prävention**	**Tertiäre Prävention**	
Erhaltung und Förderung der Gesundung durch – saubere Umwelt – einwandfreie Hygiene – gesunde Lebensweise – Risikofaktoren ausschalten – gesundheitliche Aufklärung – Schutzimpfungen – vorbeugende Gabe von Medikamenten	Möglichst frühzeitige Erkennung und Behandlung von Erkrankungen durch – Vorsorgeuntersuchungen – Früherkennungs-untersuchungen	Medizinische, berufliche und soziale Rehabilitation zur Vorbeugung von Verschlimmerung oder erneutem Auftreten der Erkrankung	Pflege, Hilfe und Versorgung

Abb. 2.3 *Formen der Prävention*

2.1.3 Vorsorgeuntersuchungen Mutterschaftsvorsorge

Schwangerschaft und Geburt sind natürliche Vorgänge und stellen keine Krankheit dar. Durch die Betreuung während der Schwangerschaft und nach der Entbindung sollen mögliche Gefahren für Leben und Gesundheit von Mutter und Kind abgewendet sowie Gesundheitsstörungen rechtzeitig erkannt werden. Vorrangiges Ziel der ärztlichen **Mutterschaftsvorsorge (= Schwangerenvorsorge)** ist die frühzeitige Erkennung von Risikoschwangerschaften und Risikogeburten.

Zur ärztlichen Mutterschaftsvorsorge gehören eine **Erstuntersuchung** und **nachfolgende Kontrolluntersuchungen.** Jede Untersuchung beinhaltet dabei eine Reihe von Mindestmaßnahmen, die in den **Mutterschafts-Richtlinien** des Bundesausschusses der Ärzte und Krankenkassen festgelegt worden sind. Abhängig von dem Gesundheitszustand der Frau können weitere Untersuchungen ergänzend durchgeführt werden.

Die **Erstuntersuchung** dient der Feststellung der Schwangerschaft. Es wird eine **Anamnese** erhoben (allgemein: Krankenvorgeschichte, hier: Schwangerenvorgeschichte). Zusätzlich werden

- eine **Allgemeinuntersuchung** sowie
- eine **gynäkologische Untersuchung** mit einem Zervixabstrich (Abstrich vom Gebärmutterhals) zur Untersuchung auf Chlamydia trachomatis

durchgeführt.

Bei komplikationslosem Schwangerschaftsverlauf erfolgen die **Kontrolluntersuchungen** im Allgemeinen im Abstand von vier Wochen.

In den letzten beiden Schwangerschaftsmonaten werden normalerweise jeweils zwei Untersuchungen pro Monat durchgeführt.

Drei **Ultraschalluntersuchungen** werden ergänzend in der 9.–12., 19.–22. und 29.–32. Schwangerschaftswoche (SSW) durchgeführt.

Zur Allgemeinuntersuchung gehören:

- Bestimmung des Körpergewichts
- Blutdruckmessung
- Urinuntersuchung (Eiweiß, Zucker, Sediment)
- Hämoglobinbestimmung (Blutfarbstoffbestimmung)
- Lues-Suchreaktion (Serumuntersuchung zur Feststellung der Geschlechtskrankheit Lues = Syphilis)
- Röteln-Antikörpertest (Serumuntersuchung, ob ein ausreichender Schutz gegen Röteln durch Antikörper im Blutserum besteht)
- Bestimmung der Blutgruppe und des Rhesusfaktors D
- Antikörper-Suchtest (Serumuntersuchung, ob irreguläre Blutgruppenantikörper vorhanden sind, z. B. nach Rhesus-Sensibilisierung siehe Abb. 3.64)
- Falls erforderlich werden noch weitere Serumuntersuchungen durchgeführt, z. B. zur Ermittlung einer Toxoplasmose oder einer Hepatitis B. Zum Ausschluss einer HIV-Infektion besteht zusätzlich die Möglichkeit einer entsprechenden Serumuntersuchung (HIV-Test).

Die Kontrolluntersuchungen umfassen:

- Bestimmung des Körpergewichts
- Blutdruckmessung
- Urinuntersuchung (Eiweiß, Zucker, Sediment)
- Hämoglobinbestimmung
- Kontrolle des Standes der Gebärmutter
- Kontrolle der kindlichen Herzaktionen
- Festellung der Lage des Kindes

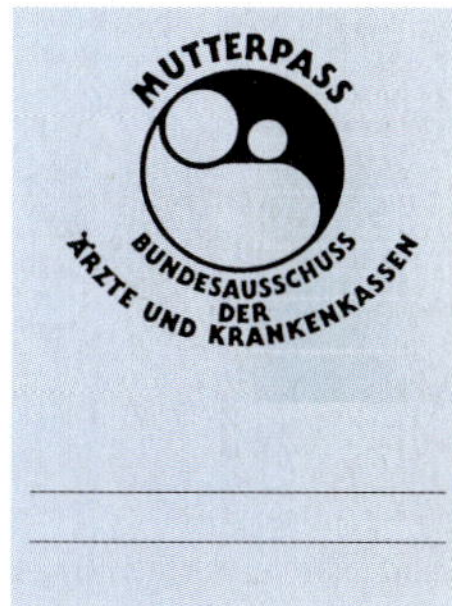

Abb. 2.4 Mutterpass

Ein weiterer Antikörper-Suchtest erfolgt in der 24.–27. SSW sowie eine Untersuchung auf Hepatitis B nach der 32. SSW, wenn kein Schutz gegen Hepatitis B (z. B. durch eine Impfung) besteht.

Nach der Entbindung soll innerhalb der ersten Woche und in der 6.–8. Woche jeweils eine weitere Untersuchung und Beratung der Mutter erfolgen.

Alle Untersuchungsergebnisse werden in den **Mutterpass** eingetragen. Dies ist ein Heft, das jede schwangere Frau von ihrem Arzt ausgestellt bekommt und in ihrem Besitz verbleibt.

Arbeitsmedizinische Vorsorge

Arbeitsmedizinische Vorsorgeuntersuchungen dienen der Gesunderhaltung der Beschäftigten. Durch sie sollen arbeitsbedingte Beeinträchtigungen ihrer Gesundheit frühzeitig erkannt und vermieden werden.

Allgemeine arbeitsmedizinische Vorsorge: Das **Arbeitssicherheitsgesetz (ASiG)** schreibt arbeitsmedizinische Untersuchungen durch Betriebsärzte vor.

In der Unfallverhütungsvorschrift **Betriebsärzte** (VBG 123) der Berufsgenossenschaft für Gesundheitsdienst und Wohlfahrtspflege (BGW) sind dazu Einzelheiten festgelegt (siehe Kap. 2.2.2).

Spezielle arbeitsmedizinische Vorsorge: Beim Umgang mit Gefahrstoffen und bei gefährdenden Tätigkeiten sind spezielle arbeitsmedizinische Vorsorgeuntersuchungen erforderlich. Sie sind in der Unfallverhütungsvorschrift **Arbeitsmedizinische Vorsorge** (BGV A4, bisherige VBG 100) der Berufsgenossenschaft für Gesundheitsdienst und Wohlfahrtspflege festgelegt.

Zur speziellen arbeitsmedizinischen Vorsorge gehören:
- arbeitsmedizinische Erstuntersuchung vor Aufnahme der Tätigkeit
- arbeitsmedizinische Nachuntersuchungen während der Tätigkeit
- arbeitsmedizinische Untersuchungen nach Beendigung der Tätigkeit.

Als Vorsorgeuntersuchungen im Sinne der Unfallverhütungsvorschrift gelten auch arbeitsmedizinische Vorsorgeuntersuchungen auf Verlangen des Versicherten.

Der Umfang der Untersuchungen sowie die Zeitspanne der Nachuntersuchungsfristen richtet sich nach der Gefährdung durch die jeweilige Arbeit.

Vorsorgeuntersuchungen nach dem Jugendarbeitsschutzgesetz

Das Jugendarbeitsschutzgesetz (JArbSchG) schreibt Voruntersuchungen für die Beschäftigung von Personen vor, die noch nicht 18 Jahre alt sind.

Erstuntersuchung: Ein Jugendlicher, der in das Berufsleben eintritt, darf nur beschäftigt werden, wenn er innerhalb der letzten neun Monate vor Beschäftigungsbeginn von einem Arzt auf seinen Gesundheits- und Entwicklungsstand untersucht worden ist und dem Arbeitgeber eine von diesem Arzt ausgestellte Bescheinigung vorliegt.

Erste Nachuntersuchung: Ein Jahr nach Aufnahme der ersten Beschäftigung hat sich der Arbeitgeber die Bescheinigung eines Arztes darüber vorlegen zu lassen, dass der Jugendliche nachuntersucht worden ist.

Die Nachuntersuchung erstreckt sich auf den Gesundheits- und Entwicklungsstand sowie auf die Auswirkungen der Beschäftigung auf Gesundheit und Entwicklung des Jugendlichen.

Der Jugendliche darf nach Ablauf von 14 Monaten nach Beschäftigungsbeginn nicht weiterbeschäftigt werden, solange er die Bescheinigung nicht vorgelegt hat.

Weitere Nachuntersuchungen: Nach Ablauf jedes weiteren Jahres nach der ersten Nachuntersuchung kann sich der Jugendliche erneut nachuntersuchen lassen. Die Kosten der Untersuchungen trägt das Land.

2.1.4 Früherkennungsuntersuchungen

Gesundheitsuntersuchung

Die Versicherten der gesetzlichen Krankenkassen haben vom 36. Lebensjahr an jedes zweite Jahr Anspruch auf eine ärztliche Gesundheitsuntersuchung.

Zur Gesundheitsuntersuchung gehören:

- Erhebung der **Anamnese (Krankenvorgeschichte)** mit Erfassung von Risikofaktoren
- **körperliche Untersuchung (Ganzkörperstatus)**
- **Laboruntersuchungen**
  → Blutuntersuchungen: Gesamtcholesterin und Glukose
  → Harnuntersuchungen: Eiweiß, Glukose, Erythrozyten, Leukozyten und Nitrit (Harnstreifentest)
- **Information und Beratung** des Patienten über die festgestellten Befunde mit Hinweisen zur Vermeidung von persönlichen Risikofaktoren
- **Einleitung einer weiter gehenden Diagnostik** bei Vorliegen einer Krankheit oder Verdacht auf eine Krankheit

Sie dient der Früherkennung von häufig auftretenden Krankheiten, wie Herz-Kreislauf-Erkrankungen, Nierenerkrankungen und Diabetes mellitus (Zuckerkrankheit).
Die Ergebnisse der Gesundheitsuntersuchung werden gemeinsam mit den veranlassten oder empfohlenen Maßnahmen auf einem zweiteiligen Berichtsvordruck dokumentiert.

Kinderfrüherkennungs-untersuchungen
Für Kinder bis zur Vollendung des 6. Lebensjahres sind routinemäßig Untersuchungen zur Früherkennung von Krankheiten vorgesehen, die eine normale körperliche und geistige Entwicklung des Kindes gefährden.

Es werden **9 Früherkennungsuntersuchungen** durchgeführt (**kurz U1–U9**):

U1	Neugeborenen-Erstuntersuchung
U2	Neugeborenen-Basisuntersuchung 3. – 10. Lebenstag
U3	4. – 6. Lebenswoche
U4	3. – 4. Lebensmonat
U5	6. – 7. Lebensmonat
U6	10. – 12. Lebensmonat
U7	21. – 24. Lebensmonat
U8	43. – 48. Lebensmonat
U9	60. – 64. Lebensmonat

Die **Neugeborenen-Erstuntersuchung** soll unmittelbar nach der Geburt durchgeführt werden. Das Kind wird auf äußerlich erkennbare Missbildungen, Verletzungen und auf seine Vitalität untersucht. Die Untersuchung stützt sich dabei auf das **APGAR**-Schema (**A**tmung, **P**uls, **G**rundtonus, **A**ussehen, **R**eflexe). Bei diesem Schema werden 5 Beurteilungsmerkmale mit 0 bis 2 Punkten bewertet. 10 Punkte ist die erreichbare Höchstpunktzahl. Die Bewertung soll 1 Minute nach der Entbindung erfolgen und nach 5 und 10 Minuten wiederholt werden.
Die **Neugeborenen-Basisuntersuchung** zwischen dem 3. und 10. Lebenstag dient der ersten eingehenden Untersuchung des Kindes.

Beurteilungsmerkmal	Bewertung		
	0 Punkte	1 Punkt	2 Punkte
Atembewegungen	keine	langsam, unregelmäßig	gut, schreien
Puls	nicht wahrnehmbar	langsam (unter 100)	über 100
Grundtonus (Muskelspannung)	schlaff	wenige Beugungen der Gliedmaßen	aktive Bewegung
Aussehen (Kolorit)	blau, blass	Rumpf rosig, Gliedmaßen blau	vollständig rosig
Reflex (Reaktion auf Nasenkatheter)	keine Reaktion	Grimassieren	Husten oder Niesen

Tab. 2.1 APGAR-Schema

Sie ist mit der Durchführung von **Suchtests** verbunden. Es können dadurch Stoffwechselstörungen wie die Phenylketonurie, die Mukoviszidose und eine Schilddrüsenunterfunktion rechtzeitig erkannt und Behandlungen eingeleitet werden.

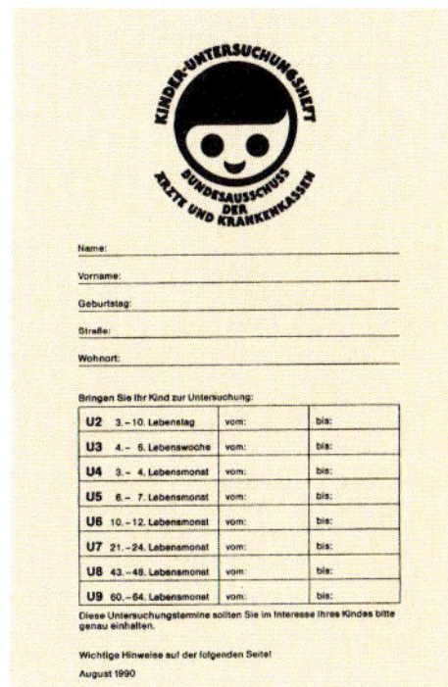

Abb. 2.5
Kinderuntersuchungsheft

Phenylketonurie: Erbliche Erkrankung des Eiweißstoffwechsels, bei der die Verwertung der Aminosäure Phenylalanin gestört ist. Unbehandelt führt die Erkrankung zu Schwachsinn. Die Früherkennung (z. B. Guthrie-Test) und phenylalaninarme Diät ermöglichen eine normale geistige Entwicklung.

Mukoviszidose (zystische Fibrose): Erbliche Stoffwechselstörung mit besonders zähflüssigem Schleim im Atmungs- und Verdauungstrakt sowie salzigem Schweiß. Es kommt zu Veränderungen besonders in der Bauchspeicheldrüse und der Lunge. Eine ursächliche Therapie gibt es nicht. Die Behandlung richtet sich gegen die einzelnen Symptome.

Schilddrüsenunterfunktion (Hypothyreose): Sie führt unbehandelt zu bleibenden Schäden, die durch Gabe von Schilddrüsenhormonpräparaten verhindert werden können (siehe Kap. 4.14).

Durch weitere Untersuchungen (U3–U9) ist die kontinuierliche ärztliche Überwachung der kindlichen Entwicklung bis zum vollendeten 6. Lebensjahr gewährleistet. Entwicklungsstörungen können dadurch frühzeitig erkannt und behandelt werden.

Zusätzlich werden **Schutzimpfungen** zur Vorbeugung von Infektionskrankheiten nach einem Impfplan (siehe Tab. 2.2) durchgeführt.
Durch Gabe von **Vitamin D** erfolgt eine **Rachitisprophylaxe**. Sie wird in der Regel mit einer **Kariesprophylaxe** mit **Fluorid** kombiniert.
Alle erhobenen Befunde der Früherkennungsuntersuchungen werden im **Kinderuntersuchungsheft** eingetragen.
Das Untersuchungsheft bleibt wie der Mutterpass im Besitz der Mutter.

Jugendgesundheitsuntersuchung

Für Jugendliche zwischen dem vollendeten 13. und vollendeten 14. Lebensjahr ist eine Untersuchung zur Früherkennung von Krankheiten vorgesehen, die eine normale körperliche, geistige und soziale Entwicklung gefährden. Insbesondere sollen dabei auch frühzeitig psychische und psychosoziale Risikofaktoren erkannt werden, um eine Fehlentwicklung in der Pubertät zu verhindern. Die Untersuchung kann auch alternativ bis zu 12 Monate vor oder nach dem oben genannten Zeitraum erfolgen. Sie wird also einmal zwischen dem 12. und 15. Geburtstag durchgeführt. Die **Ergebnisse** der Jugendgesundheitsuntersuchung werden gemeinsam mit den **veranlassten Maßnahmen** auf einem Berichtsvordruck aufgezeichnet.

Zur Jugendgesundheitsuntersuchung gehören:

Anamnese
- Sind Gesundheitsstörungen bekannt?
- Ist der Impfschutz vollständig?
- Wird eine Iodprophylaxe durchgeführt?
- Besteht eine besondere Familiensituation?
- Gibt es Hinweise auf eine familiäre Hypercholesterinämie (erhöhte Cholesterinwerte im Blut)?
- Schulische Probleme?
- Gesundheitsgefährdendes Verhalten? (regelmäßige Medikamenteneinnahme ohne ärztliche Verordnung, Rauchen, Alkohol- und/oder Drogenkonsum?)
- Liegen seelische Entwicklungsstörungen/Verhaltensstörungen vor?

Körperliche Untersuchung
- Erhebung der Körpermaße (Größe und Gewicht)
- Blutdruckmessung
- Bestimmung des Gesamtcholesterinwertes (nur bei familiärer Hypercholesterinämie)
- Bewertung der Pubertätsentwicklung (verfrüht oder verzögert)
- Untersuchung der Hals-, Brust- und Bauchorgane (z. B. Struma; siehe Kap. 4.14)
- Untersuchung des Skelettsystems (z. B. Fehlhaltung, Skoliose, Bewegungseinschränkung?)

Krebsfrüherkennungs-untersuchungen

Krebs ist eine allgemeine Bezeichnung für bösartige Neubildungen (Tumoren; siehe Kap. 4.3.3).

Kennzeichen von Krebs

- schnelles, ungeordnetes Wachstum
- Infiltration in Nachbargewebe
- atypische Zellen
- Bildung von Metastasen

Gesetzlich krankenversicherte **Frauen** haben ab dem 20. Lebensjahr Anspruch auf Untersuchungen zur Krebsfrüherkennung. Die Maßnahmen umfassen folgende Leistungen:

vom Beginn des 20. Lebensjahres an:
- gezielte Anamnese
- gynäkologische Untersuchung mit Entnahme von Untersuchungsmaterial zur zytologischen Untersuchung (Zelluntersuchung)

zusätzlich vom Beginn des 30. Lebensjahres an:
- Abtasten der Brustdrüsen mit den zugehörigen Lymphabflussgebieten in dem Bereich der Achselhöhlen und über den Schlüsselbeinen auf tastbare Knoten
- Untersuchung der Haut auf sichtbare Veränderungen
- Anleitung zur regelmäßigen Selbstuntersuchung

zusätzlich vom Beginn des 45. Lebensjahres an:
- Austastung des Mastdarms (Rektums) zur Früherkennung von Darmkrebs
- Schnelltest auf okkultes (occultus lat. – verborgen, nicht sichtbar) Blut im Stuhl mit speziellen Teststreifen.

Mögliche Symptome einer Krebserkrankung
– nicht heilende Wunden und Geschwüre – Pigmentveränderungen und auffallende Verdickungen der Haut (auch an bereits bestehenden Muttermalen) – auffällige Knoten, insbesondere im Bereich der Brust und der Lymphknoten – anhaltende Magen-, Darm- und Schluckbeschwerden – ungewollter Gewichtsverlust – anhaltende Heiserkeit und hartnäckiger Husten, insbesondere mit blutigem Auswurf – andauernde Beschwerden beim Wasserlassen – ungewöhnliche Absonderungen aus Körperöffnungen, insbesondere aus der Scheide

Krebsfrüherkennungsuntersuchungen

Geschlecht	Alter	Untersuchung
Frauen	ab 20. Lebensjahr ab 30. Lebensjahr ab 45. Lebensjahr	Genitale Genitale, Brust, Haut Genitale, Brust, Haut und Dickdarm
Männer	ab 45. Lebensjahr	äußeres Genitale, Dickdarm, Prostata und Haut

Gesetzlich krankenversicherte **Männer** haben ab dem 45. Lebensjahr Anspruch auf Untersuchungen zur Krebsfrüherkennung.

Die Maßnahmen umfassen folgende Leistungen:
- gezielte Anamnese
- Untersuchung des äußeren Genitals, der Leistenlymphknoten und der Haut
- Austastung des Mastdarms (Rektums) und Abtasten der Prostata (Vorsteherdrüse) vom After aus
- Schnelltest auf okkultes Blut im Stuhl.

Die Untersuchungsergebnisse werden auf entsprechenden Berichtsvordrucken aufgezeichnet.

2.1.5 Schutzimpfungen

Nach **bestimmten Infektionskrankheiten** (z.B. Masern, Röteln) haben die Patienten anschließend einen lang andauernden Schutz gegen ein erneutes Auftreten der Erkrankung. Man spricht dann von einer **Immunität** (immunitas lat. – frei sein) gegenüber dem Krankheitserreger.

Eine Immunität kann auch künstlich durch eine **Schutzimpfung (Immunisierung)** erzeugt werden. Eine Erkrankung kann dadurch verhindert oder in ihrem Verlauf zumindest deutlich gemildert werden.

Immunität	– Unempfindlichkeit des Körpers gegenüber Krankheitserregern oder Fremdstoffen
Schutzimpfung	– künstliche Erzeugung einer Immunität (wird auch als **Immunisierung** bezeichnet)

Schutzimpfungen werden sowohl im Kindesalter als auch im Erwachsenenalter bei besonderer persönlicher Gefährdung durchgeführt. So gibt es z.B. im internationalen Reiseverkehr gesonderte Impfvorschriften.

Für die Beschäftigten im Gesundheitswesen hat insbesondere die Schutzimpfung gegen Hepatitis B eine große Bedeutung.

Man unterscheidet 3 Arten von Schutzimpfungen:
– aktive Schutzimpfung – passive Schutzimpfung – Simultanimpfung (simultan = gleichzeitig).

Aktive Schutzimpfung

Bei der aktiven Schutzimpfung verwendet man als Impfstoff abgetötete Krankheitserreger, abgeschwächte Krankheitserreger oder Gifte (Toxine) in einer unschädlichen Form (Toxoid).

Der Körper des Geimpften wird durch diesen Impfstoff zur Bildung von Abwehrstoffen angeregt, so genannten **Antikörpern** (siehe Kap. 3.7).

Die Antikörper richten sich spezifisch gegen den Impfstoff. Dadurch bilden sie einen lang andauernden Schutz vor den Krankheitserregern bzw. Giften und führen somit zu einer **Immunität** des Patienten. Da die Antikörper bei der aktiven Schutzimpfung erst vom Organismus gebildet werden müssen, besteht im Allgemeinen erst nach einigen Wochen ein wirksamer Impfschutz. Viele Impfungen müssen mehrfach wiederholt werden, bevor sie wirksam vor einer Erkrankung schützen. Sie werden deshalb nach einem festen Impfschema durchgeführt. Dieser Vorgang wird als **Grundimmunisierung** bezeichnet.

Wenn der Impfschutz nach einiger Zeit nachlässt, so werden **Auffrischungsimpfungen** durchgeführt.

Bei Säuglingen, Kindern und Jugendlichen erfolgen die Schutzimpfungen planmäßig nach einem **Impfkalender** der regelmäßig von der **Ständigen Impfkommission (STIKO)** am Robert-Koch-Institut aktualisiert wird (siehe Tab. 2.2).

Passive Schutzimpfung

Während bei der aktiven Schutzimpfung der Organismus selbst (aktiv) die Antikörper bilden muss, werden bei der passiven Schutzimpfung **körperfremde Antikörper** injiziert. Dadurch besteht innerhalb einiger Stunden ein Schutz, der jedoch auf wenige Wochen begrenzt ist.

Durch eine passive Schutzimpfung kann eine Infektionskrankheit in ihrem Verlauf günstig beeinflusst werden. Man verwendet heutzutage vor allem aus menschlichen Blutseren gewonnene Antikörper.

Simultanimpfung

Bei einer Simultanimpfung wird gleichzeitig (simultan) eine **aktive und passive Schutzimpfung** durchgeführt. Man verbindet damit die Vorteile der passiven Impfung (schnell einsetzender Schutz) und der aktiven Impfung (lang anhaltende Wirkung).

Eine Simultanimpfung wird zum Beispiel zur Vorbeugung von Wundstarrkrampf (Tetanus) bei verletzten Personen durchgeführt, bei denen kein Tetanusschutz besteht.

Abb. 2.6
Prinzip der aktiven Schutzimpfung

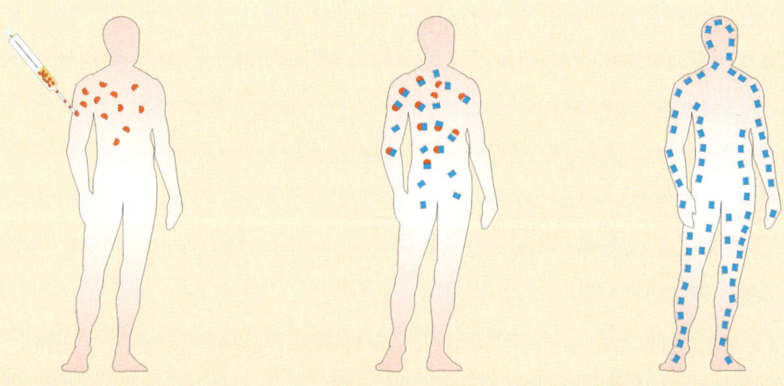

Impfung des Patienten mit
- abgetöten Erregern,
- abgeschwächten Erregern
- oder Toxoid

Organismus des Patienten bildet spezifische Antikörper gegen den Impfstoff.

Patient wird immun gegen die betreffenden Erreger bzw. Gifte.

Empfohlenes Impfalter		Impfung gegen	Stand Januar 2000
3. Lebensmonat		1. Diphtherie – Tetanus – Pertussis	(DTaP)
	und	1. Haemophilus influenzae Typ b	(Hib)
	und	1. Poliomyelitis	(IPV)
	und	1. Hepatitis B	(HB)
4. Lebensmonat		2. Diphtherie – Tetanus – Pertussis	(DTaP)
5. Lebensmonat		3. Diphtherie – Tetanus – Pertussis	(DTaP)
	und	2. Haemophilus influenzae Typ b	(Hib)
	und	2. Poliomyelitis	(IPV)
	und	2. Hepatitis B	(HB)
12.–15. Lebensmonat		4. Diphtherie – Tetanus – Pertussis	(DTaP)
	und	3. Haemophilus influenzae Typ b	(Hib)
	und	3. Poliomyelitis	(IPV)
	und	3. Hepatitis B	(HB)
	und	1. Masern, Mumps, Röteln	(MMR)
5.–6. Lebensjahr		2. Masern, Mumps, Röteln	(MMR)
	und	Auffrischung Diphtherie, Tetanus	(DT/Td)
11.–18. Lebensjahr		Auffrischung Pertussis	(aP)
	und	Auffrischung Poliomyelitis	(IPV)
	und	Auffrischung Diphtherie, Tetanus	(Td)
	und	Grundimmunisierung Hepatitis B	(HB)
	und	Grundimmunisierung Masern, Mumps, Röteln (falls bisher nicht geimpft oder Impfschutz unvollständig)	(MMR)

(Tetanus = Wundstarrkrampf, Pertussis = Keuchhusten, Poliomyelitis = Kinderlähmung)
- Abweichungen vom empfohlenen Impfalter sind möglich und unter Umständen notwendig.
- Um die Zahl der Injektionen möglichst gering zu halten, sollten vorzugsweise Kombinationsimpfstoffe benutzt werden. Nicht alle verfügbaren Kombinationsimpfstoffe sind in der Tabelle aufgeführt. Es sind jeweils die Angaben des Herstellers zu den Impfabständen zu beachten.
- Wegen der besonderen Gefährdung in der frühen Kindheit sollen die empfohlenen Impfungen **möglichst frühzeitig**, d. h. bis zum Ende des 15. Lebensmonats, unter Beachtung der Mindestabstände zwischen den Impfungen durchgeführt werden.
- Noch vor Schuleintritt sollte ein vollständiger Impfschutz erzielt werden.
- Spätestens bis zum vollendeten 18. Lebensjahr (d. h. bis zum Tag vor dem 18. Geburtstag) sind bei Jugendlichen versäumte Impfungen nachzuholen.
- Die Hepatitis-B-Impfung ist bereits ab Geburt des Kindes möglich. Neugeborene von Müttern, bei denen das Ergebnis der Hepatitis-B-Serumuntersuchung positiv ist oder nicht vorliegt, sollten unmittelbar nach Geburt geimpft werden.
- Vom 6.–7. Lebensjahr an wird zur Auffrischungsimpfung ein Impfstoff mit reduziertem Diphtherietoxoid-Gehalt(d) verwendet.

Tab. 2.2 Impfkalender für Säuglinge, Kinder und Jugendliche

2.1.6 Persönliche Hygiene

Ziel der **persönlichen Hygiene** ist es, die Gesundheit zu erhalten, Erkrankungen vorzubeugen und das Wohlbefinden zu fördern.

Hautpflege

Täglich stößt die Haut ca. 10 g der oberflächlichen **Hornschicht** ab. Durch die Sekrete der Talg- und Schweißdrüsen verschmieren diese **abgestorbenen Hautzellen** und werden insbesondere in Körperbereichen mit feuchter Wärme (z. B. Achselhöhle, Zehenzwischenräume) **bakteriell** zersetzt, wodurch es zu Körpergeruch kommt.

Bei ungenügender Pflege können Infektionen mit Beeinträchtigung der Gesundheit entstehen. Daraus ergibt sich die Notwendigkeit einer **regelmäßigen Körperreinigung**.

In erster Linie werden dabei **Wasser und Seife** verwendet. Mithilfe der Seife werden die Verschmutzungen gelöst um anschließend mit dem Wasser abgespült zu werden.

Man wäscht sich besser unter fließendem als in stehendem Wasser, damit sich der Schmutz nicht wieder auf der gereinigten Haut absetzt. Der Seifenschaum hat eine zusätzliche mechanische Reinigungskraft.

Übermäßiger Gebrauch von Seife kann jedoch auch von Nachteil sein. So zerstört Seife bei zu häufigem Waschen den natürlichen Schutz der Haut, der aufgrund des leicht sauren pH-Wertes der Hautoberfläche auch als **Säureschutz** der Haut bezeichnet wird. Die Haut wird dann rau und anfällig gegenüber Erkrankungen. Wichtig sind deshalb **pH-Wert regulierende Hautpflegemittel**.

Die Reinigung der Hände vor jedem Essen und nach Aufsuchen der Toilette sollte selbstverständlich sein. Auch innerhalb einer Familie muss jedes Mitglied eigene Handtücher und Waschlappen haben.

Zur Körperpflege gehört auch eine regelmäßige **Nagelpflege**. Nagelbürsten sollten keine zu harten Borsten haben, damit Nagelfalzverletzungen, die bereits Eintrittspforten für Krankheitserreger sein können, vermieden werden. Bei den Fußnägeln ist zu beachten, dass diese erst rund geschnitten werden, wenn sie in voller Breite aus dem Nagelbett gewachsen sind. Es können sonst Nägel in die Zehenhaut einwachsen und dort Nagelbettentzündungen hervorrufen. Insbesondere bei Zuckerkranken, bei denen eine gestörte Wundheilung vorliegt, hat diese Pflege große Bedeutung.

Zahnpflege

Regelmäßiges, systematisches Zähneputzen soll
- die Zähne **vor Karies schützen** und
- **Erkrankungen des Zahnhalteapparats vorbeugen**.

Die Zähne sollten nach jeder Mahlzeit mit einer **fluoridhaltigen Zahnpaste** geputzt werden. Dabei sollten systematisch die Außenflächen der Zähne, darauf die Innenflächen und anschließend die Kauflächen gesäubert werden.

Die Reinigung erfolgt abschnittweise, jeweils im Bereich von 2–3 Zähnen, entsprechend der Größe des Borstenfelds.

In jedem Abschnitt wird die Zahnbürste in kleinen **Kreisel- bzw. Rüttelbewegungen** vom Zahnfleisch zu den Zähnen bewegt. Dabei wird insbesondere darauf geachtet, dass die Zahnfleischfurche und die Zahnzwischenräume sauber werden. Nach dem Zähneputzen wird die Zahnbürste unter fließendem Wasser gesäubert und so aufbewahrt, dass die Borsten nach unten zeigen und so gut trocknen können.

Eine gute **Zahnbürste** hat folgende Merkmale:
- Die Zahnbürste muss gut und sicher in der Hand liegen.
- Der Stiel soll gerade oder leicht geknickt sein.
- Der Bürstenkopf soll kurz sein, damit er im Mund gut bewegt werden kann.
- Das Borstenfeld soll für Erwachsene 2,5–3 cm und für Kinder 2–2,5 cm lang sein.
- Die einzelnen Borsten sollen zu vielen Büscheln zusammengefasst sein.
- Das Borstenfeld soll plan sein, damit nicht nur die Zähne gereinigt, sondern auch das Zahnfleisch massiert werden kann.
- Die Borsten sollen aus Kunststoff bestehen. Naturborsten sind abzulehnen, da ihr Markkanal einen Schlupfwinkel für Bakterien bietet.
- Die Borstenenden sollen abgerundet sein um Verletzungen der Zähne und des Zahnfleisches zu vermeiden.
- Im Allgemeinen sollen Zahnbürsten mit mittelharten Borsten verwendet werden. Bei empfindlichem, leicht blutendem Zahnfleisch können vorübergehend weiche Borsten benutzt werden.

Für die Zahnpflege sollte eine Kurzkopfzahnbürste mit abgerundeten, mittelharten Kunststoffborsten in einem planen Borstenfeld mit vielen Büscheln benutzt werden.

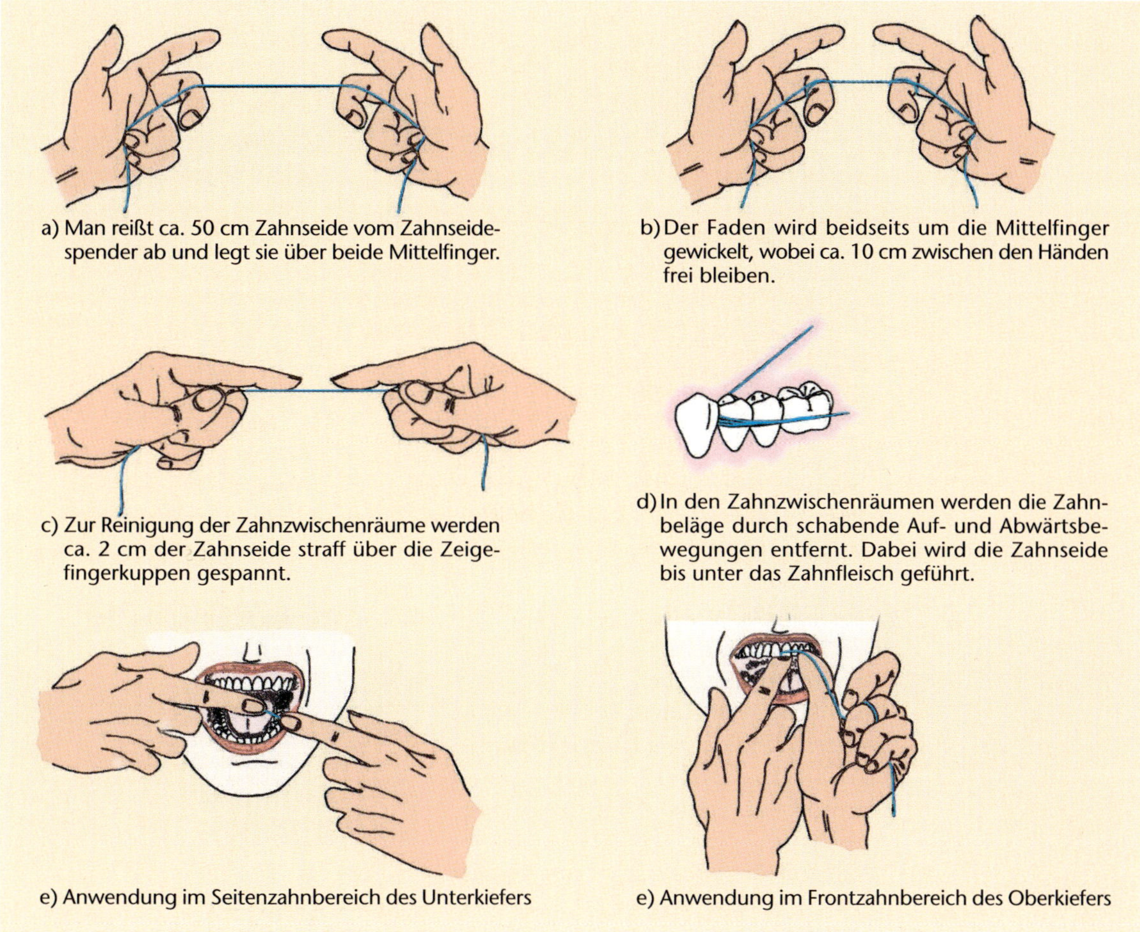

a) Man reißt ca. 50 cm Zahnseide vom Zahnseidespender ab und legt sie über beide Mittelfinger.

b) Der Faden wird beidseits um die Mittelfinger gewickelt, wobei ca. 10 cm zwischen den Händen frei bleiben.

c) Zur Reinigung der Zahnzwischenräume werden ca. 2 cm der Zahnseide straff über die Zeigefingerkuppen gespannt.

d) In den Zahnzwischenräumen werden die Zahnbeläge durch schabende Auf- und Abwärtsbewegungen entfernt. Dabei wird die Zahnseide bis unter das Zahnfleisch geführt.

e) Anwendung im Seitenzahnbereich des Unterkiefers

e) Anwendung im Frontzahnbereich des Oberkiefers

Abb. 2.7 *Anwendung von Zahnseide*

Für die Reinigung der Zahnzwischenräume eignen sich insbesondere **Zahnseide** und **Zahnzwischenraumbürsten**.
Die Anwendung der Zahnseide fällt anfangs recht schwer, mit einiger Übung und der richtigen Technik lässt sie sich aber einfach und sicher handhaben.

Bekleidung

Die Kleidung hat wesentlichen Einfluss auf das persönliche Wohlbefinden. Sie ist nicht allein modischen Bedürfnissen zu unterwerfen. Vielmehr müssen auch gesundheitliche Bedingungen beachtet werden.
Die Bekleidung soll durch ihre **isolierende Wirkung** vor übermäßigen Wärmeverlusten schützen. Gleichzeitig muss die Kleidung **luftdurchlässig** sein, damit Feuchtigkeit abgegeben werden kann und ein Wärmestau verhindert wird.

Arbeit und Freizeit

Körperliche und geistige Leistungsfähigkeit unterliegen ausgeprägten **Tagesschwankungen**.
Die höchste Leistungsfähigkeit besteht in den Vormittagsstunden gegen 09.00 Uhr. Bis zum frühen Nachmittag fällt die Leistungsfähigkeit bis ca. 14.00 Uhr ab. Es folgt ein zweites Leistungshoch am Nachmittag.
Abends gegen 19.00 Uhr lässt die Leistungsfähigkeit wieder nach und erlangt einen deutlichen Tiefstand gegen 03.00 Uhr morgens (siehe Abb. 2.8).

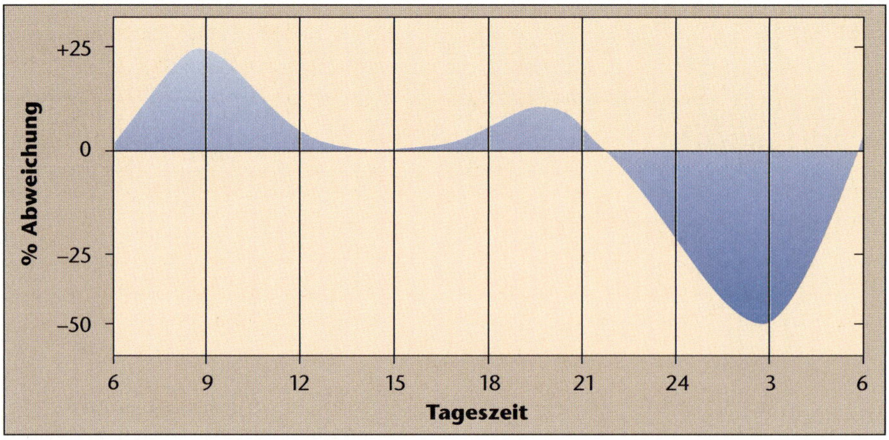

Abb. 2.8
Abhängigkeit der durchschnittlichen Leistungsfähigkeit von der Tageszeit: Durch den Kurvenverlauf wird die Abweichung vom Tagesdurchschnitt in Prozent angegeben.

Eine sinnvolle Arbeitszeitgestaltung versucht diese typischen Tagesschwankungen zu berücksichtigen.
Vormittags sollte deshalb der größte Arbeitsanteil liegen. Nach einer Mittagspause sollte dann ein zweiter, etwas kürzerer Arbeitszeitraum folgen.

Während der Arbeitszeit sind kleinere **Pausen** von jeweils nur 5 Minuten Dauer zur Erhaltung der Leistungs- und Konzentrationsfähigkeit empfehlenswert.
Nach 5-minütigen Pausen ist im Gegensatz zu Pausen von 15 Minuten Dauer in der Regel keine erneute Eingewöhnung an den Arbeitsrhythmus erforderlich.

Zur Erhaltung der Gesundheit ist ferner ein vernünftiges **Freizeit- und Urlaubsverhalten** wichtig.

Die Freizeit sollte stets einen Ausgleich zur Arbeitszeit bilden. Nach anstrengender Arbeit ist eine geruhsame **Freizeitentspannung** sinnvoller als hektische Freizeitbelastungen. Andererseits kann Bewegungsmangel während der Arbeit durch **Sport** in der Freizeit ausgeglichen werden.

2.1.7 Wiedererlangung der Gesundheit

Zur Wiedererlangung der Gesundheit gehören:

- die Krankenbehandlung
- die Wiedereingliederung in das Berufs- und Alltagsleben

Kurative Medizin

Alle Maßnahmen der Medizin, die zur Heilung von Erkrankungen durchgeführt werden, gehören zum Bereich der **kurativen Medizin** (curare lat. – pflegen, heilen).

Rehabilitation

Die Wiedereingliederung von Personen in die Gesellschaft, die durch Unfall oder Krankheit andauernde körperliche oder geistige Behinderung erfahren haben, bezeichnet man in der Medizin als Rehabilitation. Es werden medizinische, berufliche und soziale Wiedereingliederung unterschieden.
Der **medizinischen Wiedereingliederung** dienen neben der ärztlichen Behandlung auch Heil- und Hilfsmittel.

Heilmittel sind persönliche medizinische Leistungen. Zu ihnen gehören:
- Maßnahmen der physikalischen Therapie (z. B. Massage, Krankengymnastik, Elektrotherapie, Wärme- und Kältetherapie, medizinische Bäder)
- Sprachtherapie (Therapie von Stimm-, Sprech- und Sprachstörungen)
- Beschäftigungs- und Arbeitstherapie (Ergotherapie).

Hilfsmittel sind sächliche medizinische Leistungen. Zu ihnen gehören:
- Körperersatzstücke, orthopädische und andere Hilfsmittel
- Sehhilfen
- Hörhilfen
- technische Hilfsmittel, die dazu dienen, Arzneimittel in den Körper zu bringen (z. B. Spritzen, Inhalationsgeräte und ähnliche Hilfen).

Bei der medizinischen Wiedereingliederung unterscheidet man weiterhin zwischen **stationären Maßnahmen** (z. B. in Rehabilitationskliniken) und **ambulanten Hilfen** (z. B. häuslichen Pflegemaßnahmen).

Zur **beruflichen Wiedereingliederung** gehört die Möglichkeit von Arbeits- und Berufsförderungsmaßnahmen, die der Ausbildung, Fortbildung und auch Umschulung dienen können.

Typische Hilfen zur **sozialen Wiedereingliederung** sind Fahrdienste (z. B. Behindertentaxis), Behindertensport, Wäscherei- und Reinigungsdienste sowie Essen auf Rädern. Zur sozialen Wiedereingliederung können weiterhin Selbsthilfegruppen dienen. Dort treffen sich Patienten mit gleicher Erkrankung zur Aussprache und Beratung ihrer oft ähnlichen Probleme.

Kurative Medizin	– auf Heilung ausgerichtete Medizin
Rehabilitation	– medizinische, berufliche und soziale Maßnahmen zur Wiedereingliederung eines Patienten in die Gesellschaft

2.2 Sicherheit und Umweltschutz in der Arztpraxis

2.2.1 Unfallverhütungvorschriften

Für das Gesundheitswesen ist die **Berufsgenossenschaft für Gesundheitsdienst und Wohlfahrtspflege (BGW)** zuständig. Sie gibt als Träger der gesetzlichen Unfallversicherung **Unfallverhütungsvorschriften (UVV)** heraus, die nach dem **Siebten Sozialgesetzbuch (SGB VII)** rechtlich bindend sind.

Unfallverhütungsvorschriften (BG-Vorschriften) mit besonderer Bedeutung für die Arztpraxis	
BGV A1 (bisherige VBG 1)	Allgemeine Vorschriften
BGV A4 (bisherige VBG 100)	Arbeitsmedizinische Vorsorge
BGV C8 (bisherige VBG 103)	Gesundheitsdienst
VBG 122	Fachkräfte für Arbeitssicherheit
VBG 123	Betriebsärzte
VBG = **V**erband der gewerblichen **B**erufs**g**enossenschaft	

Die Vorschriften können direkt bezogen werden bei:

Berufsgenossenschaft für Gesundheitsdienst und Wohlfahrtspflege (BGW)
Postfach 76 02 24
22052 Hamburg

Die Unfallverhütungsvorschriften sind in der Praxis an geeigneter Stelle auszulegen, damit die Beschäftigten Einblick nehmen können. Die Beschäftigten sind weiterhin über die bei ihren Tätigkeiten auftretenden Gefahren sowie über die Maßnahmen zu ihrer Abwendung vor der Beschäftigung und danach in angemessenen Zeitabständen, mindestens jedoch einmal jährlich zu unterweisen (§ 7 BGV A1 Allgemeine Vorschriften).

BG-Vorschrift Gesundheitsdienst (BGV C8)

Im Folgenden werden die für die Arztpraxis wichtigsten Paragraphen der BG-Vorschrift Gesundheitsdienst in Kurzform aufgeführt. Die Arztpraxis wird dabei stets als Unternehmen und der Arzt, der die Praxis führt, als Unternehmer bezeichnet.

§ 1 Geltungsbereich. Die BG-Vorschrift Gesundheitsdienst gilt unter anderem für Unternehmen, in denen **Menschen untersucht, behandelt oder gepflegt** werden. Somit gilt diese Vorschrift auch für Arztpraxen.

§ 2 Beschäftigungsvoraussetzung. Der Unternehmer darf die in § 1 genannten Tätigkeiten nur Personen übertragen, die eine **abgeschlossene Ausbildung in Berufen des Gesundheitswesens** haben oder die von einer fachlich geeigneten Person unterwiesen sind und beaufsichtigt werden.
Fachlich geeignet sind neben Ärzten, Krankenschwestern und anderen Berufsgruppen auch Arzthelferinnen.

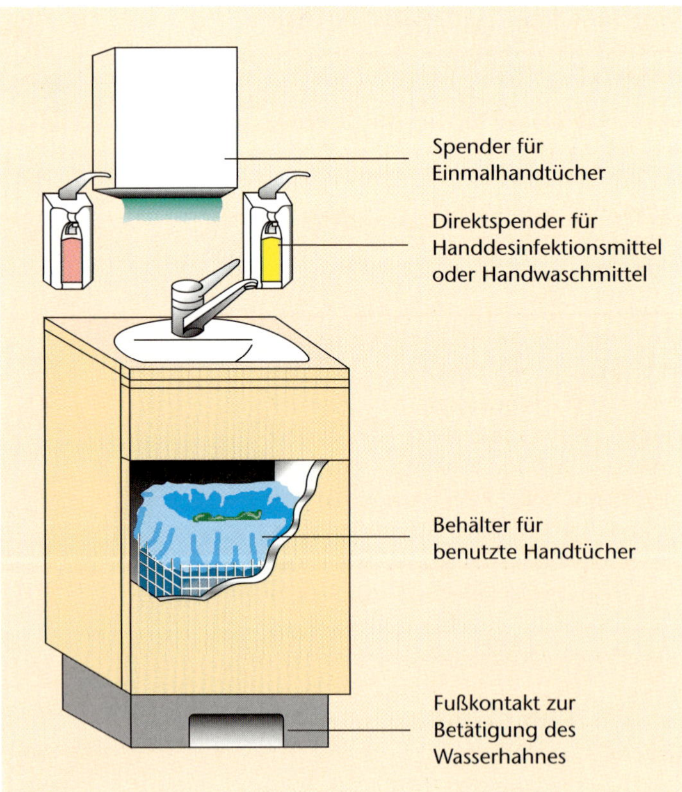

Abb. 2.9
Händewaschplatz im medizinischen Funktionsbereich mit Fußkontakt

§ 3 Behandlungsgeräte. Der Unternehmer darf mit der Bedienung von medizinischen Geräten, die bei ihrer Anwendung zu einer Gefährdung von Beschäftigten oder Patienten führen können, nur Personen beschäftigen, die in der **Bedienung des jeweiligen Gerätes unterwiesen** und über die dabei möglichen Gefahren und deren Abwendung ausreichend unterrichtet sind.
Die Betriebsanleitungen für die Geräte müssen jederzeit von den Beschäftigten eingesehen werden können.

§ 4 Immunisierung (Schutzimpfung). Der Unternehmer hat sicherzustellen, dass die Beschäftigten über die für sie infrage kommenden Maßnahmen zur Immunisierung bei Aufnahme der Tätigkeit und bei gegebener Veranlassung unterrichtet werden.
Die Hepatitis-B ist eine häufige Berufskrankheit im Gesundheitsdienst. Die Berufsgenossenschaft empfiehlt daher den gefährdeten Beschäftigten im Gesundheitsdienst dringend, von der Möglichkeit der für sie freiwilligen **aktiven Schutzimpfung gegen Hepatitis-B** Gebrauch zu machen.
Den Beschäftigten ist die **Schutzimpfung kostenlos** zu ermöglichen (siehe auch Kap. 4.10.5).

§ 5 Übertragbare Krankheiten. Der Unternehmer hat dafür zu sorgen, dass **im Arbeitsbereich aufgetretene, übertragbare Krankheiten**, die für die Beschäftigten schwerwiegende Folgen haben können, unverzüglich dem Arzt mitgeteilt werden, der die arbeitsmedizinischen Vorsorgeuntersuchungen durchführt.
Bereits bei Verdacht auf eine übertragbare Krankheit ist der Kontakt zum Erkrankten auf möglichst wenig Beschäftigte zu beschränken.

§ 6 Händedesinfektion. Den Beschäftigten sind leicht erreichbare **Händewaschplätze** mit fließend warmem und kaltem Wasser, Direktspender mit hautschonenden Waschmitteln und Händedesinfektionsmitteln sowie geeignete Hautpflegemittel und Handtücher zum einmaligen Gebrauch zur Verfügung zu stellen (siehe Abb. 2.9).

§ 7 Schutzkleidung. Der Unternehmer hat den Beschäftigten **geeignete Schutzkleidung** in ausreichender Stückzahl zur Verfügung zu stellen, wenn die Kleidung oder Berufskleidung mit Krankheitskeimen verschmutzt werden kann.
Zur Schutzkleidung gehören auch flüssigkeitsdichte Handschuhe sowie ein Gesichts- oder Kopfschutz. Einzelheiten sind in Kapitel 2.4.3 beschrieben.

§ 8 Pipettieren. Flüssigkeiten dürfen **nicht mit dem Mund** pipettiert werden. Zum Pipettieren sind geeignete Pipettierhilfen zu benutzen (siehe Laborkundebuch).

§ 9 Hygieneplan. Der Unternehmer hat für die einzelnen Arbeitsbereiche entsprechend der Infektionsgefährdung **Maßnahmen zur Desinfektion, Reinigung und Sterilisation** sowie zur **Ver- und Entsorgung schriftlich festzulegen** und ihre Durchführung zu überwachen (siehe Kap. 2.4.7).

§ 10 Reinigung von Arbeitsbereichen. Der Unternehmer hat dafür zu sorgen, dass in Arbeitsbereichen, in denen die in § 1 genannten Tätigkeiten durchgeführt werden, **Staub bindende Reinigungsverfahren** angewendet werden.
Ist im Einzelfall die Anwendung Staub bindender Reinigungsverfahren nicht möglich, muss vor der Reinigung desinfiziert werden.

§ 11 Reinigung von Instrumenten und Laborgeräten. Benutzte Instrumente und Laborgeräte müssen **vor einer Reinigung desinfiziert** werden, sofern bei der Reinigung die Gefahr von Verletzungen besteht.

§ 12 Oberflächen von Geräten. Oberflächen von Geräten und Geräteteilen, die nicht nur einmal eingesetzt werden, **müssen desinfizierbar sein.**

§ 13 Abfall. Spitze, scharfe und zerbrechliche Gegenstände aus Arbeitsbereichen, in denen Tätigkeiten nach § 1 durchgeführt werden, dürfen **nur sicher umschlossen in den Abfall** gegeben werden.
Die betreffenden Gegenstände müssen in geschlossenen Behältern entsorgt werden, deren Wände nicht von Spitzen durchstoßen werden können.

§ 17 Arzneimittel und Hilfsstoffe der Medizin. Der Unternehmer hat dafür zu sorgen, dass gesundheitsschädigende Einwirkungen von Arzneimitteln, Hilfsstoffen der Medizin und Desinfektionsmitteln auf die Beschäftigten verhindert werden.
Arzneimittel und Desinfektionsmittel, die zu Gesundheitsschäden führen können, dürfen nicht mit der Haut der Beschäftigten in Kontakt kommen.

Weitere Paragraphen der BG-Vorschrift Gesundheitsdienst betreffen :
- bauliche Voraussetzungen für Toiletten, Bewegungsbäder und Ultraviolett-Strahler
- zusätzliche Bestimmungen bei erhöhter Infektionsgefährdung (z.B. im OP-Bereich, Labor, Dialysebereich)
- Umgang mit benutzter Wäsche
- zentrale Desinfektionsanlagen
- Heben von Patienten
- unruhige Patienten.

2.2.2 Betriebsärztliche und sicherheitstechnische Betreuung (BuS-Dienst)

Das **Arbeitssicherheitsgesetz (ASiG)** schreibt für die Arztpraxis eine **b**etriebsärztliche **u**nd **s**icherheitstechnische Betreuung (**BuS**-Dienst) vor.
Der Arbeitgeber hat nach Maßgabe dieses Gesetzes Betriebsärzte und Fachkräfte für Arbeitssicherheit zu bestellen.

Diese sollen ihn beim Arbeitsschutz und bei der Unfallverhütung unterstützen. Zur Erfüllung der sich aus dem Arbeitssicherheitsgesetz ergebenden Pflichten haben die Berufsgenossenschaften folgenden Vorschriften erlassen:
- **VBG 122** Fachkräfte für Arbeitssicherheit
- **VBG 123** Betriebsärzte.

Der Umfang der betriebsärztlichen und sicherheitstechnischen Betreuung richtet sich nach:
- der Betriebsart und dem damit verbundenen Gefährdungspotenzial
- der Zahl der beschäftigten Arbeitnehmer und der Zusammensetzung der Arbeitnehmerschaft
- der Betriebsorganisation.

Die **Betriebsärzte** haben die Aufgabe,
- den Arbeitgeber und die sonst für den Arbeitsschutz und die Unfallverhütung verantwortlichen Personen zu beraten
- die Arbeitnehmer zu untersuchen, arbeitsmedizinisch zu beurteilen und zu beraten sowie die Untersuchungsergebnisse zu erfassen und auszuwerten
- die Durchführung des Arbeitsschutzes und der Unfallverhütung zu beobachten und im Zusammenhang damit die Arbeitsstätten in regelmäßigen Abständen zu begehen
- darauf hinzuwirken, dass sich alle im Betrieb Beschäftigten den Anforderungen des Arbeitsschutzes und der Unfallverhütung entsprechend verhalten.

Die **Fachkräfte für Arbeitssicherheit** haben die Aufgabe,
- den Arbeitgeber und die sonst für den Arbeitsschutz und die Unfallverhütung verantwortlichen Personen zu beraten
- die Betriebsanlagen und die technischen Arbeitsmittel insbesondere vor der Inbetriebnahme und Arbeitsverfahren insbesondere vor ihrer Einführung sicherheitstechnisch zu überprüfen
- die Durchführung des Arbeitsschutzes und der Unfallverhütung zu beobachten und im Zusammenhang damit die Arbeitsstätten in regelmäßigen Abständen zu begehen
- darauf hinzuwirken, dass sich alle im Betrieb Beschäftigten den Anforderungen des Arbeitsschutzes und der Unfallverhütung entsprechend verhalten.

2.2.3 Medizingeräteverordnung (MedGV)

Medizinisch-technische Geräte, die bei der Untersuchung oder Behandlung von Menschen verwendet werden, dürfen nur nach den Bestimmungen der **Medizingeräteverordnung (MedGV)** aufgestellt und betrieben werden. Ausgenommen hiervon ist das Errichten und Betreiben von medizinisch-technischen Geräten, die Medizinprodukte im Sinne des **Medizinproduktegesetzes** sind.

Einteilung der medizinisch-technischen Geräte

Die Medizingeräteverordnung teilt medizinisch-technische Geräte in 4 Gruppen ein:

Gruppe 1
Energetisch, d. h. mithilfe einer Energiequelle, betriebene medizinisch-technische Geräte, die in der Anlage (siehe Tab. 2.3) aufgeführt sind.

Gruppe 2
(Aufgehoben durch das Medizinproduktegesetz)

Gruppe 3
Energetisch betriebene medizinisch-technische Geräte, die nicht der Gruppe 1 oder 2 zuzuordnen sind (z. B. Röntgengeräte, EKG- und EEG-Geräte, Laborgeräte, Sterilisatoren)

Gruppe 4
Alle sonstigen medizinisch-technischen Geräte (z. B. handbetriebene Blutdruckmessgeräte, Beatmungsbeutel)

1. Elektro- und Phonokardiographen, intrakardial
2. Blutdruckmesser, intrakardial
3. Blutflussmesser, magnetisch
4. Defibrillatoren
5. Geräte zur Stimulation von Nerven und Muskeln für Diagnose und Therapie
6. Geräte zur Elektrokrampfbehandlung
7. Hochfrequenz-Chirurgiegeräte
8. Impulsgeräte zur Lithotripsie
9. Foto- und Laserkoagulatoren
10. Hochdruck-Injektionsspritzen
11. Kryochirurgiegeräte (Heizteil)
12. Infusionspumpen
13. Infusionsspritzenpumpen
14. Perfusionspumpen
15. Beatmungsgeräte (nicht manuell)
16. Inhalations-Narkosegeräte
17. Inkubatoren, stationär und transportabel
18. Druckkammern für hyperbare Therapie
19. Dialysegeräte
20. Hypothermiegeräte (Steuerung)
21. Herz-Lungen-Maschine
22. Laser-Chirurgie-Geräte
23. Blutfiltrationsgeräte
24. externe Herzschrittmacher
25. Kernspintomographen

Tab. 2.3
Medizinisch-technische Geräte der Gruppe 1 nach der Medizingeräteverordnung

Allgemeine Anforderungen
Die Medizingeräteverordnung legt Verpflichtungen für Hersteller und Anwender von medizinisch-technischen Geräten fest.
Medizinisch-technische Geräte dürfen nur von Personen angewendet werden, die aufgrund ihrer Ausbildung oder ihrer Kenntnisse und praktischen Erfahrungen die Gewähr für eine sachgerechte Handhabung bieten.
Vor der Anwendung eines Gerätes hat man sich von der Funktionssicherheit und dem ordnungsgemäßen Zustand des Gerätes zu überzeugen.
Medizinisch-technische Geräte der Gruppen 1 und 3 dürfen nur von Personen angewendet werden, die am Gerät unter Berücksichtigung der Gebrauchsanweisung in die sachgerechte Handhabung eingewiesen worden sind.

Bestandsverzeichnis
Alle in der Arztpraxis betriebenen medizinisch-technischen Geräte der Gruppen 1 und 3 sind in einem Bestandsverzeichnis aufzuführen.
In das Bestandsverzeichnis sind für jedes einzelne Gerät folgende Angaben einzutragen:
- Name oder Firma des Herstellers
- Typ, Fabriknummer und Anschaffungsjahr
- Gerätegruppe (Gruppe 1 oder 3)
- Standort in der Praxis.

Gerätebuch
Für medizinisch-technische Geräte der Gruppe 1 hat der Betreiber ein Gerätebuch zu führen. Statt eines Gerätebuchs kann auch eine andere Art der Dokumentation gewählt werden, wenn sie die Anforderungen in gleicher Weise erfüllt (z. B. Lose-Blatt-Form).
In das Gerätebuch sind einzutragen:
- Zeitpunkt der Funktionsprüfung vor der erstmaligen Inbetriebnahme des Gerätes
- Zeitpunkt der Einweisungen sowie die Namen der eingewiesenen Personen
- Zeitpunkt der Durchführung von vorgeschriebenen sicherheitstechnischen Kontrollen und von Instandhaltungsmaßnahmen sowie der Name der Person oder die Firma, die die Maßnahme durchgeführt hat
- Zeitpunkt, Art und Folgen von Funktionsstörungen und wiederholter gleichartiger Bedienungsfehler.

Ein Abdruck der Bauartzulassungsbescheinigung ist beim Gerätebuch aufzubewahren.

2.2.4 Medizinproduktegesetz (MPG)

Am 1.1.1995 ist das **Medizinproduktegesetz (MPG)** in Kraft getreten.
Während bei der Medizingeräteverordnung (MedGV) die medizinisch-technischen Geräte in 4 Gruppen eingeteilt werden, unterscheidet das Medizinproduktegesetz bei den aktiven Medizinprodukten (Geräten, die durch eine

Energiequelle betrieben werden) nach ihrem Risikopotenzial verschiedene Klassen (I, IIa, IIb, III). Die Klassifizierung erfolgt dabei durch den Hersteller.

Das Medizinproduktegesetz enthält weit reichende Anforderungen an die Herstellung, den Vertrieb, die Inbetriebnahme und die Überwachung von Medizinprodukten. Dabei ist jederzeit der Nachweis der erforderlichen Produktqualität zu belegen. Die Anforderungen des Medizinproduktegesetzes sollen den Schutz von Patienten und Anwendern beim Umgang und Betrieb von Medizinprodukten sicherstellen (Anforderung an die medizinische Unbedenklichkeit der Produkte).

Alle wichtigen Angaben für den sicheren Betrieb muss der Hersteller in der Gebrauchsanleitung und falls erforderlich in weiteren Unterlagen mitteilen.

Alle aktiven Medizinprodukte müssen regelmäßig auf ihre Sicherheit überprüft werden.

Für Geräte, die nach altem Recht in Betrieb genommen wurden, gelten weiterhin die Vorschriften der MedGV.

Die Betreiber müssen wie bisher ein Bestandsverzeichnis für die Geräte der Gruppen 1 und 3 sowie ein Gerätebuch für Geräte der Gruppe 1 führen.

Medizinprodukte dürfen im Geltungsbereich des Medzinproduktegesetzes nur in Verkehr gebracht und in Betrieb genommen werden, wenn sie mit der **CE-Kennzeichung** versehen sind.

2.2.5 Brandschutz

Vorbeugender Brandschutz

Arztpraxen gehören zu den Arbeitsstätten mit **geringer** Brandgefährdung.

Einige Geräte, Apparate und Materialien können jedoch zu einer besonderen Gefährdung führen.

Die Arzthelferin muss daher einige Regeln kennen und beachten:

- Vorsicht beim Umgang mit offenem Feuer. Nie eine offene Flamme unbeaufsichtigt lassen.
- Kein offenes Feuer in der Nähe brennbarer Flüssigkeiten (z. B. Alkohol, Benzin) und Gase verwenden.
  Eine besondere Gefährdung besteht beim Versprühen alkoholischer Desinfektionsmittel, da der Sprühnebel entzündet werden kann.
- Alle brennbaren festen, flüssigen und gasförmigen Stoffe müssen von Zündquellen entfernt gehalten werden.
  Zündquellen sind:
  → offene Flammen
  → glimmende Stoffe (Aschenbecher)
  → heiße Oberflächen (z. B. Infrarotstrahler, Heizgeräte)
  → elektrische Kontaktfunken (z. B. bei Schaltern, Elektromotoren).
- Spraydosen nicht in der Nähe von Wärmequellen lagern, da sie bei Überhitzung explodieren können. Der Inhalt von Spraydosen kann brennbar sein.
- Laufende Elektrogeräte (wie z. B. Heizsonnen, Elektroöfen) nicht unbeaufsichtigt lassen, wenn von ihrer Konstruktion her keine Gewähr dafür geboten wird, dass keine Brandgefahr entstehen kann.
- Flure und Treppen müssen als Flucht- und Rettungswege stets freigehalten werden.

Verhaltensregeln im Brandfall

Kommt es in der Arztpraxis zu einem Brand, so ist besonnenes Verhalten wichtig.

Es gelten folgende Regeln:

- **Ruhe bewahren**
- **Gefahr beurteilen**
  → Größe des Brandes?
  → Explosionsgefahr?
  → Personen gefährdet?
  → Gefährliche Substanzen in der Nähe des Brandes?
- **Maßnahmen ergreifen**
  → Personen in Sicherheit bringen
  → Ausbreitung des Brandes verhindern und Feuerwehr benachrichtigen
  → Strom und Gas abstellen

- → Fenster und Türen geschlossen halten, damit Zugluft vermieden wird
- → Fahrstühle nicht benutzen, da sie stecken bleiben und so zur Falle werden können
- → Gasflaschen und Gefäße mit leicht brennbaren Flüssigkeiten aus der Nähe des Brandherds entfernen, wenn keine Gefahr für Leben und Gesundheit besteht.

Benutzung eines Feuerlöschers

- Feuerlöscher erst am Brandherd in Betrieb nehmen.
- Brand aus ca. 3 m Entfernung löschen. Nicht in den Rauch oder die Flammen spritzen, sondern nur auf den brennenden Stoff.
- Löschen von unten nach oben und von außen nach innen, nicht umgekehrt.
- Feuer möglichst von mehreren Seiten und mit mehreren Löschern angreifen.
- Feuerlöscher müssen mindestens alle 2 Jahre durch Sachkundige auf ihre Funktionsfähigkeit geprüft werden. Über die Prüfung ist ein Nachweis (Prüfplakette) zu führen.

Beim Eintreffen der Feuerwehr müssen dem Einsatzleiter kurze, präzise Angaben gemacht werden über gefährdete Personen, Lage und Zugang zur Brandstelle, Ausdehnung des Brandes und gefährliche Stoffe am Brandherd.

2.2.6 Abfallentsorgung

Die Entsorgung von Praxisabfällen wird durch das **Gesetz über die Vermeidung und Entsorgung von Abfällen (AbfG)** und eine Reihe von Verordnungen geregelt (siehe Tab. 2.4).

Der Praxisinhaber hat Maßnahmen zur Abfallentsorgung zu organisieren und nach § 9 der **Unfallverhütungsvorschrift Gesundheitsdienst (BGV C8)** in einem **Hygieneplan** schriftlich festzulegen (siehe Kap. 2.2.1).

Die Abfälle sind getrennt nach Abfallarten in geeigneten Behältnissen zu sammeln (siehe Tab. 2.5).

Spitze, scharfe und zerbrechliche Gegenstände dürfen nur sicher umschlossen in den Abfall gegeben werden (§ 13 BGV C8).

Tab. 2.4 Rechtliche Grundlagen für die Entsorgung von Praxisabfällen

- Gesetz über die Vermeidung und Entsorgung von Abfällen (AbfG)
- 2. Allgemeine Verwaltungsvorschrift zum Abfallgesetz (TA-Abfall)
- Abfallbestimmungsverordnung (AbfBestV)
- Reststoffbestimmungsverordnung (RestBestV)
- Abfall- und Reststoffüberwachungs-Verordnung (AbfRestÜberwV)
- UVV BGV C8 Gesundheitsdienst
- Gefahrstoffverordnung (GefStoffV)
- Indirekteinleiterverordnung (VGS)
- Verpackungsverordnung (VerpackV)
- ZH 1/176 Sicherheitsregeln für das Einsammeln, Befördern und Lagern von Abfällen in Einrichtungen des Gesundheitsdienstes
- Mitteilungen der Länderarbeitsgemeinschaft Abfall (LAGA)
- landesrechtliche und kommunale Abfall- und Abwassersatzungen

An erster Stelle einer umweltbewussten Abfallregelung stehen Maßnahmen zur **Abfallvermeidung**, wie zum Beispiel:
- Rückgabe oder Verwertung von Verpackungen
- Verwendung von Nachfüllpackungen und Mehrwegprodukten statt Einwegprodukten
- Verwendung von langlebigen Produkten.

Hausmüllähnliche Abfälle werden in verschlossenen und widerstandsfähigen Abfallsäcken mit dem normalen Müll entsorgt. Wieder verwertbare Rest- oder Wertstoffe sind über Sammelstellen und Container des dualen Systems bzw. eine Entsorgungsfirma einem **Stoffkreislauf (Recycling)** zuzuführen.

In Arztpraxen fallen in der Regel jährlich weniger als fünfhundert Kilogramm Sonderabfall an. Damit gilt die so genannte Kleinmengenregelung.

Die Übergabe solcher Kleinmengen wird dem Abfallerzeuger (Praxisinhaber) durch einen Übernahmeschein des Abfallbeförderers bestätigt, der als Beleg in einem **Abfallnachweisbuch** drei Jahre aufzubewahren ist.

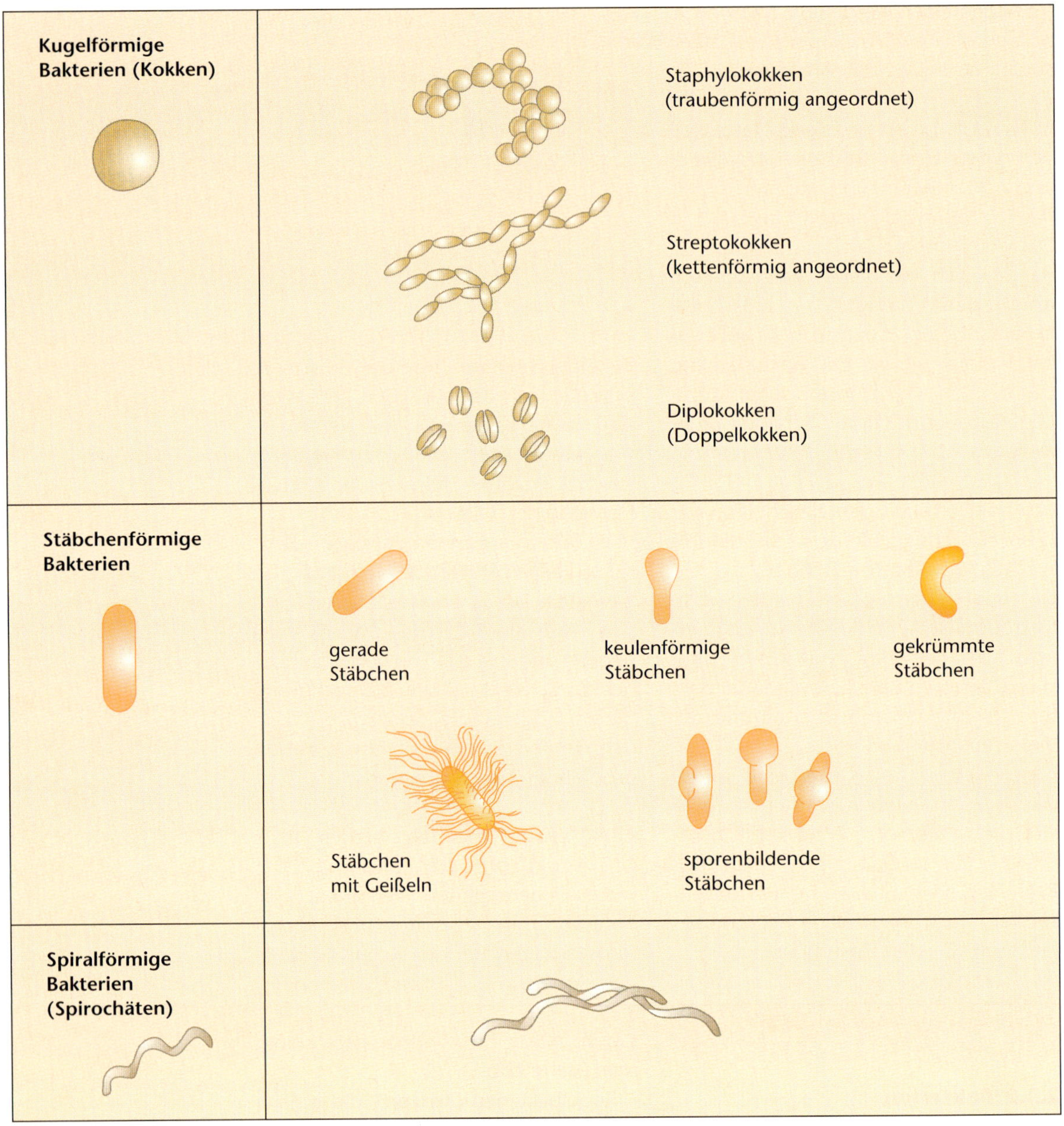

Abb. 2.12 *Bakterienformen*

Unter den anaeroben Bakterien gibt es solche, die dabei streng auf die Abwesenheit von Sauerstoff angewiesen sind. Sie werden als **obligat anaerob** bezeichnet (obligatio lat. – Verpflichtung). Dagegen können die **fakultativ anaeroben** Bakterien (facultas lat. – Fähigkeit, Möglichkeit) sowohl mit als auch ohne Sauerstoff wachsen.

Verhalten beim Färben. Je nach ihrem Zellwandaufbau lassen sich die Bakterien u.a. bei der Färbung nach **Gram** (dänischer Arzt, 1853–1938) verschieden anfärben.

Grampositive Bakterien werden **blau**, **gramnegative** Bakterien dagegen **rot** gefärbt.

Grampositive Kokken

Staphylokokken (staphyle gr. – Weintraube). Staphylokokken sind traubenförmig angeordnet. Der wichtigste Vertreter ist Staphylococcus aureus. Neben Wundeiterungen kann er u. a. folgende Krankheiten verursachen:
- Furunkel (eitrige Entzündung eines Haarbalgs und seiner Talgdrüse)
- Panaritium (eitrige Fingerentzündung)
- Mastitis (Brustdrüsenentzündung)
- Osteomyelitis (Knochenmarkentzündung).

Streptokokken (streptos gr. – Kette). Der Name weist auf die kettenförmige Anordnung dieser Bakterien hin. Einige Streptokokken gehören zur normalen Bakterienbesiedlung der Mundhöhle und des Darms. Durch Streptokokken können jedoch u. a. auch folgende Krankheiten verursacht werden:
- Scharlach
- Tonsillitis (Mandelentzündung)
- Erysipel (Wundrose).

Gramnegative Kokken

Gonokokken (gone gr. – Geschlecht)
- Erreger der Geschlechtskrankheit Gonorrhö (= Tripper).

Meningokokken (meninx gr. – Hirn- und Rückenmarkshaut)
- Erreger z. B. einer eitrigen Meningitis (Hirnhautentzündung).

Gonokokken und Meningokokken sind Diplokokken in Semmelform.

Grampositive Stäbchen

Corynebacterium diphtheriae (koryne gr. – Keule). Der Name des Bakteriums weist auf dessen keulenförmige Verdickungen an den Enden hin.
- Erreger der Diphtherie.

Bazillen (bacillus lat. – Stöckchen, Stäbchen). Bazillen können widerstandsfähige Dauerformen gegen ungünstige Umweltbedingungen (z. B. Kälte, Hitze, Austrocknung) bilden, so genannte **Sporen**. Bazillen bezeichnet man daher auch als Sporenbildner. Sporen sind nur schwer durch Desinfektionsmaßnahmen angreifbar.
Man unterscheidet **aerobe Sporenbildner** (Bazillen im engeren Sinne, z. B. der **Milzbrandbazillus**) von den **anaeroben Sporenbildnern (Clostridien)**.
Unter den Clostridien befinden sich die Erreger von:
- Tetanus (Wundstarrkrampf)
- Gasbrand
- Botulismus (gefährliche Lebensmittelvergiftung).

Mykobakterien. Kennzeichen der Mykobakterien ist ihre Widerstandsfähigkeit gegenüber Säure. Zu den Mykobakterien gehören u. a. die Erreger von:
- Tuberkulose
- Lepra.

Gramnegative Stäbchen

Eine große Anzahl verschiedener Krankheitserreger gehört zur Gruppe der gramnegativen Stäbchen. Es sollen hier nur einige wenige herausgegriffen werden.

Escherichia coli. Dieses Bakterium gehört zur normalen Bakterienbesiedlung des Dickdarms (colon = Dickdarm). Wird jedoch z. B. eine Wunde mit diesem Bakterium verunreinigt, so kann es zu einer Entzündung kommen.
- häufig Beteiligung an Harnwegs- und Nierenbeckenentzündungen.

Salmonellen. Erreger von:
- Typhus
- Paratyphus
- Salmonellosen (Lebensmittelvergiftungen).

Shigellen
- Erreger der Bakterienruhr.

Proteus, Klebsiella, Enterobacter, Serratia und **Pseudomonas.** In der Klinik sind diese gramnegativen Stäbchen gefürchtet, da sie hartnäckige Infektionskrankheiten verursachen können.

Haemophilus influenzae. Erreger von:
- bakteriellen Infektionen der Atemwege
- Mittelohrentzündung, Lungenentzündung
- Meningitis (Hirnhautentzündung) im Kindesalter.

Die Influenza-Bakterien werden häufig als Begleitkeime bei grippalen Infekten vorgefunden. Die Influenza (Grippe) ist jedoch eine Viruserkrankung, wird also nicht durch das Bakterium Haemophilus influenzae verursacht!

Bordetella pertussis
- Erreger des Keuchhustens.

Helicobacter pylori kann sich in der Schleimhaut des Magens ansiedeln. Er verursacht:
- Magenschleimhautentzündungen
- Magen- und Zwölffingerdarmgeschwüre.

Vibrio cholerae
- Erreger der Cholera.

Spirochäten

Spirochäten sind spiralförmige Mikroorganismen. Zu ihnen gehören z. B.:
- **Borrelia burgdorferi**, wird durch Zeckenbiss übertragen und verursacht eine entzündliche Hautrötung (Erythem), kann auch zu Lymphknotenschwellungen, Nerven- und Gelenkentzündungen führen.
- **Treponema pallidum**, Erreger der Geschlechtskrankheit Syphilis (= Lues).

Mykoplasmen

Mykoplasmen unterscheiden sich von anderen Bakterien durch ihren Wandaufbau. Sie besitzen keine feste Zellwand, sondern nur eine dreischichtige Außenmembran. Dadurch haben sie keine starre Form und lassen sich auch nicht mit Medikamenten behandeln, die nur auf die festen Bakterienzellwände wirken. Mykoplasmen verursachen z. B.
- Lungenentzündungen.

Rickettsien und Chlamydien

Beide Erreger können sich nur **innerhalb** von fremden Zellen vermehren. Man bezeichnet sie deshalb auch als **Zellparasiten.**

Rickettsien werden von Läusen, Zecken, Milben und teilweise sogar durch Staub übertragen.
Erkrankungen sind z. B.
- Fleckfieber
- Q-Fieber.

Chlamydien. Hierzu gehören die Erreger von:
- Papageienkrankheit, eine durch Papageien oder andere Vögel übertragene Infektionskrankheit, die zu einer Lungenentzündung führt
- Trachom, eine in Entwicklungsländern weit verbreitete Augenkrankheit
- unspezifischer Genitalinfektion mit Chlamydia trachomatis beim Geschlechtsverkehr (siehe auch Kap. 2.1.3 Mutterschaftsvorsorge und Kap. 4.16.1)
- Lymphogranuloma venereum (siehe Kap. 4.16.1).

Tab. 2.6 *Einteilung der Bakterien (mit von ihnen verursachten Erkrankungen)*

2.3.3 Viren

Viren (Einzahl: **das Virus)** sind Erreger von Infektionskrankheiten bei Menschen, Tieren, Pflanzen und auch bei Bakterien. Sie unterscheiden sich durch mehrere Merkmale erheblich von andere Organismen.

- Viren sind **keine Zellen**. Sie bestehen lediglich aus einem Eiweißmantel (Kapsid) und Nukleinsäuren, die die Erbinformationen enthalten. Der Eiweißmantel bestimmt die Gestalt. Er kann bei einigen Viren noch von einer weiteren Hülle umgeben sein.
- Viren besitzen **keinen eigenen Stoffwechsel** und zeigen auch **kein Wachstum**.
- Viren können sich **nur innerhalb lebender Zellen vermehren**. Sie dringen dazu in Zellen ein und programmieren den Stoffwechsel der befallenen Zellen um, sodass diese neue Viren bilden (siehe Abb. 2.13). Viren sind somit **Zellparasiten**. Die infizierten Zellen werden als **Wirtszellen** bezeichnet. Sie gehen in der Regel zugrunde.
- Viren beinhalten stets nur eine der beiden Nukleinsäuren, entweder **DNS** oder **RNS** (siehe Kap. 3.3.2).
- Viren sind mit einer Größe zwischen 8 nm und 300 nm (nm = Nanometer = 1/100 000 mm) noch erheblich kleiner als Bakterien und deshalb nur im Elektronenmikroskop erkennbar.

Viren werden nach dem Typ der vorhandenen Nukleinsäure in zwei große Gruppen eingeteilt, die **DNS-Viren** und die **RNS-Viren**. Weitere Unterscheidungen erfolgen z. B. nach Größe, Gestalt und den Wirtszellen. Viren, deren Wirtszellen Bakterien sind, werden dabei als **Bakteriophagen** bezeichnet (phagein gr. – fressen).

Abb. 2.13
Schema der Virusinfektion und -vermehrung in einer Wirtszelle

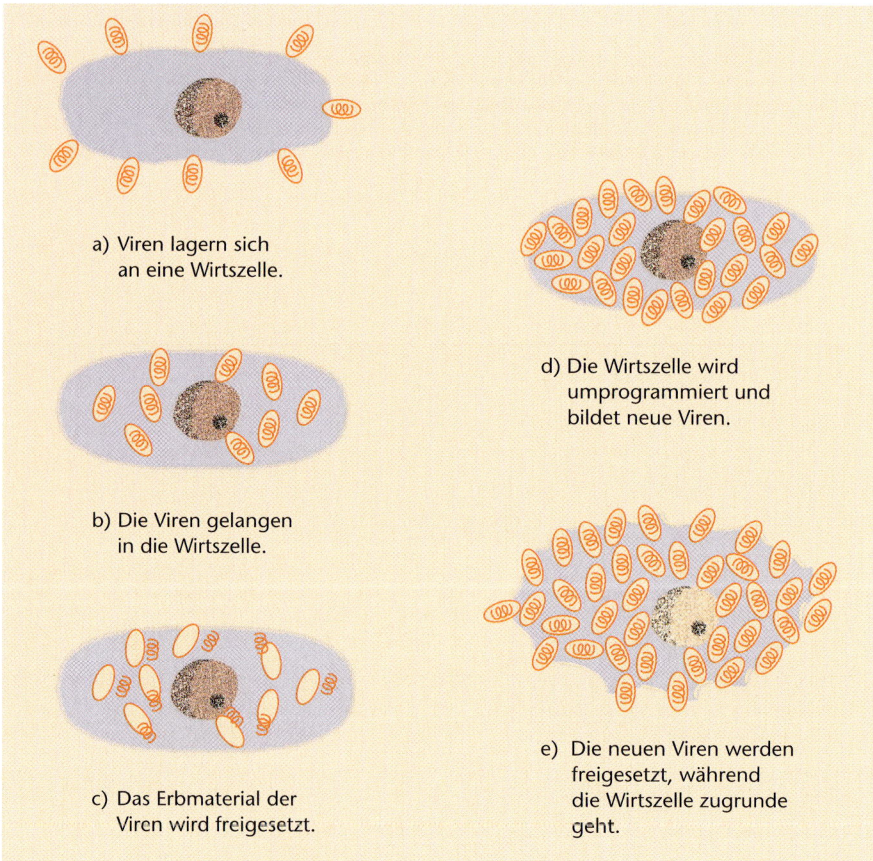

a) Viren lagern sich an eine Wirtszelle.

b) Die Viren gelangen in die Wirtszelle.

c) Das Erbmaterial der Viren wird freigesetzt.

d) Die Wirtszelle wird umprogrammiert und bildet neue Viren.

e) Die neuen Viren werden freigesetzt, während die Wirtszelle zugrunde geht.

2.3.4 Pilze

Pilze (Fungi) sind pflanzenähnliche, in der Regel unbewegliche Mikroorganismen mit festen Zellwänden. Im Gegensatz zu den Pflanzen sind sie nicht zur Fotosynthese fähig, d.h., sie können Licht nicht zum Aufbau energiereicher Verbindungen verwerten. Von den Bakterien unterscheiden sie sich durch das Vorhandensein eines echten Zellkerns, der von einer Kernmembran umgeben ist.

Pilze wachsen durch Zellteilungen:
- entweder als Einzelzellen **(Hefen)** durch **Sprossung** mit Abschnürung von Tochterzellen, wodurch sich Hefe- bzw. Sprosskolonien bilden
- oder als vielzellige, fadenförmige Strukturen **(Hyphen)**, wobei sie ein Geflecht **(Myzel)** bilden (z.B. bei den Schimmelpilzen).

Zwischen der reinen Sprossform und der Geflechtform gibt es fließende Übergänge.

Die Verbreitung und Vermehrung der Pilze erfolgt durch Sprossung, durch Zerfall der Hyphen oder durch Bildung von so genannten **Fruchtkörpern**, die Sporen abgeben. Pilzsporen sind somit Vermehrungsformen und nicht wie bei den Bakterien Dauerformen.

Viele Pilzarten bilden Gifte, die z.B. beim Verzehr von verfallenen Lebensmitteln zu ernsthaften Erkrankungen führen können.

Von den mehr als 120 000 verschiedenen Pilzarten können nur ca. 100 Arten Krankheiten beim Menschen verursachen. Pilzerkrankungen werden als **Mykosen** bezeichnet. Sie treten häufig erst bei einer Abwehrschwäche des Patienten oder im Rahmen einer Grunderkrankung auf.

Man unterscheidet folgende **Erreger von Pilzerkrankungen**:
- **Dermatophyten:** Sie infizieren nur die Haut und ihre Anhangsgebilde (Haare und Nägel). Die Übertragung erfolgt von Mensch zu Mensch oder aus der Umgebung von Menschen. Ein typisches Beispiel hierfür sind Fußpilzinfektionen.
- **Sprosspilze:** Sie gehören zu einem geringen Anteil als harmlose (apathogene) Mikroorganismen zur natürlichen Haut- und Schleimhautflora. Ein typisches Beispiel hierfür ist der Hefepilz **Candida albicans**. Bei einer Abwehrschwäche oder bei Veränderung der normalen Bakterienflora (z.B. durch Antibiotika) kann es zu einem ungehemmten Pilzwachstum kommen. Dies kann nicht nur zu einer **Haut- oder Schleimhautmykose** (z.B. Mundsoor), sondern auch zu einer **Mykose innerer Organe** führen.
- **Schimmelpilze:** Sie dringen mit ihrem Pilzgeflecht (Myzel) in das sie ernährende Substrat (z.B. altes Brot) und bilden gleichzeitig ein Luftmyzel auf der Oberfläche. Dort wird ein Fruchtkörper ausgebildet (der sichtbare Schimmel), von dem Pilzsporen an die Umgebung (Luft) abgegeben werden.

Diese Pilzsporen können bei stark abwehrgeschwächten Patienten durch Einatmung eine Mykose der Lunge auslösen.

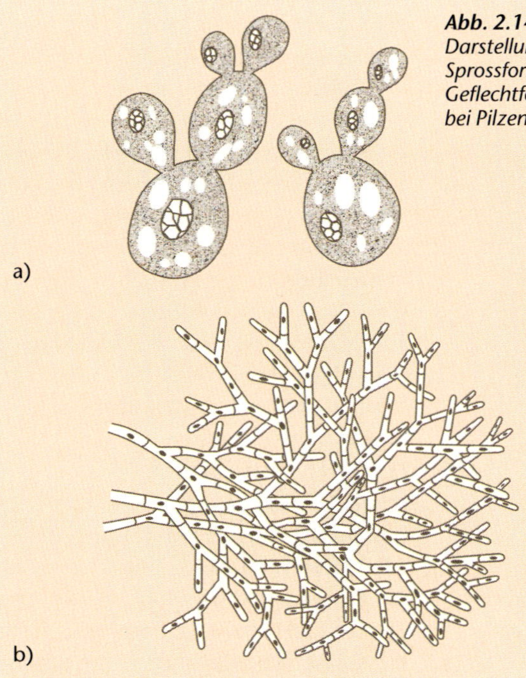

Abb. 2.14 *Darstellung der Sprossform a) und der Geflechtform b) bei Pilzen*

2.3.5 Protozoen

Protozoen (Einzahl: das Protozoon; protos gr. – der Erste; zoon gr. – Lebewesen) sind tierische Einzeller. Sie haben einen eigenen Stoffwechsel und können sich selbstständig fortbewegen.
Außen sind sie von einer Zellmembran umgeben, innen enthalten sie im Gegensatz zu Bakterien einen deutlich abgegrenzten Zellkern.

Protozoen leben frei oder als **Parasiten**, d.h., sie besiedeln einen fremden Organismus (Wirt) und leben dort auf dessen Kosten. Viele Protozoen können bei ungünstigen Umweltbedingungen widerstandsfähige **Dauerformen (Protozoenzysten)** bilden.
Protozoen haben vor allem in tropischen und subtropischen Gebieten Bedeutung als Krankheitserreger. Es sind aber auch Erkrankungen durch Protozoen **(Protozoonosen)** in unseren Breiten möglich. Die Übertragung erfolgt durch Insekten (z. B. bei Malaria, Schlafkrankheit), durch Schmutzinfektion (z. B. bei Amöbenruhr, Toxoplasmose) oder mit der Nahrung (z. B. rohes oder ungenügend erhitztes Fleisch mit Toxoplasmazysten).
Häufig vollziehen Protozoen einen komplizierten Entwicklungsweg über einen Zwischenwirt, der selbst nicht erkrankt, bis zum Endwirt, der deutliche Krankheitszeichen aufweist. Ein Beispiel hierfür ist der Erreger der **Malaria**, der über Stechmücken (Zwischenwirt) auf den Menschen (Endwirt) übertragen wird.
Weitere tropische bzw. subtropische Erkrankungen durch Protozoen sind z. B. die durch die Tsetsefliege übertragene **Schlafkrankheit** und die mit Durchfällen einhergehende **Amöbenruhr**. In unseren Breiten hat die **Toxoplasmose** eine besondere Bedeutung, da es nach **Erst**infektion von Schwangeren zu einer schweren Schädigung des Kindes kommen kann (siehe Kap. 4.3.1 u. 4.4.5).
Die **Trichomoniasis** ist eine relativ häufige Protozoenerkrankung der äußeren Geschlechtsorgane, Harnröhre und Harnblase. Sie wird durch Trichomonaden verursacht (siehe Kap. 4.4.5).

2.4 Infektionsvorbeugung in der Praxis

Unter einer **Infektion** (inficere lat. – hineintun, anstecken) versteht man, dass Erreger (Bakterien, Viren, Pilze, Protozoen) in einen Organismus (Mensch, Tier, Pflanze) eindringen und sich darin vermehren.

Will man Infektionen verhüten, so muss man **Infektionsquellen und -wege** aufdecken und durch geeignete Maßnahmen bekämpfen.

2.4.1 Infektionsquellen

In der Praxis kann es grundsätzlich eine Vielzahl von Infektionsquellen geben.

Personen. Infektionen können leicht von einer Person auf eine andere übertragen werden, z. B. über die Hände des Behandlers oder seiner Assistenz von einem Patienten zum nächsten Patienten. Daher hat die regelmäßige Händereinigung und Händedesinfektion eines jeden Einzelnen in der Praxis besonders große Bedeutung. Sie hat nach jeder Untersuchung zu erfolgen.
Kleidung. Die Krankheitskeime können sich aber nicht nur auf der Haut, sondern auch auf der Kleidung befinden. Gerade bei langen Ärmeln besteht eine große Gefahr der Keimbeladung, da sie leicht über verschmutzte Stellen streichen können. Der unbekleidete Unterarm ist dagegen aus hygienischer Sicht unbedenklicher, da er weit weniger berührt und auch einfacher zu reinigen und zu desinfizieren ist.
Untersuchungsmaterial. Ein besonders hohes Infektionsrisiko besteht durch menschliches Untersuchungsmaterial wie z. B. Blut, Urin, Stuhl, Sputum (Auswurf), Abstriche und Gewebeproben. Direkter Kontakt mit diesen Materialien ist deshalb zu vermeiden!
Geräte und Instrumente. Verschmutzte Geräte und Instrumente können ebenfalls zur Übertragung von Krankheitskeimen führen. Sie müssen daher nach Benutzung desinfiziert, ge-

reinigt und falls erforderlich sterilisiert werden (siehe Kap. 2.4.4 u. 2.4.5).

Fußböden und Wände. Krankheitskeime können sich auch auf Fußböden und Wänden absetzen. Hier sind vor allem die Ecken und Fugen als Infektionsquellen anzusehen, da sie schlechter zu reinigen und zu desinfizieren sind als glatte Flächen.

Abfälle. Abfälle und Ausscheidungen sind grundsätzlich als infektiös anzusehen. Die Abfallentsorgung hat daher fachgerecht zu erfolgen (siehe Kap. 2.2.6).

Spitze, scharfe und zerbrechliche Gegenstände gehören zur Ausschaltung von Verletzungsgefahren nur sicher umschlossen in den Abfall.

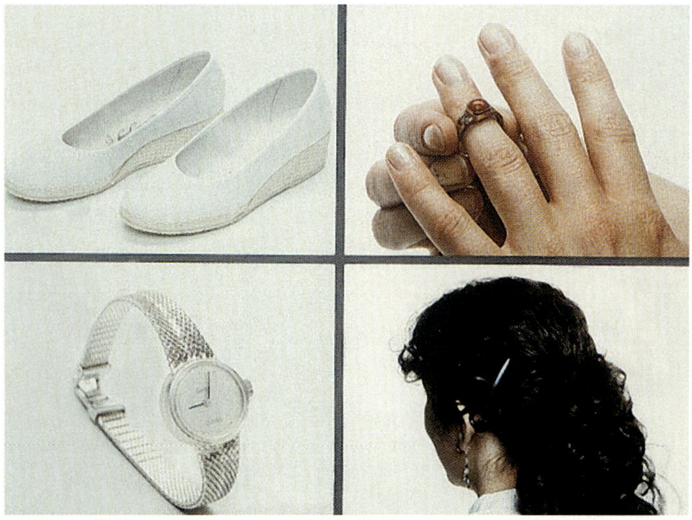

Abb. 2.15
In der Arztpraxis werden Ringe, Uhren und Armbänder abgelegt, lange Haare zusammengebunden und Praxiskleidung sowie Praxisschuhe angezogen.

2.4.2 Infektionswege

Voraussetzung für eine Infektion ist die Übertragung von Krankheitserregern, die

- von Mensch zu Mensch,
- vom Tier auf den Menschen,
- aus der Umwelt auf den Menschen

erfolgen kann.

Nach der Übertragungsweise der Krankheitserreger unterscheidet man verschiedene Infektionswege. Sie sind in Tab. 2.7 dargestellt.

In der Praxis haben als mögliche Infektionsüberträger der Arzt, die Arzthelferinnen, das Instrumentarium und die Einrichtung große Bedeutung.

Arzt und Personal müssen sich stets bewusst sein, dass sie vor allem mit ihren Händen Krankheitserreger übertragen können (siehe Abb. 2.16).

Die Verunreinigung oder Verschmutzung von Gegenständen, Räumen, Nahrungsmitteln oder Personen mit Mikroorganismen, chemischen Substanzen oder radioaktiven Stoffen wird als **Kontamination** bezeichnet.

Zur Vermeidung von Infektionsübertragungen ist es wichtig, sich immer wieder zu überlegen, welche Gegenstände, Instrumente oder Arbeitsflächen

Infektion	Infektionsweg	Beispiele
Tröpfchen-infektion	Beim Sprechen, Husten oder Niesen geraten Krankheitskeime als schwebende Tröpfchen in die Luft und werden beim Einatmen übertragen. Solche Schwebstoffe der Luft mit einer Teilchengröße von etwa 1 µm bis 1 nm werden als **Aerosole** (aer gr. – Luft; solutio lat. – Lösung) bezeichnet. (µm = Mikrometer, nm = Nanometer Siehe **Maßeinheiten** im Buchanhang) Neben Tröpfchen kann auch keimbeladener, aufgewirbelter Staub auf dem Luftweg übertragen werden.	Diphtherie Scharlach Masern Windpocken Pocken Keuchhusten Grippe Tuberkulose
Schmier-infektion	Durch Verschmieren von keimbeladenem Material (z. B. Sputum, Eiter, Kot) gelangen Krankheitskeime in den Körper.	unsteriles Arbeiten beim Verbandswechsel
Wasser- und Nahrungsmittel-infektion	Mit der Aufnahme von keimbeladener Nahrung und Flüssigkeit gelangen Krankheitserreger in den Verdauungstrakt.	fäkal-oraler Infektionsweg: Mit dem Stuhl ausgeschiedene Erreger werden mit der Nahrung verbreitet.
Perkutane Infektion	Durch Bisse und Stiche von Tieren sowie durch Injektionen werden Krankheitserreger durch die Haut übertragen (percutan: per lat. – durch; cutis lat. – Haut).	Malaria-Übertragung durch Mückenstich; Hepatitis B: Übertragung z. B. durch kontaminierte Injektionskanüle

Tab. 2.7
Infektionswege mit typischen Beispielen dabei übertragener Krankheiten

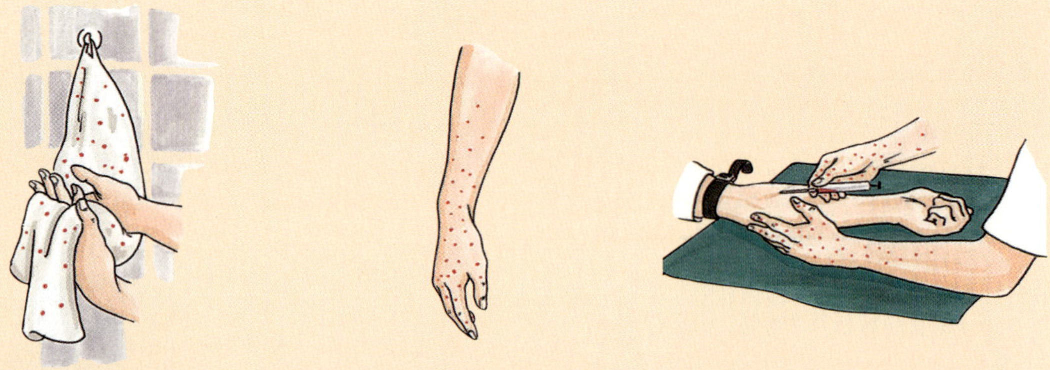

Infektionsquelle
Handtuch zum mehrfachen Gebrauch ist mit pathogenen Mikroorganismen kontaminiert.

Überträger
Hand und Unterarm sind mit den Krankheitserregern kontaminiert.

Empfänger
Keimübertragung auf den Patienten bei der Blutentnahme ohne Handschuhe und ohne Händedesinfektion.

Abb. 2.16 *Keimübertragung durch Schmierinfektion*

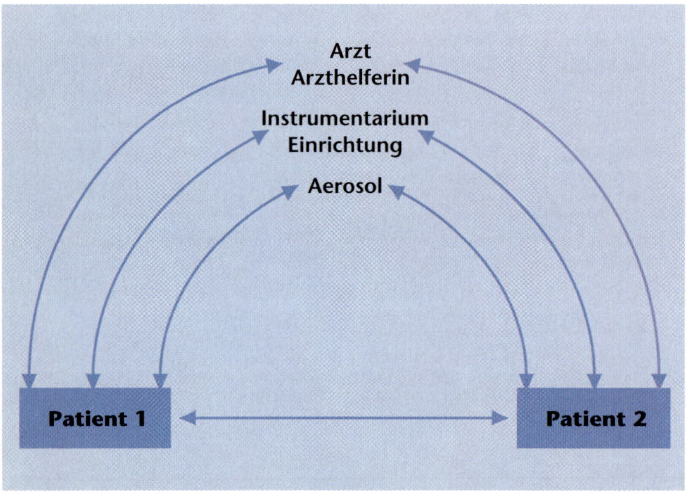

Abb. 2.17 *Mögliche Übertragungswege in der Arztpraxis*

mit Mikroorganismen kontaminiert sein können und so als Infektionsquellen in Betracht kommen.

Kontamination – Verunreinigung, Verschmutzung

2.4.3 Schutzkleidung

Die Berufsgenossenschaft für Gesundheitsdienst und Wohlfahrtspflege hat in der **Unfallverhütungsvorschrift BGV C8** § 7 festgelegt, dass der Unternehmer (in der Praxis ist dies der Arzt) den Beschäftigten geeignete Schutzkleidung in ausreichender Stückzahl zur Verfügung stellen muss, wenn die Kleidung mit Krankheitskeimen verschmutzt werden kann.

Den Beschäftigten müssen zusätzlich zur Verfügung gestellt werden:

- dünnwandige und flüssigkeitsdichte Handschuhe, wenn die Hände mit Blut, Ausscheidungen, Eiter oder hautschädigenden Stoffen in Berührung kommen können
- feste, flüssigkeitsdichte Handschuhe zum Desinfizieren und Reinigen benutzter Instrumente, Geräte und von Flächen
- flüssigkeitsdichte Schürzen, wenn damit zu rechnen ist, dass die Schutzkleidung durchnässt wird
- flüssigkeitsdichte Fußbekleidung, wenn mit Durchnässen des Schuhwerks zu rechnen ist
- Gesichts- oder Kopfschutz (Mundschutz, Schutzbrille), wenn mit Verspritzen oder Versprühen infektiöser Stoffe zu rechnen ist und technische Maßnahmen keine ausreichende Abschirmung bewirken.

Der Unternehmer (Arzt) hat für die Desinfektion, Reinigung und Instandhaltung der Schutzkleidung zu sorgen und die getrennte Aufbewahrung der getra-

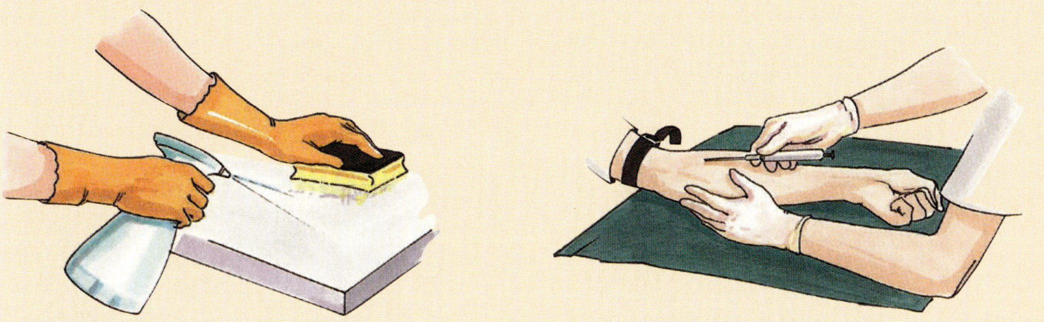

Abb. 2.18 *Schutzhandschuhe für verschiedene Anwendungen*

genen Schutzkleidung und der anderen Kleidung zu ermöglichen.
Ein Haken für die Schutzkleidung außerhalb des Schrankes für die persönliche Kleidung kann genügen.
Die Beschäftigten sind verpflichtet die zur Verfügung gestellte Schutzkleidung zu tragen. Vor dem Betreten ihres Aufenthaltraums, insbesondere des Speiseraums, müssen die Beschäftigten die getragene Schutzkleidung ablegen.

Schutzkleidung ist geeignet, wenn sie:
- die Vorderseite des Rumpfes bedeckt
- desinfizierbar ist (sofern nicht Einwegkleidung benutzt wird)
- nur schwer entflammbar ist (Brandschutz)
- elektrostatische Aufladungen nicht begünstigt.

Im Allgemeinen ist aus Gründen der besseren Reinigung und Desinfektion der Hände und Unterarme kurzärmlige Schutzkleidung zu empfehlen. Bei besonderer Infektionsgefahr kann jedoch langärmlige Schutzkleidung mit Handschuhen, die vollständig die Haut bedeckt, zweckmäßig sein. Offen getragene Kittel und Straßenkleidung haben keine Schutzwirkung.
Die Schutzkleidung ist in ausreichender Stückzahl zur Verfügung gestellt, wenn sie je nach Bedarf – mindestens aber zweimal in der Woche – gewechselt werden kann.

2.4.4 Desinfektion

Begriffsbestimmung

Um die Übertragung von Krankheitserregern in der Praxis zu verhindern, werden verschiedene Verfahren der Desinfektion und Sterilisation angewendet.
Die **Desinfektion** hat zum Ziel, einen Gegenstand, eine Fläche oder die Haut in einen Zustand zu versetzen, dass hiervon keine Infektion mehr ausgehen kann. Es müssen **alle Krankheitserreger** durch Abtötung, Inaktivierung oder Entfernung unschädlich gemacht werden. Nicht krankheitserregende Mikroorganismen können dagegen bestehen bleiben.
Desinfizierte Gegenstände müssen also nicht frei von Mikroorganismen sein.
Eine **Sterilisation** hat dagegen eine **völlige Keimfreiheit** zum Ziel.

Desinfektion	–	Maßnahme um **alle Krankheitserreger** unschädlich zu machen
Sterilisation	–	Maßnahme um eine **völlige Keimfreiheit** zu erzielen

Geschichtlicher Rückblick
Die Geschichte der Hygiene ist eng mit den Namen Semmelweis, Lister und Pasteur verbunden.

Der Geburtshelfer *Ignaz Semmelweis* (1818–1865) erkannte 1847 die Schmierinfektion als Ursache des gefürchteten Wochenbettfiebers. Er veranlasste deshalb, dass jeder vor dem Betreten der Säle der Gebärklinik seine Hände in einem vor dem Eingang angebrachten Becken mit Chlorwasser waschen musste.
Damit führte er die Antisepsis (anti gr. – gegen; sepsis gr. – Fäulnis) in die Wundbehandlung ein. Durch diese einfache hygienische Maßnahme ging die Zahl der Todesfälle durch Wochenbettfieber deutlich zurück.
Der englische Chirurg *Lister* (1827–1912) führte 1867 die antiseptische Wundbehandlung mit Karbolsäure (Phenol) ein. Hierbei berücksichtigte er die Entdeckung des französischen Chemikers und Biologen *Pasteur* (1822–1895), dass Bakterien die Ursache für Krankheiten bei Mensch und Tier sein können, und besprengte bei Operationen Instrumente, Wunden und Chirurg mit Karbolsäure. Er konnte dadurch die Zahl der Wundinfektionen drastisch verringern.
Durch die Verfahren der Antisepsis kann nur eine Verringerung der Keimanzahl, jedoch keine Keimfreiheit erzielt werden.

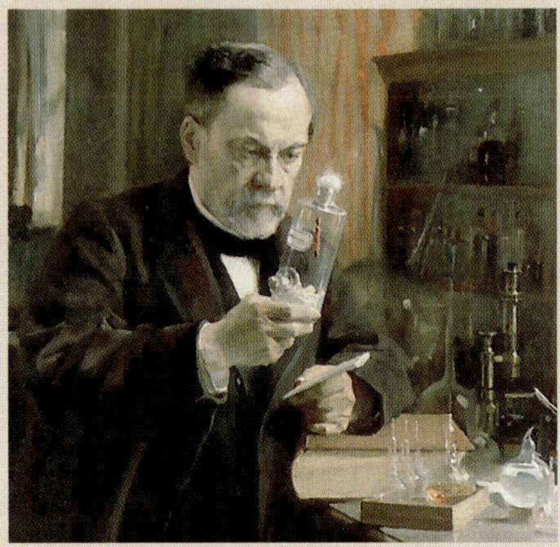

Louis Pasteur (1822–1895)

Die Antisepsis ist daher in der modernen Medizin weitgehend durch die Asepsis ersetzt worden. Dabei strebt man die Keimfreiheit aller Gegenstände an, die mit einer Wunde in Berührung kommen. Erst die durch Sterilisation erreichte Keimfreiheit hat die Entwicklung der Medizin bis zum heutigen Standard möglich gemacht.

Antisepsis	– **Hemmung bzw. Vernichtung von Krankheitserregern** an Körperteilen mit chemischen Mitteln (z. B. Hände des Operateurs bzw. Wunden)
Asepsis	– Gesamtheit aller Maßnahmen um **Keimfreiheit** zu erzielen

Desinfektionsverfahren

Man unterscheidet chemische und physikalische Desinfektionsverfahren.
Die **chemische Desinfektion** ist in der Arztpraxis weit verbreitet. Sie wird sowohl zur Händedesinfektion als auch zur Desinfektion von Instrumenten, Flächen und Geräten angewendet.
Eine **physikalische Desinfektion** ist bei den meisten Anwendungsgebieten in der Praxis nicht möglich. Sie ist nur bei der Instrumentendesinfektion durchführbar (siehe dort) und stellt für dieses Anwendungsgebiet eine gute Alternative zur chemischen Desinfektion dar.

Chemische Desinfektion

Für die verschiedenen Anwendungsgebiete in der Arztpraxis gibt es eine Vielzahl von chemischen Desinfektionsmitteln. Dabei unterscheidet man Präparate für Hände, Instrumente, Geräte und Flächen. Je nachdem, welche Keime durch ein Desinfektionsmittel abgetötet werden, verwendet man folgende Bezeichnungen:

bakterizid	– Bakterien abtötend
tuberkulozid	– Tuberkelbakterien abtötend
viruzid	– Viren inaktivierend
fungizid	– pilzabtötend

Die Wirksamkeit des Desinfektionsmittels hängt ab von:

- **Wirkungsspektrum des Mittels**
- **Dosierung (Konzentration)**
- **Einwirkungszeit**
- **Temperatur**.

Dosierung. Desinfektionsmittel werden von der Industrie in der Regel in konzentrierter Form angeboten.
Zur Desinfektion müssen sie deshalb erst verdünnt werden. Man nimmt dazu die vom Hersteller angegebene Menge Desinfektionsmittel und löst sie in der entsprechenden Wassermenge. Im Allgemeinen kann man dafür beiliegende Messbecher verwenden. Fehlen diese, so kann man Desinfektionslösungen entsprechend den Angaben der folgenden Tabelle ansetzen.

Dosiertabelle

Lösung	Desinfektionsmittel	Wasser
0,5 %	5 ml	995 ml
1,0 %	10 ml	990 ml
1,5 %	15 ml	985 ml
2,0 %	20 ml	980 ml
3,0 %	30 ml	970 ml
4,0 %	40 ml	960 ml
5,0 %	50 ml	950 ml
10,0 %	100ml	900 ml

Keinesfalls darf man die Dosierungen eigenmächtig ändern. Sowohl Über- als auch Unterdosierung können die Wirkung vermindern.
Überdosierung schadet dabei häufig dem zu desinfizierenden Material.

Chemische Wirkstoffe. Von der Industrie wird eine Fülle von verschiedenen Desinfektionsmitteln angeboten.

Wesentliche chemische Wirkstoffe

- **Alkohole,** z. B. Äthanol – Weingeist (er wird vor allem in verdünnter Form 70%ig verwendet und dann als Spiritus dilutus bezeichnet)
- **Aldehyde,** z. B. Formaldehyd
- **Phenol und Phenolabkömmlinge,** z. B. Kresol
- **Halogene,** z. B. Chlor, Iod, Brom
- **Oxidationsmittel,** z. B. Wasserstoffperoxid (H_2O_2)
- **oberflächenaktive Verbindungen,** z. B. Tenside
- **Schwermetallverbindungen,** z. B. Silbersalze

Die **Deutsche Gesellschaft für Hygiene und Mikrobiologie (DGHM)** hat Richtlinien zur Prüfung chemischer Desinfektionsmittel ausgearbeitet. Alle nach diesen Richtlinien geprüften und als wirksam befundene Desinfektionsverfahren werden von dieser Gesellschaft in einer Desinfektionsmittelliste aufgeführt (siehe Kap. 2.4.7).
Geeignete Desinfektionsmittel sind weiterhin auch in der Desinfektionsmittelliste des **Robert-Koch-Instituts (RKI)** nachzulesen (siehe Kap. 2.4.7).

Physikalische Desinfektion

Von den physikalischen Desinfektionsverfahren hat für die Praxis vor allem die **Thermodesinfektion** Bedeutung. Man verwendet dazu Geräte, die ähnlich wie Geschirrspüler arbeiten, das Wasser dabei aber auf 93 °C aufheizen und diese Temperatur für mindestens 10 Minuten halten.

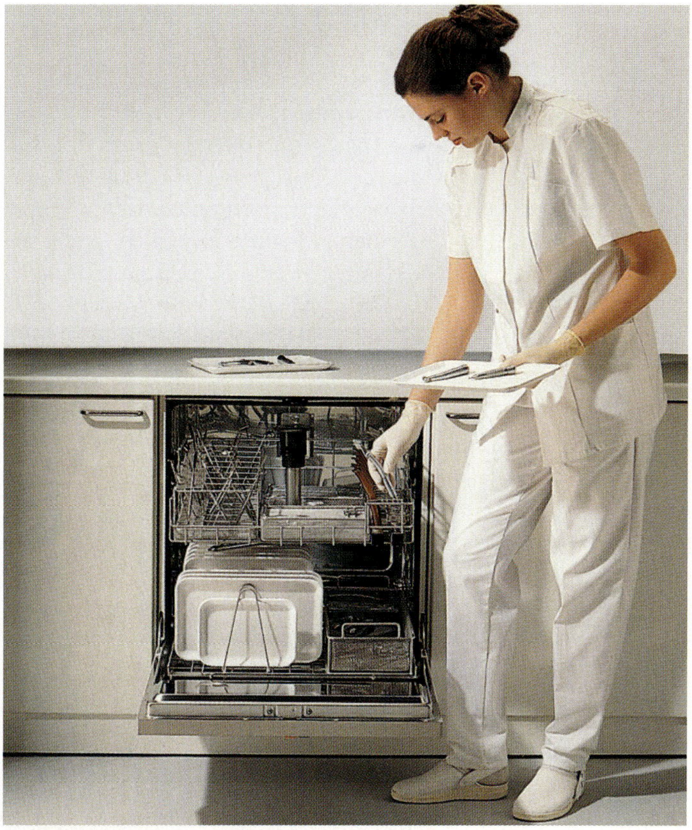

Abb. 2.19 *Thermodesinfektor*

Physikalische Desinfektionsverfahren	
Auskochen	– mindestens 15 Minuten in siedendem Wasser unter Zusatz von 0,5 % Soda
Thermodesinfektion	– mindestens 10 Minuten in einem Spülautomaten bei 93 °C
Dampfdesinfektion	– mindestens 7 Minuten in Wasserdampf mit einer Mindesttemperatur von 105 °C
Pasteurisieren	– nach Louis Pasteur (1822–1895) benanntes Erhitzungsverfahren zur Haltbarmachung von Lebensmitteln (z. B. Milch) mit Temperaturen unter 100 °C
UV-Strahlen	– (UV = ultraviolett) Desinfektion mit Hilfe von UV-Strahlen, z. B. zur Luftdesinfektion

Die Thermodesinfektoren haben den großen Vorteil, dass sie neben einer sicheren Desinfektion gleichzeitig eine gründliche Reinigung durchführen. Sie entlasten dadurch das Personal und verringern die Verletzungsgefahr bei der Instrumentenreinigung erheblich.

Neben der Thermodesinfektion sind noch weitere physikalische Desinfektionsverfahren in der oben stehenden Übersicht aufgeführt.

Händedesinfektion

Die Hände sind die häufigsten Überträger für Keime. Daher ist eine regelmäßige Händedesinfektion vor bzw. nach jeder Behandlung erforderlich, wenn die Gefahr einer Keimübertragung besteht.

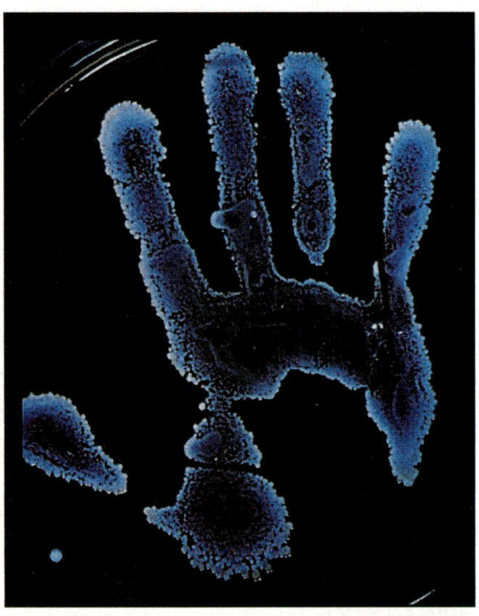

Abb. 2.20 *Abklatschpräparat einer nicht desinfizierten Hand auf einem Nährmedium. Man sieht die gewachsenen Bakterienkolonien.*

Für die Händedesinfektion werden vorzugsweise **Einreibepräparate auf Alkoholbasis** verwendet.

Die Desinfektionsmittel sollen dazu in Wandspendern zur Verfügung stehen, die durch Fuß- oder Ellenbogendruck zu betätigen sind. Nach der Unfallverhütungsvorschrift müssen Händedesinfektionsmittel und hautschonende Händewaschmittel in Direktspendern sowie geeignete Hautpflegemittel und Einmalhandtücher an leicht erreichbaren Händewaschplätzen vorhanden sein (siehe Abb. 2.9). Beim praktischen Vorgehen unterscheidet man die hygienische und die chirurgische Händedesinfektion.

Hygienische Händedesinfektion

Zur hygienischen Händedesinfektion werden die trockenen Handoberflächen, je nach Präparat, 30–60 Sekunden mit 3–5 ml Desinfektionslösung eingerieben.

Zur Desinfektion muss das Präparat gründlich auf beiden Händen verrieben werden. Dabei sind insbesondere die Fingerkuppen, der Nagelbereich und der Bereich zwischen den Fingern sorgfältig zu desinfizieren. Die Hände müssen während der gesamten Einwirkzeit mit dem Desinfektionsmittel feucht gehalten werden. Durch die hygienische Händedesinfektion soll verhindert werden, dass Krankheitserreger verbreitet oder übertragen werden.

Daher gilt **nach** möglichem Kontakt mit Krankheitserregern – also z. B. nach Behandlung eines Patienten – die Reihenfolge:
- erst Desinfektion
- dann Reinigung

Durch diese Reihenfolge wird erreicht, dass mögliche Keime erst in abgetöteter Form beim Waschen in die Umgebung gelangen.

Sicht- oder fühlbare Kontaminationen werden zu Beginn der Desinfektion z. B. mit einem Mulltupfer, der mit Desinfektionsmittel angefeuchtet ist, entfernt.

Nach der Desinfektion kann – wenn erforderlich – eine Reinigung der Hände mit einer hautschonenden Waschlotion aus einem Direktspender erfolgen. Der beim Waschen entstehende Schaum wird mit kaltem Wasser abgespült. Eine niedrige Wassertemperatur ist sinnvoll, damit die Hautporen geschlossen bleiben und der Haut so kein Fett zusätzlich entzogen wird. Die niedrige Wassertemperatur beugt damit spröden Händen vor.

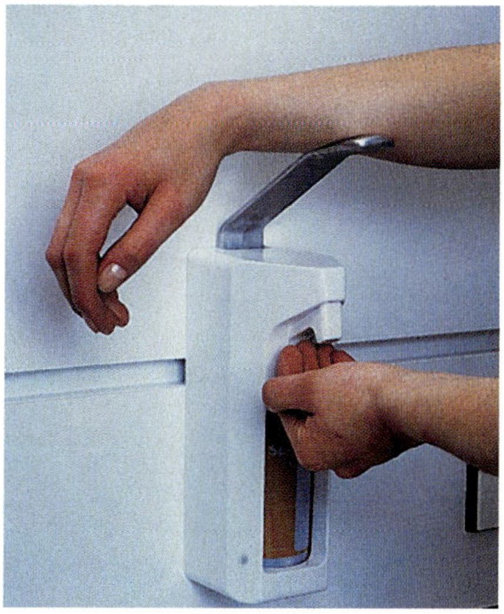

Abb. 2.21
Bedienung eines Wandspenders

Zu **Beginn** der Sprechstunde bzw. **vor** einer Behandlung gilt die Reihenfolge:
- erst Reinigung
- dann Desinfektion

In diesem Fall wird erst die Reinigung durchgeführt, da noch kein Patientenkontakt stattgefunden hat und somit nicht die Gefahr einer Keimverschleppung ohne vorherige Desinfektion besteht.

Chirurgische Händedesinfektion

Vor operativen Eingriffen ist eine chirurgische Händedesinfektion erforderlich. Dabei wird eine **möglichst weitreichende Keimreduzierung** der Hände und Unterarme angestrebt. Eine Keimfreiheit ist auf der Haut jedoch nicht zu erreichen.

Ablauf der chirurgischen Händedesinfektion

- 2 Minuten Hände und Unterarme mit Wasser und Flüssigwaschmittel aus einem Wandspender reinigen mit gleichzeitiger Säuberung der Fingernägel mit einer weichen, sterilen Bürste. Mit der Bürste soll jedoch nicht die Haut bearbeitet werden, da dies zu kleinen Verletzungen führen kann.
- Abtrocknen mit einem Einmalhandtuch
- 3 Minuten Hände und Unterarme mit einem Desinfektionsmittel aus einem Wandspender einreiben.
- Abschließend 2 Minuten nur die Hände mit Desinfektionslösung einreiben.

Insgesamt werden ca. 10 ml Desinfektionslösung verwendet.

Die Hände müssen während der gesamten Einwirkzeit mit dem Desinfektionsmittel feucht gehalten werden. Nach der Desinfektion muss man das Desinfektionsmittel erst trocknen lassen, bevor sterile Handschuhe angezogen werden.

Selbstverständlich gibt es Unterschiede zwischen den einzelnen Desinfektionsmitteln, die jeweils den Gebrauchsanweisungen zu entnehmen sind.

Instrumentendesinfektion

Benutzte Instrumente müssen vor der Reinigung desinfiziert werden, wenn bei der Reinigung die Gefahr von Verletzungen besteht.

Es gilt also die Reihenfolge:
- Desinfektion
- Reinigung
- Sterilisation

Die Desinfektion vor der Reinigung dient dem Schutz des Personals vor Infektionen durch die von den Patienten ausgehenden Keime.

Man unterscheidet 2 Desinfektionsverfahren:
- chemische Desinfektion im Tauchbad
- thermische Desinfektion im Desinfektions- und Reinigungsautomaten.

Chemische Desinfektion. Es werden kombinierte Desinfektions- und Reinigungsmittel in speziellen Instrumentenwannen verwendet.

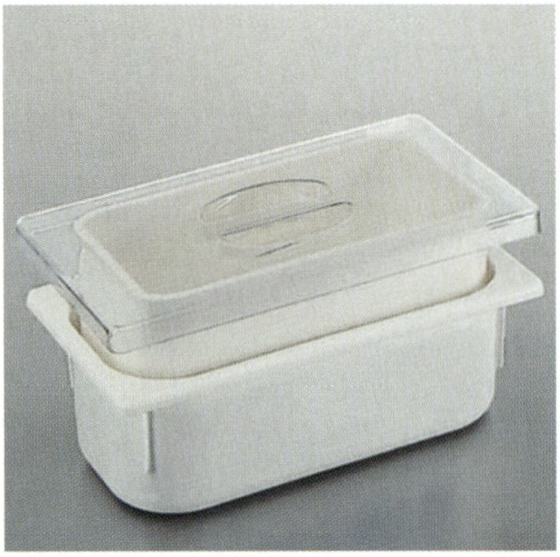

Abb. 2.22 Instrumentenwanne mit Siebeinsatz

Regeln für die chemische Instrumentendesinfektion

- Alle Instrumente unmittelbar nach Gebrauch für mindestens 60 Minuten in das Desinfektionsbad einlegen.
- Desinfektionslösung richtig dosieren.
- Instrumente nicht zu lange in die Desinfektionslösung legen um Materialschäden zu vermeiden (nicht über Nacht einlegen!).
- Die Instrumente müssen vollständig von der Lösung bedeckt sein. Hohlkörper sind so einzulegen, dass Luftblasen vermieden werden.
- Täglich frische Lösungen ansetzen, bei starker Schmutzbelastung auch häufiger.
- Instrumente sorgfältig einlegen und nicht einwerfen um Beschädigungen zu vermeiden.
- Instrumente mit Gelenken müssen vor dem Einlegen in die Lösung geöffnet werden.
- Nicht mit der bloßen Hand in die Lösung greifen! Hat man die Lösung jedoch berührt, dann die Hände sofort mit fließendem Wasser abspülen.
- Instrumente nach der Desinfektion unter fließendem Wasser gründlich abspülen.
- Gespülte Instrumente sofort trocknen um Korrosion vorzubeugen.

Falsch	Richtig
– Instrumentenwanne ohne Deckel – Instrumente werden nicht vollständig von der Lösung benetzt (überstehende Teile und Luftblasen in Hohlräumen).	– Deckel verhindert Verdunstung von Desinfektionsmittel. – Instrumente werden vollständig von der Lösung benetzt.

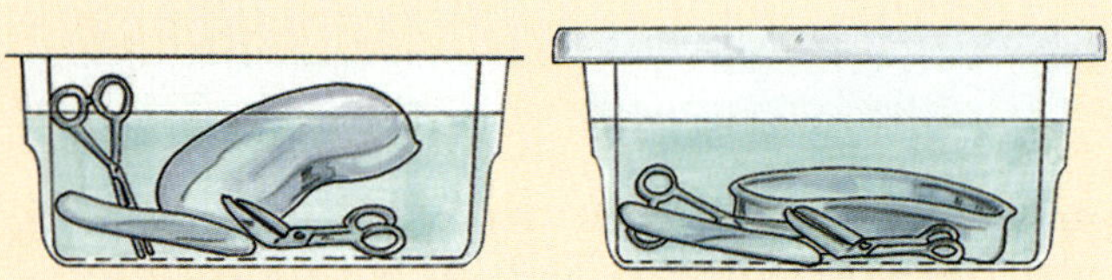

Abb. 2.23 *Chemische Instrumentendesinfektion*

Dabei ist insbesondere zu achten auf:
- **richtige Konzentration** des Desinfektionsmittels
- **genügende Einwirkzeit** auch des zuletzt in die Wanne gelegten Instruments.

Die **Instrumentenwanne** soll einen herausnehmbaren Siebeinsatz haben, mit dem die Instrumente nach der Desinfektion zum Abspülen aus der Lösung herausgenommen werden können (siehe Abb. 2.22).

Das Abspülen unter fließendem Wasser muss sehr sorgfältig erfolgen, damit alle Desinfektionsmittelreste von den Instrumenten entfernt werden. Anschließend können die Instrumente mit einer Bürste gereinigt werden.

Nach der Reinigung werden die Instrumente mit Einmaltüchern gut abgetrocknet. Daraufhin kann die Instrumentenpflege und anschließend die Verpackung und Sterilisation erfolgen.

Thermische Desinfektion. Man verwendet Thermodesinfektoren, die ähnlich wie Geschirrspülautomaten arbeiten, die Reinigungslösung dabei jedoch für mindestens 10 Minuten auf 93 °C aufheizen. Sie führen gleichzeitig eine Desinfektion und Reinigung der Instrumente durch.

Regeln für die Thermodesinfektion von Instrumenten

- Nur Instrumente, die ausreichend korrosions- und temperaturbeständig sind, dürfen in den Thermodesinfektor.
- Alle Instrumente unmittelbar nach Gebrauch ohne Vorbehandlung in den Thermodesinfektor geben. Sie können dort bis zu 6 Stunden gesammelt werden.
- Instrumente richtig einordnen, sodass sie sich nicht gegenseitig beschädigen können. Empfindliche Instrumente sind zu sichern.
- Die Instrumente müssen direkt nach Beendigung des Programms aus der Maschine genommen werden, damit sie schnell trocknen. Es besteht sonst Korrosionsgefahr.

Instrumentenpflege. Nach der Desinfektion und Reinigung werden die Instrumente gepflegt:
- Gelenke von Instrumenten, wie Zangen oder Scheren, werden geölt.
- Die Funktion der Instrumente wird geprüft. Stumpfe, verbogene oder anders beschädigte Instrumente werden ausgesondert. Dabei ist auch zu bedenken, dass korrodierte Instrumente die übrigen einwandfreien Instrumente schädigen können.

Flächendesinfektion

Die Desinfektion von Arbeitsflächen, Schränken und Fußböden hat nach einem festgelegten **Hygieneplan** zu erfolgen (siehe Kap. 2.4.7).

Die Flächen und Gegenstände im Behandlungsbereich (z.B. Instrumententisch, Leuchtengriff) werden nach jeder Behandlung desinfiziert und gereinigt. Die übrigen Flächen außerhalb des Behandlungsbereichs sowie die Einrichtungsgegenstände (z.B. Geräte, Schränke) brauchen nur am Ende bzw. Anfang des Behandlungstages sowie nach jeder Verschmutzung desinfiziert und gereinigt zu werden.

Grundsätzlich erfolgt die Flächendesinfektion als **Wisch- oder Scheuerdesinfektion** mit einem Tuch oder Lappen. Durch das mechanische Scheuern werden Verunreinigungen im Desinfektionsmittel gelöst und so die im Schmutz enthaltenen Keime unschädlich gemacht.

An schwer zugänglichen Stellen ist auch eine **Sprühdesinfektion** möglich.

Die Industrie bietet dazu entsprechende Sprühflaschen an. Die Wirkung der alleinigen Sprühdesinfektion ist jedoch relativ unsicher, weshalb man möglichst mit einem Tuch nachwischen sollte.

Bei der Sprühdesinfektion erfolgt eine hohe Raumluftbelastung durch Aerosole des Präparats, weshalb man nur sparsam sprühen und gut lüften sollte.

Vorsicht ist bei elektrischen Geräten geboten. Zur eigenen Sicherheit muss dort erst der Stecker aus der Steckdose gezogen werden.

Für die **Fußbodendesinfektion** wird eine Wisch- oder Scheuerdesinfektion mit der **2-Kammer-Methode** empfohlen. Dazu wird eine Kammer mit einer desinfizierenden Reinigungslösung gefüllt, während die zweite zunächst leer bleibt. Die Reinigungslösung wird auf dem Boden verteilt und der Überschuss anschließend wieder aufgenommen und in die leere Kammer gefüllt. Statt eines Lappens sollte dazu eine Reinigungshilfe verwendet werden, die durch eine Mechanik ausgewrungen werden kann.

Vorsicht bei nassen Flächen – **Rutschgefahr!**

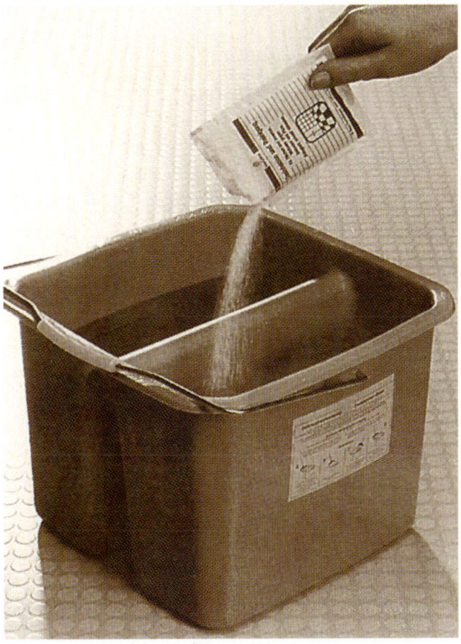

Abb. 2.24 2-Kammer-System für die Fußbodendesinfektion

Regeln für die Flächendesinfektion

- vorgeschriebene Konzentration und Einwirkzeit des Präparats einhalten
- geeignete Schutzhandschuhe tragen
- Raum gut lüften
- Wisch- oder Scheuerdesinfektion ist der Sprühdesinfektion vorzuziehen

Desinfektion von Ausscheidungen. Stuhl und Urin müssen im Allgemeinen nicht desinfiziert werden. Ausscheidungen, von denen die Gefahr einer Verschleppung von Krankheitskeimen ausgeht, dürfen dagegen nicht einfach in die Toilette geschüttet werden. Sie müssen erst desinfiziert werden.

Bei Urin erfolgt die Desinfektion am einfachsten durch Zugabe eines flüssigen Desinfektionsmittels. Die Dosierung hat sich dabei nach Angaben des Herstellers zu richten. Stuhl kann durch Zugabe von phenolhaltigen Mitteln desinfiziert werden.

Für Sputum ist die Verbrennung in Einmalbehältern unter Berücksichtigung entsprechender Vorsichtsmaßnahmen günstig.

Es ist selbstverständlich, dass keimbeladenes Material niemals mit bloßen Händen berührt werden darf!

2.4.5 Sterilisation

Während bei einer Desinfektion nur **alle Krankheitserreger** unschädlich gemacht werden müssen, wird bei einer Sterilisation die Abtötung oder Entfernung **aller Mikroorganismen** verlangt (siehe Kap. 2.4.4).

Sterilisation – Maßnahme um eine **völlige Keimfreiheit** zu erzielen

Man unterscheidet folgende Sterilisationsverfahren:
- Dampfsterilisation
- Heißluftsterilisation
- Gassterilisation
- Strahlensterilisation
- Sterilfiltration
- Verbrennung

Dampfsterilisation

Physikalisches Prinzip. Wird Wasser in einem offenen Gefäß erhitzt, so siedet es bei normalem Luftdruck in Meereshöhe (= 1013 hPa) bei einer Temperatur von 100 °C.

Die gesetzliche Einheit für Druck lautet Pa = Pascal.
1 hPa (Hektopascal) = 100 Pa
(Siehe auch Anhang Maßeinheiten.)

Erhitzt man nun aber Wasser in einem geschlossenen Gefäß, sodass der entstehende Wasserdampf nicht ausströmen kann, so entwickelt der Dampf Druck auf die Gefäßwände. Man spricht dann von **gespanntem Dampf**.

Mit zunehmendem Druck steigt auch der Siedepunkt des Wassers. Während die Siedetemperatur für Wasser bei normalem Luftdruck (= 1013 hPa) 100 °C beträgt, siedet Wasser unter doppeltem Druck (= 2026 hPa) erst bei ca. 121 °C und unter dreifachem Druck sogar erst bei ca. 134 °C!

Entsprechend hat auch der Wasserdampf dann nicht eine Temperatur von 100 °C, sondern von 121 °C bzw. 134 °C.

Druckverhältnisse	Siedepunkt von Wasser
1013 hPa (normaler Luftdruck)	100 °C
2026 hPa (doppelter Druck)	ca. 121 °C
3039 hPa (dreifacher Druck)	ca. 134 °C

Diesen Effekt nutzt man bei der Dampfsterilisation aus, da gespannter und somit wärmerer Dampf eine deutlich bessere keimabtötende Wirkung als Dampf mit 100 °C hat.

Für eine einwandfreie Sterilisation ist eine vollständige Füllung des Druckkessels mit Dampf ohne Restluft erforderlich. Man spricht dann von **gesättigtem Dampf**.

Praktische Durchführung. Die Dampfsterilisation wird in einem Druckkessel mit verriegelbarer Tür durchgeführt. Das Gerät wird daher auch als Autoklav bezeichnet (autos gr. – selbst; clavis lat. – Riegel).

Zur Dampferzeugung verwendet man
- **demineralisiertes** (voll entsalztes) **Wasser** = Aqua dem. oder
- **destilliertes Wasser** = Aqua dest.

Nach dem Funktionsprinzip werden 3 Geräteklassen bei den Sterilisatoren unterschieden:

– **N-Sterilisatoren** sind die klassischen Sterilisatoren in den Arztpraxen. Bei diesen Geräten wird die im Druckkessel enthaltene Luft durch den entstehenden Dampf über ein Ventil ausgetrieben.

  Sobald Dampf an dem Auslassventil erscheint, ist dies ein Zeichen dafür, dass die gesamte Luft aus dem Gerät entwichen ist. Das Auslassventil wird dann geschlossen.

  Wird dieses Ventil aber zu früh geschlossen, so lässt die Sterilisierleistung durch den Restluftgehalt deutlich nach.

  Für eine einwandfreie Sterilisierleistung ist weiterhin darauf zu achten, dass stets genügend Wasser im dafür vorgesehenen Reservoir vorhanden ist. Bei einer zu geringen Wassermenge entsteht ungesättigter Wasserdampf, der gegenüber dem gesättigten Wasserdampf eine deutlich geringere Sterilisierleistung hat.

Eine einwandfreie Sterilisation ist nur gegeben, wenn **gesättigter Dampf** ohne Restluft auf das Sterilisiergut einwirkt!

– **B-Sterilisatoren** sind die technisch aufwändigsten Sterilisatoren. Bei diesen Geräten wird eine besonders gute Luftentfernung durch ein wiederholtes Vakuum im Wechsel mit periodischem Einströmen von Dampf erzielt. Dadurch wird gewährleistet, dass auch in verpacktem Sterilisationsgut mit engen Hohlräumen keine Restluft verbleibt.

– **S-Sterilisatoren** arbeiten mit einem Überdruckverfahren. Dabei wird der Dampf mit hohem Druck in die Sterilisationskammer geleitet und verdrängt so die Luft.

  Der Dampfüberdruck wird mehrfach aufgebaut und wieder abgelassen und durchströmt so auch verpacktes Sterilisationsgut.

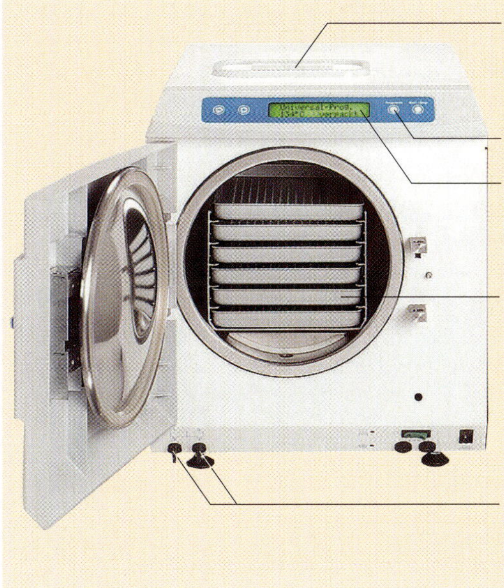

Abb. 2.25 Autoklav

Zeitlicher Ablauf der Sterilisation mit einem N-Sterilisator	
Anheizzeit:	Zeit vom Beginn der Wärmezufuhr bis zum Erreichen der Siedetemperatur von 100 °C
Entlüftungszeit:	Zeit bis zum vollständigen Austritt der Luft aus dem Gerät
Steigzeit:	Zeit vom Ende der Entlüftung bis zum Erreichen der Betriebstemperatur von 121 °C bzw. 134 °C
Ausgleichszeit:	Zeit vom Erreichen der Betriebstemperatur bis zum Ausgleich der Temperatur an allen Stellen des Sterilisierguts; sie hängt von Art und Ausmaß der Beladung sowie vom Gerätetyp ab. Bei Metallinstrumenten, die durch den Dampf leicht erreicht werden, ist die Ausgleichszeit kurz, bei Textilien dagegen relativ lang.
Abtötungszeit:	Zeit, in der die Sterilisation durch Abtöten aller Keime erfolgt. Sie beträgt einschließlich eines Sicherheitszuschlags: **20 Minuten bei 121 °C** **5 Minuten bei 134 °C**
Abkühlzeit:	Zeit vom Ende der Abtötungszeit bis zum Abfall der Temperatur auf 80 °C

Für den Praxisbetrieb gibt es zur Arbeitserleichterung vollautomatisch arbeitende Autoklaven.

Sterilisiergut. Im Autoklaven können Metallinstrumente, Glasartikel, Porzellan, Textilien, Gummi, viele Kunststoffe sowie Watte und Zellstoff sterilisiert werden.

Regeln für die Sterilisation mit einem Autoklaven

- Im Autoklaven darf nur demineralisiertes (voll entsalztes) oder destilliertes Wasser verwendet werden. Leitungswasser führt zu Belägen und Korrosionsschäden.
- Durch Öl, Chemikalien, Metallspäne oder Rost verunreinigtes Wasser führt zu unsauberem Dampf und kann Schäden an Instrumenten sowie am Autoklaven verursachen. Das Wasser ist daher regelmäßig zu wechseln und das Gerät zu reinigen.
- Es sind nur dampfsterilisierbare Teile einzulegen, also z. B. keine Instrumente aus nicht rostfreien Stählen.
- Das Gerät ist während der Sterilisation nicht zu öffnen, da der Dampf dann explosionsartig entweichen kann und die Gefahr schwerer Verbrühungen besteht.

Zeitlicher Ablauf der Sterilisation mit einem Heißluftsterilisator

Anheizzeit:	Zeit vom Beginn der Wärmezufuhr bis zum Erreichen der Betriebstemperatur (180 °C bzw. 200 °C)
Ausgleichszeit:	Zeit vom Erreichen der Betriebstemperatur bis zum Ausgleich der Temperatur an allen Stellen des Sterilisierguts; sie hängt vom Sterilisiergut und dem Gerätetyp ab. Entscheidend ist dabei die Art und Weise der Luftbewegung. Durch eine zu dichte Packung des Sterilisierguts wird der Temperaturausgleich behindert!
Abtötungszeit:	Zeit, in der alle Keime abgetötet werden; sie beträgt einschließlich eines Sicherheitszuschlags: **30 Minuten bei 180 °C** **10 Minuten bei 200 °C**
Abkühlzeit:	Zeit vom Ende der Sterilisationszeit bis zum Abfall der Temperatur auf 80 °C

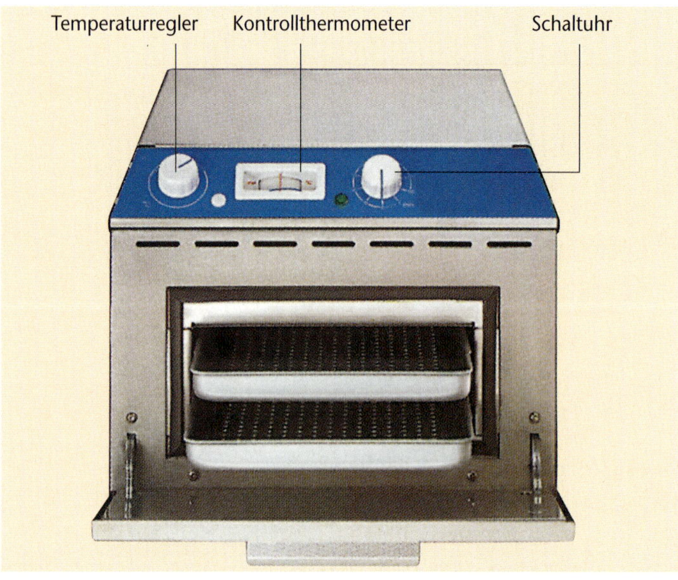

Abb. 2.26 Heißluftsterilisator

Heißluftsterilisation

Da viele Mikroorganismen in trockenem Zustand sehr hitzebeständig sind, muss bei der Heißluftsterilisation mit höheren Temperaturen als bei der Dampfsterilisation gearbeitet werden. Um eine gleichmäßige Verteilung der erhitzten Luft zu erreichen, arbeiten die meisten Heißluftsterilisatoren mit einer Vorrichtung zur Luftbewegung.

Zur Arbeitserleichterung werden von der Industrie automatisch arbeitende Heißluftsterilisatoren angeboten, bei denen nur Temperatur und Zeit vorgegeben werden müssen. Das Gerät schaltet sich am Ende der Sterilisationszeit von selbst aus.

Sterilisiergut. Im Heißluftsterilisator können alle Instrumente aus Metall sterilisiert werden. Scheren und Skalpelle werden jedoch bei wiederholter Sterilisation stumpf. Glasartikel und Porzellan dürfen mit Heißluft nur sterilisiert werden, wenn sie entsprechend hitzebeständig sind. Dies ist gewährleistet, wenn sie den Aufdruck „200 °C“ haben. Ungeeignet für die Heißluftsterilisation sind dagegen emaillierte Gefäße, Verbandmaterialien, Textilien, Gummi, Papier und Seide, da diese Materialien nicht hitzebeständig sind.

Gassterilisation

Die Gassterilisation erfolgt in der Regel mit **Äthylenoxid**. Dies ist ein sehr reaktionsfähiges, keimabtötendes Gas, das mit Luft explosible Gemische bildet. Man arbeitet deshalb aus Sicherheitsgründen mit einem explosionshemmenden Schutzgas (meistens Kohlenstoffdioxid = CO_2).

Da nur bei niedrigen Temperaturen (ca. 55 °C) gearbeitet wird, spricht man hierbei von einer **Kaltsterilisation**.

Die Gassterilisation eignet sich somit besonders für alle hitzeempfindlichen Materialien. Deshalb erfolgt vor allem die Sterilisation optischer und elektrischer Geräte mit dieser Methode.

Ein wesentlicher Vorteil der Äthylenoxidsterilisation ist die Möglichkeit, das Sterilisiergut in entsprechende äthylenoxiddurchlässige Kunststofffolien einzuschweißen.
Ohne Beeinträchtigung der Sterilisation sind die Materialien anschließend durch die Folienversiegelung vor erneuter Keimbeladung geschützt.
Da Äthylenoxid bereits in geringer Dosierung unter anderem schwere Haut- und Schleimhautreizungen verursachen kann, muss das Sterilgut nach erfolgter Sterilisation entsprechend entgast werden. Für Gummi beträgt die Entgasungszeit z. B. 24 Stunden!

Strahlensterilisation

Energiereiche Strahlen (z. B. Gammastrahlen beim Atomkernzerfall, Elektronenstrahlen) führen rasch zur Sterilisation.
Die Industrie wendet die Strahlensterilisation vor allem bei hitzeempfindlichen Einmalartikeln wie OP-Handschuhen, Kunststoffspritzen, Kathetern und anderen Kunststoffartikeln an. Eine Bestrahlung von Arzneimitteln ist dagegen nach dem Arzneimittelgesetz verboten.

Sterilfiltration

Bei der Sterilfiltration bleiben die Keime im Filter zurück. Nach der Porengröße der Filter unterscheidet man die größeren Bakterienfilter, die Viren passieren lassen, und Ultrafilter, die auch Viren abtrennen.
Die Sterilfiltration wird zur Entkeimung von Flüssigkeiten und Gasen hauptsächlich bei der Arzneimittelherstellung und bei Klimaanlagen in Krankenhäusern angewendet.

Verbrennen

Verbrennen ist die einfachste Maßnahme zur Sterilisation wertloser, brennbarer Gegenstände wie Papier oder Textilien.

Funktionsprüfung von Sterilisatoren

Die Sterilisatoren müssen regelmäßig auf ihre Wirksamkeit überprüft werden. Dabei muss nachgewiesen werden, dass sie auch widerstandsfähige Sporen abtöten.
Für die Prüfung werden Sporenpäckchen verwendet, die man von einem Hygieneinstitut erhalten kann. Die Sporenpäckchen werden bei einem normalen Sterilisiervorgang mit den Instrumenten in das Gerät zum Sterilisieren gelegt.
Auf jede beladene Siebschale kommen jeweils drei Sporenpäckchen (vorne, in der Mitte, hinten).
Nach der Sterilisation werden die Sporenpäckchen mit einem Formblatt zur Überprüfung an ein Hygieneinstitut geschickt. Dort wird geprüft, ob die Sporen vorschriftsmäßig abgetötet sind. Ist dies nicht der Fall, so muss der Sterilisator überprüft und anschließend erneut getestet werden.

2.4.6 Aufbewahrung der Instrumente

Allgemeine Lagerung. Die Instrumente sind grundsätzlich trocken und staubgeschützt zu lagern. Weiterhin sollten keine Temperaturschwankungen (z. B. in Heizungsnähe) auftreten. Es ist bei der Lagerung zu beachten, dass es durch Feuchtigkeit oder Einwirkung von Chemikalien zu Korrosionsschäden an den Instrumenten kommen kann.
Die Instrumente sind stets in geeigneten Schubläden oder Ständern aufzubewahren, die aus desinfizierbarem Material sein müssen.
In den Schubläden müssen die Instrumente in so großem Abstand voneinander gelagert werden, dass man beim Entnehmen nicht daneben liegende Instrumente berührt.
Alle Instrumente, die nicht steril sein müssen, werden grundsätzlich mit desinfizierten Händen in die Schubläden oder Schränke eingeordnet.

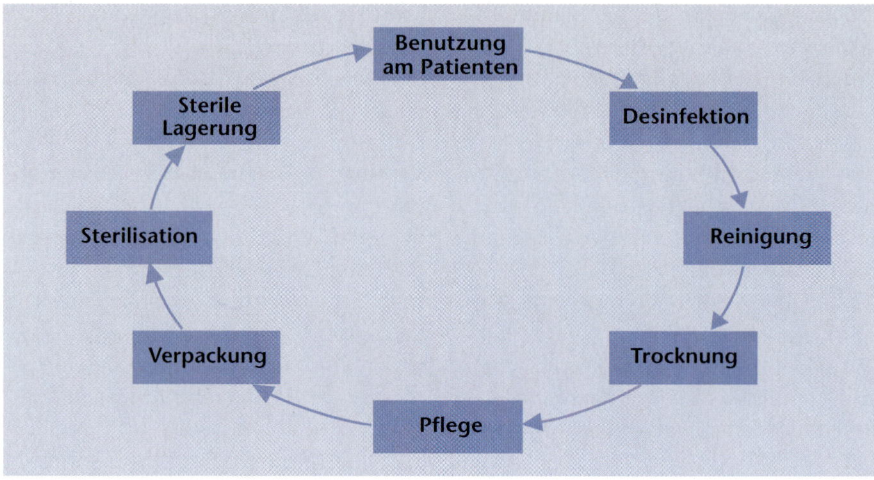

Abb. 2.27 Instrumentenkreislauf bei Sterilgut

Sterile Lagerung. Sterile Instrumente müssen so gelagert werden, dass jeder Kontakt mit Keimen ausgeschlossen ist. Dazu werden sie **vor** der Sterilisation in Metallkassetten, Sterilisierbeutel oder Schlauchverpackungen gelegt. Die Verpackung muss dabei sowohl die Sterilisation als auch die anschließende sterile Lagerung gewährleisten.

Durch so genannte **Behandlungsindikatoren** (indicare lat. – anzeigen) kann zwischen sterilisiertem und nicht sterilisiertem Instrumentarium unterschieden werden. Diese Indikatoren weisen einen Farbumschlag nach der Sterilisation auf.

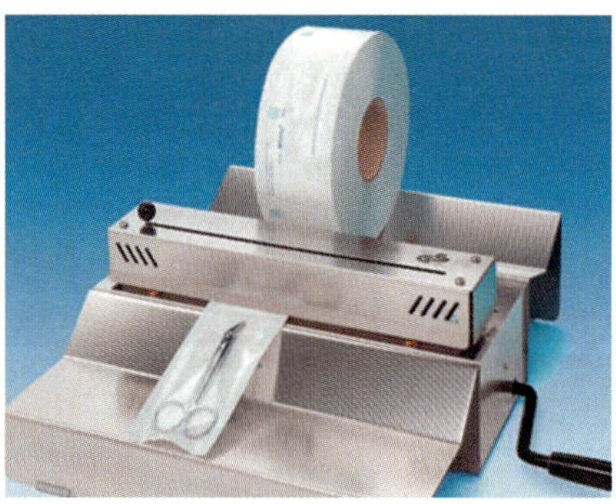

Abb. 2.28 Folienschweißgerät

Für die Praxis ist es sinnvoll, sterile Trays für bestimmte Behandlungen zusammenzustellen.

Instrumente, die seltener gebraucht werden, können einzeln steril verpackt oder mit einer sterilen Zange aus einer Metallkassette entnommen werden.

2.4.7 Hygieneplan

Die Unfallverhütungsvorschrift schreibt vor, dass für die einzelnen Arbeitsbereiche Maßnahmen zur Desinfektion, Reinigung und Sterilisation sowie zur Ver- und Entsorgung schriftlich festgelegt werden.

Geeignete Desinfektionsmittel und -verfahren sind aufgeführt in der:

- Desinfektionsmittelliste der Deutschen Gesellschaft für Hygiene und Mikrobiologie (Bezugsanschrift: mhp-Verlag, Ostring 13, 65205 Wiesbaden)
- Desinfektionsmittelliste des Robert-Koch-Instituts (Bezugsanschrift: Robert-Koch-Institut, Bereich Wernigerode, Burgstr. 37, 38855 Wernigerode)

Hygieneplan für die Arztpraxis (Auszug)			
WAS **Objekt**	**WIE** **Vorgang**	**WOMIT** **Arbeitsmittel**	**WANN** **Zeitpunkt**
Hände	hygienische Händedesinfektion	Händedesinfektionsmittel aus Direktspender	falls erforderlich vor bzw. nach der Behandlung und bei weiteren Tätigkeiten mit Infektionsgefahr (z. B. Instrumentenwartung)
	chirurgische Händedesinfektion	1. hautschonendes Waschmittel aus Direktspender 2. Händedesinfektionsmittel aus Direktspender	vor chirurgischen Eingriffen
	Waschen	hautschonendes Waschmittel aus Direktspender, Einmalhandtücher	bei Bedarf
	Pflegen	Hautpflegemittel aus Direktspender oder Tube	bei Bedarf
Einrichtungsgegenstände z. B. Geräte, Schränke	Desinfektion – Reinigung (Wischdesinfektion)	Desinfektionsmittel	am Ende bzw. Anfang des Behandlungstages und nach der Behandlung bei Verschmutzung
Flächen und Gegenstände z. B. Instrumententisch, Leuchtengriff		Desinfektionsmittel	im Behandlungsbereich nach jeder Behandlung – sonst nach jeder Verschmutzung
Instrumente und Hilfsmittel z. B. Untersuchungsinstrumente	Desinfektion Reinigung Sterilisation (falls erforderlich)	Thermodesinfektor oder Desinfektionswanne maschinelle oder manuelle Reinigung Autoklav oder Heißluftsterilisator	nach Gebrauch
Chirurgische Instrumente z. B. Instrumente zur Wundversorgung	Desinfektion Reinigung Sterilisation (falls erforderlich)	siehe bei Instrumente und Hilfsmittel	nach Gebrauch
Chirurgie-Sauger	1. Durchsaugen eines Wasser-Luft-Gemisches 2. Desinfizieren, Reinigen: langsames Durchsaugen eines Gemisches von Luft und Desinfektions- und Reinigungsmittel 3. Filterwechsel	kaltes Wasser (1/2 Liter) Präparat für Absauganlage Schutzhandschuhe	möglichst nach jeder Behandlung, bei der abgesaugt wurde (insbes. Blut) am Ende des Behandlungstages nach Vorschrift des Herstellers
Fußböden	Desinfektion Reinigung	Desinfektionsmittel Fußboden – Reinigungsmittel	bei Verschmutzung mit Blut oder Eiter nach Bedarf, am Ende des Behandlungstages
Abfall	Sammeln	z. B. Kunststoffsack (spitze, scharfe u. zerbrechliche Gegenstände dürfen nur sicher umschlossen in den Abfall)	nach Bedarf
Klimaanlage	nach Betriebsanleitung		

3 Anatomie und Physiologie

3.1 Arbeitsgebiete der Anatomie und Physiologie

Die **Anatomie** ist die Lehre vom Bau des Körpers. Das Wort stammt aus dem Griechischen und bezeichnet das wissenschaftliche Verfahren des Aufschneidens und Zergliederns (anatemnein gr. – aufschneiden), mit dessen Hilfe man wichtige Erkenntnisse über den Bau des menschlichen Körpers gewinnt.

Es kommt in der Anatomie zunächst darauf an, alle Einzelheiten zu erkennen und die Lage der einzelnen Gebilde zueinander zu erfassen (**topographische Anatomie**: topos gr. – Ort). Jedoch erschöpft sich die Anatomie nicht in der reinen Beschreibung des menschlichen Körpers. Vielmehr ist man bemüht den Zusammenhang zwischen funktionell miteinander verknüpften Teilen herauszufinden. Das Ergebnis ist die Zusammenfassung zu Systemen **(systematische Anatomie)**.

Abb.3.1
Vom Atom zum Organismus

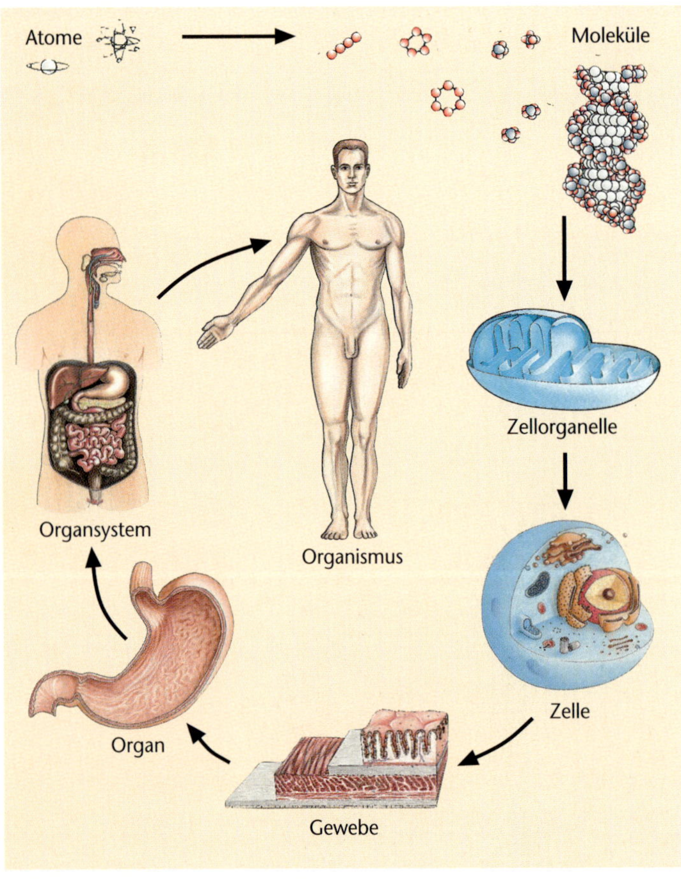

Im menschlichen Organismus besteht ein Ordnungsprinzip, nach dem jeweils die einzelnen Teile zu Einheiten höherer Ordnung zusammengefasst sind. Dies beginnt mit den einzelnen Atomen, die chemisch zu Molekülen verbunden sind, und führt über die Zellorganellen (= Zellorgane) zu den Zellen und weiter zu Geweben, Organen, Organsystemen und schließlich zum Organismus als Ganzem.

Strukturen, die ohne optische Hilfsmittel mit dem bloßen Auge zu erkennen sind, gehören zum Fachgebiet der **makroskopischen Anatomie** (makros gr. – groß). Strukturen, die nicht mehr ohne Hilfsmittel erkennbar sind, werden unter dem Begriff der **mikroskopischen Anatomie** (mikros gr. – klein) zusammengefasst.

Spezialgebiete der Anatomie sind die **Histologie** (Gewebelehre), **Zytologie** (Zelllehre) und **Embryologie** (Lehre von der vorgeburtlichen Entwicklung). Die Embryologie beschäftigt sich mit der Leibesfrucht in der Zeit der Organentwicklung. Dies sind beim Menschen die ersten drei Schwangerschaftsmonate.

Während die Anatomie vor allem Formen und Strukturen erfasst, beschäftigt sich die **Physiologie** mit den normalen Lebensvorgängen. Sie beschreibt und erklärt den Stoffwechsel, das Wachstum, die Regulationsmechanismen und die Fortpflanzung.

Unterstützt wird die Physiologie von der **Biochemie**, die den stofflichen Aufbau und die Stoffumsätze behandelt.

Anatomie	– Lehre vom Bau des Körpers
Histologie	– Gewebelehre
Zytologie	– Zelllehre
Embryologie	– Lehre von der vorgeburtlichen Entwicklung
Physiologie	– Lehre von der Funktion des Körpers
Biochemie	– Lehre von den chemischen Vorgängen im Körper

3.2 Einführung in die Anatomie

3.2.1 Aufbau des Körpers

Der Körper kann nach verschiedenen Gesichtspunkten eingeteilt werden.

Man kann ihn nach seinem **morphologischen Aufbau** (morphe gr. – Form) gliedern, d. h. nach seinen Formen und Strukturen. Er kann aber auch nach **funktionellen Systemen** unterteilt werden, d. h. nach Körperteilen, die zusammen die gleiche Aufgabe erfüllen.

Morphologischer Aufbau des Körpers

Die **Morphologie (Formen- und Strukturlehre)** gliedert den menschlichen Körper in folgende Hauptabschnitte:

- Kopf
- Rumpf
- Gliedmaßen.

Die Hauptabschnitte werden unterteilt in:	
Gesicht	– Facies
Hals	– Collum oder Cervix
Rücken	– Dorsum Der Rücken setzt sich am Hals in den Nacken (Nucha) fort.
Brust	– Pectus Der Fachausdruck für Brustkorb lautet Thorax.
Bauch	– Abdomen oder Venter
Gliedmaßen	– Extremitäten

Funktionelle Systeme des Körpers

Nach den Funktionen unterscheidet man folgende Hauptsysteme:
– **Halte- und Bewegungssystem:** Skelettsystem Muskelsystem
– **Stoffwechselsysteme:** Blut und Blutkreislauf Immunsystem Atmungssystem Verdauungssystem Harnsystem Haut
– **Steuerungssysteme:** Nervensystem Sinnesorgane Hormonsystem
– **Fortpflanzungssystem**

3.2.2 Körperregionen, Lage- und Richtungsbezeichnungen

Um genau angeben zu können, an welcher Stelle des Körpers eine Erkrankung oder Verletzung aufgetreten ist, unterscheidet man eine Vielzahl von Körperregionen sowie Lage- und Richtungsbezeichnungen (Abb. 3.2–3.4).

Die Seitenangabe rechts bzw. links ist dabei stets vom Patienten aus zu sehen. Das Herz liegt also im linken Brustraum, der Blinddarm im rechten Unterbauch.

Allgemeine Lage- und Richtungsbezeichnungen	
dexter	– rechts
sinister	– links
anterior	– vorne
posterior	– hinten
ventral	– zum Bauch hin (vorne)
dorsal	– zum Rücken hin (hinten)
superior	– höher gelegen, oben
inferior	– tiefer gelegen, unten
cranial	– kopfwärts
caudal	– steißwärts, abwärts
extern	– außen
intern	– innen
superficial	– oberflächlich
profundus	– tief liegend
medial	– zur Mitte hin
lateral	– zur Seite hin

Spezielle Lage- und Richtungsbezeichnungen an den Extremitäten	
proximal	– zum Rumpf hin
distal	– vom Rumpf weg
radial	– daumenwärts (radius – Speiche)
ulnar	– kleinfingerwärts (ulna – Elle)
tibial	– zum Schienbein hin
fibular	– zum Wadenbein hin
palmar oder volar	– auf der Handfläche
plantar	– auf der Fußsohle

Abb. 3.2
Lage- und Richtungsbezeichnungen

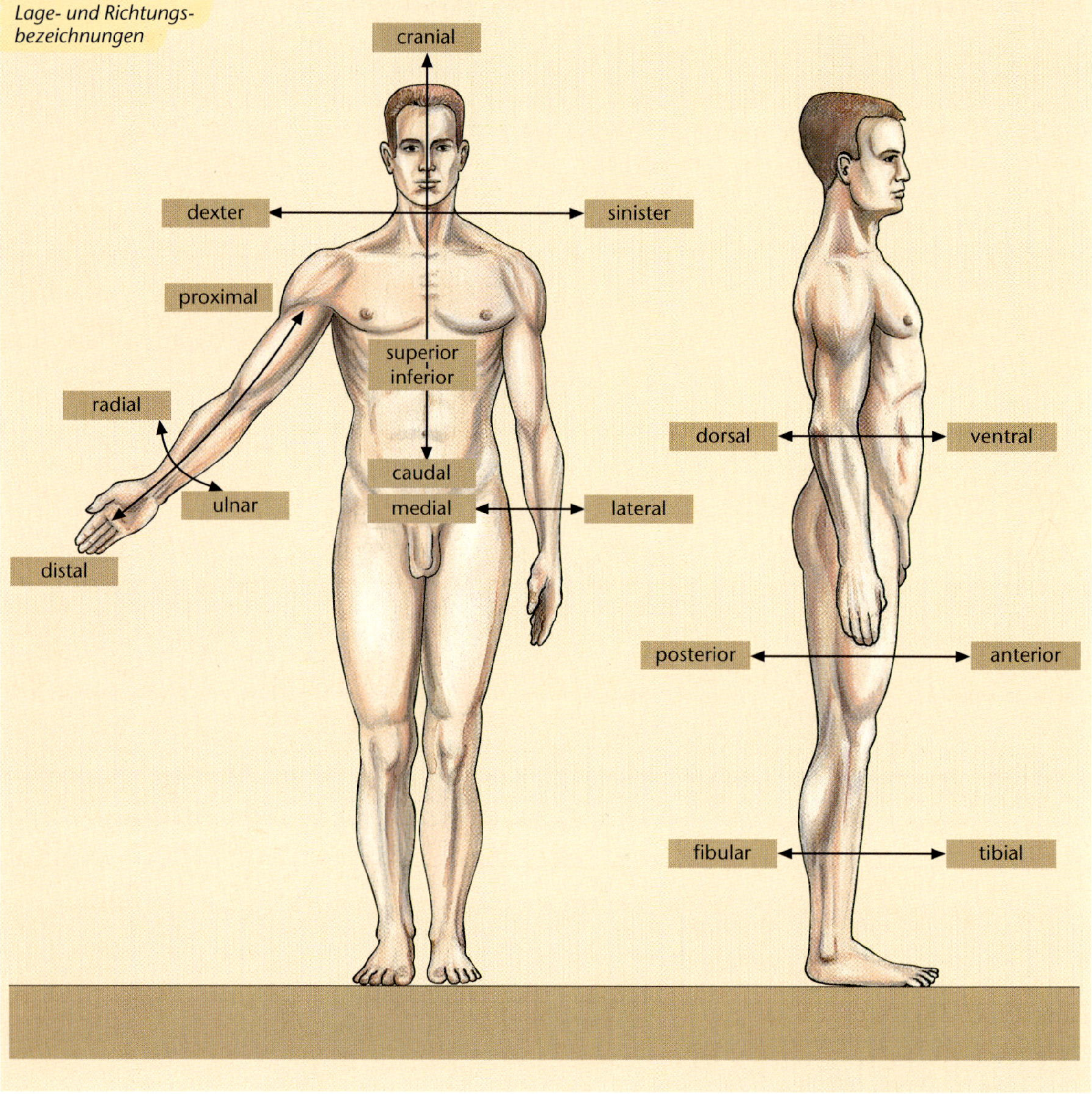

Wichtige Ebenen	
Frontalebene	– Stirnebene
Transversalebene	– Horizontalebene
Sagittalebene	– Körperhalbierende oder dazu parallele Ebene (Die mittlere Sagittalebene trennt den Körper in zwei symmetrische Hälften.)

Wichtige Achsen	
Vertikalachse	– Längsachse des Körpers vom Scheitel zur Fußsohle
Transversalachse	– Querachse von einer Seite zur anderen
Sagittalachse	– von der Vorder- zur Hinterfläche des Körpers

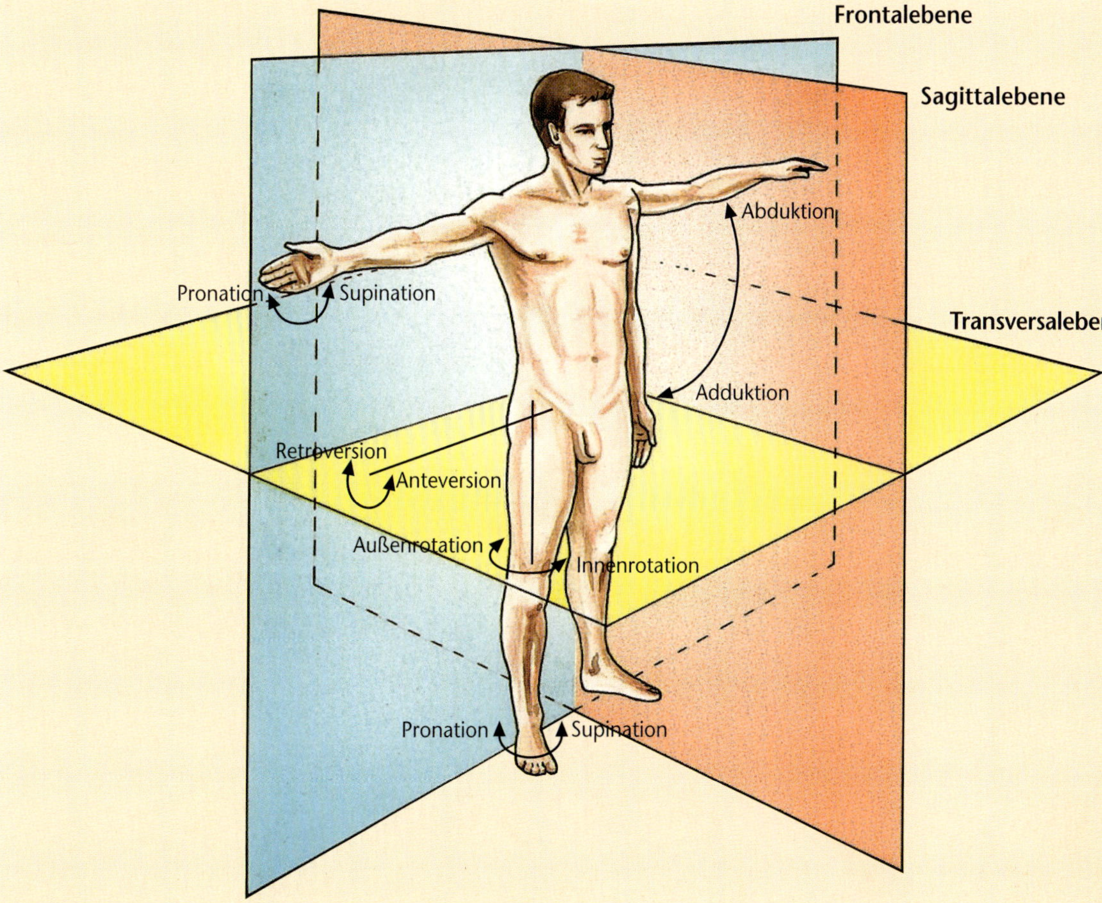

Abb. 3.3
Achsen, Ebenen und Bewegungsrichtungen

Bewegungsrichtungen		
Flexion	–	Beugung
Extension	–	Streckung
Abduktion	–	Abspreizen (Bewegung der Extremität zur Seite)
Adduktion	–	Anlegen (Bewegung der Extremität zur Mitte)
Rotation	–	Drehung um die Längsachse
Anteversion	–	Bewegung der Extremität nach vorn
Retroversion	–	Bewegung der Extremität nach hinten
Pronation	–	Neigung der Handfläche nach unten bzw. Fußsohle nach außen
Supination	–	Drehung der Handfläche nach oben bzw. Fußsohle nach innen

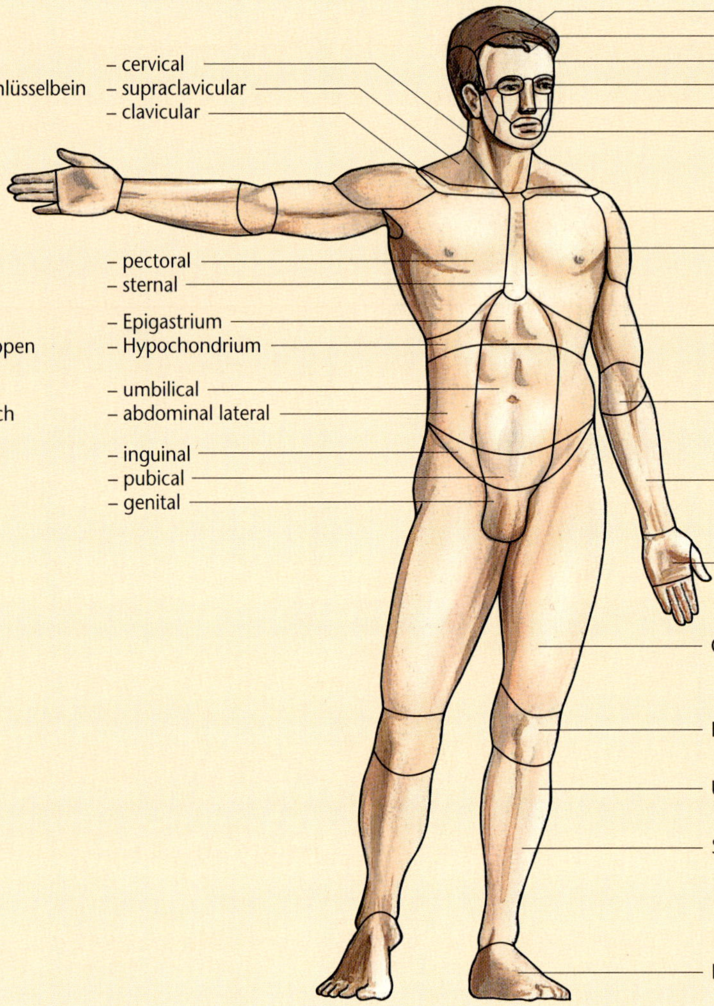

3.3 Zelllehre

3.3.1 Allgemeine Zelllehre

Die **Zytologie** (kytos gr. – Zelle; lat. cella) beschäftigt sich mit dem Aufbau und den Eigenschaften der Zellen.

Zellen sind die **kleinsten Bau- und Funktionseinheiten** innerhalb des Organismus. Sie haben einen eigenen Stoffwechsel, d.h., sie nehmen Stoffe auf, verarbeiten sie und geben Endprodukte wieder ab.

Zellen können wachsen, sie sind in der Lage, Reize aufzunehmen und zu verarbeiten, sie können sich bewegen und sie können sich vermehren.

Zelle – kleinste Bau- und Funktionseinheit des Körpers mit allen Zeichen des Lebens

Grundlegende **Leistungen der Zelle:**
- Stoffwechsel
- Wachstum
- Reizaufnahme und -verarbeitung
- Bewegung
- Fortpflanzung

Voraussetzungen für diese Zellleistungen sind eine weitgehend gleich bleibende Umgebung und die Versorgung der Zellen mit Nährstoffen und Sauerstoff sowie der Abtransport von Stoffwechsel-Endprodukten.

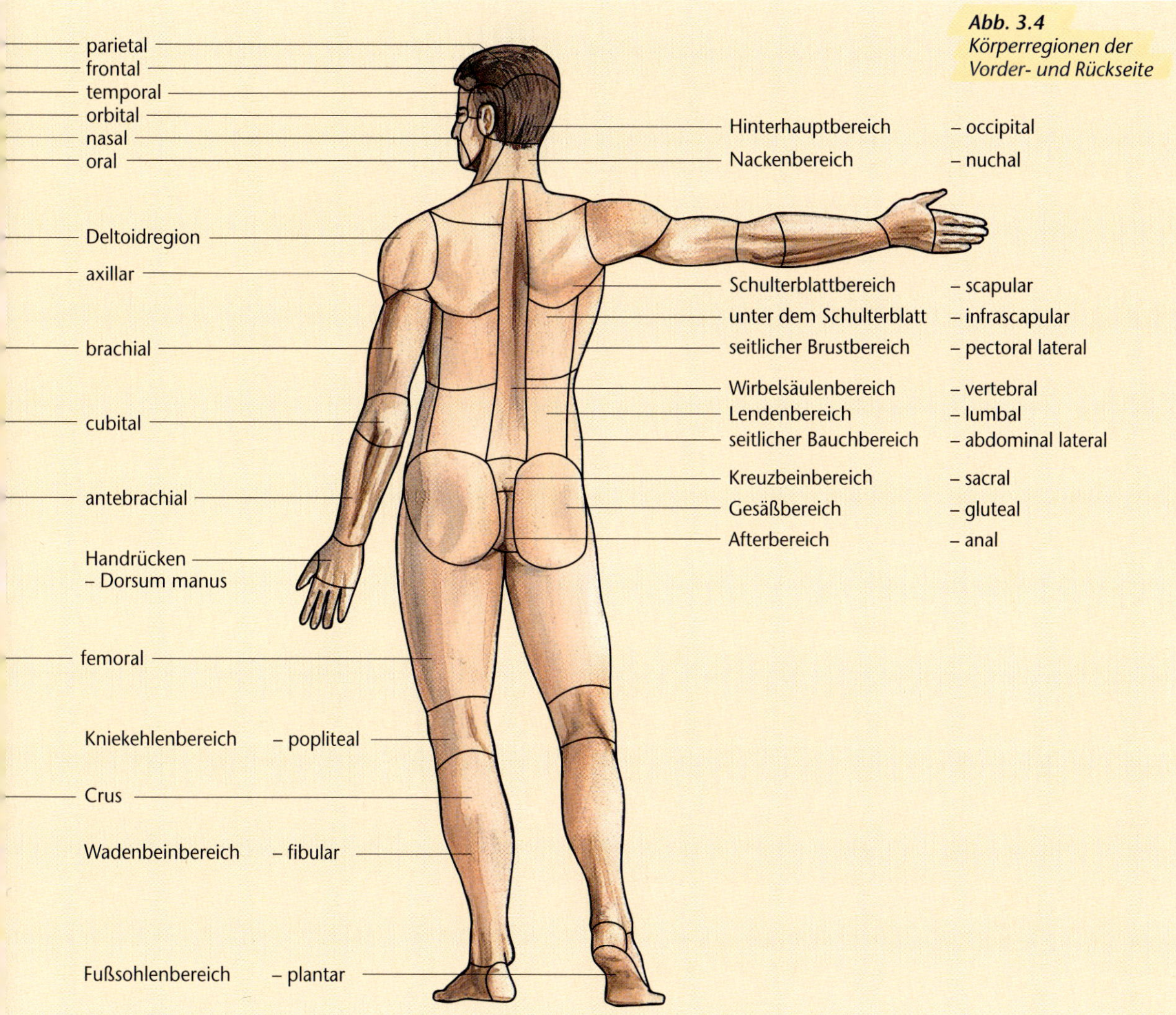

Abb. 3.4
Körperregionen der Vorder- und Rückseite

Die wesentlichen Bestandteile und Leistungen sind bei allen Zellen des Körpers gleich. Die Zellen können jedoch auf verschiedene Aufgaben spezialisiert sein. So verrichten Muskelzellen z.B. mechanische Arbeit, während Drüsenzellen Stoffe produzieren und absondern. Dabei weisen die Zellen in Größe, Form und Feinbau Unterschiede auf.

3.3.2 Aufbau der Zelle

Alle Zellen bestehen aus einem **Zellleib (Zytoplasma)** und einem **Zellkern (Nukleus)**. Zytoplasma und Zellkern bilden eine Einheit, die zur vollen Funktionsfähigkeit der Zelle erforderlich ist. Fehlt der Zellkern, wie etwa in den roten Blutkörperchen, so kann sich die Zelle nicht mehr vermehren.

Größe einiger Körperzellen	
Eizelle	ca. 0,15 mm
rotes Blutkörperchen	ca. 0,007 mm
mittlerer Zelldurchmesser	ca. 0,005 mm bis 0,02 mm
Nervenzelle mit Nervenfortsätzen	bis über 1 m Länge

Abb. 3.5
Schematischer Aufbau einer Zelle

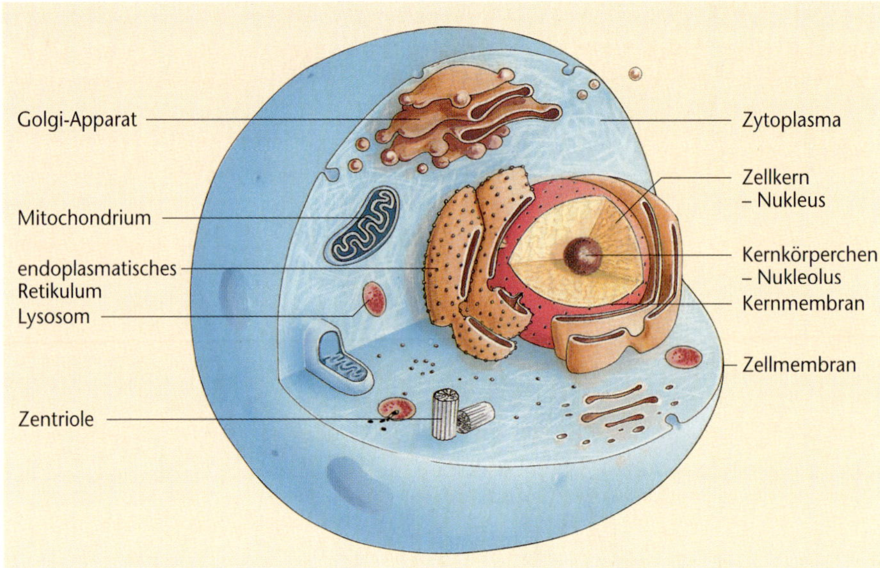

Zytoplasma

Das Zytoplasma macht die Hauptmasse der meisten Zellen aus. Es ist von der **Zellmembran** umgeben, die den Stoffaustausch mit der Umgebung reguliert, sodass die Stoffkonzentrationen in der Zelle konstant bleiben. Im Zytoplasma kann man neben dem **Grundplasma** verschiedene **Zellorganellen** unterscheiden, die als kleine Zellorgane spezielle Aufgaben erfüllen.
Weiterhin haben die Zellen noch ein stabilisierendes **Zellskelett** und verschiedene **Zelleinschlüsse**.

Zellorganellen. Zu den Zellorganellen gehören Mitochondrien, endoplasmatisches Retikulum, Ribosomen, Golgi-Apparat, Lysosomen und Zentriolen.

Die **Mitochondrien** sorgen als Kraftwerke der Zelle für die Energiegewinnung. Auf dem Blutweg herantransportierte Nährstoffe werden in den Mitochondrien unter Sauerstoffverbrauch zu Kohlenstoffdioxid (CO_2) und Wasser (H_2O) abgebaut, wobei Energie für den Zellstoffwechsel freigesetzt wird.
Die frei werdende Energie wird in Form der chemischen Substanz **Adenosintriphosphat (ATP)** der Zelle für energieabhängige Prozesse zur Verfügung gestellt. Solch ein energieabhängiger Prozess ist z. B. die Muskelarbeit. In Muskelzellen findet man deshalb besonders viele Mitochondrien.

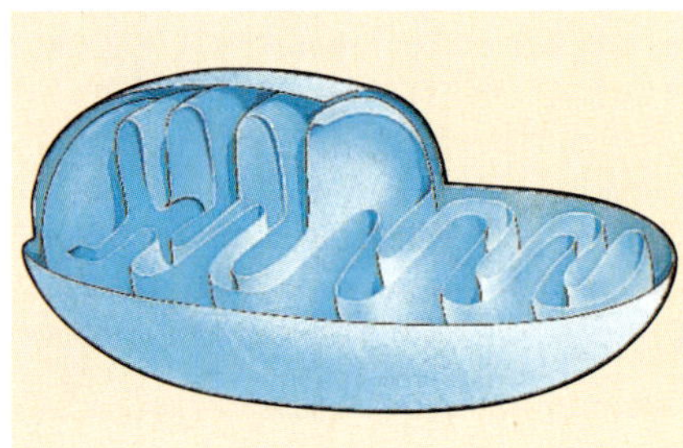

Abb. 3.6
Aufbau eines Mitochondriums

Das **endoplasmatische Retikulum** (reticulum lat. – kleines Netz) ist ein netzartiges System von kleinen Röhren und Kanälen im Plasma. Es unterteilt das Zellinnere und dient dem Stofftransport.

Auf den Außenflächen der Röhren kann man oft kleine Körnchen erkennen. Dies sind **Ribosomen**. Sie enthalten **Ribonukleinsäuren (RNS** bzw. **RNA** von engl. **r**ibo**n**ucleic **a**cid) und sind für den Eiweißaufbau in der Zelle verantwortlich.

Der nach dem Anatomen Golgi (1844 – 1926) benannte **Golgi-Apparat** besteht aus einem Lamellensystem, in dem Stoffe gespeichert werden können und von dem aus Stoffe aus der Zelle herausgeschleust werden. Der Golgi-Apparat bildet **Sekrete** (secernere lat. – absondern). Man findet ihn daher gehäuft in den Drüsenzellen des Körpers.

Die bläschenartigen **Lysosomen** (lysis gr. – Auflösung) stellen eine Art Verdauungssystem der Zelle dar. Sie enthalten auflösende Enzyme, um aufgenommene Fremdpartikel, Zellbruchstücke oder zelleigene Abfallprodukte abzubauen.

Die doppelt angelegten **Zentriolen** (Polkörperchen, Zentrosomen, Zentralkörperchen) sind Strukturen im Zytoplasma, die bei der Zellteilung eine Rolle spielen, indem sie bei der Trennung der Chromosomen mitwirken.

Zellskelett. Das Zytoplasma hat eine stabilisierende Grundstruktur, die auch als Zellskelett bezeichnet wird.
Dazu gehören:
- **Myofibrillen,** die sich zusammenziehen können und dadurch z.B. die Bewegung der Muskulatur ermöglichen
- **Neurofibrillen,** die in Nervenzellen aufzufinden sind
- **Mitosespindeln,** die bei der Zellteilung die Chromosomen auseinander ziehen (siehe Kap. 3.3.3).

Zelleinschlüsse. In der Zelle kann man Zelleinschlüsse erkennen, die vom umgebenden Zytoplasma abgegrenzt sind. Sie enthalten Nährstoffe (z.B. Fetttropfen), Pigmente (z.B. Melanin in Hautzellen) oder Fremdkörper (z.B. Tätowierungsstoffe).

Zellkern (Nukleus)

Der Zellkern ist das Steuerungszentrum der Zelle und Träger der Erbinformationen. Durch die **Kernmembran** wird der Zellkern vom Zytoplasma getrennt. Poren in der Kernmembran dienen dabei dem Stofftransport zwischen Kern und Zytoplasma.

Der Zellkern enthält das **Chromatin.** Dies ist der mit basischen Farbstoffen färbbare Anteil des Kerns (chromos gr. – Farbe). Aus der Chromatinsubstanz gehen die bei der Zellteilung sichtbaren **Chromosomen** als fadenförmige Gebilde hervor. Die Chromosomen sind die Träger der Erbanlagen (Gene). Sie bestehen größtenteils aus **Desoxyribonukleinsäure** (**DNS** bzw. **DNA** von engl. **d**esoxyribo**n**ucleic **a**cid).

Der **Nukleolus (Kernkörperchen)** ist ein homogen aussehender, runder Körper im Zellkern. Er stellt ein Stoffwechselzentrum dar und übt eine Schlüsselfunktion bei der Proteinsynthese (dem Eiweißaufbau) aus. Im Nukleolus findet man vor allem **Ribonukleinsäure** (**RNS** bzw. **RNA**).

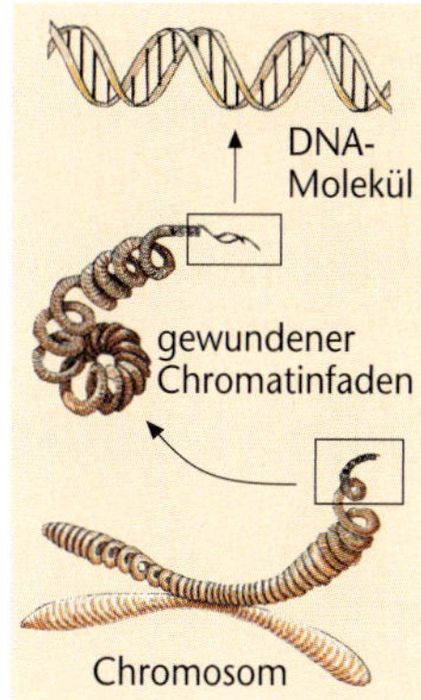

Abb. 3.7 *Vom Chromosom zur DNA*

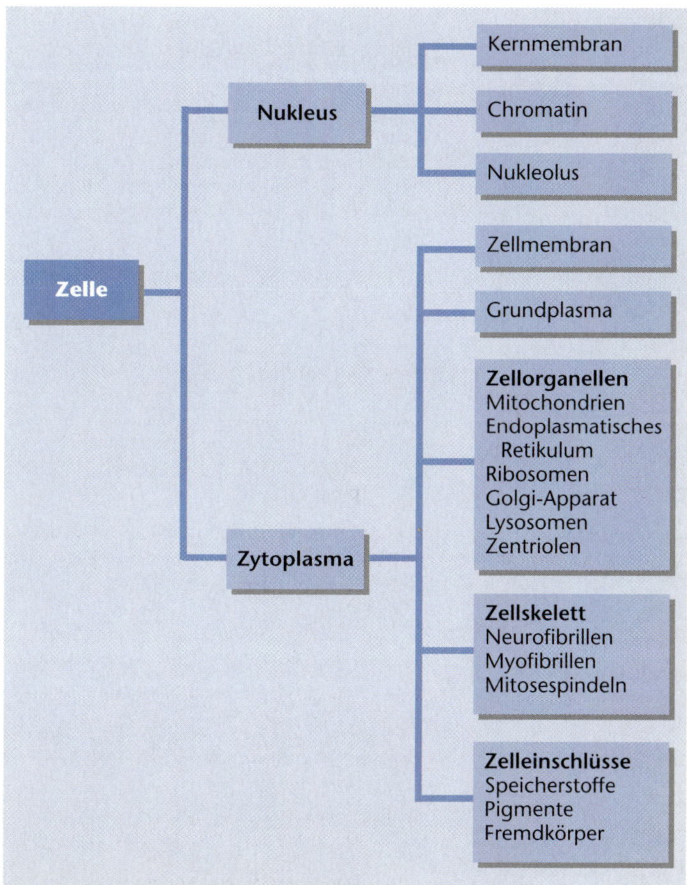

Abb. 3.8 *Die wichtigsten Zellstrukturen*

3.3.3 Physiologie der Zelle

Zellteilung

Mitose. Jede neue Zelle entsteht durch Teilung einer schon bestehenden Zelle. Die Teilung aller Zellen, mit Ausnahme der Ei- und Samenzellen bei der Reduktionsteilung (siehe Meiose), wird Mitose genannt (mitos gr. – Faden), weil die Chromosomen während der Zellteilung als fadenförmige Gebilde erkennbar werden.

Bei der Mitose wird der Genbestand der **Mutterzelle** auf zwei **Tochterzellen** verteilt. Dazu muss die Erbsubstanz der Mutterzelle, also die in den Chromosomen enthaltene DNA, **vor der Zellteilung (Mitose)** verdoppelt werden, damit die Tochterzellen anschließend die gleiche Erbmasse haben wie ursprünglich die Mutterzelle.

Die Erbmasse ist beim Menschen auf 46 Chromosomen verteilt, 22 jeweils doppelt angelegte Chromosomen und 2 Geschlechtschromosomen.

Die Geschlechtschromosomen tragen die Bezeichnungen X und Y.

Das weibliche Geschlecht hat die Chromosomen XX und das männliche die Chromosomen XY.

Zellzyklus. Nach der Mitose folgt eine **Wachstumsphase (G_1-Phase)** der zunächst noch kleinen Tochterzellen.

Nach Abschluss des Wachstums sind die Zellen voll funktionsfähig im Dienst des Körpers (Arbeitsphase).

Die Dauer der G_1-Phase hängt vom Zelltyp ab und liegt zwischen wenigen Stunden und mehreren Jahren.

Kurz vor der nächsten Zellteilung wird

Abb. 3.9 *Mitose*

Die 4 Phasen der Mitose

Prophase (pro gr. – vor): Die Zentriolen trennen sich und wandern jeweils an entgegengesetzte Zellpole. Die Kernmembran löst sich auf, der Nukleolus ist nicht mehr erkennbar. Dagegen werden die Chromosomen sichtbar. Sie sind der Länge nach gespalten, d. h., die Verdopplung der Erbsubstanz hat bereits stattgefunden.

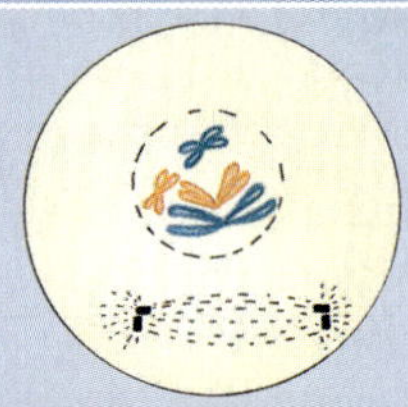

Metaphase (meta gr. – inmitten): Die Chromosomen ordnen sich in der Mitte sternförmig an. Von den Zentriolen ziehen Spindelfasern zu den einzelnen Chromosomen.

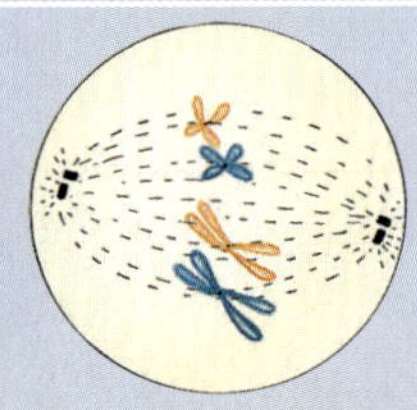

Anaphase (ana gr. – voneinander): Die durch Längsspaltung entstandenen, identischen Chromosomenhälften werden durch die Spindelfasern voneinander getrennt und zu den entgegengesetzten Zellpolen gezogen.

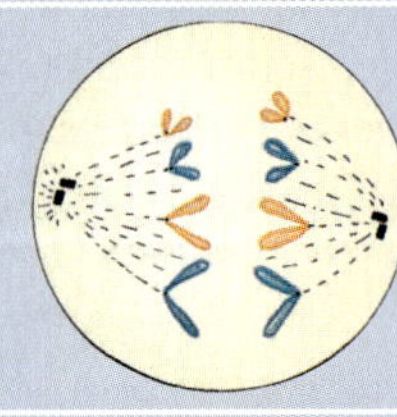

Telophase (telos gr. – Ende): Der Zellleib schnürt sich in der Mitte durch. Kernmembran und Nukleolus erscheinen wieder.

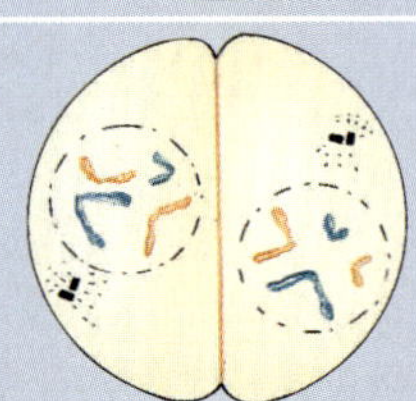

die DNA verdoppelt. Dies wird als **S-Phase** bezeichnet (S = Synthese).
Es folgt eine kurze **Ruhephase (G_2-Phase)**, wobei die nächste Mitose vorbereitet wird.

Die G_1-, S- und G_2-Phase werden zusammen auch als **Interphase** bezeichnet. Der Zeitraum von einer Mitose bis zur nächsten ist ein **Zellzyklus** (siehe Abb. 3.10).

Meiose. Ei- und Samenzellen führen eine andere Art der Teilung durch.
Der normale doppelte Chromosomensatz mit 22 Chromosomenpaaren und zwei Geschlechtschromosomen (insgesamt 46 Chromosomen) wird dabei halbiert.
Jede Keimzelle erhält somit nur einen einfachen Chromosomensatz (insgesamt 23 Chromosomen).
Man nennt dies eine **Reduktionsteilung** (reducere lat. – zurückführen, verringern) oder **Meiose** (meiosis gr. – Verringerung).
Bei der Befruchtung entsteht durch Verschmelzung der zwei einfachen Chromosomensätze von Ei- und Samenzelle wieder ein doppelter Satz.

Bewegung

Zellbewegungen sind auf drei Arten möglich.
Die **amöboide Bewegung** dient der Fortbewegung einzelner Zellen. Sie ist z. B. für die aktive Ortsveränderung der weißen Blutkörperchen typisch. Sie wandern, indem sie ihre Zellform durch Zytoplasma-Ausstülpungen verändern. Die Zellen können dadurch aus dem Blutkreislauf in das Gewebe gelangen und sich dort fortbewegen.
Eine weitere Bewegungsart ist die **Flimmerbewegung** der Flimmerhaare, die sich z. B. als dichter Zellüberzug im Flimmerepithel der Luftwege befinden.
Durch synchrone Bewegungen der Flimmerhaare können kleinere Fremdkörper aus dem Atemtrakt herausbefördert werden.
Die dritte Bewegungsart ist die **Bewegung der Muskelzellen**. Sie ermöglicht die Körperbewegungen durch die Muskulatur.
Allen 3 Bewegungsarten liegt derselbe Mechanismus zugrunde. In den Zellen befinden sich **Myofibrillen**, die sich durch Zusammenziehen verkürzen können und so die Bewegungen durchführen.

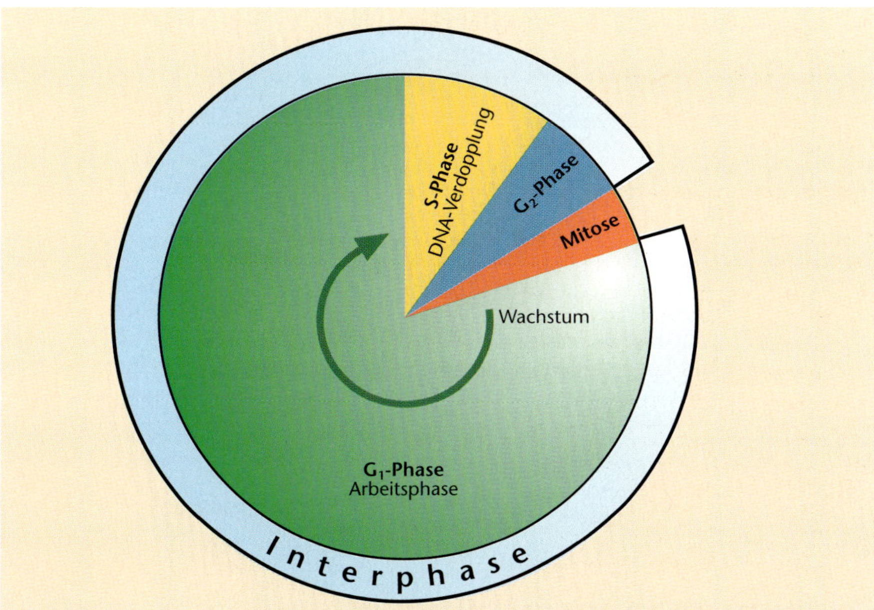

Abb. 3.10 *Zellzyklus*

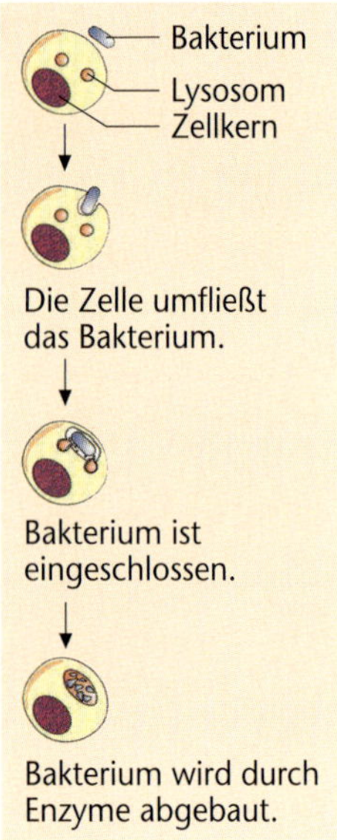

Abb. 3.11 *Phagozytose*

Stoffwechsel

Die vielfältigen Stoffwechselleistungen der Zelle lassen sich in einen Baustoffwechsel und einen Betriebsstoffwechsel unterteilen.
Durch den Verdauungsvorgang im Körper wird die aufgenommene Nahrung in ihre Bestandteile zerlegt und über den Blutweg zu den einzelnen Körperzellen transportiert.

Im **Baustoffwechsel** der Zellen werden die Nährstoffe dann zum Aufbau körpereigener Produkte wie z. B. der Zellbausteine verwendet.
Die für diese Prozesse benötigte Energie wird im **Betriebsstoffwechsel** gewonnen, indem Nährstoffe und nicht mehr benötigte körpereigene Stoffe in den Mitochondrien zu den Endprodukten Kohlenstoffdioxid (CO_2) und Wasser (H_2O) abgebaut werden.

Für die meisten Stoffwechselvorgänge werden **Enzyme** benötigt. Dies sind Eiweiße, die den Ablauf chemischer Reaktionen beschleunigen.

Stoffaufnahme und -abgabe

Die Aufnahme fester, ungelöster Partikel durch die Zelle wird **Phagozytose** (phagein gr. – essen, fressen) genannt. Die Zelle umfließt den Fremdkörper und bildet eine Zellmembrantasche, die dann abgeschnürt als **Vakuole** im Zellinnern liegt. Der Fremdkörper kann in der Zelle gespeichert oder abgebaut werden.

Sekretion ist die Bildung und Abgabe zellspezifischer, eigens zur Ausscheidung vorgesehener Stoffe. Während der Proteinanteil der Sekrete in den Ribosomen gebildet wird, dient der Golgi-Apparat der weiteren Zubereitung, Speicherung und Abgabe der Sekrete.

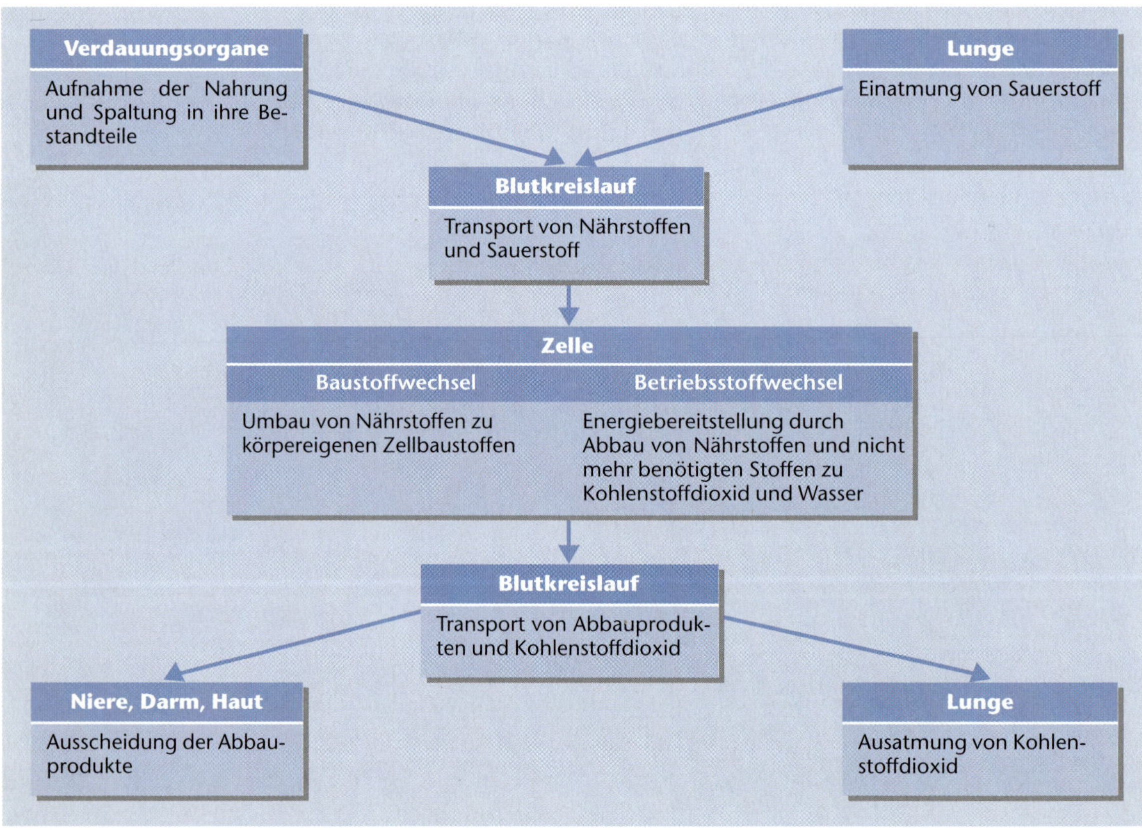

Abb. 3.12 *Zentrale Stellung des Zellstoffwechsels im Gesamtstoffwechsel*

3.4 Gewebelehre

Die Zellen sind im menschlichen Organismus zu übergeordneten Einheiten zusammengeschlossen, den Geweben.

Gewebe – Verband gleichartig aufgebauter Zellen mit gleicher Funktion

Man unterscheidet **4 Grundgewebe**:
- Epithelgewebe
- Binde- und Stützgewebe
- Muskelgewebe
- Nervengewebe

3.4.1 Epithelgewebe

Epithelgewebe kann verschiedene Aufgaben erfüllen.

Schutzfunktion: Es bewahrt die Körperoberfläche vor Austrocknung und verhindert das Eindringen von Bakterien und anderen Mikroorganismen.

Stoffaufnahme (Resorption): Im Darm ermöglichen die Epithelzellen die Aufnahme von Nährstoffen aus dem Nahrungsbrei.

Stoffabgabe (Sekretion): Die Epithelzellen des Drüsengewebes sondern Flüssigkeiten (Sekrete) ab, die für den Körper wichtig sind, z. B. die Verdauungssäfte.

Oberflächenbewegung: Das Epithelgewebe der Atemwege kann z. B. Stoffpartikel der Einatemluft mithilfe der Flimmerhaare nach außen transportieren.

Reizaufnahme: Spezielle Epithelzellen können Sinnesreize aufnehmen, wie z.B. die Stäbchen und Zapfen der Netzhaut des Auges (siehe Kap. 3.15.1).

Nach den unterschiedlichen Aufgaben unterscheidet man 3 Arten von Epithelgewebe:

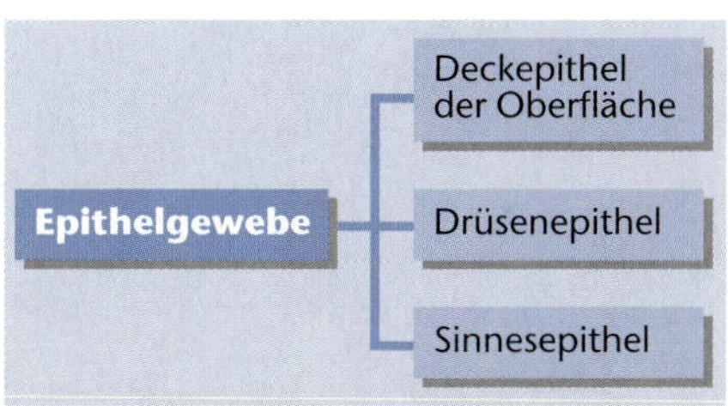

Deckepithel

Das Deckepithel der Oberfläche wird nach
- Form,
- Anordnung und
- Oberflächengestaltung

der einzelnen Zellen eingeteilt.

Nach der **Form** unterscheidet man:
- Plattenepithel
- kubisches Epithel (cubus lat. – Würfel)
- Zylinderepithel.

Bei der **Anordnung** unterscheidet man:
- einschichtiges Epithel
- mehrschichtiges Epithel
- mehrreihiges Epithel
- Übergangsepithel.

Die **Zelloberflächen** können vielfältig gestaltet sein. So unterscheidet man z. B. feine Vorstülpungen (**Mikrovilli**) bei Darmzellen und bewegliche **Flimmerhaare** bei den Epithelzellen der Atemwege (siehe Abb. 3.14).
An der Grenze des Epithelgewebes zum tiefer gelegenen Bindegewebe befindet sich ein feines Häutchen, die **Basalmembran**.

Drüsenepithel

Eine **Drüse** (glandula lat. – Drüse) besteht aus spezialisierten Epithelzellen.
Die Zellen bilden vom Körper benötigte Flüssigkeiten, die als **Sekrete** bezeichnet werden.

Einfaches Beispiel für Sekret bildende Zellen sind die Schleim bildenden **Becherzellen**, wie man sie im Zylinderepithel des Darms und im Flimmerepithel der Atemwege findet (siehe Abb. 3.15). Die Drüsenzellen sitzen dabei zwischen den anderen Epithelzellen. Bei den aus mehreren Zellen zusammengesetzten Drüsen unterscheidet man nach dem Transportweg, auf dem die Drüsenprodukte in den Körper gelangen, exokrine und endokrine Drüsen.

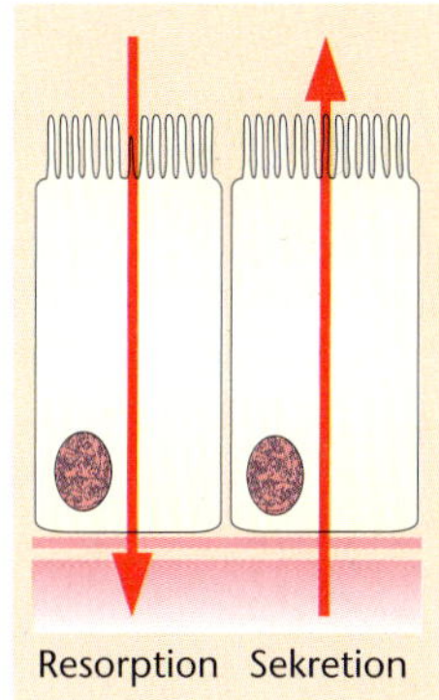

Abb. 3.13
Resorption und Sekretion

Epithelart	Eigenschaft	Vorkommen
Einschichtiges Plattenepithel 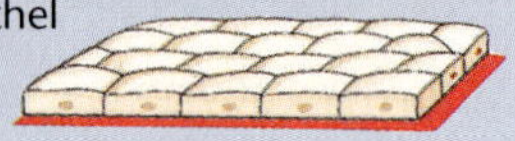	– gut durchlässig für Gase (Lunge) und lösliche Stoffe (Blutgefäße) – dient der Auskleidung innerer Oberflächen	Alveolarepithel der Lunge, Endothel der Blut- und Lymphgefäße, Auskleidung von Brust- und Bauchfell, Herzbeutel und Gelenkhöhlen
Kubisches Epithel 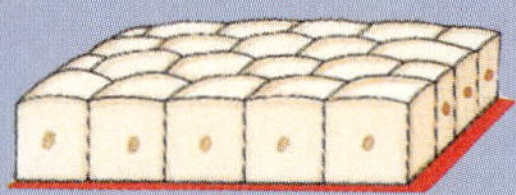	– würfelartige Zellen	Drüsenausführungsgänge, Harnkanälchen der Niere
Einschichtiges Zylinderepithel (rechts mit Mikrovilli) 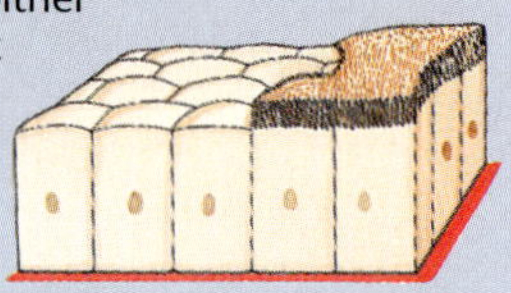	– dient der Resorption oder Sekretion – Feine Vorstülpungen (Mikrovilli) sorgen bei den Darmepithelzellen für eine Oberflächenvergrößerung und erleichtern damit die Stoffaufnahme (Resorption).	mit Mikrovilli: Darm, Gallenblase ohne Mikrovilli, jedoch mit Flimmerhaaren: Atemwege
Mehrreihiges Zylinderepithel (rechts mit Flimmerhaaren) 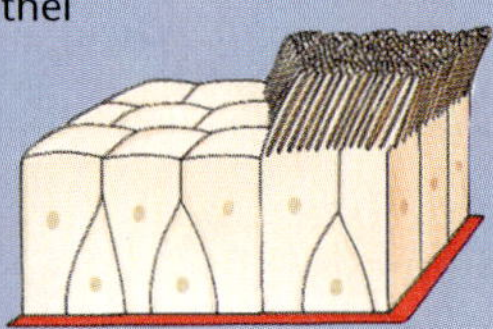	– Alle Zellen sitzen auf einer gemeinsamen Basalmembran, aber nicht jede Zelle erreicht die Oberfläche. Die untere Zellreihe bildet die Ersatzzellen (Regeneration). – Flimmerhaare sind zu aktiver Bewegung fähig und können einen Flüssigkeitsstrom erzeugen.	z. B. Flimmerepithel der Atemwege (Der Flimmerstrom transportiert Staubpartikel der Einatemluft nach außen.)
Übergangsepithel 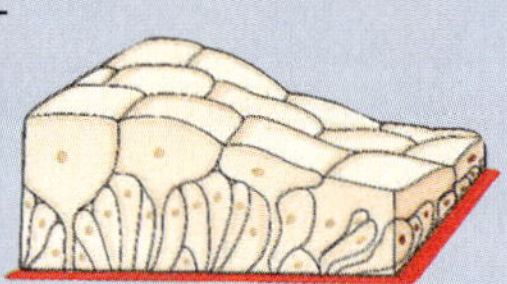	– Es kann stark gedehnt werden und sich so dem wechselnden Füllungszustand, z. B der Harnblase, anpassen.	Harnblase, Harnleiter
Verhorntes, mehrschichtiges Plattenepithel 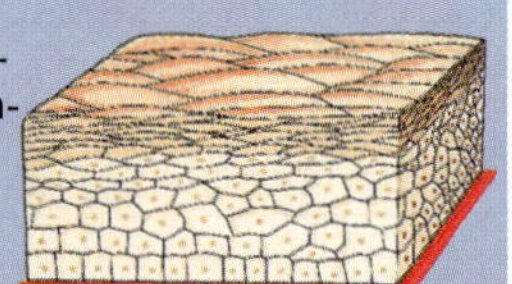	– Die unteren Zellen dienen der ständigen Erneuerung. Die neu gebildeten Zellen wandern zur Oberfläche, verlieren dabei ihren Kern und werden schließlich als Hornschuppen abgestoßen.	äußere Haut
Unverhorntes, mehrschichtiges Plattenepithel 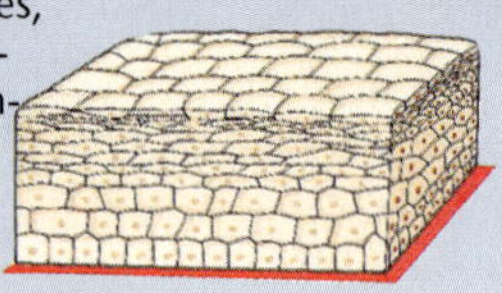	– Die Zellkerne sind im Gegensatz zum verhornten Plattenepithel bis in die obersten Schichten erhalten, d. h., auch die Zellen an der Oberfläche sind vital.	Schleimhäute der Mundhöhle, Speiseröhre, Scheide u. a.

Abb. 3.14 *Epithelarten*

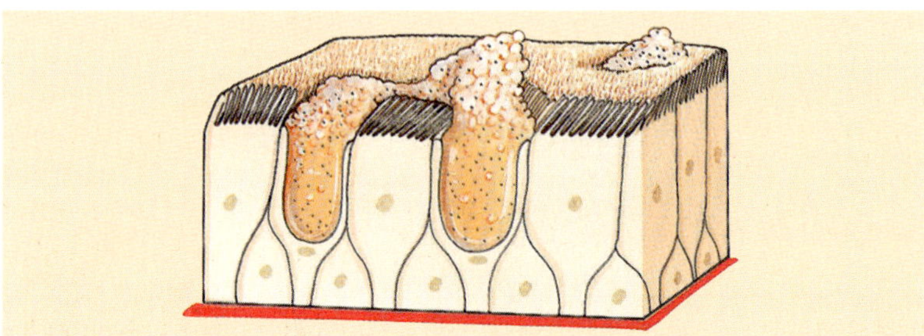

Abb. 3.15
Schleim bildende Becherzellen

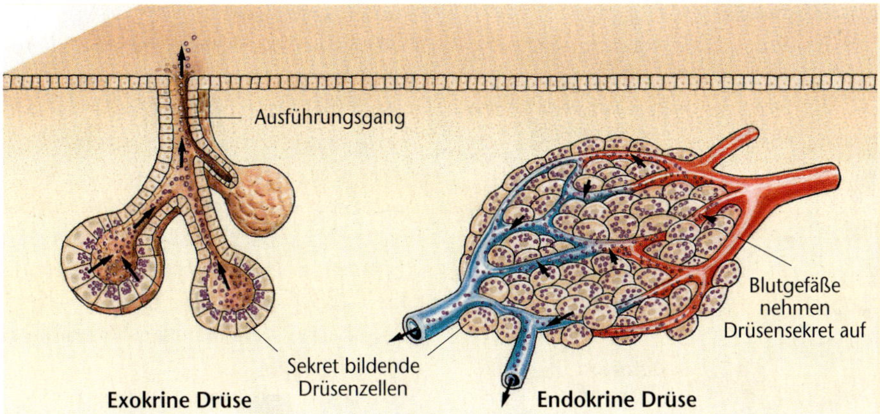

Abb. 3.16
Exokrine und endokrine Drüse im Vergleich

Exokrine Drüsen haben einen Ausführungsgang, über den ihr Sekret auf innere oder äußere Körperoberflächen gelangt.
Beispiele hierfür sind die Schweiß-, Duft- und Talgdrüsen der äußeren Haut, die Tränendrüsen und die Drüsen des Magen-Darm-Traktes, Atemtraktes und Genitaltraktes.

Endokrine Drüsen haben keinen Ausführungsgang. Ihre Produkte (Hormone) gelangen über den Blutkreislauf in den ganzen Körper. Wichtige endokrine Drüsen sind die Hirnanhangsdrüse (Hypophyse), die Schilddrüse, der Inselzellapparat der Bauchspeicheldrüse (wichtig für den Blutzuckerspiegel), die Nebennieren und die Keimdrüsen. Alle endokrinen Drüsen zusammen bilden das **Hormonsystem**, das auch als **endokrines System** bezeichnet wird.

3.4.2 Binde- und Stützgewebe

Unter dem Begriff Binde- und Stützgewebe fasst man drei Gewebearten zusammen.

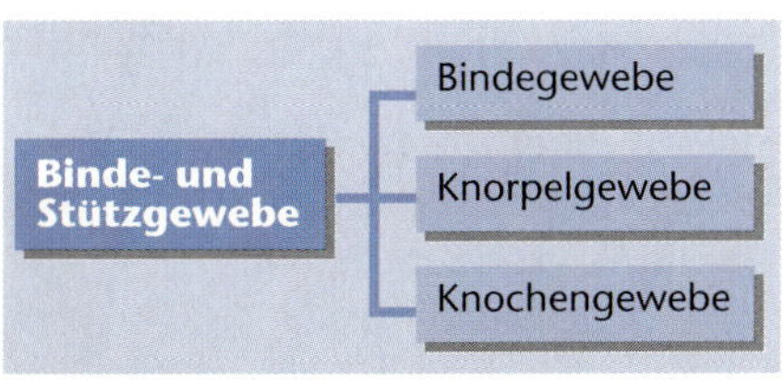

Aufgaben. Das Binde- und Stützgewebe erfüllt vielfältige Aufgaben.

Mechanische Aufgaben: Es dient als Organkapsel und Bindegewebegerüst in den Organen, als Verbindungselement (Sehnen) zwischen Muskeln und Knochen und als Stützgewebe in Form von Knorpel, Knochen und Zahnbein.

Wasserspeicherung: In den Spalträumen des lockeren Bindegewebes sind große Mengen Wasser gespeichert. Somit wird der Wasserhaushalt in starkem Maße durch das lockere Bindegewebe beeinflusst.

Fettspeicherung: Im Fettgewebe erfolgt die Speicherung von energiereichen Einlagerungen.

Körpereigene Abwehr: Das Bindegewebe dient der körpereigenen Abwehr und erfüllt wichtige Aufgaben bei der Wundheilung (z. B. Narbenbildung).

Aufbau. Binde- und Stützgewebe weisen im Aufbau eine Besonderheit auf. Zwischen den Zellen befindet sich eine ausgedehnte **Zwischenzellsubstanz** (Interzellularsubstanz), die aus Fasern und einer Grundsubstanz (Kittsubstanz) besteht.
Die Fasern können netzartig verflochten sein, um z. B. eine Basalmembran für Epithelgewebe zu bilden, oder sie können zu reißfesten Strängen gebündelt sein, wie etwa bei Sehnen.
Neben den ortsständigen, also nicht beweglichen Zellen gibt es beim Bindegewebe auch frei bewegliche Zellen, die zu den Blut- bzw. Abwehrzellen gehören.

Bindegewebe

Das Bindegewebe verbindet und umhüllt Gewebe und Organe im Körper. Die Bindegewebszellen werden **Fibrozyten** genannt.

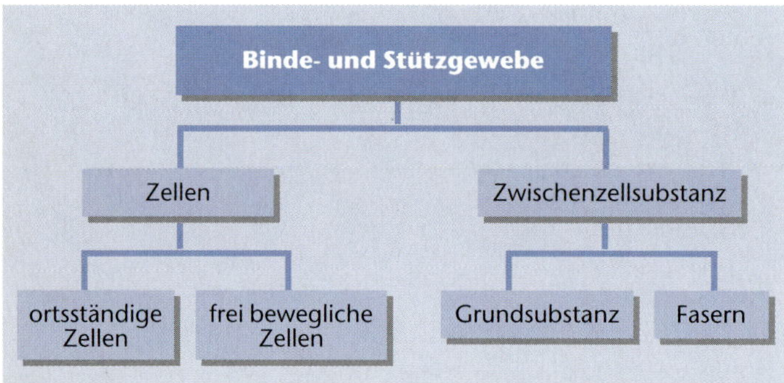

Abb. 3.17 Retikuläres Bindegewebe: Deutlich ist das Raumgitter zu erkennen.

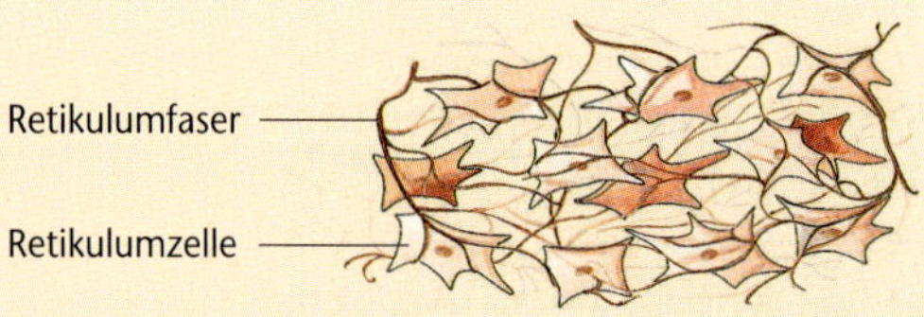

Abb. 3.18 Fettgewebe

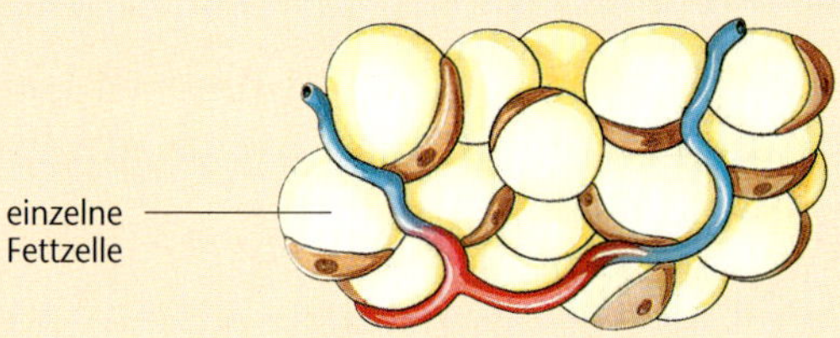

Abb. 3.19 Ausschnitt aus einer Sehne: Die Bindegewebszellen liegen zwischen den Fasern

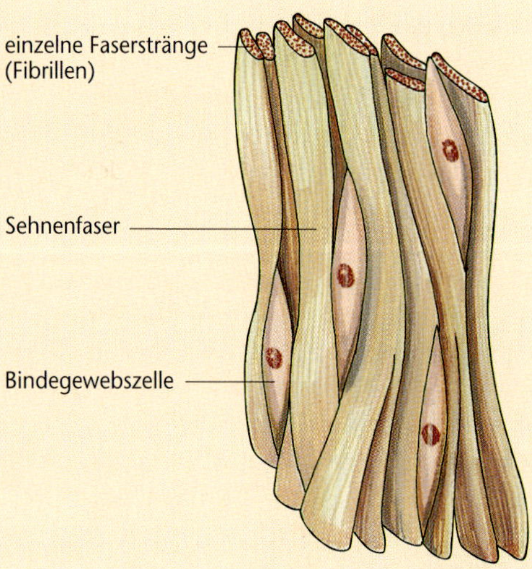

Man unterscheidet:

Embryonales Bindegewebe (Mesenchym). Grundgewebe, aus dem die unterschiedlichen Zellen der Binde- und Stützgewebe sowie die Blutzellen hervorgehen.

Lockeres Bindegewebe. Im Körper weit verbreitetes Gewebe, das als lockere, faserige **Füllsubstanz** die Organe miteinander verbindet und eine Verschiebbarkeit der einzelnen Bestandteile ermöglicht.

Straffes Bindegewebe. Durch einen hohen Faseranteil besonders zugfestes Gewebe. Man findet es daher in **Sehnen, Bändern, Organkapseln und Muskelscheiden (Muskelfaszien)**.

Retikuläres Bindegewebe (reticulum lat. – Netz). Dieses netzartig verknüpfte Gewebe dient der körpereigenen Abwehr und Blutbildung. Es enthält Zellen, die zur **Phagozytose** (siehe Abb. 3.11) fähig sind und so Fremdkörper und Mikroorganismen beseitigen. Diese frei beweglichen Zellen können sich im Gewebe fortbewegen und in den Blut- und Lymphstrom einwandern.

Das retikuläre Bindegewebe bildet das Grundgerüst unter anderem von Milz, Lymphknoten, Tonsillen und Knochenmark (siehe Kap. 3.7.3).

Fettgewebe. Diese Sonderform des retikulären Bindegewebes mit hohem Fettgehalt dient in Form von **Speicherfett** als Energievorrat und in Form von **Baufett** als druckelastisches Polster (z. B. schützende Fettkapsel der Nieren, Druckpolster der Fußsohlen). Durch die isolierende Wirkung bietet Fettgewebe einen guten **Wärmeschutz**.

Knorpelgewebe

Knorpelgewebe ist druck- und biegungselastisch. Daher findet man es an Stellen hoher mechanischer Beanspruchung. Die Knorpelzellen werden als **Chondrozyten** bezeichnet.

Nach der Gestaltung der Zwischenzellsubstanz lassen sich hyaliner Knorpel, elastischer Knorpel und Faserknorpel unterscheiden.

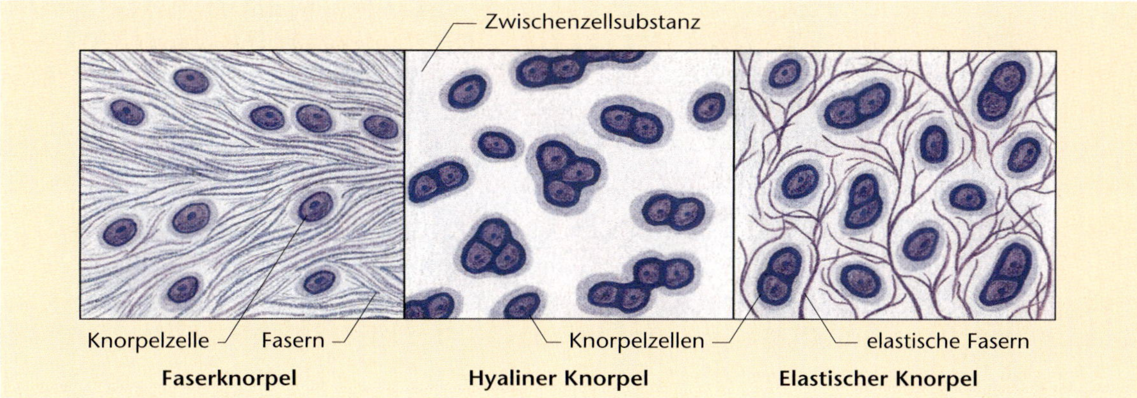

Abb. 3.20 Knorpelgewebe

Hyaliner Knorpel. Die Fasern des hyalinen Knorpels sind so in die Grundsubstanz eingelagert, dass ein glasartiges Aussehen entsteht (hyalos gr. – Glas).
Hyaliner Knorpel kommt häufig vor. Er sorgt im Gelenkbereich für ein fast reibungsloses Gleiten der Knochenenden, ermöglicht im Rippenbereich die zum Atmen erforderliche Beweglichkeit des Brustkorbs und gibt Nase sowie Luftröhre die notwendige Form für einen ungehinderten Luftstrom bei der Atmung.
Elastischer Knorpel. Hier sind zahlreiche elastische Fasern enthalten, sodass dieser Knorpel besonders biegsam ist. Man findet ihn in der Ohrmuschel und im Kehldeckel.
Faserknorpel. Er enthält weniger Zellen als die beiden anderen Knorpelarten, dafür aber zahlreiche Faserbündel. Dadurch ist dieser Knorpel besonders druckbeständig. Er befindet sich z. B. in den besonders druckbelasteten Zwischenwirbelscheiben der Wirbelsäule und in den Knorpeln (Menisken) des Kniegelenks.

Knochengewebe

Knochengewebe besteht aus organischen Anteilen (Zellen und Fasern), in die anorganische Bestandteile (vor allem Kalzium und Phosphat) eingelagert sind. Dadurch weisen die Knochen eine große Festigkeit gegenüber Druck, Zug, Biegung und Verdrehung auf.
Knochengewebe befindet sich in einem ständigen Auf-, Ab- und Umbau. Knochen bildende Zellen, die **Osteoblasten** (blastein gr. – hervorbringen), produzieren die Knochengrundsubstanz. In fertig ausgebildeter Knochengrundsubstanz entwickeln sich die Osteoblasten zu nicht mehr teilungsfähigen Knochenzellen, den **Osteozyten**. Zum Umbau des Knochens sind zusätzlich Knochen abbauende Zellen erforderlich, die **Osteoklasten**.

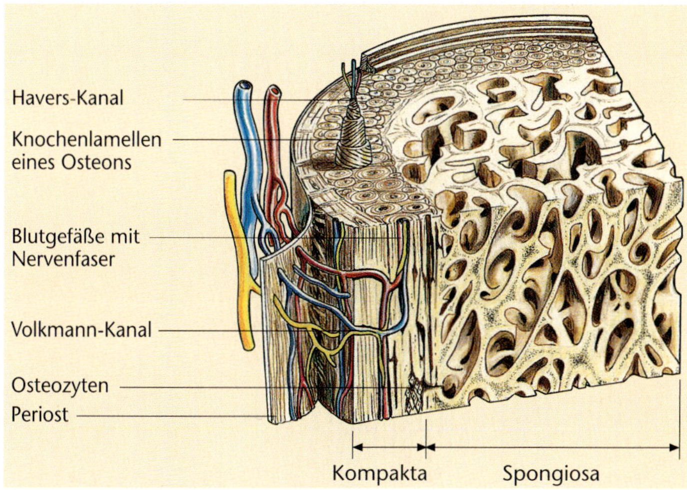

Abb. 3.21 Osteon (Havers-System)

Aufbau. Knochengewebe des erwachsenen Menschen zeigt im Mikroskop ein geordnetes, lamellenartiges Strukturbild und wird deshalb als **Lamellenknochen** bezeichnet.
Der Lamellenknochen besitzt als kleinste Baueinheit das **Osteon** (osteon gr. – Knochen).

Abb. 3.22
Aufbau eines Röhrenknochens

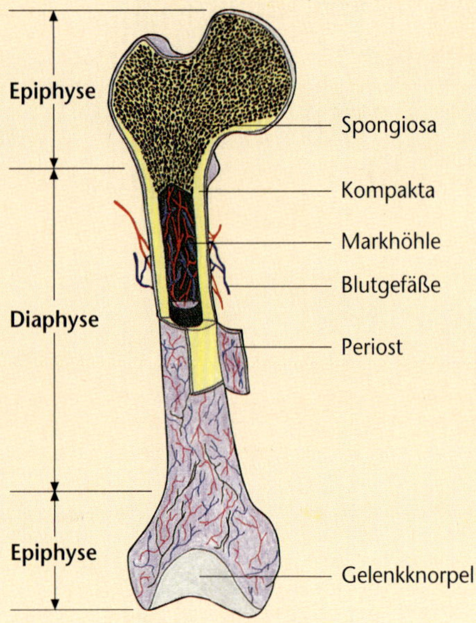

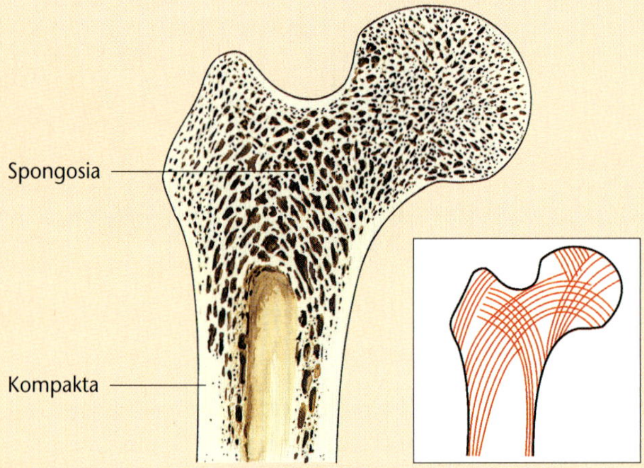

Abb. 3.23 *Struktur der Spongiosa im Oberschenkelknochen*

> in **Osteon** oder **Havers-System** besteht aus einem zentralen kleinen Blutgefäß (Havers-Gefäß) und kreisförmig geschichteten Knochenlamellen.

Die so genannten **Volkmann-Kanäle** verbinden die Gefäßkanäle der Osteonen miteinander. Insgesamt ist der Lamellenknochen aus einer Vielzahl von Osteonen aufgebaut.

An den langen **Röhrenknochen** der Gliedmaßen unterscheidet man den Schaft **(Diaphyse)** und die Gelenkenden **(Epiphysen)**. Die im Wachstumsalter zwischen Epiphyse und Diaphyse gelegene Längenwachstumszone heißt **Metaphyse**.

Die Oberfläche des Knochens ist von einem umhüllenden, derben Bindegewebe bedeckt, dem **Periost** (peri gr. – um, herum, os lat. – Knochen). Vom Periost erfolgt die Neubildung von Knochensubstanz und die Ernährung des Knochens. Zusätzlich enden im Periost Schmerzfasern.

Die Wand des Knochens besteht im Schaftbereich aus einer dichten Knochenmasse, die als **Kompakta** oder **Kortikalis** bezeichnet wird (cortex lat. – Rinde). Im Innern des Knochens ist die **Markhöhle**. Sie enthält das Knochenmark.

An den Gelenkenden ist das Innere des Knochens mit einem feinen Gitterwerk von Knochenbälkchen ausgefüllt, das im Aussehen einem Schwamm ähnelt und deshalb als **Spongiosa** bezeichnet wird (spoggia gr. – Schwamm). Die einzelnen, fachwerkähnlich zusammengesetzten Spongiosabälkchen fangen die auf ein Gelenk wirkenden Druck- und Zugkräfte auf und leiten sie auf die feste Wand der Kompakta ab. Durch diese Konstruktion erhält der Knochen bei geringem Gewicht ein Höchstmaß an mechanischer Festigkeit.

3.4.3 Muskelgewebe

Muskeln (musculus lat. – kleine Maus) bestehen aus einzelnen Muskelzellen, die sich zusammenziehen (kontrahieren) können. Dadurch werden Bewegungen z. B. des Skeletts und der Eingeweide möglich. Nach feingeweblichem Aufbau und Funktion unterscheidet man quer gestreifte Muskulatur, glatte Muskulatur und Herzmuskulatur.

Quer gestreifte Muskulatur. Sie bildet den aktiven Teil des Bewegungsapparats und wird auch als **Skelettmuskulatur** bezeichnet.

Die kleinste Baueinheit der quer gestreiften Muskulatur ist die **Muskelfaser**. Dies ist eine vielkernige Zelle. Die Kerne liegen am Rand, den Zellleib füllen Myofibrillen aus. Die Myofibrillen führen die **Kontraktion** (contrahere lat. – zusammenziehen) durch, indem ihre Eiweißmoleküle **Aktin** und **Myosin** ineinander gleiten. Durch die parallele Anordnung der Eiweißmoleküle entsteht die charakteristische, im Mikroskop erkennbare Querstreifung.

Die Muskelfasern werden durch Bindegewebe zu Bündeln zusammengefasst. Mehrere **Muskelfaserbündel** bilden einen Muskel. Außen ist der Muskel von einer Bindegewebshülle umgeben, der **Muskelfaszie**.

Die quer gestreifte Muskulatur arbeitet rasch und ist sehr leistungsfähig. Sie ist dem Willen unterworfen und wird deshalb auch als willkürliche Muskulatur bezeichnet.

Glatte Muskulatur. Bei glatter Muskulatur ist keine Querstreifung sichtbar. Sie befindet sich überall dort, wo es nicht auf eine schnelle Kontraktion, sondern auf eine lang andauernde Muskelarbeit ankommt. So kommen glatte Muskeln unter anderem im Verdauungstrakt, in den Harn ableitenden Wegen, den Blutgefäßen, den tiefen Atemwegen sowie an Haaren und Drüsen vor.

Die Bewegungen des glatten Muskelgewebes unterliegen nicht dem Willen, sondern unterstehen dem unwillkürlichen vegetativen Nervensystem.

Herzmuskulatur. Diese Muskulatur nimmt eine Sonderstellung ein. Sie ist quer gestreift, unterliegt aber nicht dem Willen. Die Zellen sind zu einem Netzwerk verbunden, wobei die Zellkerne jeweils in der Zellmitte liegen.

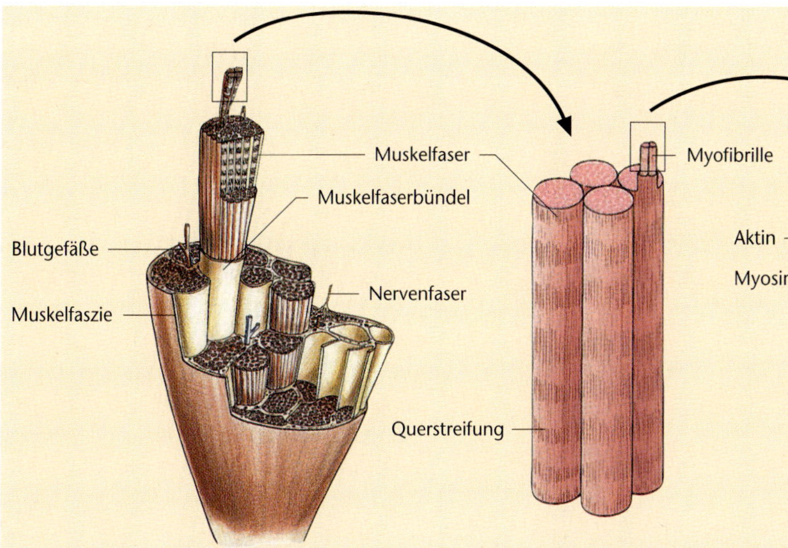

Abb. 3.24 *Aufbau eines Muskels*

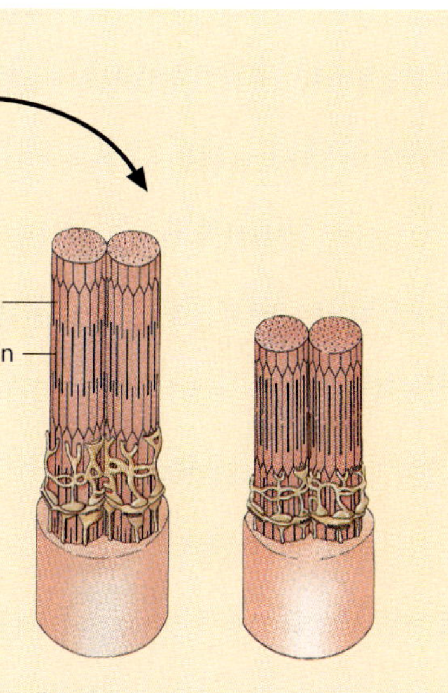

Abb. 3.25 *Zwei Myofibrillen links gedehnt, rechts kontrahiert*

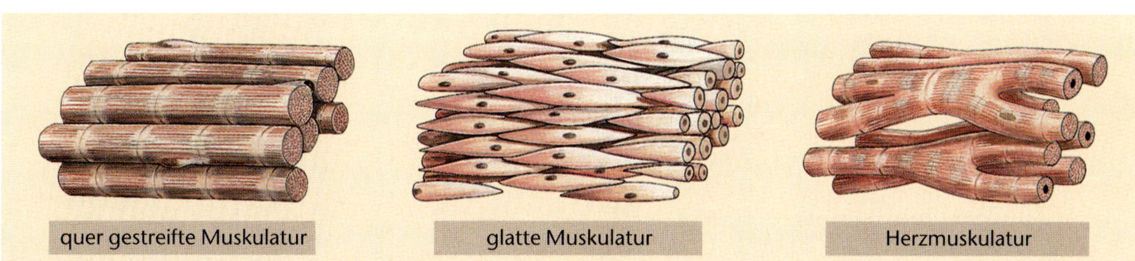

Abb. 3.26 *Muskelgewebearten*

3.4.4 Nervengewebe

Das Nervengewebe dient der Nachrichtenübermittlung im Körper. Es ist zur Reizaufnahme und anschließenden Weiterleitung und Verarbeitung befähigt.

Es besteht aus Nervenzellen **(Neurozyten)** sowie Stütz- und Hüllzellen, den so genannten **Neurogliazellen** (neuron gr. – Nerv; glia gr. – Leim). Nervenzellen können Erregungen mit ihren Fortsätzen über eine weite Strecke leiten. Die Erregungsaufnahme erfolgt entweder durch einen oder mehrere **Dendriten**.

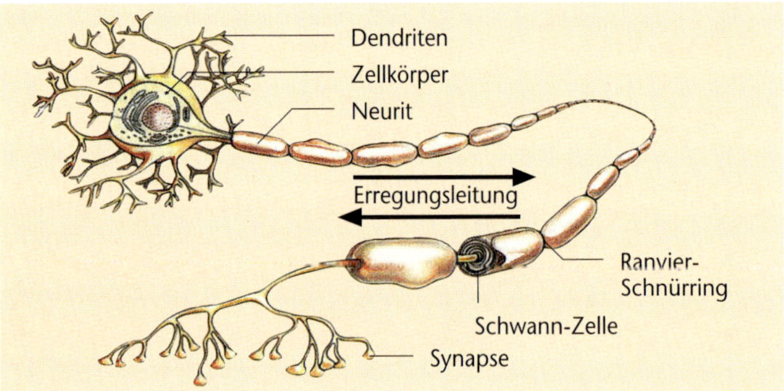

Abb. 3.27 *Aufbau einer Nervenzelle (Neuron)*

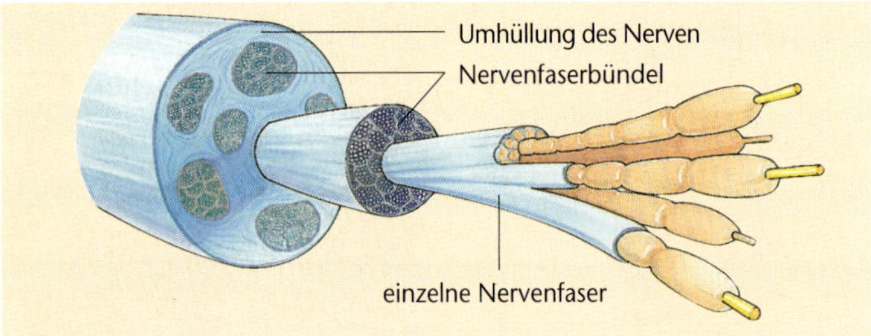

Abb. 3.28 *Räumliches Schnittbild eines Nerven*

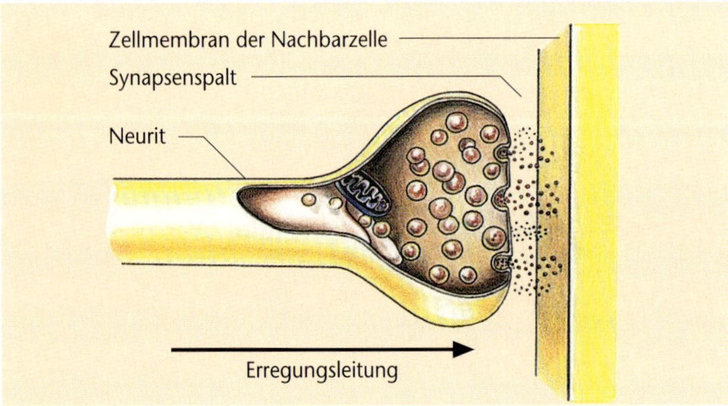

Abb. 3.29 *Schema einer Synapse*

Der bildliche Name Dendrit (dendron gr. – Baum) ist eine plastische Bezeichnung dieser manchmal baumartig verzweigten, kurzen Fortsätze.

Die Erregungsweiterleitung erfolgt im **Neuriten**, der aufgrund seines geradlinigen Aussehens auch als **Axon** bezeichnet wird (axon gr. – Achse). Jede Zelle hat stets nur einen Neuriten. Die Neuriten werden von Hüllzellen umgeben, den so genannten **Schwann-Zellen**. Zwischen den Schwann-Zellen bestehen Einschnürungen, die als **Ranvier-Schnürringe** bezeichnet werden.

Eine Nervenzelle stellt mit ihren Fortsätzen eine anatomische und funktionelle Einheit dar. Diese Einheit wird als **Neuron** bezeichnet. Nervenzellen sind nicht mehr teilungsfähig, sodass eine Vermehrung oder ein Ersatz alter Zellen nicht möglich ist.

Die Neuriten bilden zusammen mit den Hüllzellen die Nervenfasern. Mehrere Fasern werden zu Bündeln zusammengefasst, mehrere Bündel bilden einen Nerven.

Die Erregungsübertragung von einer Nervenzelle auf eine zweite erfolgt an besonders gestalteten Kontaktstellen, den **Synapsen**, durch chemische Überträgerstoffe, so genannte **Transmitter**. Eine Synapse wird vom kolbenförmigen Endstück eines Neuriten, der Zellmembran der Nachbarzelle und dem dazwischenliegenden Spalt gebildet. Die Erregungsübertragung erfolgt nur in einer Richtung vom Neuriten zur Zellmembran der Nachbarzelle.

Aufbau und Funktion des Nervengewebes		
Nervenzellen	Dendriten	– Reizaufnahme
	Zellkörper	– Stoffwechselzentrum
	Neuriten	– Erregungsweiterleitung
Stütz- und Hüllzellen		Schutz, Ernährung, Stützung und Isolierung der Nervenzellen

3.5 Halte- und Bewegungsapparat

Der Halte- und Bewegungsapparat setzt sich aus einem passiven und einem aktiven Anteil zusammen.

Der **passive Bewegungsapparat** besteht aus den Knochen des Skeletts, Knorpelanteilen und Bändern. Die Knochen und Knorpel geben dem Körper seine Form und bilden den Rahmen für die Körperhöhlen, in denen die Eingeweide liegen. Gelenke verbinden die Knochen miteinander.

Der **aktive Bewegungsapparat** umfasst die gesamte Skelettmuskulatur, die durch Kontraktion die einzelnen Skelettanteile in den Gelenken bewegen kann.

Die Ernährung des Halte- und Bewegungsapparats geschieht durch den Blutkreislauf, während das Nervensystem für die Auslösung und Abstimmung der Muskeltätigkeiten sorgt.

3.5.1 Passiver Bewegungsapparat

Skelett

Das Skelett ist in folgende Abschnitte gegliedert:

- Schädel
- Rumpfskelett mit Wirbelsäule, Rippen und Brustbein
- obere Gliedmaßen mit dem Schultergürtel
- untere Gliedmaßen mit dem Beckengürtel

Im **Schädel** liegen Gehirn, Sinnesorgane und Anfangsteile des Atem- und Speisewegs.

Man unterscheidet:
- den **Hirnschädel**, der das Gehirn schützt
- den **Gesichtsschädel**, der die knöchernen Umrahmungen für Augen-, Mund- und Nasenhöhle bildet.

Der **Rumpf** hat mit der **Wirbelsäule** eine stützende, verbindende und gleichzeitig bewegliche Achse, an der die Rippen sowie der Schulter- und Beckengürtel befestigt sind. Auf der Wirbelsäule ruht der Kopf, der durch die besondere Gestaltung der oberen beiden Wirbel (**Atlas** und **Axis**) eine große Beweglichkeit gegenüber dem Rumpf hat. Im Innern der Wirbelsäule liegt das empfindliche **Rückenmark** gut geschützt.

Im Brustbereich bilden die gelenkig mit den Wirbeln verbundenen Rippen zusammen mit dem Brustbein den **Brustkorb (Thorax)**.

Die **Gliedmaßen (Extremitäten)** sind über den Schulter- bzw. Beckengürtel mit dem Rumpf verbunden.

Die **oberen Gliedmaßen** dienen vor allem als Tast- und Greifwerkzeuge. Der gut bewegliche Schultergürtel ermöglicht dabei einen großen Bewegungsspielraum.

Die **unteren Gliedmaßen** dienen der Stütze und Fortbewegung. Der starre Beckengürtel ist stabil mit der Wirbelsäule verbunden und gewährleistet dadurch eine aufrechte Haltung und einen sicheren Stand.

Gliederung der Gliedmaßen

Obere Gliedmaßen	Untere Gliedmaßen
Schultergürtel mit Schulterblatt und Schlüsselbein	**Beckengürtel** mit Kreuzbein und Hüftbein
Oberarm mit dem Oberarmknochen	**Oberschenkel** mit dem Oberschenkelknochen
Unterarm mit Elle und Speiche	**Unterschenkel** mit Schienbein und Wadenbein
Hand mit Handwurzel, Mittelhand und Fingern	**Fuß** mit Fußwurzel, Mittelfuß und Zehen

Knochenverbindungen

Knochen können durch Bindegewebe, Knorpelgewebe oder Knochengewebe miteinander verbunden sein. Weisen die Knochenverbindungen einen mit **Gelenkschmiere (Synovia)** gefüllten Spalt auf, so spricht man von einem **Gelenk**.

Die Gelenkflächen sind zur Erhöhung der Gleitfähigkeit mit Knorpel überzogen und bilden oft einen **Gelenkkopf**, der in einer **Gelenkpfanne** eingebettet ist.

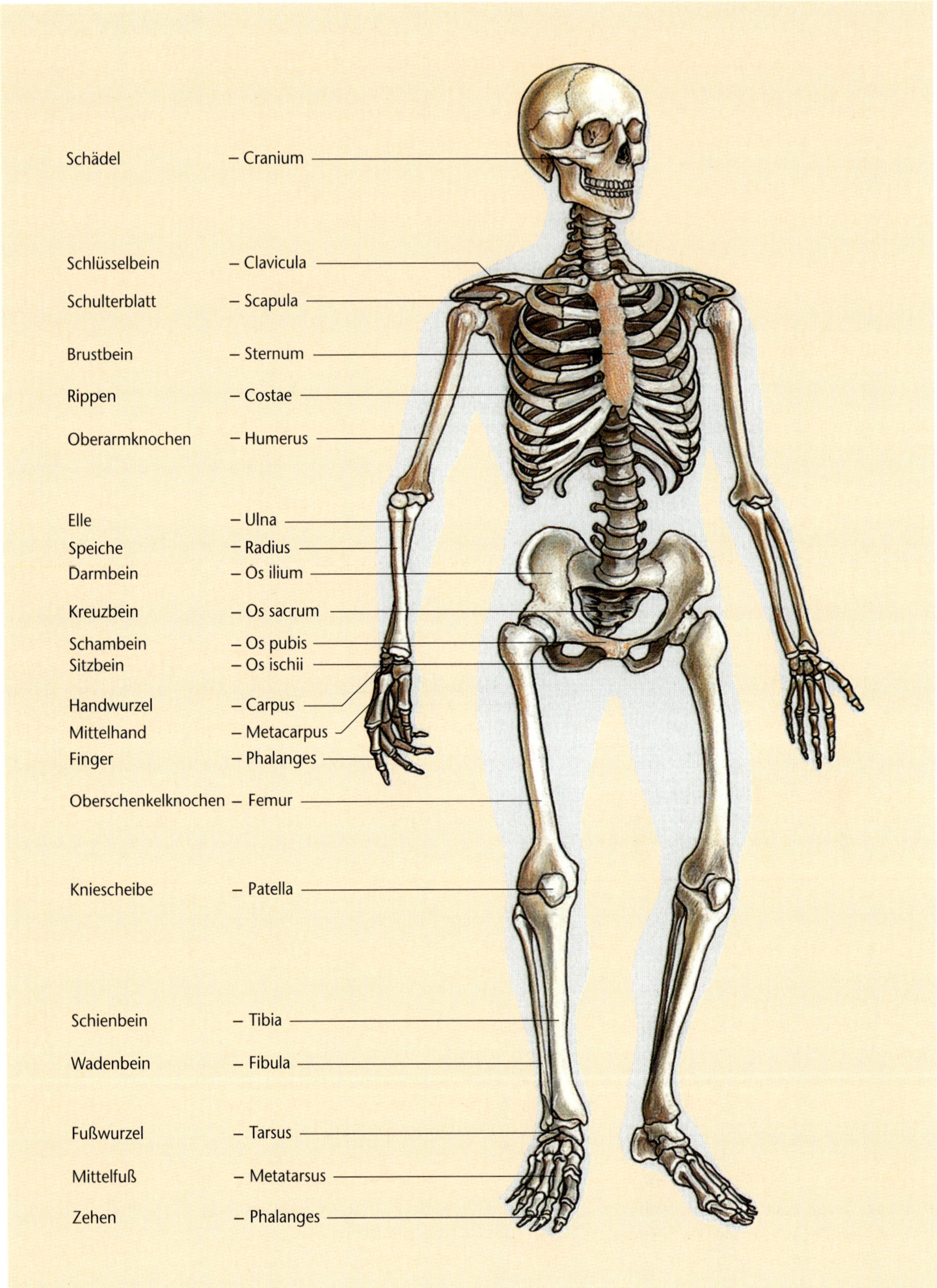

Abb. 3.30 *Skelett des Menschen von vorne*

Knochenverbindungen

ohne Gelenkspalt

Gelenkspalt, Gelenkkapsel und Gelenkflächen fehlen. Die Knochenverbindung erfolgt direkt durch Binde-, Knorpel- oder Knochengewebe.

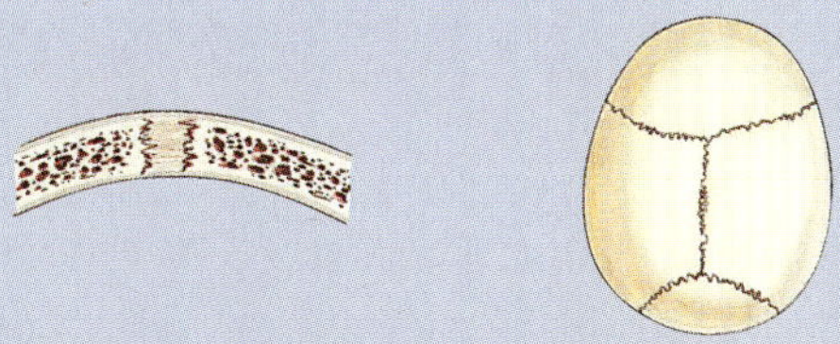

Durch **Bindegewebe** verbundene Knochenenden (z. B. Schädelnähte)

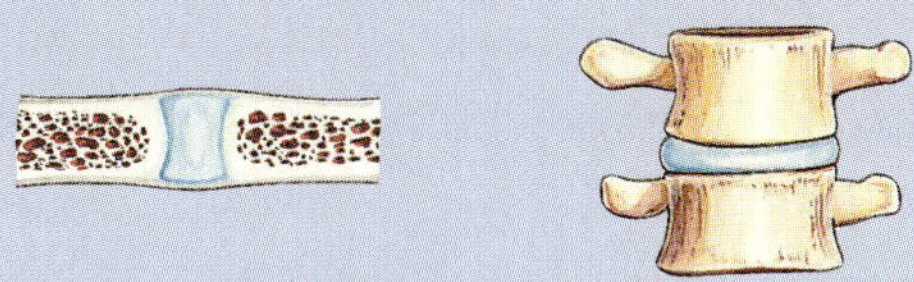

Durch **Knorpel** verbundene Knochenenden (z. B. Zwischenwirbelscheiben)

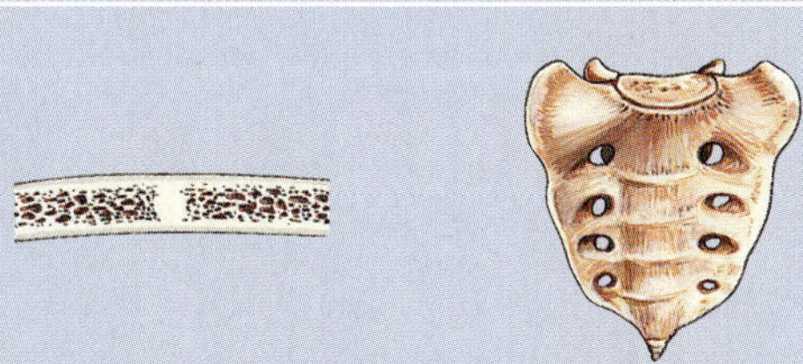

Knöcherne Verbindung ursprünglich getrennter Knochen (z. B. Kreuzbein)

mit Gelenkspalt

Gelenke zeichnen sich durch einen Gelenkspalt aus.

Ferner unterscheidet man:
- Gelenkflächen
- Gelenkschmiere (Synovia)
- Gelenkknorpel
- Gelenkkapsel
- Gelenkbänder.

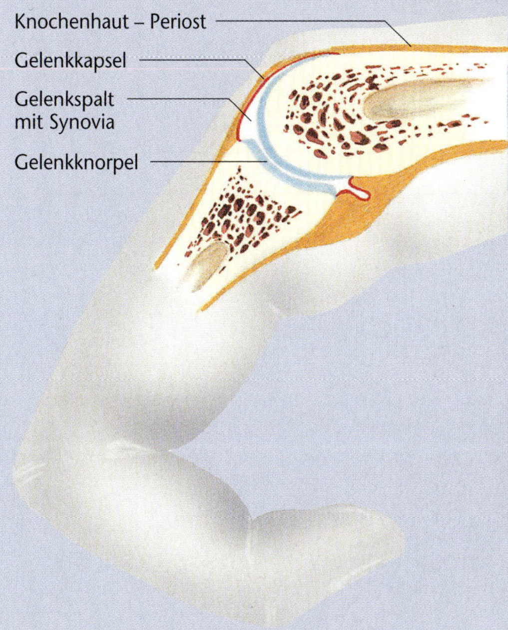

Schnitt durch ein Fingergelenk

Abb. 3.31
Knochenverbindungen mit und ohne Gelenkspalt

Die **Gelenkkapsel**, die in das Periost übergeht, verbindet die durch den **Gelenkspalt** getrennten Knochen.
Die innere Kapselschicht sondert die **Gelenkschmiere** ab, die für die Gleitfähigkeit der Gelenkflächen sorgt. Die faserige äußere Kapselschicht verleiht dem Gelenk Halt.
Gelenkbänder sind der Kapsel aufgelagert und bestimmen zusammen mit der Form der Gelenkenden (Knochenführung) und der Muskulatur (Muskelführung) die Gelenkbeweglichkeit.

In Abb. 3.32 sind die wichtigsten Gelenkformen dargestellt.

Daneben gibt es auch **Kombinationsformen** und besonders **straffe Gelenke**, die durch einen kräftigen, allseitigen Bandapparat nur noch geringe Bewegungen ermöglichen. Beispiele hierfür sind die Gelenke zwischen den Hand- und Fußwurzelknochen, Mittelhand- und Mittelfußknochen sowie die Verbindung zwischen dem Kreuz- und Hüftbein.

Einachsige Gelenke

Ein angenähert walzenförmiger Gelenkkopf gestattet ähnlich dem Scharnier einer Tür nur die Bewegung um eine Achse.

Beispiel:
Im Ellenbogengelenk zwischen Elle und Oberarmknochen

Scharniergelenk

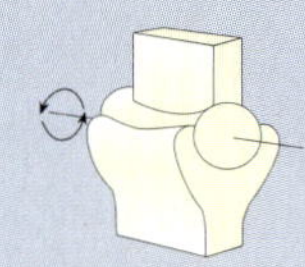

Ellenbogengelenk

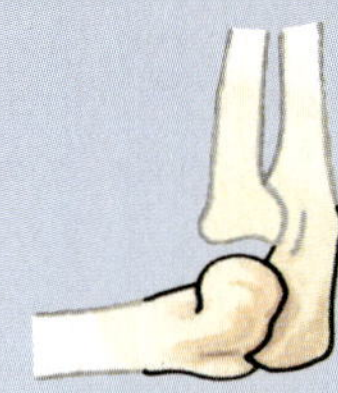

Ein angenähert walzenförmiger Gelenkkopf dreht sich in einem Ring. Es sind nur Bewegungen um eine Achse möglich.

Beispiel:
Gelenk zwischen Elle und Speiche
(hierdurch erfolgt die Umwendbewegung der Hand: Supination und Pronation)

Radgelenk

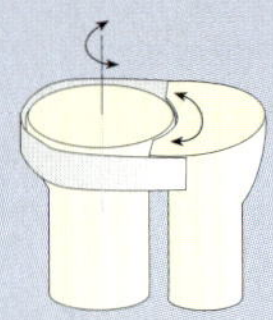

Gelenk zwischen Elle und Speiche

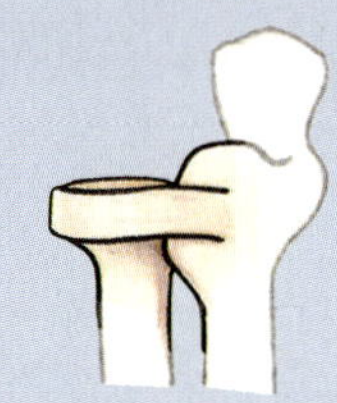

Zweiachsige Gelenke

Der Gelenkkopf hat die Form von einem Ei. Dadurch ist keine Drehbewegung (Rotation) möglich.
Es können nur Bewegungen um zwei Achsen durchgeführt werden.

Beispiel:
Handgelenk zwischen Unterarmknochen und Handwurzelknochen

Eigelenk

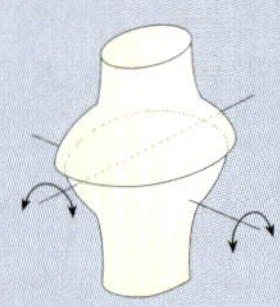

Handgelenk

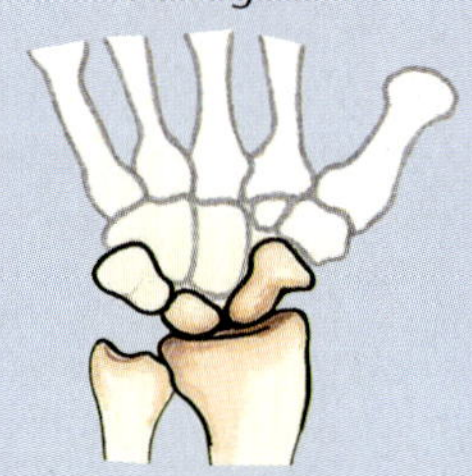

Die Gelenkflächen sind sattelförmig. Es sind Bewegungen um zwei Achsen möglich.

Beispiel:
Daumengelenk zwischen Handwurzel und Mittelhand

Sattelgelenk

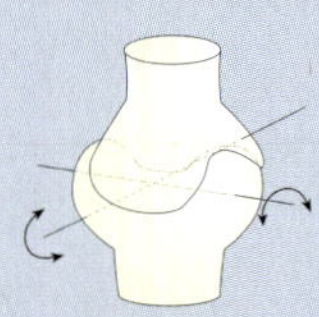

Daumengelenk

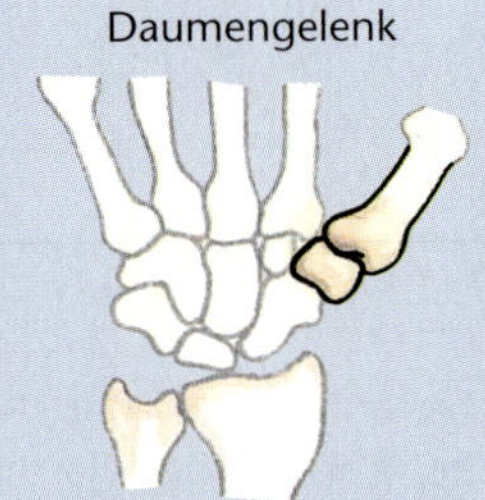

Dreiachsige Gelenke

Ein kugelförmiger Gelenkkopf gewährleistet die freie Beweglichkeit um drei Achsen.

Beispiele:
Schultergelenk, Hüftgelenk, Finger- und Zehengrundgelenke

Kugelgelenk

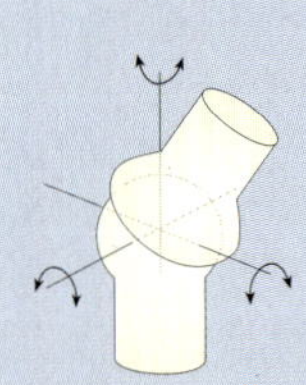

Hüftgelenk

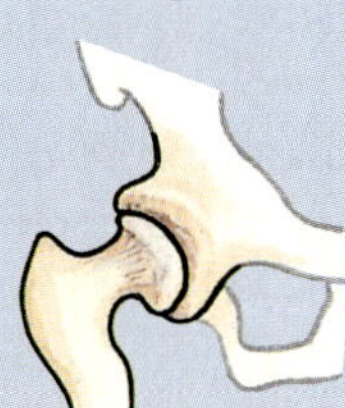

Abb. 3.32 *Gelenkformen*

3.5.2 Aktiver Bewegungsapparat

Der passive Bewegungsapparat wird durch die Skelettmuskeln in den Gelenken bewegt. Die Verbindung vom Muskel zum Knochen erfolgt häufig durch **Sehnen**, die zur Reibungsverminderung in **Sehnenscheiden** verlaufen können. An Stellen besonderer Druckbelastungen auf Sehnen oder Muskeln können zum Schutz **Schleimbeutel** angeordnet sein.

- **Sehnen**: z. B. Achillessehne (vom großen Wadenmuskel zum Fersenbein)
- **Sehnenscheiden**: z. B. im Bereich des Unterarms
- **Schleimbeutel**: z. B. im Bereich der Kniescheibe und des Ellenbogens.

Muskelarbeit

Ein Muskel vollbringt seine Arbeit, indem er sich zusammenzieht (**Kontraktion**). Dabei schwillt er an und wird gut sichtbar.

Durch Erschlaffung kehrt der Muskel in den Ursprungszustand zurück, wobei er aber keine Arbeit verrichten kann. Um die vom Muskel durchgeführte Bewegung rückgängig zu machen, muss ein entgegengesetzt wirkender Muskel arbeiten, sofern dies nicht durch die Schwerkraft geschieht (z. B. durch Fallenlassen eines hochgehobenen Armes). Entgegengesetzt wirkende Muskeln nennt man **Antagonisten (Gegenspieler)**. Typische Antagonisten sind Beuger und Strecker an den Extremitäten.

Gleichsinnig wirkende Muskeln werden als **Synergisten (Mitwirkende)** bezeichnet.

Zur Muskelarbeit ist Energie erforderlich. Der Hauptenergielieferant des Muskels ist **Glykogen** (glykys gr. – süß), das die Speicherform von **Glukose (Traubenzucker)** darstellt.

Der Muskel enthält stets einen Vorrat an Glykogen, der auf dem Blutweg mit neuer Glukose aufgefrischt werden kann. Glykogen und Glukose werden unter Sauerstoffverbrauch in der Muskelzelle abgebaut. Die dabei freigesetzte Energie nutzt die Muskelzelle zum Aufbau einer neuen energiereichen Verbindung, dem **Adenosintriphosphat (ATP)**. Erst in dieser chemischen Form kann der Muskel die gespeicherte Energie zur Verrichtung der Muskelarbeit nutzen.

Bei den chemischen Vorgängen wird Sauerstoff benötigt, der auf dem Blutweg herbeigeschafft werden muss. Bei schwerer körperlicher Arbeit kann eine ausreichende Blutversorgung des Muskels nur durch eine entsprechende Steigerung der Herztätigkeit erfolgen.

Neben Wärme, die den Körper aufheizt, entstehen bei der Muskelarbeit chemische Abbauprodukte, die vom strömenden Blut abtransportiert werden. Ist der Blutstrom dieser Aufgabe bei großer Belastung nicht mehr gewachsen, so kommt es durch Anhäufung von Stoffwechsel-Endprodukten zur Ermüdung des Muskels. Daher sind bei körperlicher Arbeit Ruhepausen notwendig, um Stoffwechsel-Endprodukte abzutransportieren und neuen Traubenzucker bereitzustellen.

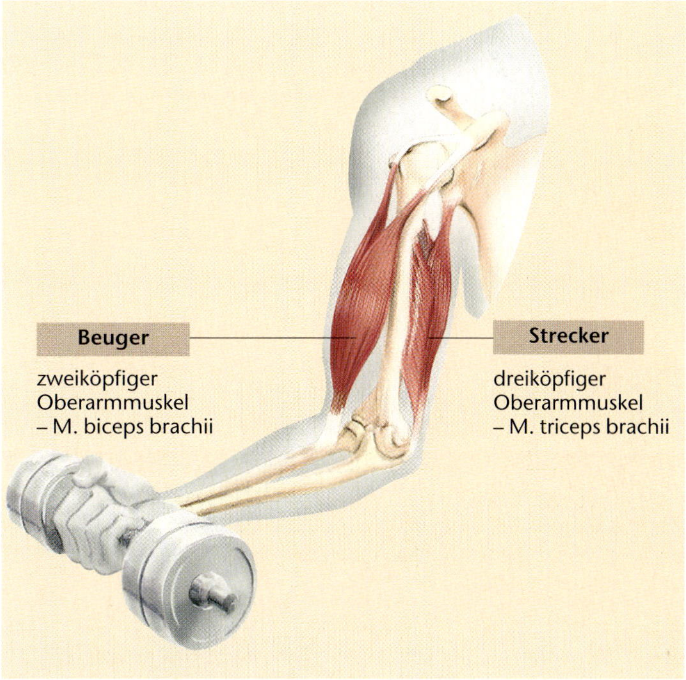

Abb. 3.33 Beuger und Strecker am Arm

3.5.3 Kopf

Hirnschädel

Der Hirnschädel umhüllt das Gehirn. Die oberen Knochen bilden das **Schädeldach**, die unteren die **Schädelbasis**. In der Schädelbasis sind drei Vertiefungen, die als vordere, mittlere und hintere Schädelgrube bezeichnet werden.
Beim Neugeborenen sind die am Schädeldach gelegenen, bindegewebigen Schädelnähte noch nicht verschlossen. Die vorhandenen Lücken, aufgrund der tastbaren Pulsationen **Fontanellen** (fons lat. – Quelle) genannt, verknöchern erst, wenn das Gehirnwachstum abgeschlossen ist.

Hirnschädelknochen		
Stirnbein	– Os frontale	(einzeln)
Scheitelbein	– Os parietale	(paarig)
Hinterhauptbein	– Os occipitale	(einzeln)
Schläfenbein	– Os temporale	(paarig)
Keilbein	– Os sphenoidale	(einzeln)

Durch das **Foramen magnum** (foramen lat. – Loch; magnus lat. – groß) im Hinterhauptbein verläuft die Nervenverbindung zwischen Gehirn und Rückenmark. Im Schläfenbein ist der Hör- und Gleichgewichtsapparat untergebracht.

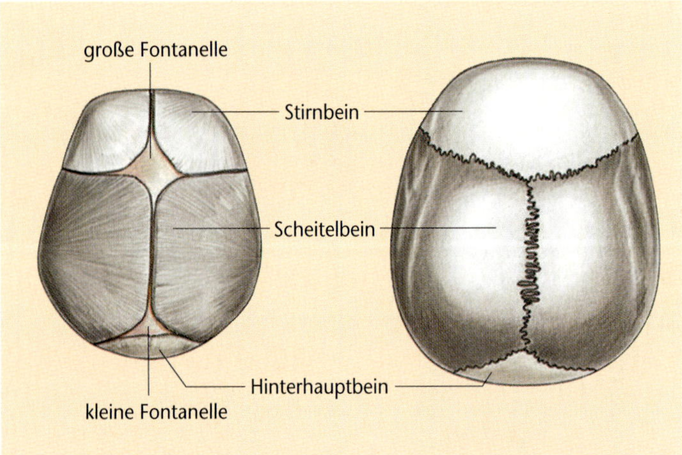

Abb. 3.34 *Aufsicht auf den Schädel eines Säuglings (links) und eines Erwachsenen (rechts). Deutlich erkennt man, dass das Stirnbein beim Säugling noch aus zwei getrennten Knochen besteht, die später zusammenwachsen.*

Das Keilbein enthält an der Oberseite eine kleine Mulde zur Aufnahme der wichtigen Hirnanhangsdrüse **(Hypophyse)**.

Gesichtsschädel

Der Gesichtsschädel besteht aus unregelmäßig geformten Knochen, die den Rahmen für Augen-, Mund- und Nasenhöhle bilden.

Gesichtsschädelknochen		
Oberkiefer	– Maxilla	(paarig)
Unterkiefer	– Mandibula	(einzeln)
Jochbein	– Os zygomaticum	(paarig)
Gaumenbein	– Os palatinum	(paarig)
Nasenbein	– Os nasale	(paarig)
Tränenbein	– Os lacrimale	(paarig)
Pflugscharbein	– Vomer	(einzeln)
Siebbein	– Os ethmoidale	(einzeln)
untere Nasenmuschel	– Concha nasalis inferior	(paarig)

Der paarige **Oberkiefer** bildet die knöcherne Begrenzung des Naseneingangs. In ihm befinden sich die beidseits neben der Nase gelegenen **Kieferhöhlen**, die zusammen mit Stirnhöhle, Keilbeinhöhle und den Siebbeinzellen ein System von Nasennebenhöhlen bilden. Diese luftgefüllten Höhlen stehen mit der Nase in Verbindung.
Im zahntragenden Fortsatz des Oberkiefers finden die Wurzeln der oberen Zähne ihren Halt. Der Oberkiefer steht als zentraler Mittelgesichtsknochen zur Seite hin mit dem **Jochbein** und nach oben hin mit dem **Stirnbein**, das zum Hirnschädel gezählt wird, in Verbindung.
Der Gaumenfortsatz des Oberkiefers formt zusammen mit dem **Gaumenbein** den harten Gaumen.
Der **Unterkiefer** bildet mit dem Oberkiefer das Gebiss. Die Beweglichkeit des Unterkiefers ist durch das **Kiefergelenk** gewährleistet, das sich aus der Gelenkgrube des Schläfenbeins und dem Gelenkfortsatz des Unterkiefers zusammensetzt.

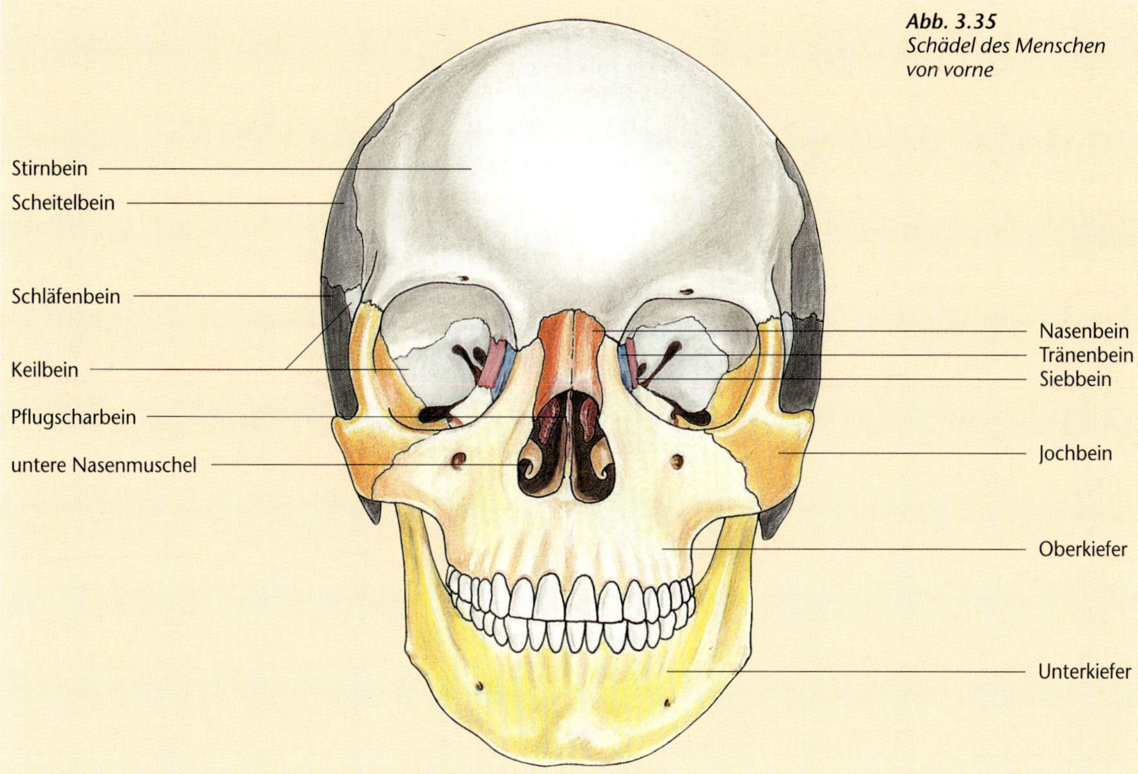

Abb. 3.35
Schädel des Menschen von vorne

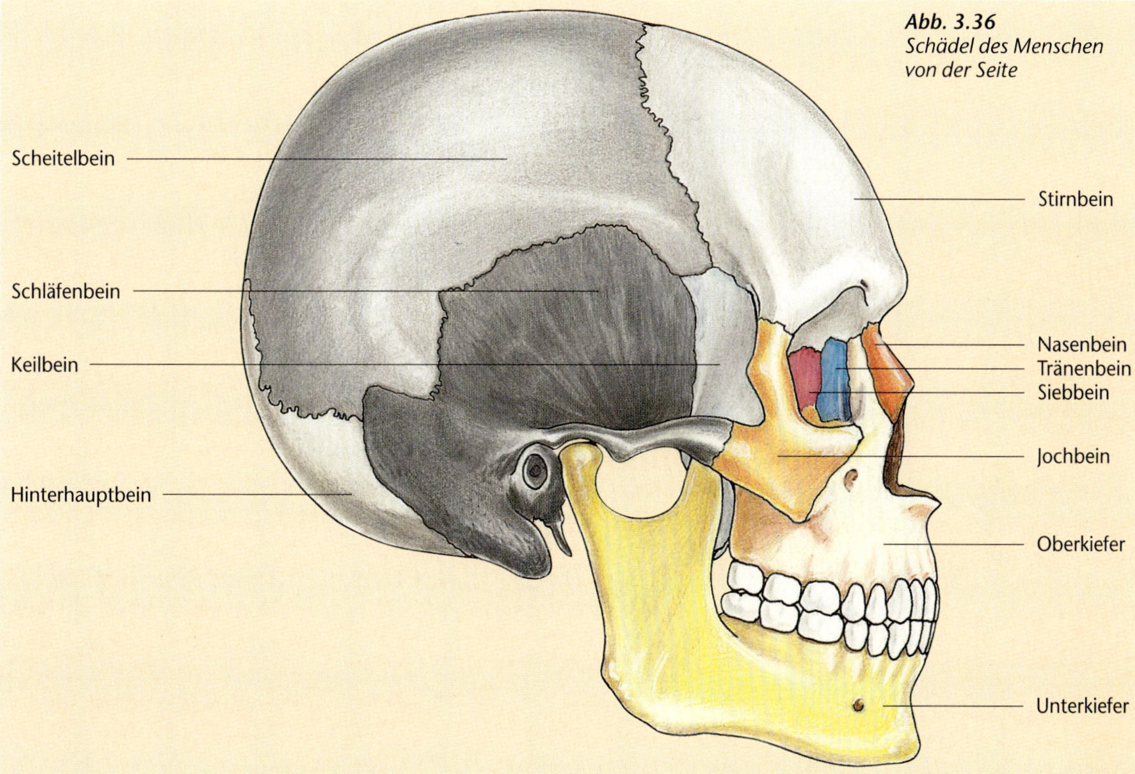

Abb. 3.36
Schädel des Menschen von der Seite

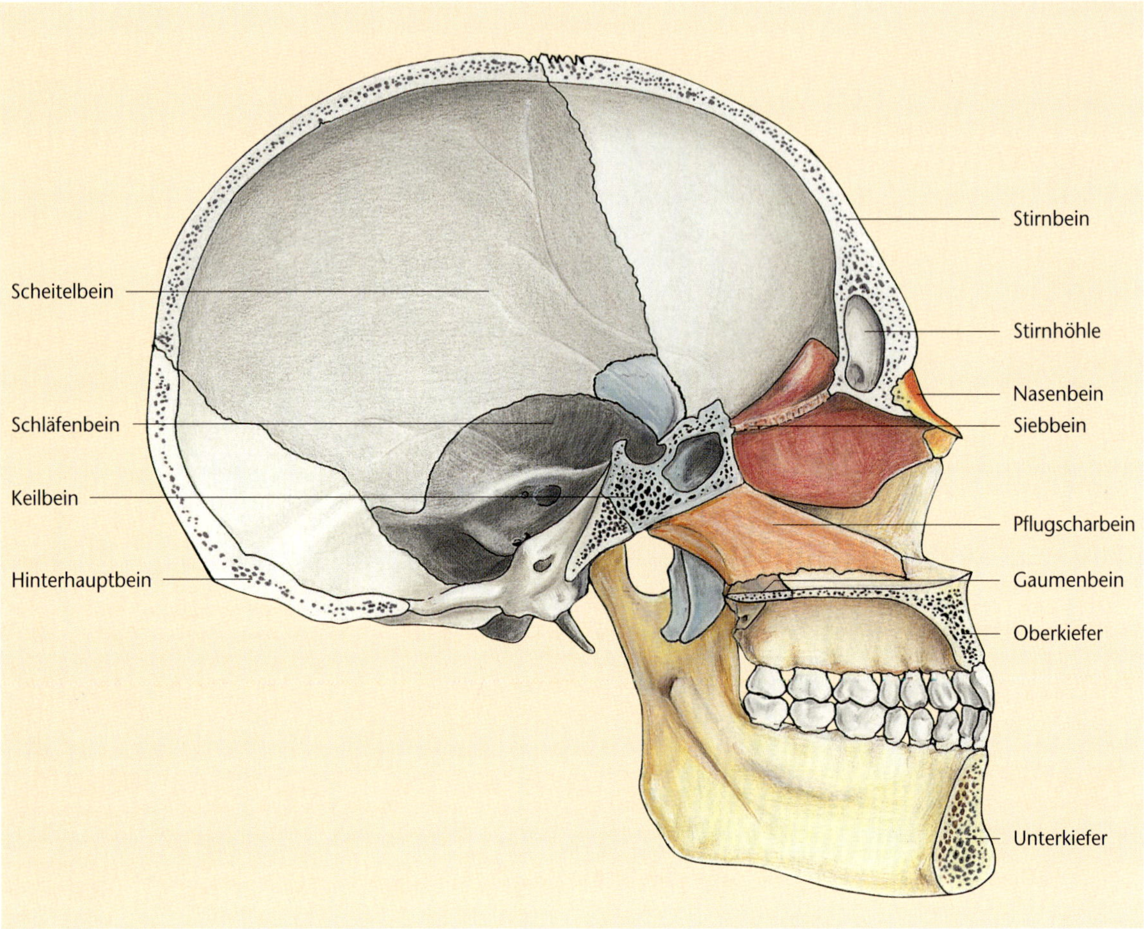

Abb. 3.37 *Schädel des Menschen im Schnitt*

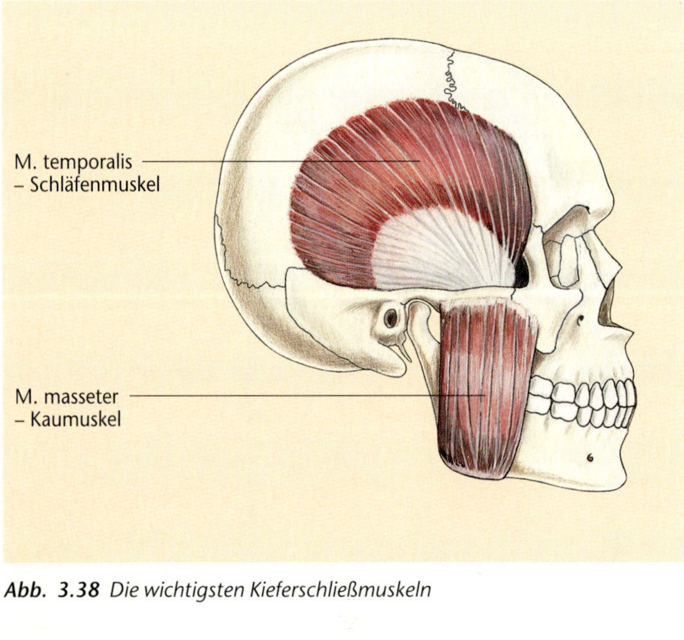

Abb. 3.38 *Die wichtigsten Kieferschließmuskeln*

Kopfmuskulatur

Im Bereich des Kopfes unterscheidet man die **Kaumuskulatur** und die **mimische Muskulatur**.

Bei der Kaumuskulatur sind die Mundschließer deutlich stärker ausgeprägt als die Mundöffner, die sich im Mundboden- und Halsbereich befinden. Die wichtigsten Mundschließer sind der **Schläfenmuskel** und der **Masseter (Kaumuskel)**.

Die mimische Muskulatur gibt dem Gesicht mit einer Vielzahl von kleinen Muskeln seine Ausdruckskraft. Das Gesicht kann somit ein Spiegelbild des seelischen Befindens werden. Um Mund und Augen ist die mimische Muskulatur ringförmig ausgebildet.

3.5.4 Rumpf

Wirbelsäule

Die Wirbelsäule ist das tragende Element im Rumpfbereich. Sie besteht aus einzelnen Wirbeln, die durch **Zwischenwirbelscheiben (Bandscheiben)** aus Faserknorpel zu einer Gliederkette verbunden sind.

Die S-Form der Wirbelsäule ist durch den aufrechten Gang bedingt. Man nennt die Krümmungen nach vorne im Hals- und Lendenbereich **Lordosen** und die Krümmung nach hinten im Brustbereich eine **Kyphose**. Durch die natürlichen Krümmungen der Wirbelsäule werden Stöße federnd abgefangen.

Die Wirbel nehmen von oben nach unten an Größe zu, da die unteren Wirbel die meiste Last zu tragen haben.

Die 7 Halswirbel sind am wenigsten belastet und deshalb besonders beweglich angeordnet.

Die beiden oberen Halswirbel **(Atlas und Axis)** unterscheiden sich im Aufbau von den übrigen Halswirbeln. Der oberste Wirbel (atlas gr. – der das Himmelsgewölbe tragende Gott) ist ein einfacher Knochenring. In diesen Ring ragt wie eine Achse ein kräftiger Zapfen des zweiten Halswirbels (axis lat. – Achse). Den 12 wenig beweglichen Brustwirbeln mit dem Brustkorb folgen 5 gut bewegliche Lendenwirbel, die eine große Beweglichkeit des Rumpfes im Hüftbereich gewährleisten.

Die 5 Kreuzbeinwirbel sind zu einem Knochen, dem **Kreuzbein (Os sacrum)**, verschmolzen.

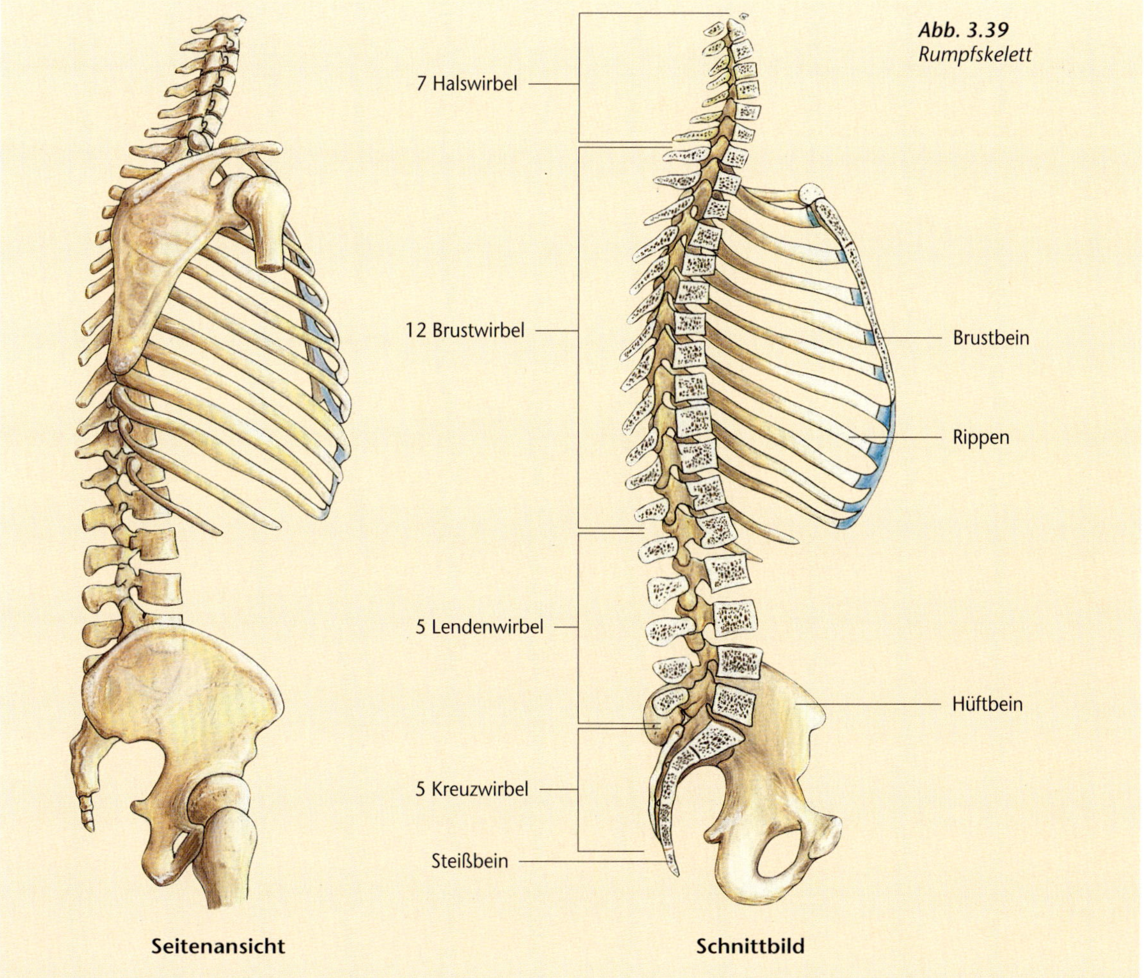

Abb. 3.39
Rumpfskelett

Das Kreuzbein ist fest in den Beckengürtel integriert. Die unten folgenden, verkümmerten Schwanzwirbel sind zum Steißbein verschmolzen.

Der einzelne Wirbel besteht im vorderen Anteil aus dem **Wirbelkörper**, der durch die beiden **Wirbelbogen** mit dem **Dornfortsatz** verbunden ist. Dadurch wird der **Wirbelkanal** mit dem Rückenmark umschlossen.

Von den Wirbelbogen gehen nach oben und unten **Gelenkfortsätze** aus, sodass benachbarte Wirbel nicht nur über die Wirbelkörper, sondern auch über die Fortsätze der Wirbelbogen gelenkig miteinander verbunden sind.

Zur Seite hin gehen so genannte **Querfortsätze** von den Wirbelbogen aus, die im Brustbereich gelenkig mit den Rippen verbunden sind.

Abb. 3.40
Brustwirbel

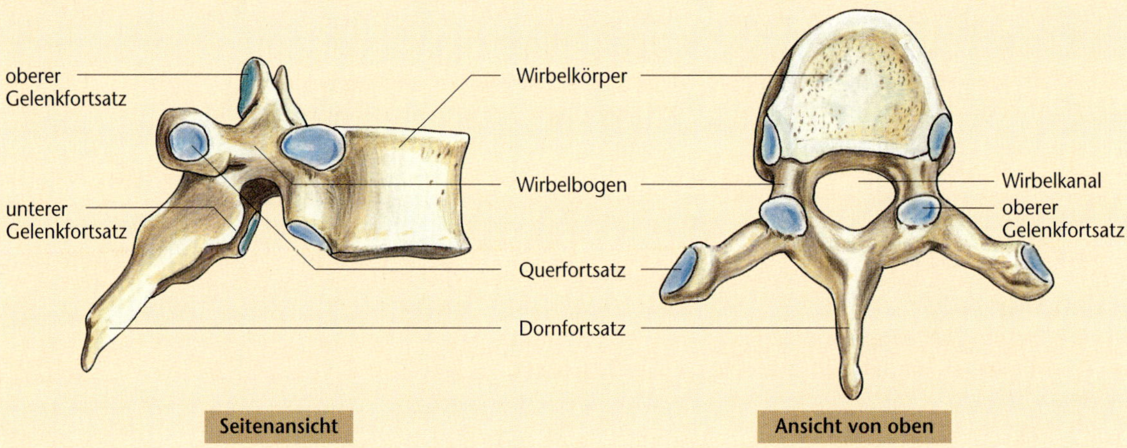

Abb. 3.41
Schnittbild der Wirbelsäule im Lendenbereich

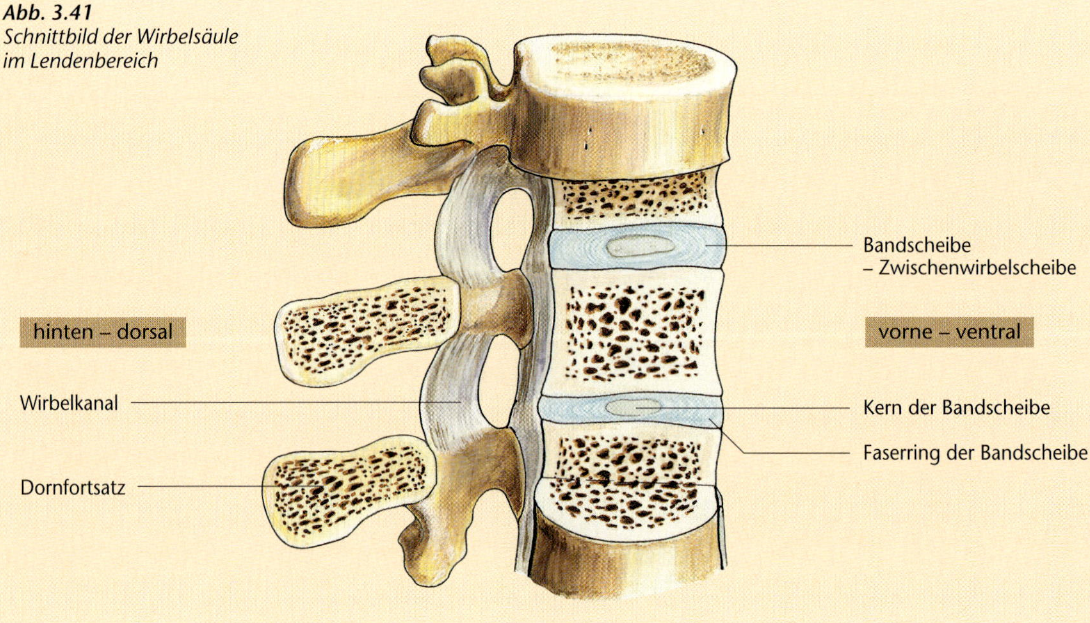

Die **Zwischenwirbelscheiben (Bandscheiben)** liegen zwischen den Wirbelkörpern. Sie geben der Wirbelsäule ihre Beweglichkeit und dämpfen dabei durch ihre Elastizität Stöße ab. Im Innern enthalten die Zwischenwirbelscheiben einen weichen **Kern (Nukleus)**, der wie ein Wasserkissen wirkt. Dieser Kern wird von einem Faserring umgeben, damit er bei Druckbelastung nicht zur Seite entweicht.

Bei einem **Bandscheibenvorfall** tritt in der Regel nicht die gesamte Bandscheibe, sondern lediglich der Kern hervor.

Durch Druck auf das Rückenmark oder einen vom Rückenmark ausgehenden Nerven kann es dabei zu Gefühlsstörungen oder Lähmungen kommen.

Brustkorb

Der Brustkorb (Thorax) besteht aus 12 Brustwirbeln, 12 mit der Wirbelsäule gelenkig verbundenen Rippenpaaren und dem Brustbein (Sternum).

Die 7 oberen (echten) Rippen sind durch Knorpelanteile direkt mit dem Brustbein verbunden.

Die 3 folgenden Rippen erreichen das Brustbein nur indirekt über das siebte Rippenpaar. Die elfte und zwölfte Rippe enden frei in der Muskulatur.

Zum Einatmen kann der Brustkorb angehoben und zum Ausatmen gesenkt werden. In den Lücken zwischen den Rippen befindet sich die Zwischenrippenmuskulatur.

Bauchwand

Während die Brustwand durch den knöchernen Thorax mit den Zwischenrippenmuskeln gebildet wird, fehlt im Bauchraum eine derartige knöcherne Struktur. Stattdessen formt ein mehrschichtiger Muskelmantel die Bauchhöhle.

Den vorderen Teil dieses Muskelmantels bildet der **gerade Bauchmuskel**, der seitlich durch die beiden **schrägen Bauchmuskeln** sowie den **queren Bauchmuskel** unterstützt wird.

Durch gleichzeitige Kontraktion der durch Sehnenplatten miteinander verbundenen Bauchmuskeln kann die Bauchhöhle verkleinert werden. Dieser als **Bauchpresse** bezeichnete Vorgang spielt unter anderem eine wichtige Rolle beim Stuhlgang. Ist die Bauchmuskulatur an einer Stelle zu dünn, um den Bauchinhalt in die Bauchhöhle zu drücken, kann es zum Hervortreten von Eingeweiden kommen. Man nennt dies einen **Bruch (Hernie)**.

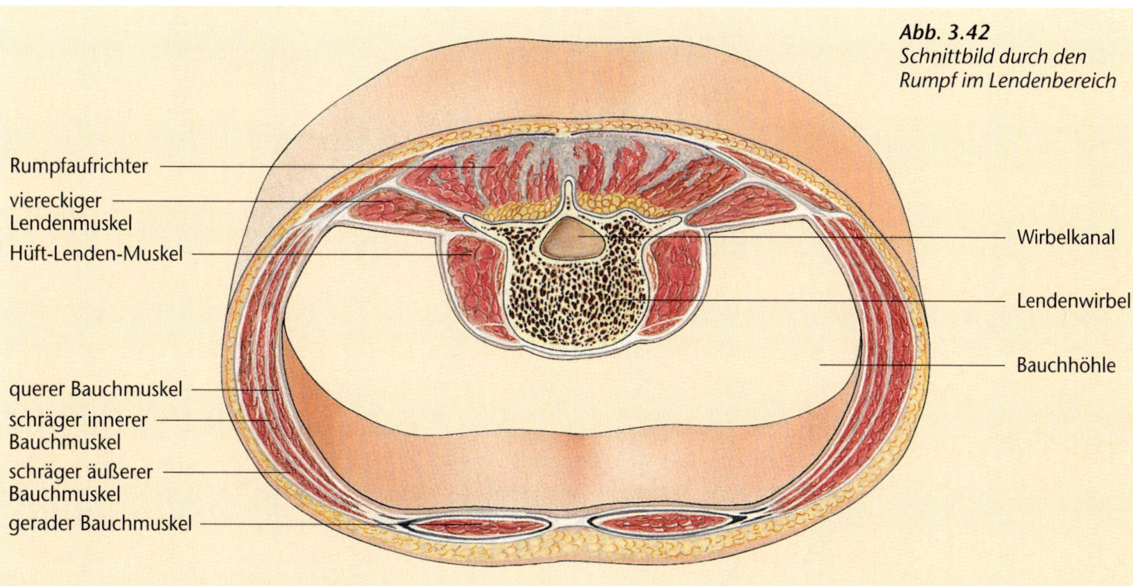

Abb. 3.42
Schnittbild durch den Rumpf im Lendenbereich

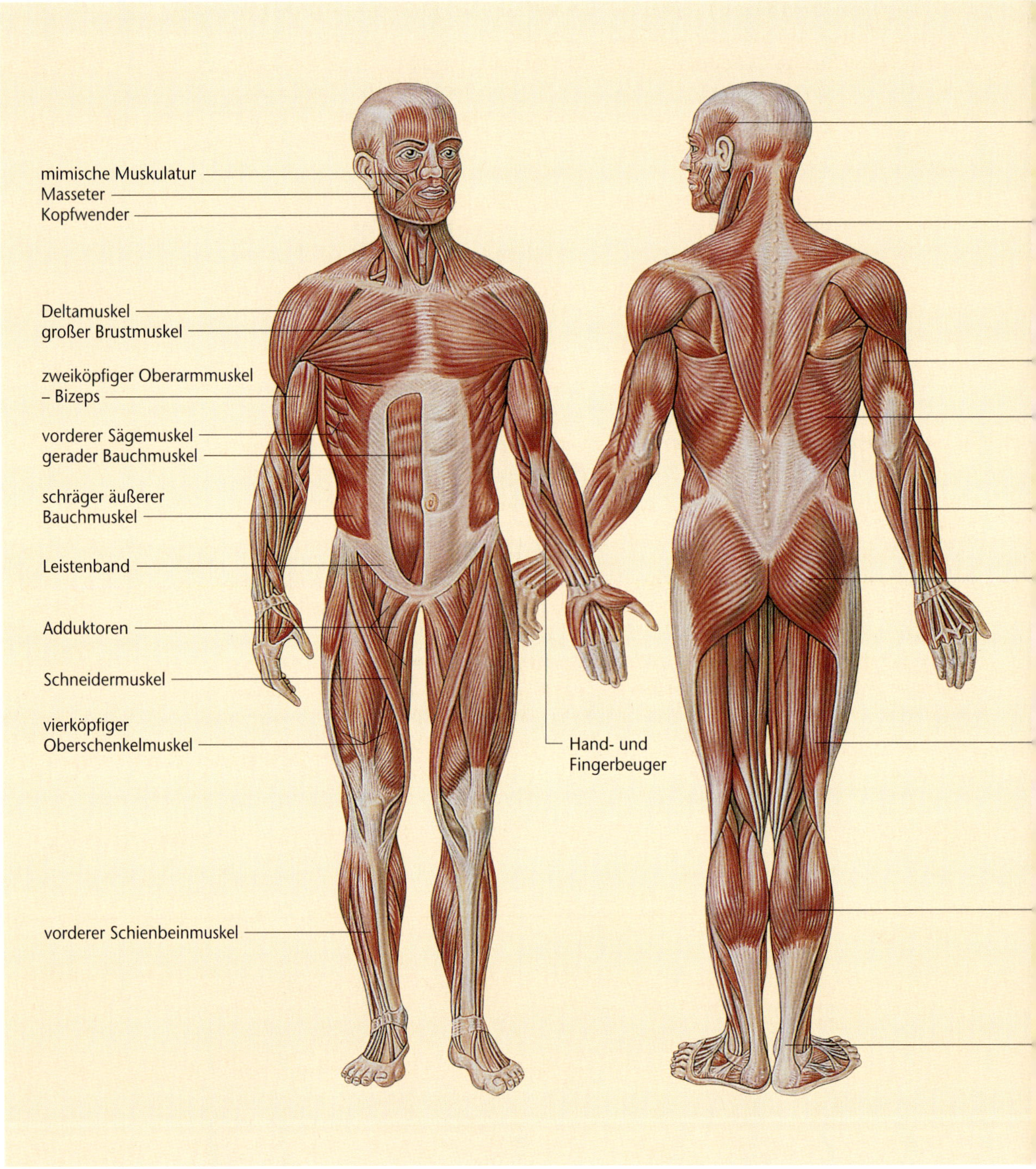

Abb. 3.43
Skelettmuskulatur

Typische Bruchformen sind der **Leistenbruch** oberhalb des Leistenbands, der **Schenkelbruch** unterhalb des Leistenbands und der **Nabelbruch** im Nabelbereich, da hier natürliche Muskellücken bestehen.

Rückenmuskulatur

Zur Sicherung des aufrechten Ganges, zur Bewegung der Wirbelsäule und zur Verbindung mit den Gliedmaßen ist eine kräftige Rückenmuskulatur ausgebildet. Diese Muskeln verbinden verschie-

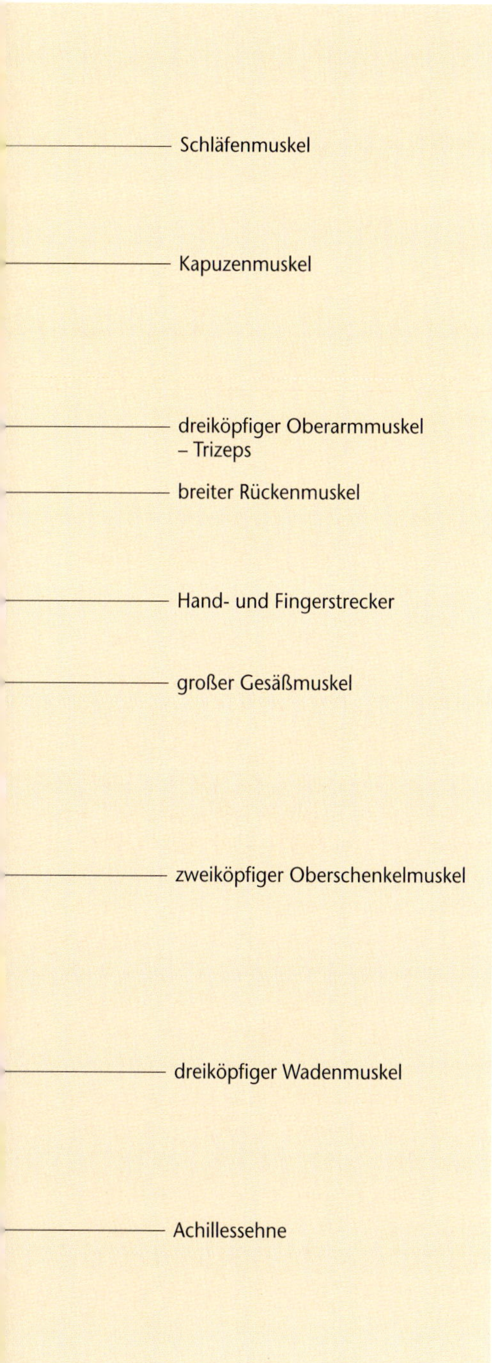

dene Wirbel miteinander und setzen an den Wirbelfortsätzen und den Wirbelkörpern an.

Auf den Rumpf übergreifende Gliedmaßenmuskulatur wird bei den Gliedmaßen beschrieben.

3.5.5 Obere Gliedmaßen

Schultergürtel

Der Schultergürtel besteht aus den beiden Schulterblättern und den Schlüsselbeinen. Er verbindet die oberen Gliedmaßen mit dem Brustkorb und der Wirbelsäule (siehe Abb. 3.44).

Die flachen, dem Brustkorb hinten aufliegenden beiden Schulterblätter und die Schlüsselbeine mit ihrer Gelenkverbindung zum Brustbein sichern die gut bewegliche Abstützung der oberen Gliedmaßen am Rumpf.

Schultergelenk

Das Schultergelenk wird von einer flachen Gelenkpfanne im Schulterblatt und dem runden Kopf des Oberarmknochens gebildet. Es ist durch eine schlaffe Gelenkkapsel sehr beweglich und wird vor allem durch Muskulatur gesichert.

Aufgrund der großen Beweglichkeit kann es im Schultergelenk leichter als in anderen Gelenken zu **Verrenkungen (Luxationen)** kommen (luxare lat. – verrenken).

Muskulatur des Schultergürtels

Die Muskulatur des Schultergürtels ist vielfältig gegliedert und greift weit auf den Rumpf über.

Beim trainierten Sportler ist der oberflächlich gelegene **große Brustmuskel** gut sichtbar. Er hat seinen Ursprung an der Vorderseite des Brustkorbs und setzt am Oberarmknochen an. Daher kann er den Arm nach vorn und zur Mitte ziehen und gleichzeitig nach innen drehen.

Unter dem großen Brustmuskel liegen der **kleine Brustmuskel** und der **vordere Sägemuskel**, die beide vom Brustkorb zum Schulterblatt ziehen und das Schulterblatt dadurch am Brustkorb fixieren.

Der trapezförmige **Kapuzenmuskel** sorgt für die Bewegung des Schulterblatts. Unterhalb des Kapuzenmuskels liegt der **breite Rückenmuskel**, der am Oberarm ansetzt und die Bewegung des Armes nach hinten und zur Mitte ermöglicht.

Abb. 3.44 *Übersicht der oberen Gliedmaßen*

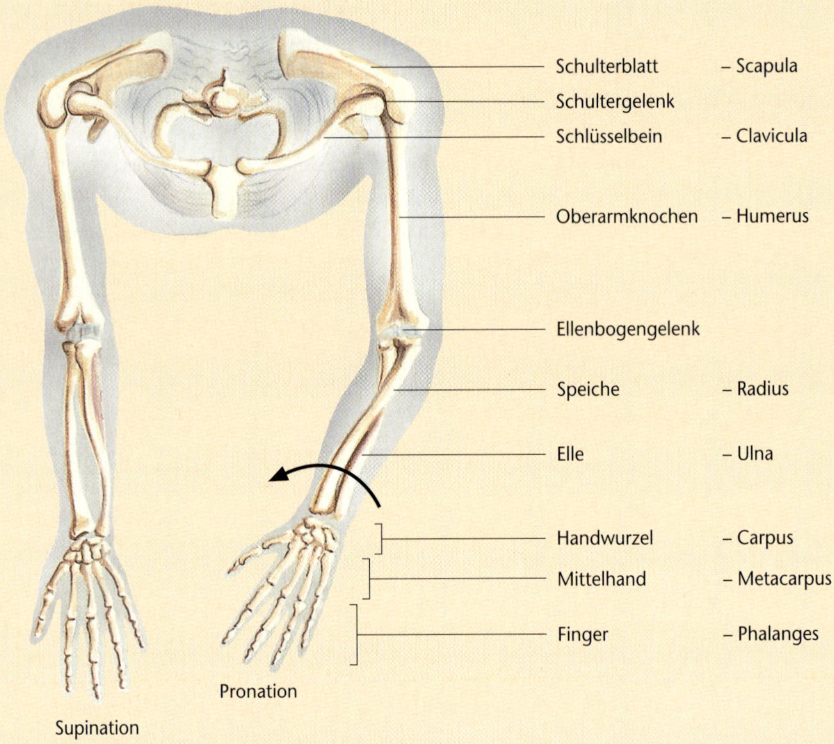

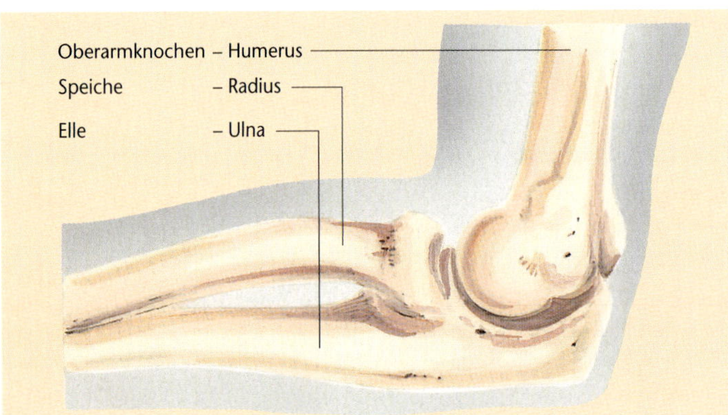

Abb. 3.45 *Rechtes Ellenbogengelenk von der Seite*

Auffällig sind der die Schulter überkappende **Deltamuskel** und der Kopf und Rumpf verbindende **Kopfwender**.
Der Deltamuskel ist an allen Schulterbewegungen beteiligt und stellt mit seinen mittleren Fasern einen wichtigen Abspreizer des Armes dar.

Das Ellenbogengelenk

Das Ellenbogengelenk ist aus drei Teilgelenken zusammengesetzt. Es verbindet den einzelnen **Oberarmknochen (Humerus)** mit der **Elle (Ulna)** auf der Kleinfingerseite und der **Speiche (Radius)** auf der Daumenseite.
Der Oberarmknochen bildet mit der Elle ein Scharniergelenk, das Beugen und Strecken des Unterarms ermöglicht.
Die daumenseitig gelegene Speiche ist durch Gelenkverbindungen mit Elle und Oberarmknochen in der Lage sich um die Elle zu drehen. Dadurch kann die Handinnenfläche, wie beim Greifen eines Brotes, nach unten **(Pronation)** oder, wie beim Fassen einer Suppenschüssel, nach oben **(Supination)** gedreht werden (siehe Abb. 3.44).

Hand

Hand und Unterarm sind über das Handgelenk miteinander verbunden.
Das Handgelenk besteht aus acht kleinen Knochen, die in zwei Reihen angeordnet sind. Mit den Unterarmknochen bilden die Handwurzelknochen ein Eigelenk, sodass eine große Beweglichkeit

der Hand gegenüber dem Unterarm gewährleistet ist. Handwurzel- und Mittelhandknochen sind durch einen straffen Bandapparat an der freien Beweglichkeit gehindert. Dadurch werden Handwurzel und Mittelhand zu einem gewölbten und stabilen Widerlager beim Greifen von Gegenständen. Nur das Sattelgelenk des Daumens macht eine Ausnahme. Der Daumen ist zwischen Handwurzel- und Mittelhandknochen frei beweglich und kann den übrigen Fingern gegenübergestellt werden. Dadurch wird die Greiffunktion der Hand erheblich verbessert.

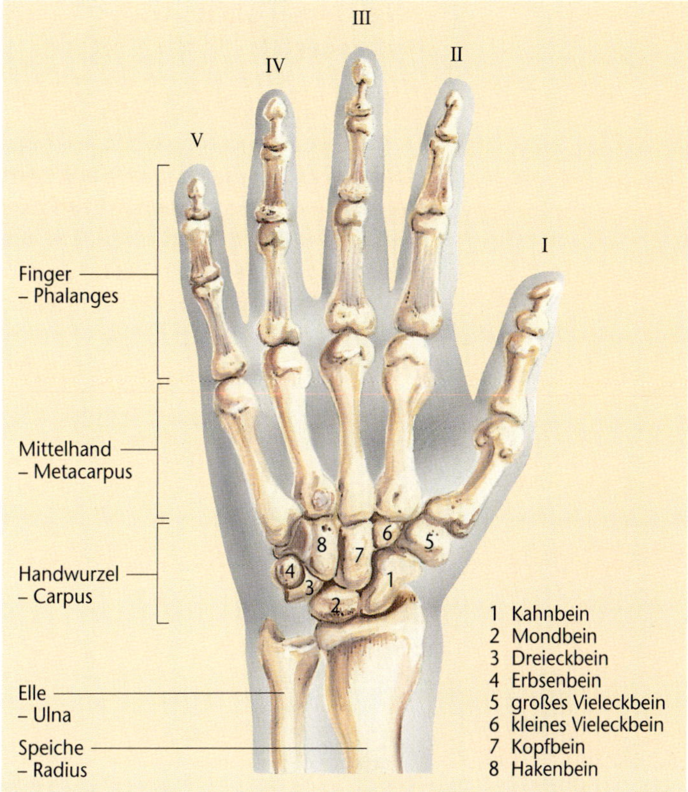

Abb. 3.46 Handskelett in der Ansicht von unten

Armmuskulatur

Die wichtigsten Muskeln im Bereich des Oberarms (Brachium) sind der **zweiköpfige Oberarmmuskel (M. biceps brachii**, kurz Bizeps genannt) und der **dreiköpfige Oberarmmuskel (M. triceps brachii)**.

Der M. biceps brachii setzt an der Speiche an und führt im Ellenbogengelenk Beugung und Supination durch. Er ist bei angestrengter Tätigkeit gut als Muskelwulst auf der Vorderseite des Oberarms sichtbar und fühlbar. Durch den tiefer gelegenen **Armbeuger (M. brachialis)** wird der Bizeps beim Beugen unterstützt. Der M. triceps brachii streckt den Arm im Ellenbogengelenk. Er ist deutlich schwächer ausgeprägt als die Beuger.

Im Unterarm liegen die zahlreichen Muskeln zur Beugung der Hand im Handgelenk und zum Beugen und Strecken der Finger. Die Muskeln sind zum Teil recht zierlich und ermöglichen somit besonders feine Bewegungen. In der tiefen Unterarmschicht befinden sich auch Muskeln für die Drehbewegung im Unterarm.

Im Handbereich ermöglichen kleinere Muskeln die Feinbeweglichkeit der Finger. Die großen Fingerbeuger und -strecker befinden sich im Unterarm. Dadurch sind die Finger grazil gestaltet und frei für Greif- und Tastbewegungen.

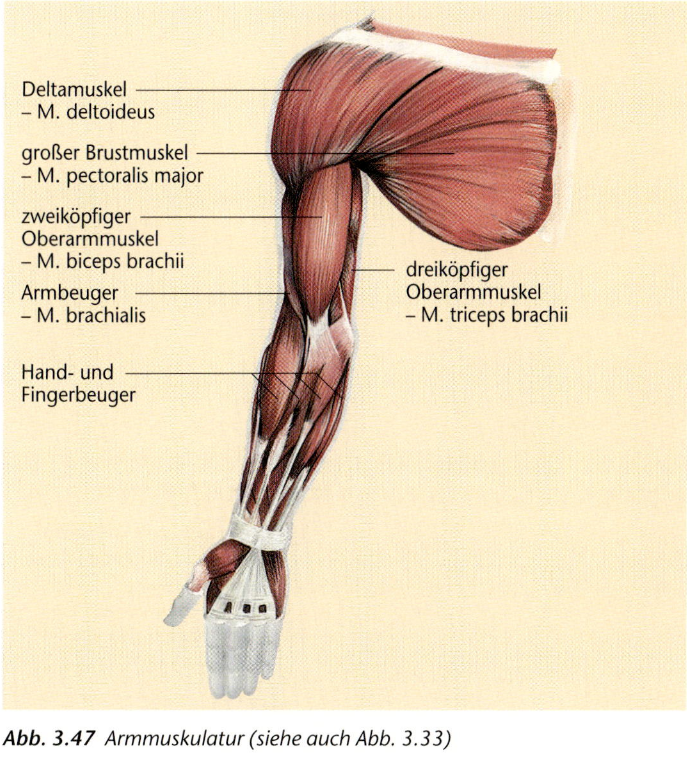

Abb. 3.47 Armmuskulatur (siehe auch Abb. 3.33)

3.5.6 Untere Gliedmaßen

Beckengürtel

Der Beckengürtel ist sehr viel kräftiger ausgebildet als der Schultergürtel.

Er stellt einen geschlossenen, nahezu starren Knochenring dar, der aus dem **Kreuzbein** und den beiden **Hüftbeinen** besteht. Die **Hüftbeine** setzen sich aus je einem Darmbein, Sitzbein und Schambein zusammen, die zu einer knöchernen Einheit verschmolzen sind. Das Darmbein bildet die Beckenschaufel mit dem gut tastbaren Beckenrand und dem vorderen Darmbeinstachel, von dem das **Leistenband** zum Schambein zieht (siehe Abb. 3.51). Die beiden Schambeine sind durch die knorpelige Schambeinfuge (Symphyse) miteinander verbunden. Dadurch schließt sich der Beckenring vorne.

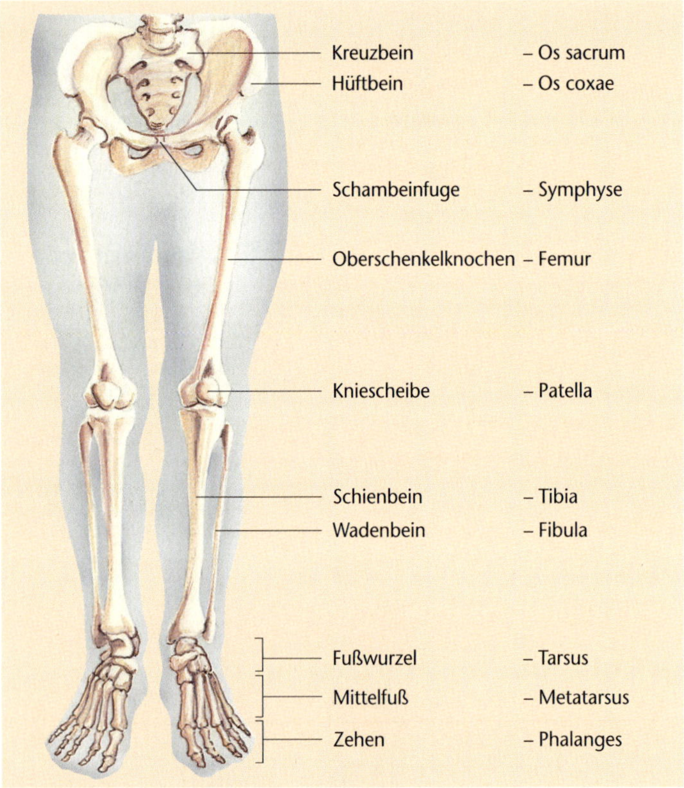

Abb. 3.48 *Knöcherner Aufbau der unteren Gliedmaßen*

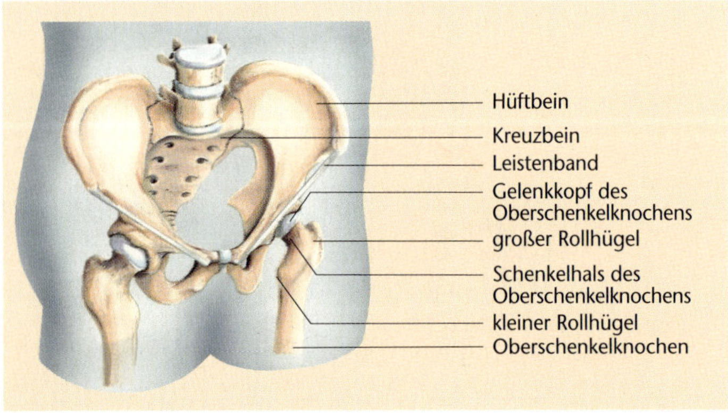

Abb. 3.49 *Beckengürtel mit Hüftgelenk*

Hüftgelenk und Oberschenkelknochen

Das **Hüftgelenk**, das dem Schultergelenk an den oberen Gliedmaßen entspricht, bildet die Basis für die Bewegungen des Beines. Im Gegensatz zum Schultergelenk, das durch Muskelführung gesichert ist, hat es eine Knochenführung. Die Gelenkpfanne des Hüftgelenks wird vom Hüftbein gebildet, während der kugelförmige Gelenkkopf vom Oberschenkelknochen (Femur) geformt wird. Eine kräftige Kapsel und starke Bänder sichern das Gelenk.

Der **Oberschenkelknochen (Femur)** ist wesentlich massiger und kräftiger als der Oberarmknochen (Humerus).

Der Gelenkkopf des Oberschenkelknochens sitzt nicht geradlinig auf dem Oberschenkelschaft, sondern ist mit dem Oberschenkelhals vom Oberschenkelschaft abgewinkelt. Am Übergang vom Oberschenkelhals zum Schaft liegt außen der große und innen der kleine Rollhügel (Trochanter).

Vor allem bei älteren Menschen kann es schon bei leichteren Stürzen zu den typischen Schenkelhalsbrüchen kommen.

Bewegung des Hüftgelenks

Die Vorwärtsbewegung des Beines bedeutet eine Beugung (Flexion) im Hüftgelenk. Diese Beugung erfolgt vor allem durch den **Hüft-Lenden-Muskel** (siehe Abb. 3.51), der seinen Ursprung am Hüftbein und an den Lendenwirbelkörpern hat, unter dem Leistenband hindurchzieht und am kleinen Rollhügel ansetzt. Er zieht das Bein nach vorne und bestimmt die Schrittgröße.

Sein wichtigster Gegenspieler (Antagonist) ist der **große Gesäßmuskel** (siehe Abb. 3.43), der das Hüftgelenk vor allem streckt (Extension = Streckung), wie es z. B. beim Treppensteigen notwendig ist. Da der Muskel dabei das gesamte Körpergewicht heben muss, ist er besonders kräftig ausgebildet.

Unter dem großen Gesäßmuskel liegen noch der **mittlere** und der **kleine Gesäßmuskel**, die das Bein vor allem im Hüftgelenk abspreizen (Abduktion). Die drei Gesäßmuskeln setzen am großen Rollhügel und seiner Umgebung an. Unter ihnen liegen noch kleinere Muskeln im hinteren Bereich des Hüftgelenks.

Die Antagonisten des mittleren und kleineren Gesäßmuskels sind die **Adduktoren** an der Oberschenkelinnenseite. Dies sind mehrere Muskeln, die vom Sitz- oder Schambein zum Oberschenkelknochen ziehen und ihn an den Körper heranführen.

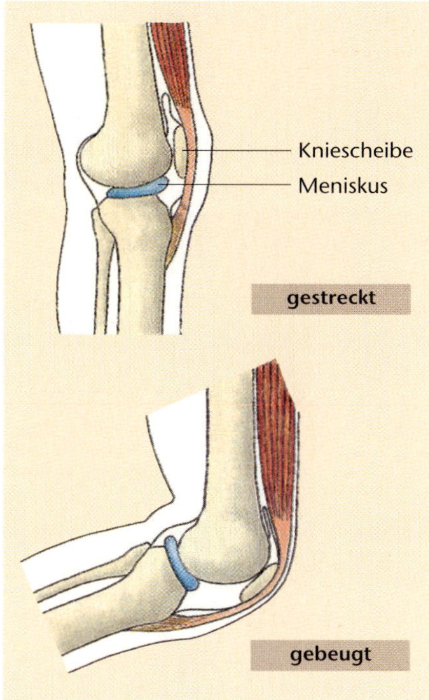

Abb. 3.50 Kniegelenk: Deutlich erkennt man die Wanderung der Menisken von vorne nach hinten beim Übergang von der Streckung zur Beugung.

Kniegelenk

Das Kniegelenk ist ein Scharniergelenk zwischen den Gelenkwalzen des **Oberschenkelknochens (Femur)** und dem **Schienbein (Tibia)**. Das **Wadenbein (Fibula)** ist nicht am Kniegelenk beteiligt.

Bei gestrecktem Knie lagern die Gelenkwalzen des Oberschenkelknochens breitbasig auf dem Schienbein. Bei gebeugtem Knie ist die Berührungsfläche dagegen relativ klein. Dadurch erhält das Kniegelenk in Beugestellung eine größere Beweglichkeit, während es in Streckstellung mithilfe eines kräftigen Bandapparats Standfestigkeit für die aufrechte Körperhaltung gewinnt.

Zwei **halbmondförmige Faserknorpel**, die **Menisken** (Einzahl: Meniskus), gleichen die Gelenkkörper an und fangen Druckbelastungen ab. Durch von hinten in das Kniegelenk einstrahlende **Kreuzbänder** und kräftig ausgebildete **Seitenbänder** wird das Kniegelenk gesichert.

An der Vorderfläche des Kniegelenks zieht die Sehne des **vierköpfigen Oberschenkelmuskels** zum Schienbein. Die Kniescheibe (Patella) stellt eine Verknöcherung dieser Sehne dar.

Bewegung des Kniegelenks

Die Vorderseite des Oberschenkels wird vom vierköpfigen Oberschenkelmuskel ausgefüllt, der das Kniegelenk streckt. Ein Kopf dieses kräftigen Muskels entspringt am Darmbein und unterstützt dadurch den **Hüft-Lenden-Muskel** zusätzlich bei der Beugung im Hüftgelenk. Der **Schneidermuskel** verläuft schräg vom Darmbeinstachel über den Oberschenkel bis zur inneren Schienbeinfläche und beugt sowohl das Hüft- als auch das Kniegelenk.

Die Muskeln auf der Rückseite des Oberschenkels sind die Beuger des Kniegelenks. Ihr wichtigster Muskel ist der **zweiköpfige Oberschenkelmuskel**.

Die Muskeln auf der Rückseite des Oberschenkels beugen aber nicht nur das Kniegelenk, sondern unterstützen auch die Streckung des Hüftgelenks durch die Gesäßmuskulatur. Ihre zum Unterschenkel ziehenden Sehnen begrenzen die Kniekehle.

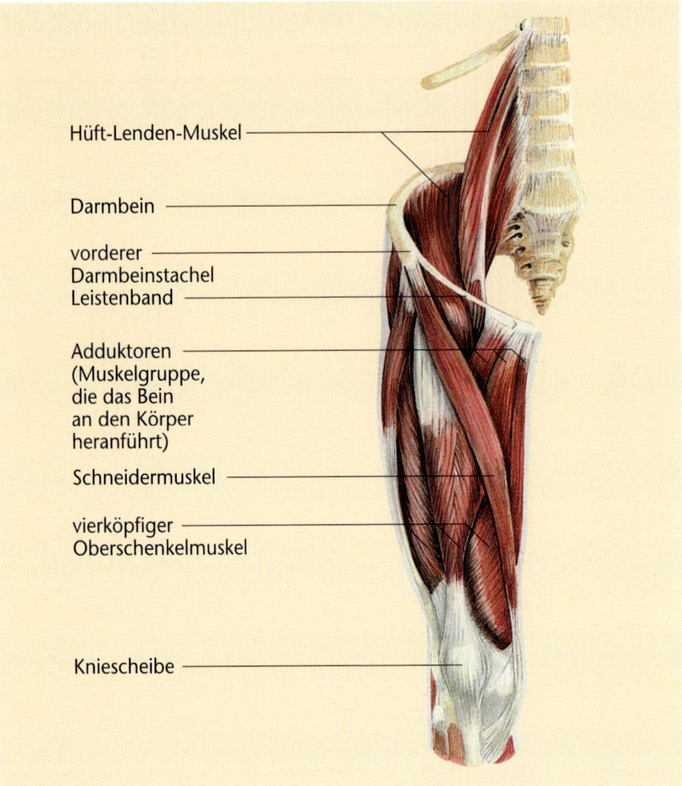

Abb. 3.51 *Vordere Muskulatur des Oberschenkels*

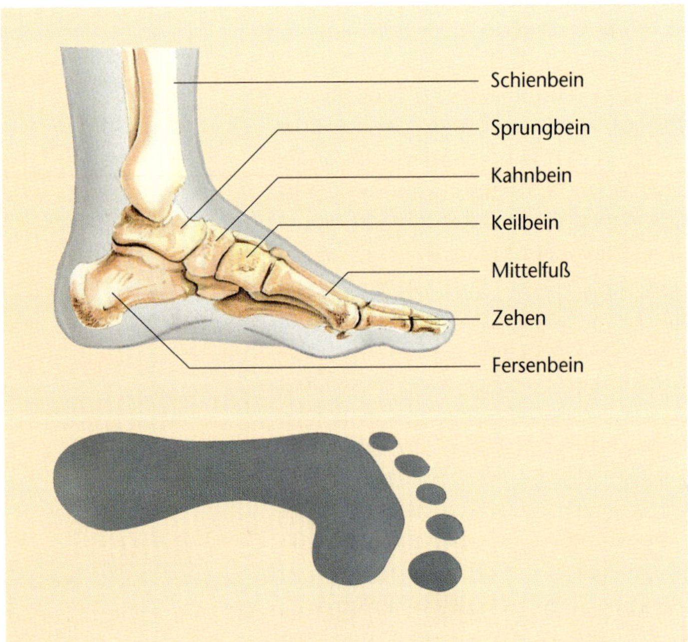

Abb. 3.52 *Das Fußskelett von der Mitte aus gesehen und zugehöriger Fußabdruck. Man beachte die Gewölbekonstruktion.*

Sprunggelenk und Fußknochen

Die Fußknochen bilden ein Gewölbe, welches sich nach hinten zur Ferse und nach vorne zum Fußballen hin abstützt. Die Spitze dieses Gewölbes nimmt das **Sprungbein (Talus)** ein, das mit den Unterschenkelknochen das **obere Sprunggelenk** zum Heben und Senken des Vorfußes bildet. Mit dem Fersenbein nach hinten und dem Kahnbein nach vorne formt das Sprungbein zusätzlich das **untere Sprunggelenk** zum Heben (Pronation) und Senken (Supination) der äußeren Fußkante.

Die übrigen Fußwurzel- und Mittelfußknochen sind durch einen straffen Bandapparat federnd miteinander verbunden ohne weitere Bewegungsmöglichkeiten. Die Zehen entsprechen in ihrem Aufbau den Fingern. Die Zehenknochen sind jedoch nur wenig beweglich und insbesondere an der vierten und fünften Zehe verkümmert.

Das Fußgewölbe wird durch einen straffen Bandapparat an der Fußsohle gesichert. Sinkt das Fußgewölbe zusammen, so kommt es zu einem Plattfuß, der häufig mit einem Knick- und Spreizfuß kombiniert ist. Durch eine derartige Fehlstellung kann es dann auch zu Fehlbelastungen im Knie- und Hüftgelenk kommen.

Bewegung der Sprung- und Zehengelenke

Die Muskeln zur Bewegung der Sprung- und Zehengelenke liegen im Unterschenkel. Der kräftige **dreiköpfige Wadenmuskel** tritt am stärksten hervor. Er entspringt unter anderem am Oberschenkelknochen, bildet mit seinem Muskelbauch die Wade und setzt mit einem starken Sehnenband, der **Achillessehne**, am Fersenbein an. Dieser Muskel beugt das Kniegelenk und hebt die Ferse beim Gehen. Durch ihn wird das Stehen auf Zehenspitzen ermöglicht. Da der Muskel dabei das gesamte Körpergewicht anheben muss, ist er sehr kräftig ausgebildet. Sein Hauptantagonist, der **vordere Schienbeinmuskel** an der

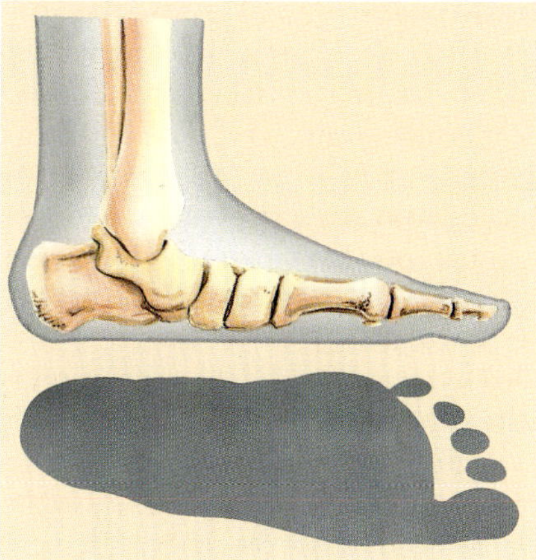

Abb. 3.53 *Das Fußskelett beim Plattfuß von der Mitte aus gesehen*

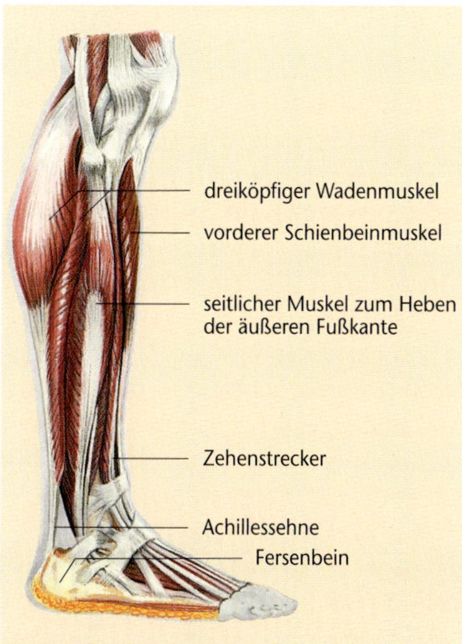

Abb. 3.54 *Muskulatur des Unterschenkels von der Seite*

Vorderseite des Unterschenkels, ist wesentlich graziler. Er ermöglicht neben anderen Bewegungen das Heben des Vorfußes. Neben dem dreiköpfigen Wadenmuskel und dem vorderen Schienbeinmuskel gibt es noch viele kleinere Muskeln. Die Muskeln zum Strecken der Zehen und Heben der inneren Fußkante befinden sich auf der Vorderseite des Unterschenkels, während die Muskeln zum Heben der äußeren Fußkante seitlich angeordnet sind.

3.6 Blut

3.6.1 Aufbau und Aufgaben

Aufbau. Das Blut macht ca. 8 % des Körpergewichts aus. Ein 75 kg schwerer Mensch hat somit ca. 6 Liter Blut.

Das Blut besteht aus:

- **Blutzellen (Blutkörperchen)**, die ca. 45 % des Blutvolumens ausmachen; der prozentuale Anteil der Blutzellen am gesamten Blutvolumen wird dabei als **Hämatokritwert (HKT)** bezeichnet
- **Blutplasma**, das ca. 90 % Wasser enthält und ca. 10 % darin gelöste Stoffe (vor allem Plasmaproteine und Elektrolyte).

Hämatokritwert – Prozentualer Anteil der Blutzellen am gesamten Blutvolumen (Normalwert ca. 45 %)

Aufgaben. Das Blut strömt in den Blutgefäßen durch den gesamten Körper und erfüllt dabei zahlreiche Aufgaben.

Gastransport: Das Blut tauscht die Atemgase zwischen Lunge und Körperzellen aus.

Nährstofftransport: Die mit der Nahrung aufgenommenen Nährstoffe werden zu den einzelnen Organen transportiert.

Transport von Abbaustoffen: Beim Stoffwechsel anfallende Abbauprodukte werden durch das Blut zu den Ausscheidungsorganen (z. B. Nieren) geführt.

Wasser- und Salztransport: Wasser und Salze werden je nach Bedarf den Organen zugeführt oder abgezogen. Dadurch kann ihre Menge in den Zellen konstant gehalten werden, trotz unterschiedlicher Aufnahme durch die Nahrung und wechselnden Verbrauchs.

Hormontransport: Als Nachrichtenüberträger verteilt das Blut Hormone von den Drüsen zu den zu beeinflussenden Organen.

Wärmeausgleich: Das Blut verteilt die Körperwärme und sorgt für einen Wärmeausgleich zwischen den verschiedenen Körperabschnitten.

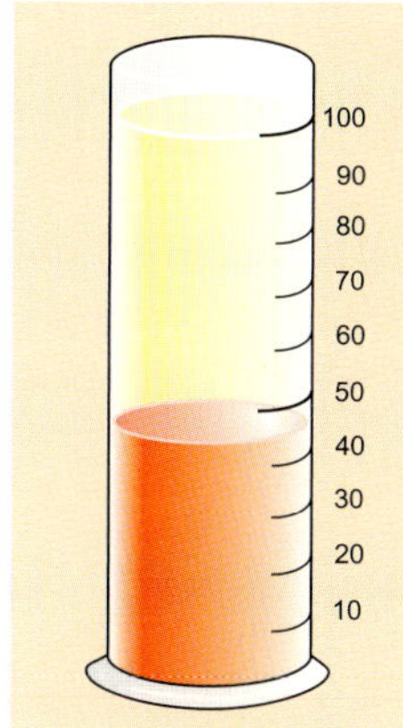

Abb. 3.55 *Hämatokrit: Am Boden haben sich die Blutzellen vom ungerinnbar gemachten Blut abgesetzt.*

Je nach Außentemperatur und Körperaktivität werden die Hautgefäße eng oder weit gestellt um die Wärmeabgabe über die Haut zu regulieren.

Abwehrfunktion: Die Krankheitserreger und Fremdstoffe werden durch Leukozyten und Abwehrstoffe im Plasma unschädlich gemacht.

Blutgerinnung: Durch die Fähigkeit zur Blutgerinnung wird der Blutverlust z. B. bei Verletzungen begrenzt.

3.6.2 Blutzellen

Mehr als 99 % der Blutzellen sind **rote Blutkörperchen – Erythrozyten** (erythros gr. – rot). Sie sind für die rote Farbe des Blutes verantwortlich. Ihre Hauptaufgabe ist der Sauerstofftransport.

Die **weißen Blutkörperchen – Leukozyten** (leukos gr. – weiß) sind eine Gruppe unterschiedlicher Zellen zur Abwehr von Krankheitserregern und Fremdstoffen.

Die **Blutplättchen – Thrombozyten** (thrombos gr. – Klumpen) sind wichtig für die Blutstillung.

Die Anzahl der Blutzellen wird pro mm^3 (= µl, Mikroliter) Blut angegeben.

Erythrozyten

Die Erythrozyten sind kreisrunde, auf beiden Seiten etwas eingedellte, scheibenförmige Zellen mit einem Durchmesser von ca. 7 µm (Mikrometer) = 7/1000 mm. Sie sind elastisch und verformbar, sodass sie durch die engen Haargefäße (Kapillaren) des Körpers gelangen können.

Die Erythrozyten entstehen aus Stammzellen im Knochenmark. Sie reifen über mehrere Zwischenstadien heran und verlieren ihren Zellkern, bevor sie in die Blutbahn eintreten. Sie sind damit nicht mehr vermehrungsfähig.

Nach einer Lebensdauer von ca. 120 Tagen sind die Erythrozyten durch die mechanische Beanspruchung in den Gefäßen verbraucht. Sie werden dann vor allem in Milz, Leber und Knochenmark abgebaut.

Wichtigster Bestandteil der Erythrozyten ist das **Hämoglobin (Hb)**. Dieses eisenhaltige Protein kann Sauerstoff binden und von der Lunge zu den Körperzellen transportieren. Das sauerstoffreiche Blut erscheint hellrot.

In den Kapillaren wird der Sauerstoff an die Zellen abgegeben.

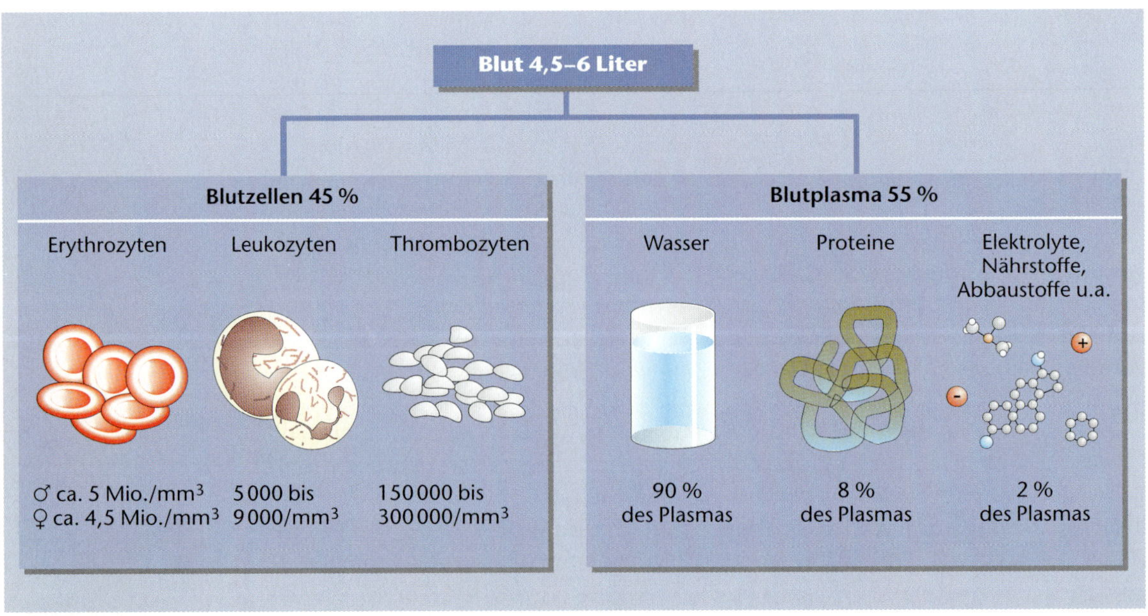

Abb. 3.56 *Blutbestandteile*

Das anschließend sauerstoffarme, dunkelrote Blut wird zurück zur Lunge transportiert, wo es neuen Sauerstoff aufnimmt.

Hämoglobin (Hb)

- Blutfarbstoff, der den Erythrozyten ihre rote Farbe gibt
- besteht aus einem eisenhaltigen Protein, das Sauerstoff binden und somit transportieren kann

Hb – Wert ♂ 14–18 g/100 ml Blut
♀ 12–16 g/100 ml Blut

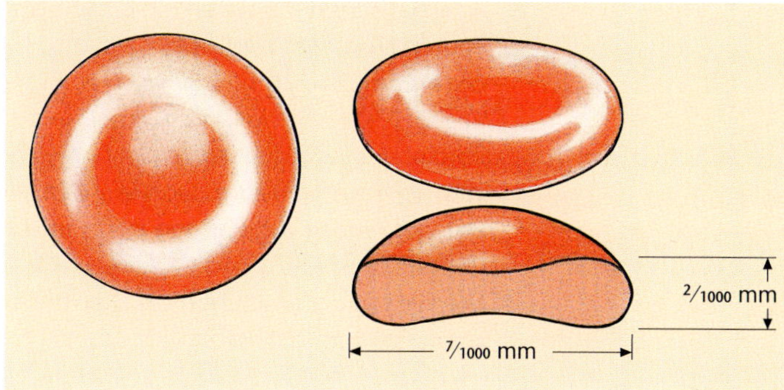

Abb. 3.57
Erythrozyt in Aufsicht und Schnitt

Leukozyten

Die Leukozyten dienen der körpereigenen Abwehr. Man unterscheidet:

- Granulozyten
- Lymphozyten
- Monozyten.

Leukozyten können die Blutgefäße verlassen um ihre Aufgaben vorwiegend im Bindegewebe zu erfüllen. Vor allem die Granulozyten und Monozyten sind aktiv (amöboid) beweglich.

Granulozyten. In Stammzellen des Knochenmarks werden die Granulozyten (granulum lat. – kleines Korn) mit ihren typischen kleinen Körnchen im Zellleib gebildet.
Nach ihrem Verhalten beim Anfärben werden die Granulozyten in drei Gruppen unterteilt:

- neutrophile Granulozyten
- eosinophile Granulozyten
- basophile Granulozyten.

Den größten Anteil haben die **neutrophilen Granulozyten**. Ihre Kernform gibt Aufschluss über ihr Alter.
Junge Neutrophile sind **stabkernig**. Mit zunehmendem Alter wird der Kern immer stärker unterteilt und erscheint **segmentkernig**.
Zur Abwehr von Erkrankungen können die neutrophilen Granulozyten Krankheitserreger in sich aufnehmen und dadurch unschädlich machen. Diese Fähigkeit bezeichnet man als **Phagozytose** (siehe Abb. 3.11).

Die neutrophilen Granulozyten werden auch **Mikrophagen** (kleine Fresszellen) genannt. Durch die Phagozytose gehen die neutrophilen Granulozyten selbst zugrunde und werden über die Lymphkapillaren abtransportiert.
Gehen durch eine massive Infektion mehr Mikrophagen zugrunde als abtransportiert werden können, so kommt es zu einer Eiteransammlung.

Eiter besteht aus abgesonderten neutrophilen Granulozyten, eingeschmolzenem Gewebe und Krankheitserregern oder Fremdstoffen.

Mengenmäßig wesentlich kleinere Gruppen sind die durch den sauren Farbstoff Eosin anfärbbaren **eosinophilen Granulozyten** und die durch basische Farbstoffe anfärbbaren **basophilen Granulozyten**.
Beide Gruppen sind unter anderem an allergischen Reaktionen beteiligt.

Lymphozyten. Die Lymphozyten sind kleine Zellen mit einem großen, runden Kern und einem schmalen Zytoplasmasaum. Wie alle Blutzellen stammen auch die Lymphozyten aus dem Knochenmark. Die zunächst noch unreifen Zellen machen jedoch eine komplizierte Entwicklung durch.
Dabei unterscheidet man nach dem Ort ihrer Prägung B-Lymphozyten und T-Lymphozyten (siehe Kap. 3.7.2).
Die **B-Lymphozyten** reifen im Knochenmark (engl. **b**one marrow) heran und wandern von dort später direkt zu den

lymphatischen Organen, z. B. Lymphknoten, Tonsillen und Milz.
Die **T-Lymphozyten** (T = **T**hymus; siehe Kap. 3.7.3) entwickeln sich dagegen aus Vorläuferzellen, die vom Knochenmark zum Thymus wandern. Dort werden sie erst geprägt und gelangen dann in die übrigen lymphatischen Organe.
Die Lymphozyten stehen im Dienst des Immunsystems (siehe Kap. 3.7).

Monozyten. Auch die Monozyten entstehen im Knochenmark. Sie sind die größten Zellen im strömenden Blut. Ihr großer Zellkern ist in der Regel nierenförmig und dabei manchmal gelappt.
Aus den Monozyten gehen **Makrophagen (große Fresszellen)** hervor.
Sie sind zur Phagozytose von größeren Krankheitserregern und Fremdstoffen in der Lage und stehen somit vor allem im Dienst der unspezifischen Abwehr (siehe Kap. 3.7.1).

Thrombozyten

Die kernlosen, flachen und unregelmäßig geformten Thrombozyten werden von ihren Stammzellen im Knochenmark als kleine Zellbruchstücke von 1–4 µm Durchmesser abgeschnürt und ins Blut entlassen. Nach einer Lebensdauer von etwa 10 Tagen werden sie vor allem in Milz und Leber abgebaut.
Die Thrombozyten spielen eine wichtige Rolle bei der Blutstillung (s. Kap. 3.6.4).

3.6.3 Blutplasma

Das Blutplasma besteht zu ca. 90 % aus Wasser. Den übrigen Anteil bilden darin gelöste Stoffe.

Plasmaproteine

In 100 ml Plasma sind durchschnittlich 8 g Eiweiß enthalten, die aus einem Gemisch verschiedener Proteingruppen bestehen.

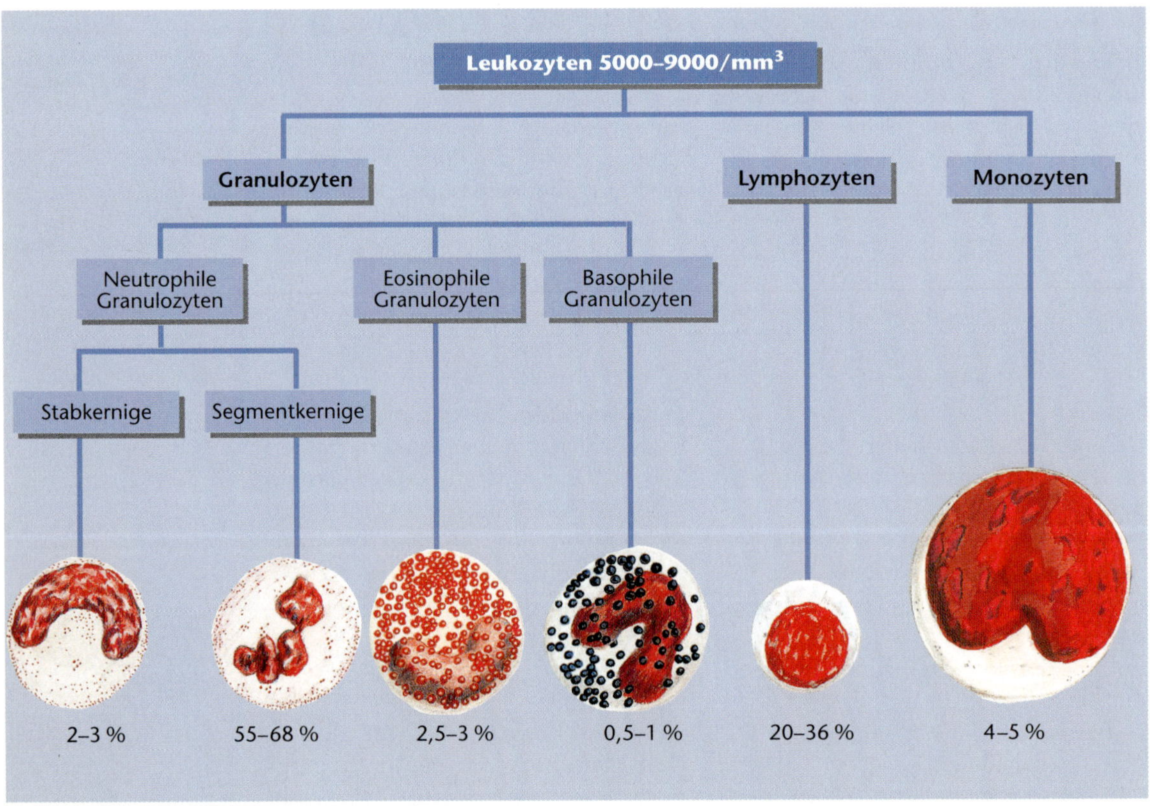

Abb. 3.58 *Aufteilung (Differenzierung) der Leukozyten mit ihren prozentualen Anteilen an der Gesamtzahl der Leukozyten*

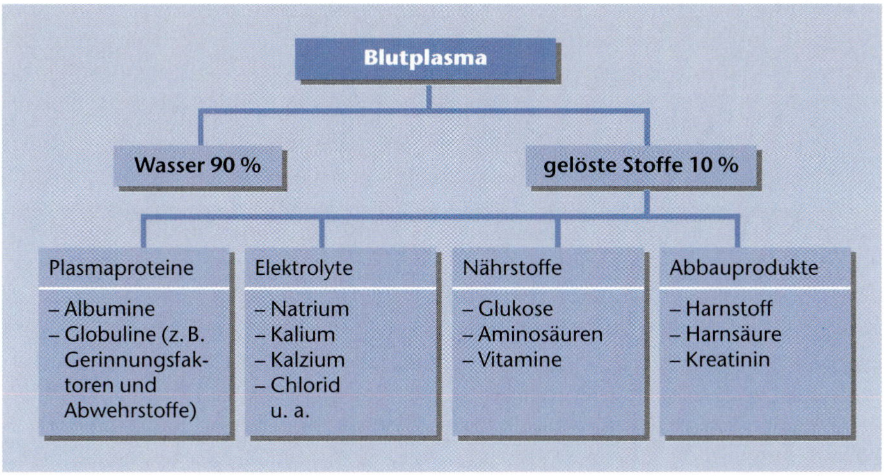

Abb. 3.59
Bestandteile des Blutplasmas

Diese Gruppen sind unterschiedlich stark elektrisch geladen und lassen sich deshalb im elektrischen Gleichstromfeld voneinander trennen. Dieses Verfahren wird **Elektrophorese** genannt und das Ergebnis in Form eines Diagramms grafisch dargestellt.

Albumine. Mit 60 % stellen die Albumine die Hauptgruppe der Proteine. Sie wirken bei der Konstanthaltung des Flüssigkeitsvolumens im Blut und in den Zellen mit. Im Bereich der Kapillaren (Haargefäße) wird ständig Plasmaflüssigkeit gegen Flüssigkeit aus den Zellen und Zwischenzellräumen ausgetauscht. Dieser Austausch wird unter anderem durch den Blutdruck einerseits und die Wasser bindende Kraft der Albumine andererseits ermöglicht.

Der Blutdruck presst dabei das Wasser durch die dünne, durchlässige Kapillarwand in den Zwischenzellraum. Durch das Wasserbindungsvermögen der Albumine im Blut wird das Wasser anschließend wieder in die Gefäße zurückgesaugt.

Sinkt der Albumingehalt des Blutes (z. B. bei lang andauerndem Hunger), so vermindert sich das Wasserbindungsvermögen des Blutes, und es kommt zu Wasseransammlungen im Körper. Dies kann zu den bekannten aufgetriebenen Bäuchen hungernder Kinder führen.

Die Albumine dienen weiterhin dem Transport vieler Substanzen, indem sie diese binden und erst am Zielort wieder abgeben.

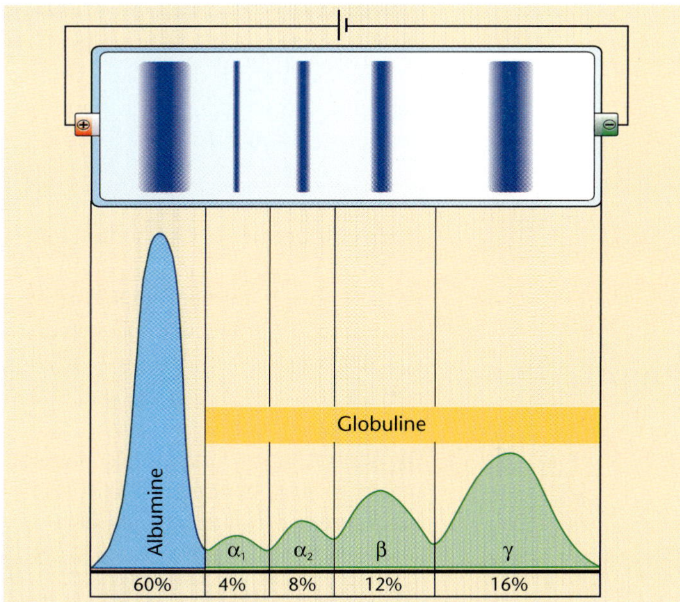

Abb. 3.60
Normalbefund einer Serum-Elektrophorese beim Erwachsenen

Globuline. Die Globuline lassen sich in α_1-, α_2-, β- und γ-Globuline unterteilen. Sie erfüllen unterschiedliche Aufgaben und dienen wie die Albumine dem Stofftransport. Zu ihnen gehören aber auch unter anderem die Gerinnungsfaktoren **Prothrombin** und **Fibrinogen** mit ihren wichtigen Funktionen bei der Blutstillung (siehe Kap. 3.6.4). Die γ-Globuline stellen Bestandteile der körpereigenen Abwehr dar (siehe Kap. 3.7).

Plasmaelektrolyte

Die Salze, insbesondere Natrium, Kalium und Kalziumsalze, liegen im Plasma in Form von positiv und negativ geladenen Ionen gelöst vor. Sie werden daher auch als Elektrolyte bezeichnet.

Aufgrund ihrer Wasser bindenden Kräfte haben die Elektrolyte einen großen Einfluss auf den Wasserhaushalt des Körpers, indem sie am Wasseraustausch zwischen den Zellen beteiligt sind. Liegen sie in den Zellen in höherer Konzentration vor als außerhalb, so bewirken sie einen Wassereinstrom durch die Zellmembran. Ist ihre Konzentration dagegen außerhalb der Zellen höher, so gelangt Wasser aus den Zellen heraus. Die Konzentration der Elektrolyte innerhalb und außerhalb der Zellen wird dabei durch verschiedene Mechanismen des Körpers reguliert.

Blutserum

Frisch entnommenes Blut gerinnt innerhalb von wenigen Minuten, wenn keine gerinnungshemmenden Substanzen hinzugesetzt werden. Es bildet sich dann ein Blutpfropf, der aus den Blutzellen und einem aus Fibrinogen gebildeten Fibrinnetz besteht.

Die überstehende Flüssigkeit ist das Blutserum. In ihm befinden sich alle Plasmabestandteile bis auf das Fibrinogen.

Blutserum = Blutplasma ohne Fibrinogen

Abb. 3.61
Geronnenes Blut im Standzylinder

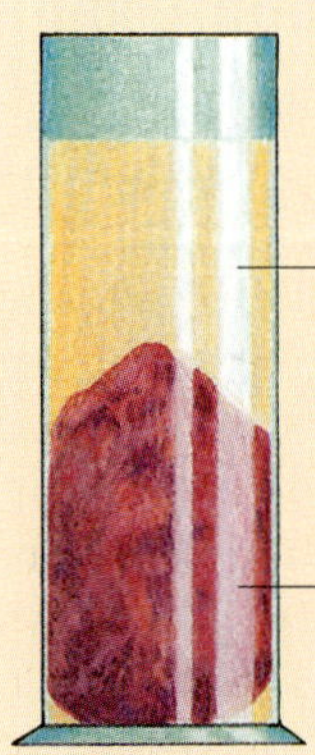

3.6.4 Blutstillung

Bei Verletzungen des Körpers sorgt der komplizierte Mechanismus der Blutstillung dafür, dass der Körper vor Blutverlusten geschützt ist.

Dabei unterscheidet man 3 Reaktionen:
- Gefäßreaktion
- Thrombozytenreaktion
- Reaktion der Gerinnungsfaktoren (Blutgerinnung).

Ablauf der Blutstillung

1. Gefäßreaktion. Durch die Verletzung der Gefäßwand kontrahieren sich die Gefäßmuskelzellen innerhalb von Sekunden und engen den Gefäßdurchmesser ein. Gleichzeitig wirken Faktoren aus der Gefäßwand auf die Thrombozyten.

2. Thrombozytenreaktion. Durch die freigesetzten Faktoren aus der Gefäßwand werden die Thrombozyten aktiviert, sich an die verletzte Gefäßwand zu heften, zu verkleben und so einen **Blutpfropf (Thrombus)** zu bilden.

Die hierfür benötigte Zeit von **2–4 Minuten** wird als **Blutungszeit** bezeichnet. Die Anlagerung der Thrombozyten aneinander wird **Thrombozytenaggregation** genannt.

3. Reaktion der Gerinnungsfaktoren (Blutgerinnung). Durch verletzte Gewebezellen außerhalb des Gefäßes und durch die Thrombozyten innerhalb des Gefäßes werden Gerinnungsfaktoren im Blutplasma aktiviert, die die **Blutgerinnung** in Gang setzen.

Hierbei wird **Thrombin** aus seiner inaktiven Vorstufe, dem **Prothrombin**, gebildet. Thrombin wandelt das **Fibrinogen** des Blutplasmas in **Fibrin** um. Das aus Fasern bestehende Fibrin vernetzt den durch die Thrombozyten gebildeten Blutpfropf, zieht ihn zusammen und verleiht ihm seine endgültige Festigkeit, wobei sich auch Erythrozyten in den Thrombus einlagern. In den so stabilisierten Blutpfropf können später Bindegewebszellen einwachsen, den Thrombus so bindegewebig umbauen und die Wundheilung einleiten.

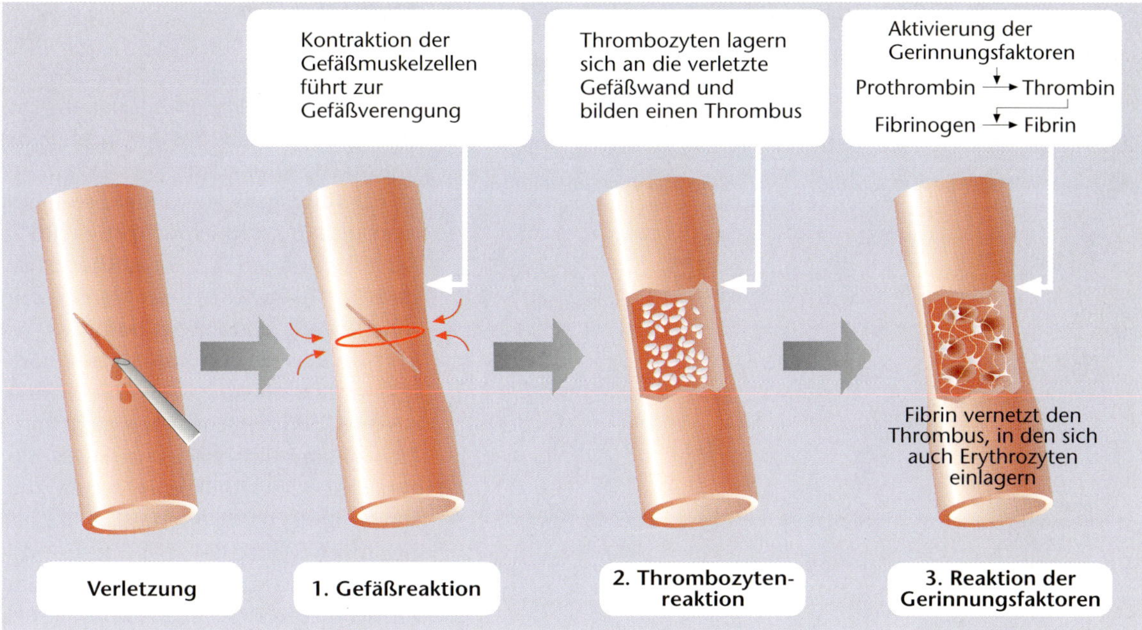

Abb. 3.62
Schema der Blutstillung

Für den Ablauf der Blutgerinnung ist die Anwesenheit von Kalziumionen erforderlich.

Prothrombin und andere Gerinnungsfaktoren werden in der Leber gebildet, wobei Vitamin K notwendig ist. Entsprechend kann bei Lebererkrankungen und Vitamin-K-Mangel eine Gerinnungsstörung auftreten.

3.6.5 Blutgruppen

Auf der Zellmembran der Erythrozyten befinden sich Eiweißverbindungen, die als **Blutgruppenantigene** wirken.

Man bezeichnet sie als Antigene, da sie in einem fremden Organismus die Bildung von spezifischen **Antikörpern** auslösen können (siehe Kap. 3.7).

Es gibt verschiedene Blutgruppeneinteilungen. Die wichtigsten sind das **AB0-System** und das **Rhesus-System**.

AB0-System

Überträgt man Blut einer fremden Blutgruppe, so kommt es zu einer Abwehrreaktion des Körpers, die als Verklumpung der Erythrozyten sichtbar wird. Dies wird als **Agglutination** bezeichnet (ad lat. – zusammen; glutare lat. – leimen).

Die Abwehrreaktion ist eine **Antigen-Antikörper-Reaktion**. Die Erythrozyten der fremden Blutgruppe wirken dabei als Antigene, gegen die sich im Blutserum vorhandene Antikörper richten.

Die **Blutgruppen** werden willkürlich nach dem Alphabet bezeichnet. Blut mit dem Erythrozytenantigen A stellt die Blutgruppe A dar, Blut mit dem Erythrozytenantigen B die entsprechende Blutgruppe B. Haben die Erythrozyten beide Antigeneigenschaften, so spricht man von Blutgruppe AB; fehlen diese Antigeneigenschaften, so liegt Blutgruppe 0 vor.

Die **Antikörper im Serum** werden als anti-A und anti-B bezeichnet. Blut der Blutgruppe A hat nur den Antikörper anti-B und kein anti-A, da sonst das Serum gegen die eigenen Blutzellen reagieren würde.

Serum der Blutgruppe AB hat entsprechend keine Antikörper, während Serum der Blutgruppe 0 sowohl die Antikörper anti-A als auch anti-B hat. Möchte man nun eine **Blutgruppenbestimmung** durchführen, so fügt man dem entnommenen Blut bekanntes Testserum zu. Man erkennt die Blutgruppe dann anhand der folgenden Agglutination.

Blutgruppeneinteilung nach dem AB0-System				
Blutgruppe	A	B	AB	0
Antigen der Erythrozyten	A	B	AB	keines
Antikörper im Serum	anti-B	anti-A	keine	anti-A u. anti-B
Häufigkeit in Mitteleuropa	ca. 46 %	ca. 7%	ca. 4 %	ca. 43 %

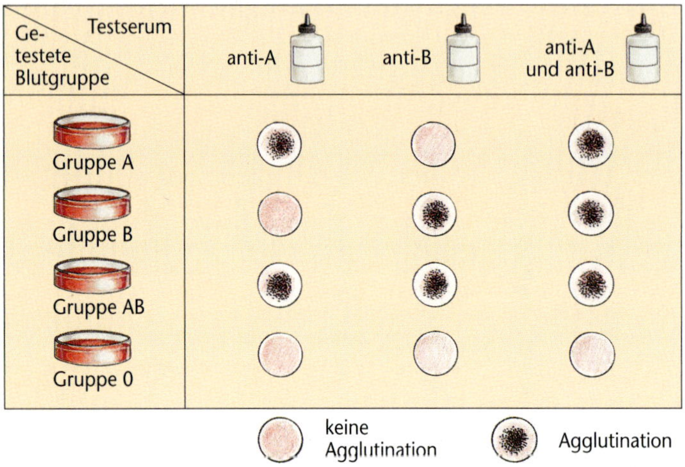

Abb. 3.63
Schema der Blutgruppenbestimmung durch Agglutination mit Testseren

Rhesus-System

Das Rhesus-System ist ein umfangreiches Blutgruppensystem. Es besteht aus mehreren Erythrozyten-Antigenen (C, c, D, d ,E, e), wobei das **Antigen D** die größte Bedeutung hat.

Ist das Antigen D vorhanden, so nennt man das Blut **Rhesus-positiv (Rh$^+$)**. Fehlt das Antigen D, so ist es **Rhesus-negativ (rh$^-$)**. Etwa 85 % der Menschen in Mitteleuropa sind Rhesus-positiv.

Im Gegensatz zum AB0-System kommen entsprechende Antikörper im Rhesus-System natürlicherweise nicht vor. Demzufolge hat Rhesus-negatives Blut zunächst keine Antikörper gegen Rhesus-positive Erythrozyten. Wird Rhesus-negativen Menschen aber Rhesus-positives Blut zugeführt, so werden im Blut Antikörper gebildet. Man nennt dies eine **Sensibilisierung**. Wird später erneut Rhesus-positives Blut zugeführt, so kann es zu einer heftigen Immunreaktion im Körper kommen.

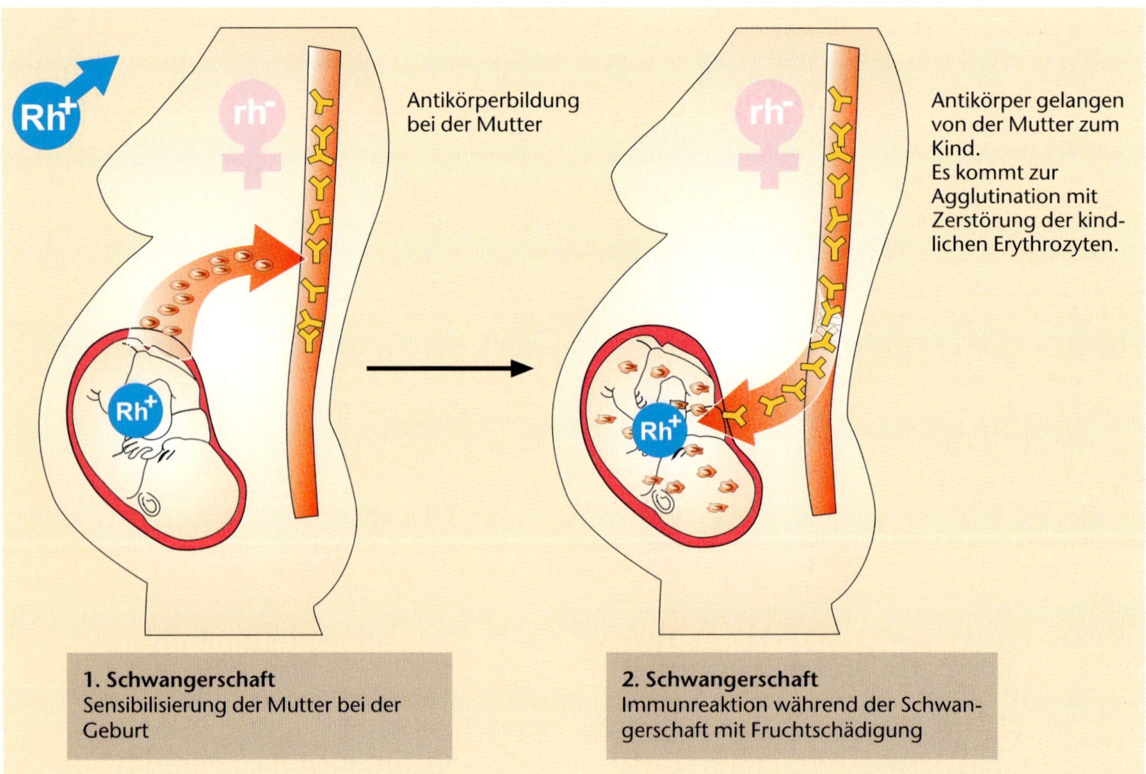

Abb. 3.64
Schädigung eines Rh-positiven Kindes während der Schwangerschaft bei früherer Sensibilisierung der Rh-negativen Mutter

Gefürchtet ist diese Reaktion in der Schwangerschaft, wenn die Mutter Rhesus-negativ ist, das Kind aber den Rhesusfaktor vom Vater geerbt hat und somit Rhesus-positiv ist.
Kommt mütterliches Blut nun beispielsweise bei der Geburt mit dem kindlichen Blut in Kontakt, so kann es sensibilisiert werden und bei einer zweiten Schwangerschaft mit einem Rhesus-positiven Kind zu einer Fruchtschädigung führen.

Bluttransfusion
Bei der Übertragung von Blut eines Menschen (Blutspender) auf einen anderen (Empfänger) ist die Kenntnis der Blutgruppe wichtig.
Grundsätzlich wird gruppengleiches Blut übertragen. Ein Patient mit der Blutgruppe A, Rhesus-negativ erhält also Blut der Gruppe A, Rhesus-negativ.
Ist kein gruppengleiches Blut vorhanden, so kann nach genauer vorheriger Austestung auch Blut eines Spenders mit einer anderen Blutgruppe übertragen werden, wenn es verträglich ist. Relativ häufig lässt sich Blut der Gruppe 0 aufgrund fehlender Erythrozytenantigene auf Empfänger mit anderen Blutgruppen übertragen. Die Antikörper anti-A und anti-B im Spenderblut werden dabei vernachlässigt oder man überträgt nur Erythrozyten.
Vor jeder Blutübertragung wird eine **Kreuzprobe** durchgeführt. Dabei werden den Proben der Erythrozyten und Blutseren vom Spender und Empfänger miteinander vermischt und auf ihre Verträglichkeit überprüft.

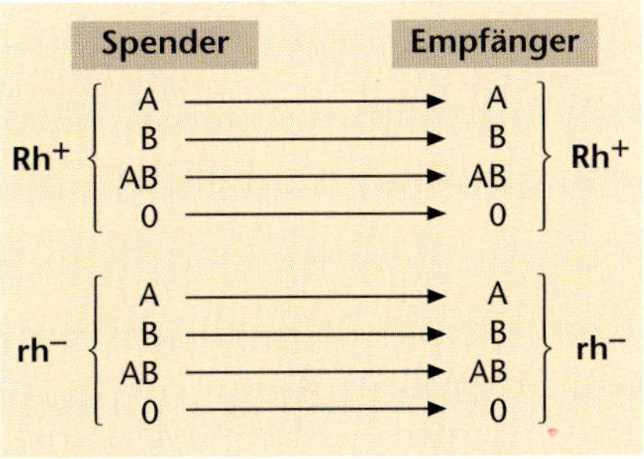

Abb. 3.65
Schema der gruppengleichen Blutübertragung

3.7 Immunsystem

Über Atemwege, Verdauungstrakt sowie Verletzungen von Haut und Schleimhaut können Krankheitserreger und Fremdsubstanzen in den Körper gelangen. Um diese unschädlich zu machen, hat der Körper ein Abwehrsystem, das mit verschiedenen Mechanismen arbeitet.
Dieses **körpereigene Abwehrsystem** wird als **Immunsystem** bezeichnet (immunis lat. – frei, unberührt), da es den Körper gegen Krankheitserreger bzw. Fremdstoffe unempfindlich macht.
Dabei unterscheidet man
- **unspezifische Abwehr** und
- **spezifische Abwehr** des Körpers.

Beide Abwehrmechanismen sind weiter untergliedert in:
- **zelluläre Abwehr**: Sie wird von Abwehrzellen vor allem aus der Gruppe der Leukozyten aufgebaut.
- **humorale Abwehr**: Hierunter versteht man Abwehrsubstanzen (z.B. Antikörper), die sich in den Körperflüssigkeiten befinden (humor lat. – Flüssigkeit).

Dadurch ergeben sich **4 Teilsysteme der körpereigenen Abwehr**, die alle miteinander vernetzt sind.

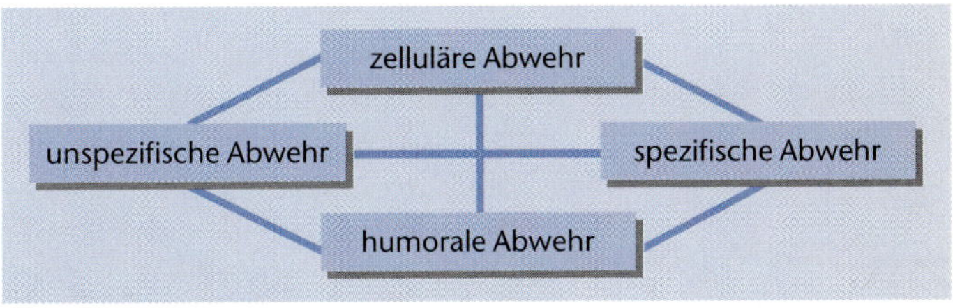

Die **unspezifische Abwehr** ist **von Geburt an** vorhanden und richtet sich gegen alle körperfremden Substanzen.
Zur Abwehr gefährlicher (virulenter) Erreger ist dies jedoch allein nicht ausreichend. Dazu werden spezifische, d.h. gegen einen speziellen Erreger oder Fremdstoff gerichtete Abwehrmechanismen benötigt.
Die **spezifische Abwehr** muss **nach der Geburt** erst durch Kontakt mit dem körperfremden Stoff erlernt werden.

Dazu ist beim Erstkontakt mit einem neuen Fremdstoff zunächst eine Zeitspanne von durchschnittlich 1 bis 3 Wochen erforderlich.

Die spezifische Abwehr führt in der Regel zur **Immunität**, d. h., der Körper wird unempfindlich und erkrankt nicht mehr bei erneutem Kontakt mit dem Fremdstoff. Die Immunität kann Monate, Jahre oder ein Leben lang bestehen.

3.7.1 Unspezifische Abwehr

Äußere Schutzbarriere

Um zu verhindern, dass Krankheitserreger oder Fremdstoffe überhaupt erst in den Körper eindringen und dort zu einer Abwehrreaktion führen, hat der Körper eine **äußere Schutzbarriere**. Diese schützt das innere Milieu des Körpers vor schädlichen Einflüssen der Umwelt.

Zur äußeren Schutzbarriere gehören die **äußere Haut** und die **Schleimhäute**. Sie bieten einen mechanischen, biologischen und chemischen Schutz.

Mechanischer Schutz: Die geschlossene Epithelschicht verhindert das Eindringen von Erregern und Fremdstoffen. Sie wirkt dabei wie eine Trennwand.

Biologischer Schutz: Auf der äußeren Haut und den Schleimhäuten befinden sich harmlose (apathogene) Bakterien und Pilze in einem natürlichen Gleichgewicht. Schädliche (pathogene) Keime werden durch diese natürliche Flora an ihrer Ausbreitung gehindert. Wird die normale Flora jedoch gestört (z. B. durch eine Erkältung, Medikamenteneinnahme oder falsche Hygiene), so können schädliche Keime besser wachsen.

Bei einer Antibiotikumtherapie können z.B. Pilze besser wachsen, da Antibiotika gegen Bakterien, aber nicht gegen Pilze wirken. Pilze erhalten somit bessere Wachstumsbedingungen, da sie nicht mehr durch Bakterien gestört werden.

Chemischer Schutz: Ein gutes Beispiel hierfür ist der Säureschutzmantel der Haut, der das Keimwachstum hemmt.

Äußere Schutzbarriere des Körpers

- äußere Haut mit normaler Hautflora und Säureschutzmantel
- Schleim und Flimmerepithel der Atemwege
- Tränenflüssigkeit des Auges
- Speichel in der Mundhöhle
- Salzsäure des Magens
- Spülung von Harnblase und Harnröhre durch den Harnfluss
- normale Flora und saures Milieu der Scheide
- normale Darmflora

Gelingt es einem Erreger oder Fremdstoff die äußere Schutzbarriere zu durchdringen, so wird eine Immunreaktion des körpereigenen Abwehrsystems hervorgerufen.

Unspezifische zelluläre Abwehr

Mikro- und Makrophagen: Phagozyten (= Fresszellen; phagein gr. – essen, fressen) machen Krankheitserreger und Fremdstoffe unschädlich, indem sie die körperfremden Substanzen aufnehmen und dann mithilfe von Enzymen abbauen. Der Vorgang wird als **Phagozytose** bezeichnet (siehe Abb. 3.11).

Die wichtigsten **Mikrophagen** (kleine Fresszellen) sind die neutrophilen Granulozyten.

Die **Makrophagen** (große Fresszellen) gehen aus den Monozyten hervor.

Natürliche Killerzellen: Während Phagozyten vor allem fremde Zellen (Krankheitserreger oder Fremdstoffe) unschädlich machen, gehen die natürlichen Killerzellen gegen **veränderte körpereigene Zellen** vor, wie virusinfizierte Zellen oder Krebszellen.

Die natürlichen Killerzellen sind große, gekörnte Lymphozyten. Sie erkennen infizierte Zellen oder Tumorzellen an ihrer veränderten Oberflächenstruktur und zerstören sie dann. Dazu durchlöchern sie deren Zellmembran und injizieren Enzyme in die Zellen, was zum Zelltod führt.

Unspezifische humorale Abwehr

Komplementsystem: Das Komplementsystem (complementum lat. – Ergänzung) besteht aus einer Reihe von Eiweißmolekülen, die – ähnlich den Faktoren des Gerinnungssystems – aufeinander abgestimmt sind. Dieses System **zerstört fremde Zellen** (z. B. Bakterien), indem es deren Zellmembran durchlöchert.

Gleichzeitig werden Phagozyten angelockt und die Blutgefäße durchlässiger für Abwehrzellen gemacht. Es entsteht eine akute Entzündung mit schmerzhafter, überwärmter Schwellung und sichtbarer Rötung, die viele Granulozyten enthält.

Weitere Abwehrmechanismen: Neben dem Komplementsystem gibt es noch weitere humorale Abwehrmechanismen. Hierzu gehören u. a. das gegen Bakterien wirkende **Lysozym** und das gegen Viren gerichtete **Interferon**.

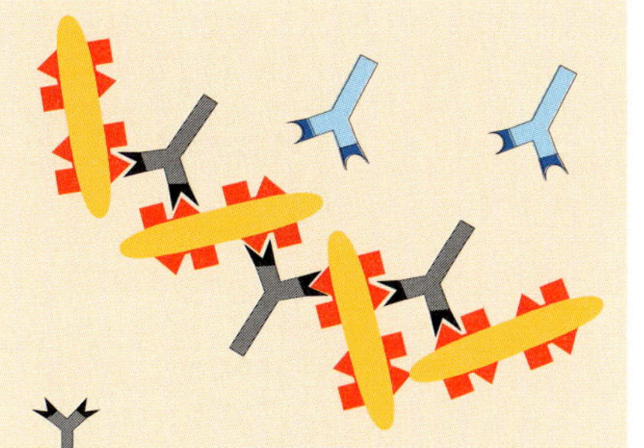

Abb. 3.66
Bildung eines Antigen-Antikörper-Komplexes: Nur passende Antikörper können sich nach dem Schlüssel-Schloss-Prinzip an die Antigene binden.

Antigen –	Substanz, die vom Immunsystem als fremd erkannt wird und dadurch eine spezifische Immunantwort auslöst
Antikörper –	Eiweißkörper (Immunglobulin), der vom Immunsystem als Reaktion auf ein Antigen gebildet wird

3.7.2 Spezifische Abwehr

Spezifische humorale Abwehr

Grundlage der spezifischen humoralen Abwehr ist das Erkennen und Bekämpfen von fremden Zellen durch **Antikörper**. Dies sind kleine, Y-förmige Proteinmoleküle, die sich vor allem im Blutplasma und in der Lymphflüssigkeit befinden. Sie werden auch als **Immunglobuline** bezeichnet und gehören zur Gruppe der γ-Globuline (s. Kap. 3.6.3).

Antigene sind die Gegenstücke zu den Antikörpern. Sie befinden sich als charakteristische Kennzeichen auf jeder Zelle und jedem Mikroorganismus.

Dadurch lassen sich fremde Zellen von körpereigenen Zellen unterscheiden.

Die Antikörper können sich spezifisch an Antigene binden und einen **Antigen-Antikörper-Komplex** bilden. Antigene und Antikörper sind dabei so weit spezialisiert, dass zu jedem Antigen jeweils nur ein spezieller Antikörper nach dem **Schlüssel-Schloss-Prinzip** passt (siehe Abb. 3.66).

Durch den Antigen-Antikörper-Komplex verliert das Antigen seine Gefährlichkeit für den Organismus. Es wird entweder umgewandelt oder aufgelöst. Der Antigen-Antikörper-Komplex aktiviert dabei auch das unspezifische Abwehrsystem.

Die Antikörper werden von **Plasmazellen** gebildet, die sich aus **B-Lymphozyten** entwickeln (siehe Kap. 3.6.2).

Durch Kontakt mit einem Antigen werden die B-Lymphozyten angeregt, Plasmazellen zu bilden, die dann in großer Zahl spezifische Antikörper gegen dieses Antigen hervorbringen (s. Abb. 3.67).

Neben den Plasmazellen bilden die B-Lymphozyten auch **Gedächtniszellen**, die bei erneutem Auftreten von Antigenen für eine erheblich schnellere Immunantwort als beim ersten Kontakt sorgen. Die gebildeten Antikörper und Gedächtniszellen sind jedoch gegen Erreger oder Fremdstoffe mit anderen Oberflächenstrukturen (Antigenen) unwirksam.

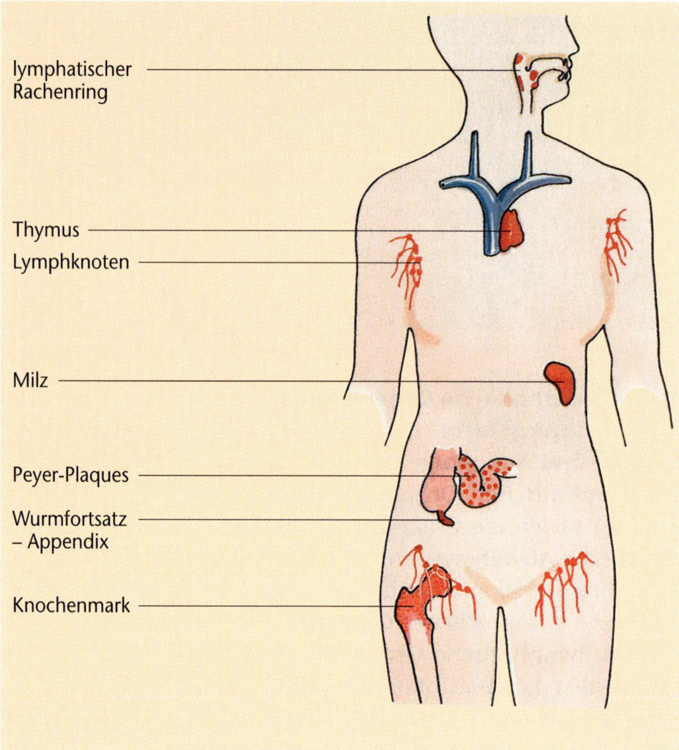

Abb. 3.68 Lymphatische Organe (Immunorgane)

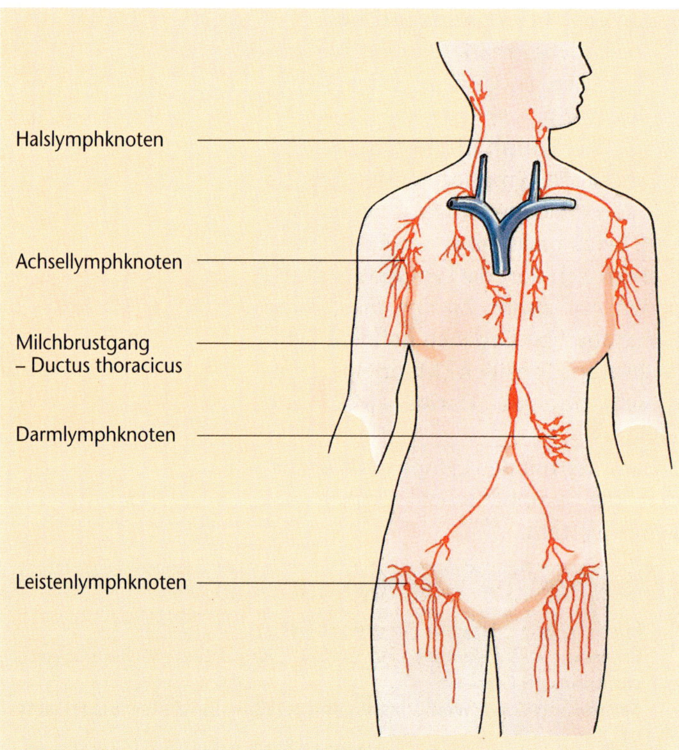

Abb. 3.69 Lymphgefäße und Lymphknoten

Lymphe und Lymphgefäße

Lymphe (lympha lat. – Wasser) ist eine hellgelbe Flüssigkeit, die durch Austritt von Blutplasma aus den Blutkapillaren in das Gewebe entsteht. Sie ist relativ zellarm und enthält vor allem Lymphozyten. Ihr Eiweißgehalt ist durchschnittlich halb so groß wie der des Blutes.

Die Lymphe wird in Gewebespalten gesammelt und über **Lymphkapillaren** abtransportiert, die sich zu **Lymphgefäßen** vereinigen.

Im Lymphstrom befindliche **Lymphknoten** kontrollieren die Lymphe und fügen **Lymphozyten** hinzu. Die Hauptlymphgefäße münden herznah in große Venen. Die Lymphe zirkuliert also nicht in einem geschlossenen System wie beim Blutkreislauf. Vielmehr kann man das Lymphsystem als ein **Drainagesystem** für das Gewebe bezeichnen.

Die im Darm befindlichen Fette werden durch die **Lymphkapillaren in den Darmzotten** aufgenommen (resorbiert) und über den linksseitig gelegenen **Milchbrustgang (Ductus thoracicus)** dem Blutkreislauf zugeführt. Der Name Milchbrustgang deutet auf das milchig trübe Aussehen der hier befindlichen Lymphe insbesondere nach Nahrungsaufnahme hin.

Der Inhalt der Darmlymphgefäße wird **Chylus** genannt.

Lymphknoten

Die in Gruppen angeordneten **Lymphknoten** filtern jeweils die Lymphe einer bestimmten Körperregion. Mehrere Gefäße führen dabei zu den Lymphknoten, während in der Regel nur ein größeres Gefäß sie wieder verlässt. Taschenklappen regulieren die Strömungsrichtung.

Die für eine Körperregion zuständigen **regionären Lymphknoten** erlauben bei Veränderungen Rückschlüsse auf Erkrankungen im betreffenden Körpergebiet.

Entzündete Lymphknoten sind angeschwollen und druckempfindlich. Man nennt dies eine **Lymphadenitis**.

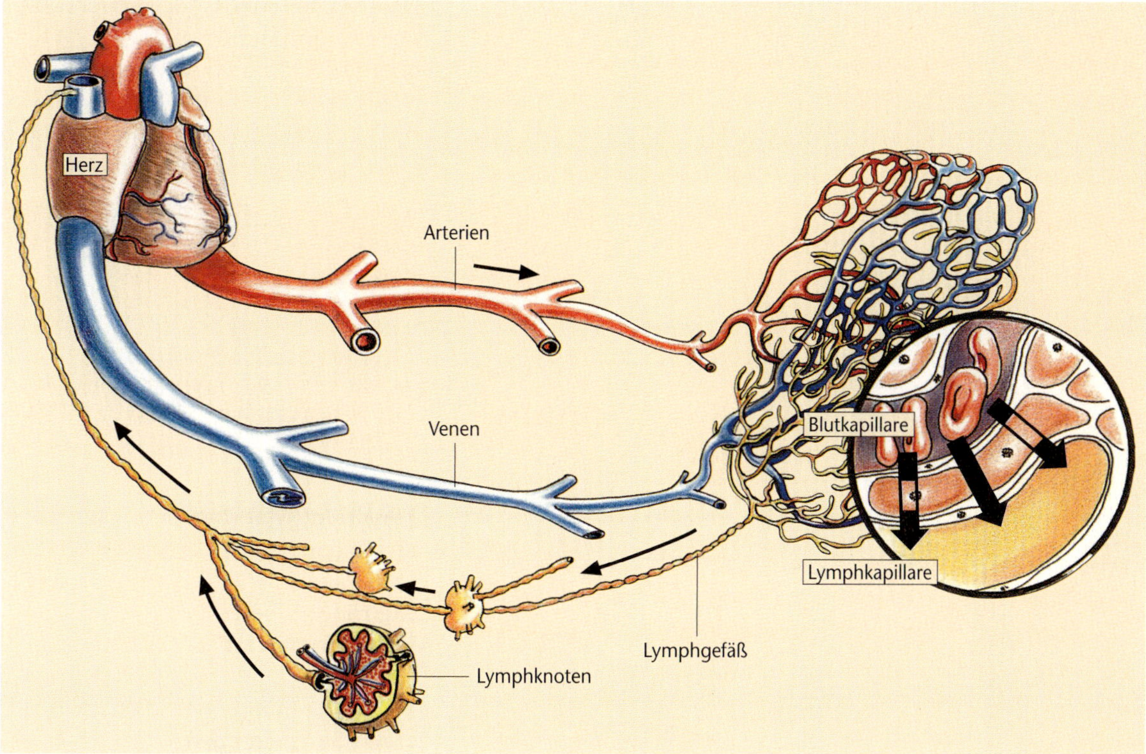

Abb. 3.70 *Bildung der Lymphe:*
Die Pfeile geben die Richtung des Flüssigkeitsstroms an.

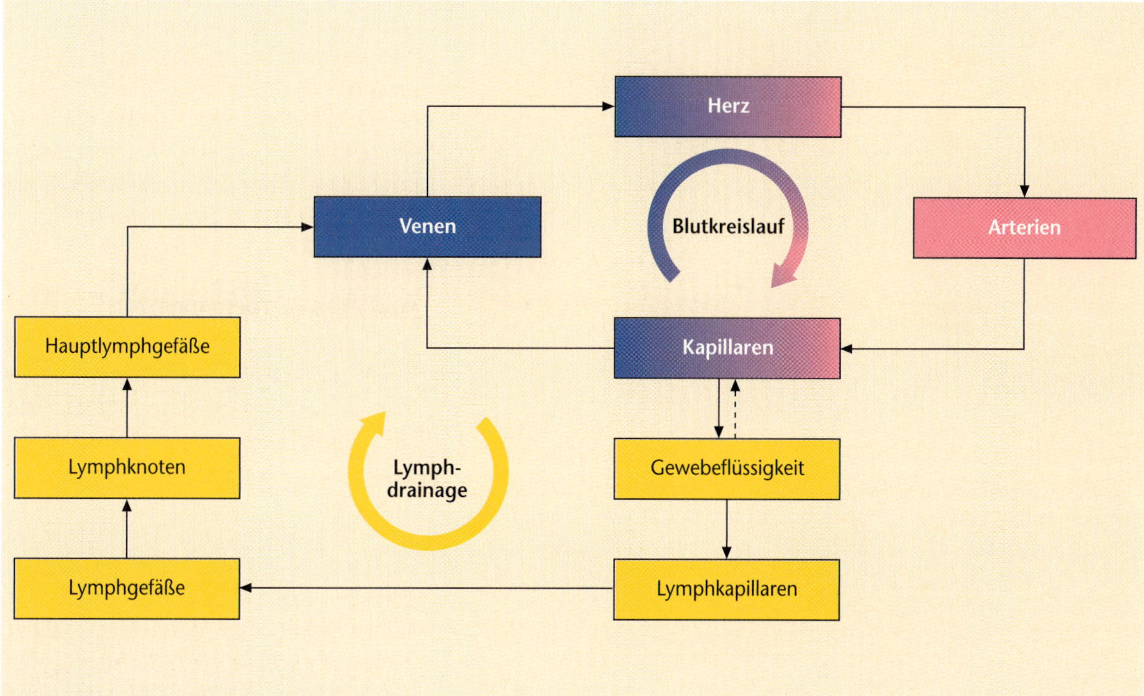

Abb. 3.71 *Schema des Lymphsystems*

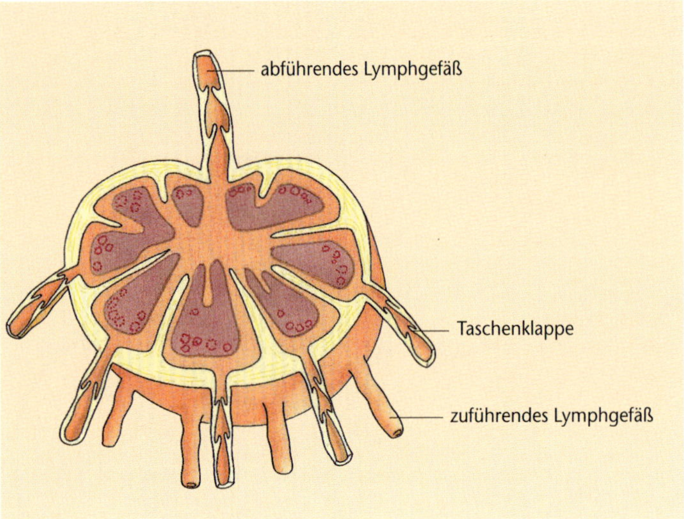

Abb. 3.72
Aufbau eines Lymphknotens

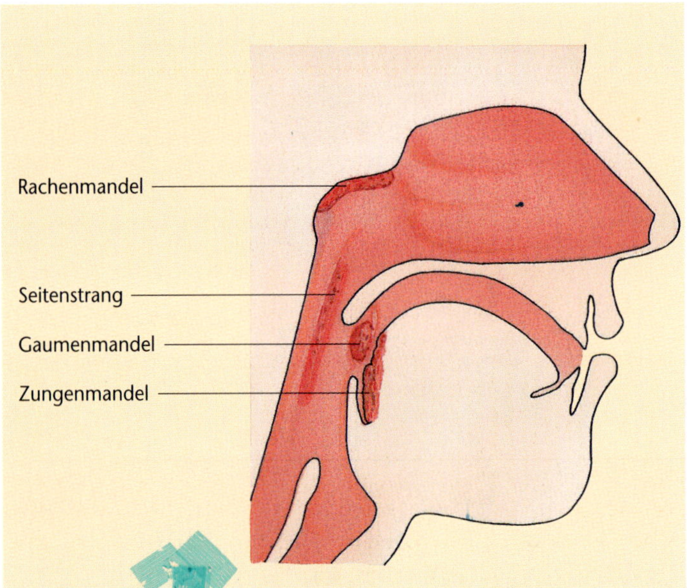

Abb. 3.73
Lymphatischer Rachenring

Abb. 3.74
Peyer-Plaques im Dünndarm

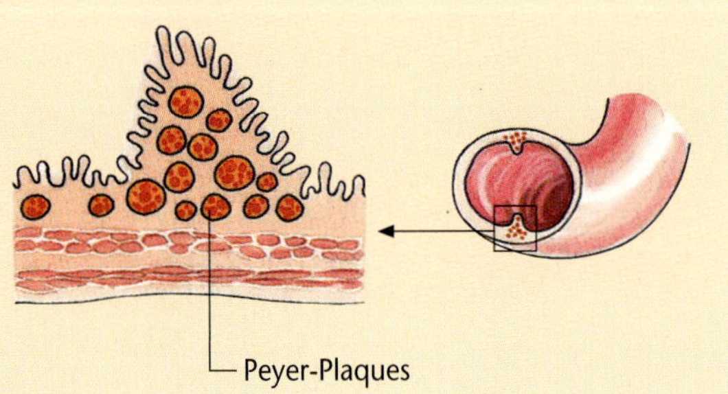

Eine Entzündung der Lymphgefäße heißt **Lymphangitis**.

Bösartige Tumoren können das Abwehrsystem der Lymphknoten überwinden und über den Lymphweg Tochtergeschwülste **(Metastasen)** bilden.

Aufgaben der Lymphknoten

- Filtration und Kontrolle der Lymphe
- Entgiftung und Abbau körperfremder Stoffe
- Bildung von Lymphozyten
- Antikörperbildung durch Plasmazellen
- Volumenregulation der Gewebeflüssigkeit

Tonsillen (Mandeln)

Am Eingang zum oberen und mittleren Rachenraum liegt der **lymphatische Rachenring**. Er besteht aus:

- **Rachenmandel** am Dach des Nasenrachens
- **Gaumenmandeln** beidseits zwischen den Gaumenbögen
- **Zungenmandel**, einer Ansammlung von lymphatischem Gewebe im Bereich des Zungengrundes.

Zusätzlich befindet sich noch Lymphgewebe beidseits im Bereich der seitlichen Rachenwand als so genannter **Seitenstrang**.

Der lymphatische Rachenring dient der Abwehr von Erregern, die über Mund oder Nase eindringen. Bei einer Erkältung ist dieses Lymphgewebe angeschwollen und deutlich gerötet.

Lymphgewebe des Darms

Im Magen werden die meisten Bakterien durch die Magensäure abgetötet. Deshalb ist dort und im oberen Bereich des Dünndarms kein ausgedehntes Lymphgewebe zur Abwehr von Infektionen erforderlich.

Im unteren Bereich des Dünndarms sind jedoch regelmäßig Bakterien vorhanden. Entsprechend befindet sich dort Lymphgewebe dicht unter der Oberfläche der Schleimhaut. Es ist gruppenweise in Form der **Peyer-Plaques** angeordnet.

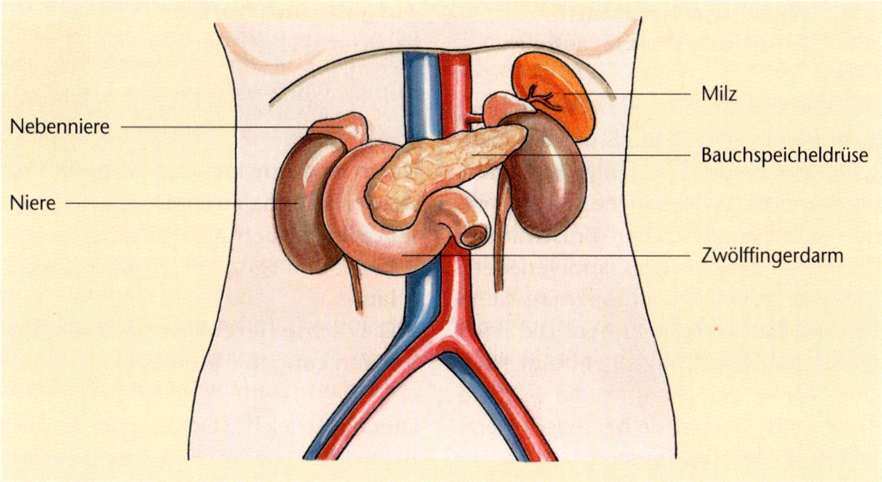

Abb. 3.75
Lage der Milz

Der **Wurmfortsatz** (die **Appendix**) am Übergang vom Dünn- zum Dickdarm enthält besonders viel Lymphgewebe. Es ist hier ähnlich aufgebaut wie bei den Tonsillen.

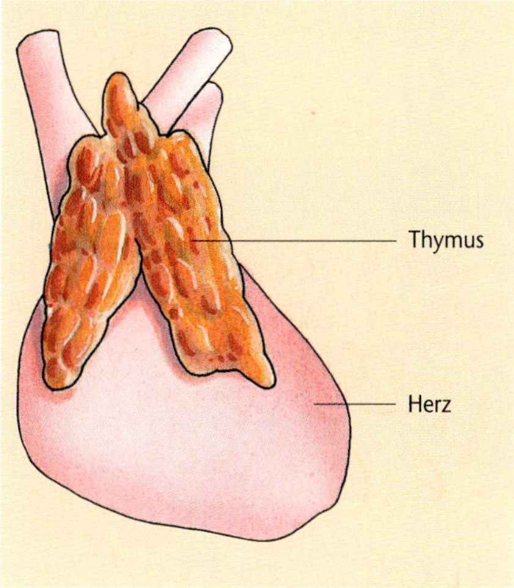

Abb. 3.76
Lage des Thymus

Milz

Die **Milz (Splen, Lien)** liegt auf der linken Seite unter dem Zwerchfell. Sie ist ungefähr 150 g schwer und hat einen schwammartigen Aufbau. Im Gegensatz zu den Lymphknoten, die der Filterung und Reinigung der Lymphe dienen, ist die Milz ein **Filter für das Blut** im Körperkreislauf.

Aufgaben der Milz

- Filtration und Kontrolle des Blutes
- Abbau von überalterten Blutzellen
- Antikörperbildung durch Plasmazellen
- Blutspeicher

Die Milz hat somit zentrale Aufgaben für den Organismus. Dennoch ist sie nicht lebensnotwendig und kann z. B. bei Verletzungen entfernt werden. Ihre Funktion wird dann von der Leber, dem Knochenmark und anderen lymphatischen Organen übernommen.

Thymus

Der **Thymus (Bries)** liegt hinter dem Brustbein über dem Herzbeutel (siehe Abb 3.76). Er ist in der Kindheit und Jugend besonders stark ausgeprägt und bildet sich dann mit zunehmendem Alter zurück. Dabei wandelt er sich weitgehend in einen Fettkörper um.
Der Thymus dient dem **Aufbau der spezifischen Körperabwehr**. Hier findet die **Prägung der T-Lymphozyten** statt (siehe Kap. 3.6.2).

Abb. 3.80
Schema der Arbeitsweise des Herzens

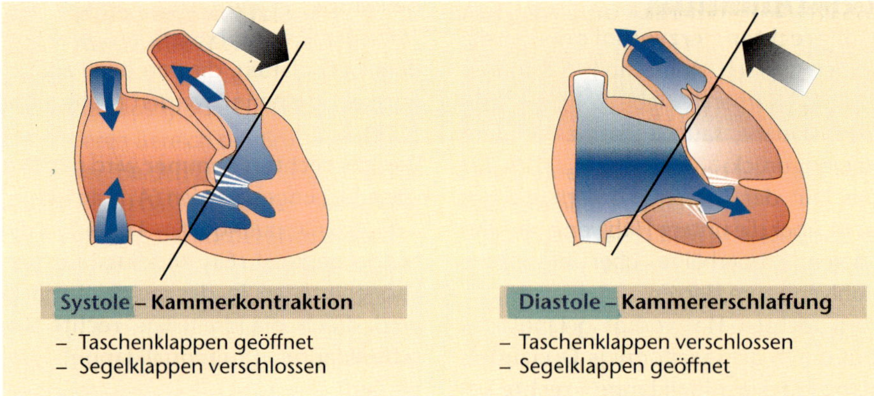

Linke Herzhälfte

Das in der Lunge mit Sauerstoff aufgeladene Blut fließt über die Lungenvenen in den **linken Herzvorhof**. Vom Vorhof strömt das Blut durch die nur aus zwei Segeln bestehende **linke Segelklappe (Mitralklappe)** in die linke Herzkammer. Die **linke Herzkammer** ist von einer besonders kräftigen Muskelschicht umgeben. Durch Kontraktion dieser Muskelschicht gelangt das sauerstoffreiche Blut über die Aorta in den großen Kreislauf (Körperkreislauf).

Ein Rückstrom von der Aorta zur linken Herzkammer wird durch die dreiteilige **linke Taschenklappe (Aortenklappe)** verhindert.

3.8.2 Funktion des Herzens

Herzmechanik

Das Herz zieht sich rhythmisch zusammen **(Kontraktion)** und erschlafft anschließend wieder. Die Kontraktion wird als **Systole**, die Erschlaffung als **Diastole** bezeichnet.

Rechte und linke Herzhälfte arbeiten dabei annähernd synchron, obwohl sie verschiedenen Kreislaufabschnitten angehören.

Systole	– Kontraktion des Herzmuskels
Diastole	– Erschlaffung des Herzmuskels

Das Blut strömt jeweils aus den Venen in die Vorhöfe. Sobald die Vorhöfe gefüllt sind, wird das Blut durch Kontraktion der Vorhofmuskulatur in die Kammern gedrückt.

Die anschließende Kontraktion der **Kammermuskulatur (Systole)** lässt sich in zwei Phasen einteilen. Zunächst kommt es durch eine Anspannung der Kammermuskulatur **(Anspannungsphase)** zu einem Druckanstieg in den Kammern. Dadurch schließen sich die Segelklappen (Mitral- und Trikuspidalklappe) und verhindern so einen Rückfluss des Blutes aus den Kammern in die Vorhöfe. Die Papillarmuskeln fixieren dabei die Segelklappen über Sehnenfäden, damit sie dem Kammerdruck standhalten können. Übersteigt der Druck in den Kammern den Druck in der Aorta und den Lungenarterien, so folgt die **Austreibungsphase**. Es öffnen sich die Taschenklappen (Aorten- und Pulmonalklappe) und das Blut wird aus den Kammern in den Lungen- und Körperkreislauf ausgetrieben.

Ist das Blut aus den Kammern ausgetrieben, so sinkt der Druck in den Kammern und die Taschenklappen schließen sich. Durch den Klappenschluss wird ein Blutrückfluss aus der Aorta oder den Lungenarterien in das Herz bei der folgenden **Erschlaffung der Kammermuskulatur (Diastole)** verhindert.

Die Diastole lässt sich in eine anfängliche Entspannungsphase und nachfolgende Füllungsphase unterteilen. In der **Entspannungsphase** fällt der Druck in den Kammern rasch ab.

Sobald der Kammerdruck den Druck in den Vorhöfen unterschreitet, öffnen sich die Segelklappen. Es schließt sich nun die **Füllungsphase** an, in der wieder neues Blut aus den Vorhöfen in die Kammern fließt. Mit dem Schließen der Segelklappen ist die Diastole beendet. Es folgt eine neue Systole.

Herztöne

Bei jeder Herzaktion sind zwei Herztöne zu hören. Der erste, dumpfe Ton wird durch die Anspannung der Kammermuskulatur zu Beginn der Systole verursacht. Der zweite, hellere Ton entsteht durch den Schluss der Taschenklappen zu Beginn der Diastole. Schließen die Klappen zu verschiedenen Zeitpunkten, so kann der zweite Herzton auch gespalten sein.

1. Herzton – Muskelanspannungston (Beginn der Systole)

2. Herzton – Klappenschlusston (Beginn der Diastole)

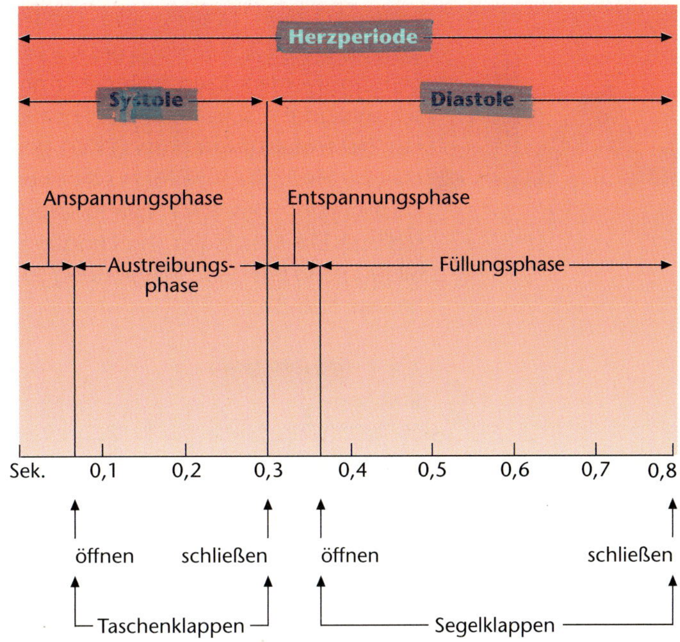

Anspannungsphase:	Anspannung der Kammermuskulatur
Austreibungsphase:	Austreibung des Blutes in den Lungen- und Körperkreislauf
Entspannungsphase:	Entspannung der Kammermuskulatur
Füllungsphase:	Erneute Füllung der Herzkammern mit Blut

Abb. 3.81 *Zeitliche Gliederung der Herzaktionen*

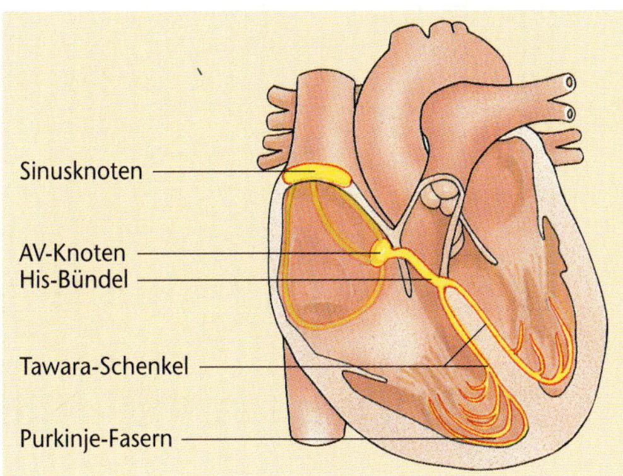

Abb. 3.82 *Schema der Erregungsleitung*

Erregungsbildung und Erregungsleitung

Ein aus dem Körper entferntes und künstlich mit frischem Blut versorgtes Herz schlägt noch über längere Zeit weiter. Dies zeigt, dass die Nervenreize, die zur Kontraktion der Herzmuskulatur führen, im Herzen selbst entstehen müssen. Man spricht hier von einer **Autonomie (Eigengesetzlichkeit)** des Herzens, da es ein eigenes Erregungsbildungs- und Erregungsleitungssystem hat. Dieses System besteht aus besonderen Herzmuskelzellen.

Die Erregungsbildung erfolgt in der Muskelwand des rechten Vorhofs im so genannten **Sinusknoten**. Er fungiert als Schrittmacher. Seine Erregungen werden zum **AV-Knoten (Atrioventrikularknoten)** weitergeleitet, der zwischen Vorhöfen und Kammern liegt. Von dort laufen die Erregungen zum so genannten **His-Bündel**, wo eine Verzweigung der Nervenfasern auf zwei Schenkel **(Tawara-Schenkel)** erfolgt, die zur rechten bzw. linken Herzkammer führen. Von den Tawara-Schenkeln werden die Erregungen schließlich in ein Netz von feinsten Nervenfasern **(Purkinje-Fasern)** geleitet.

Aus diesem Weg ergibt sich, dass zunächst die Vorhöfe und dann die Kammern erregt werden und sich entsprechend verzögert kontrahieren.

Beim Verlauf der Erregung über den Herzmuskel hinweg entstehen Stromschwankungen. Mithilfe von Elektroden, die an der Außenwand des Körpers befestigt werden, kann man die Stromschwankungen ableiten und in Form eines **Elektrokardiogramms (EKG)** (kardia gr. – Herz; graphein gr. – schreiben) aufzeichnen. Das EKG erlaubt Rückschlüsse auf Störungen der Erregungsbildung und Erregungsausbreitung (siehe Kap. 5.2.2).

3.8.3 Blutgefäße

Einleitung

Die Blutgefäße bilden ein aus Röhren bestehendes Transportsystem. Alle Gefäße, die Blut vom Herzen fortleiten, heißen **Arterien (Schlagadern)**; alle Gefäße, die Blut zum Herzen zurückführen, nennt man **Venen (Blutadern)**. Während Arterien und Venen der Blutverteilung und Blutrückleitung dienen, erfolgt der Stoffaustausch mit den Zellen in feinen **Haargefäßen**, den **Kapillaren**.

Arterien (Schlagadern)	– leiten Blut vom Herzen fort
Venen (Blutadern)	– führen Blut zum Herzen zurück
Kapillaren (Haargefäße)	– dienen dem Stoffaustausch

Wandaufbau

Mit Ausnahme der Kapillaren haben die Blutgefäße einen **dreischichtigen Wandaufbau**.

- Die **Innenschicht** kleidet die Gefäße aus und wird **Endothel** genannt.
- In der dickeren **mittleren Schicht** liegen elastische Fasern und glatte Muskelzellen. Die Gefäßwand erhält dadurch ihre Widerstandsfähigkeit gegenüber dem Blutdruck. Gleichzeitig kann die Gefäßweite durch die Muskelzellen reguliert werden.
- Die **Außenschicht** verankert die Gefäße in ihrer Umgebung.

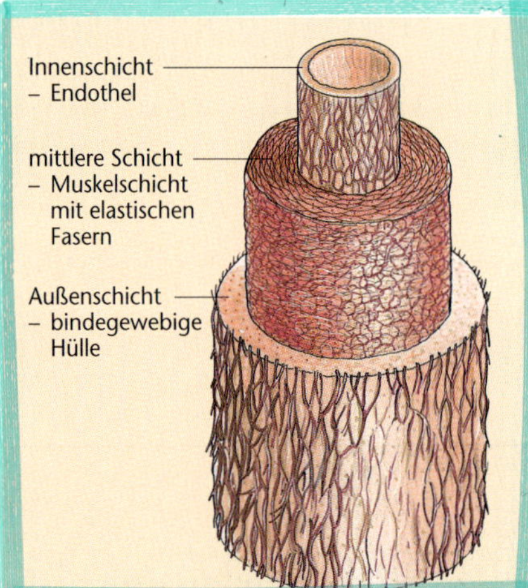

Abb. 3.83 *Wandaufbau einer Arterie*

Arterien (Schlagadern)

Die **herznahen großen Arterien** (z. B. die Aorta) enthalten viele **elastische Fasern**. Dadurch können sich die Arterien während des hohen Blutdrucks in der Austreibungsphase ausdehnen und während des nachlassenden Drucks in der Entspannungsphase wieder elastisch zusammenziehen. Der stoßweise sehr hohe Blutdruck wird somit gedämpft.

In den **herzfernen mittleren Arterien** und den anschließend noch kleineren **Arteriolen** nimmt der Anteil elastischer Fasern zugunsten einer **dickeren Muskelschicht** ab. Dies ist von großer Bedeutung für die bedarfsweise Durchblutung einzelner Körperregionen.

Steigt z. B. der Blutbedarf der Beinmuskulatur durch sportliche Betätigung wie etwa durch einen Dauerlauf an, so fördern die Arteriolen die Durchblutung, indem sie ihre Gefäßlichtung erweitern. In anderen, gerade nicht beanspruchten Körperregionen kann die Durchblutung durch Engerstellen der Gefäßlichtung

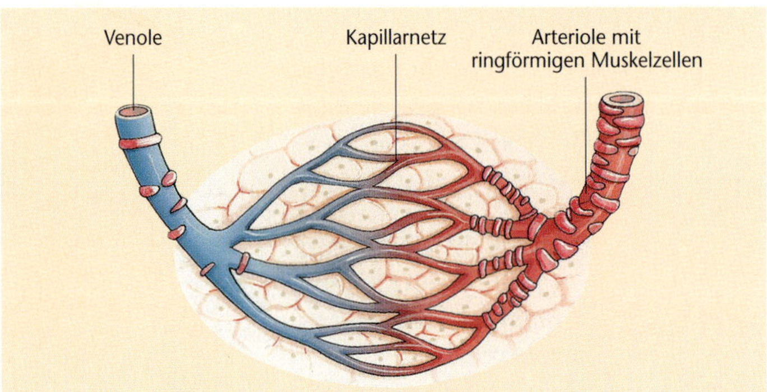

Abb. 3.84 *Kapillarnetz mit Arteriole und Venole*

mithilfe der Muskeln der Arteriolen gedrosselt werden. Es erfolgt somit eine Umverteilung des Blutes jeweils zum Ort des Bedarfs.

Kapillaren (Haargefäße)
An die Arteriolen schließt sich das dichte **Netzwerk der feinen Kapillaren** an. In ihnen fließt das Blut nur noch sehr langsam. Dies ermöglicht einen **intensiven Stoffaustausch** mit den Körperzellen durch die dünne Kapillarwand. Es werden z. B. Sauerstoff und Nährstoffe herangeführt, während Kohlenstoffdioxid und Stoffwechselendprodukte abtransportiert werden.

Venen (Blutadern)
Venen haben im Allgemeinen einen größeren Gefäßdurchmesser und einen dünneren Wandaufbau als die entsprechenden Arterien.
Aus den Kapillaren wird das nur unter geringem Druck stehende Blut in den **Venolen** gesammelt. Diese gehen zum Herzen hin in die größeren Venen und schließlich in die großen Hohlvenen über. Durch ihre geringe Muskelschicht können die Venen selbst nur wenig zum Rücktransport des Blutes zum Herzen beitragen. Dieser geschieht vielmehr durch andere Mechanismen.
Von großer Bedeutung ist dabei die **Muskelpumpe**. Bei der Kontraktion und damit Ausdehnung der Muskeln werden die Wände der in der Nähe liegenden Venen zusammengedrückt und das darin enthaltene Blut weitergedrängt.
Die Transportrichtung zum Herzen wird durch die im Innern befindlichen **Venenklappen** gewährleistet (siehe Abb. 3.86). Sie sind besonders zahlreich in den unteren Extremitäten und verhindern ein Zurückfließen des Blutes in Richtung der Erdanziehungskraft.
Häufig liegen Venen und Arterien dicht nebeneinander in einer Bindegewebshülle. Hier sorgt die Ausdehnung der Arterien, verursacht durch die Pulswelle, zusätzlich für den Weitertransport des Blutes in den Venen.

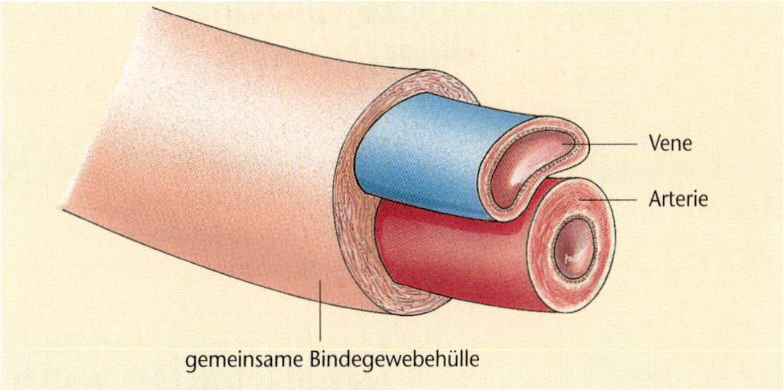

Abb. 3.85 Blutgefäße im Querschnitt

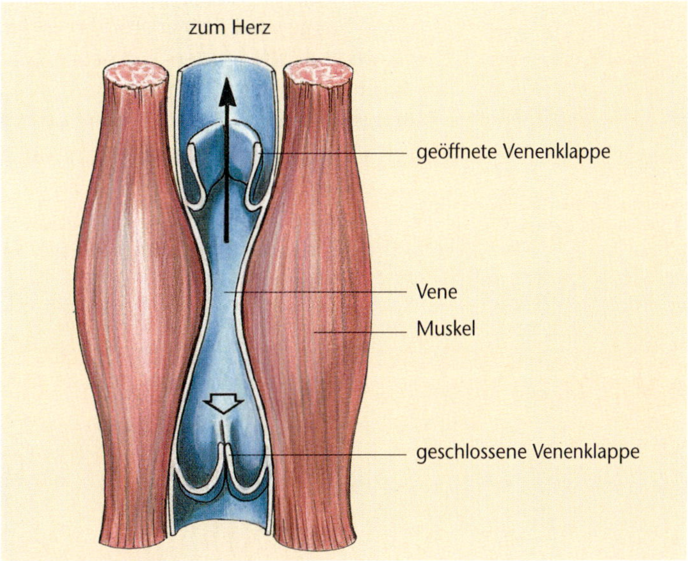

Abb. 3.86 Wirkungsweise der Venenklappen mit Öffnung zum Herzen hin

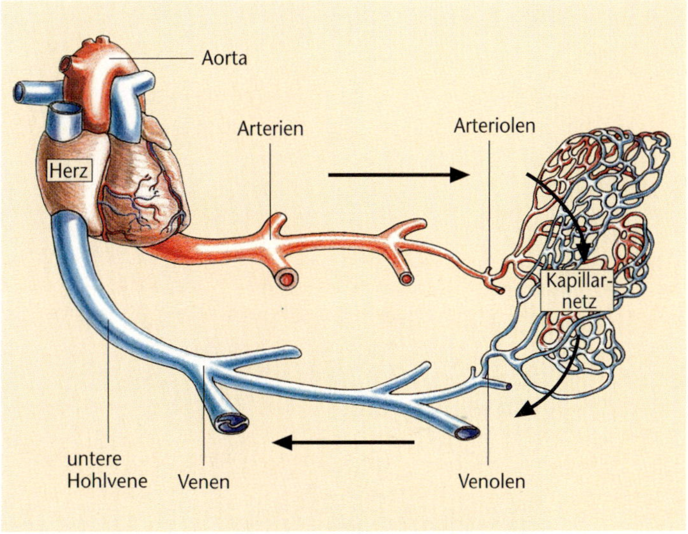

Abb. 3.87 Allgemeine Gefäßanordnung im Körperkreislauf

3.8.4 Blutkreislauf

Lungenkreislauf

Das Herz ist der Motor der Blutzirkulation. Es treibt zwei Kreisläufe an:

- den kleinen Lungenkreislauf
- den großen Körperkreislauf.

Der **Lungenkreislauf** beginnt in der **rechten Herzkammer**. Das aus dem Körperkreislauf kommende, sauerstoffarme, kohlenstoffdioxidreiche Blut wird von der rechten Kammer über zwei **Lungenarterien** zur **Lunge** transportiert. Zu jeder Lungenseite zieht eine Arterie. In der Lunge wird Kohlenstoffdioxid an die Atemluft abgegeben und neuer Sauerstoff aufgenommen. Über insgesamt vier **Lungenvenen** wird dann das sauerstoffreiche, kohlenstoffdioxidarme Blut zum **linken Herzvorhof** zurückgeleitet. Vom Herzen ausgehende Gefäße sind **Arterien**, zum Herzen hinführende Gefäße sind **Venen**.

Normalerweise führen Arterien arterielles, d.h. sauerstoffreiches, kohlenstoffdioxidarmes Blut, während Venen venöses, d.h. sauerstoffarmes und kohlenstoffdioxidreiches Blut führen.

Die Lungengefäße machen die einzige Ausnahme von dieser Regel.

Die **Lungenarterien** sind die einzigen Schlagadern des Körpers, die **venöses Blut** enthalten.

venöses Blut – sauerstoffarmes, kohlenstoffdioxidreiches Blut

Die **Lungenvenen** sind die einzigen Blutadern des Körpers, die **arterielles Blut** enthalten.

arterielles Blut – sauerstoffreiches, kohlenstoffdioxidarmes Blut

Körperkreislauf

Der **Körperkreislauf** beginnt in der **linken Herzkammer**. Von hier wird dem

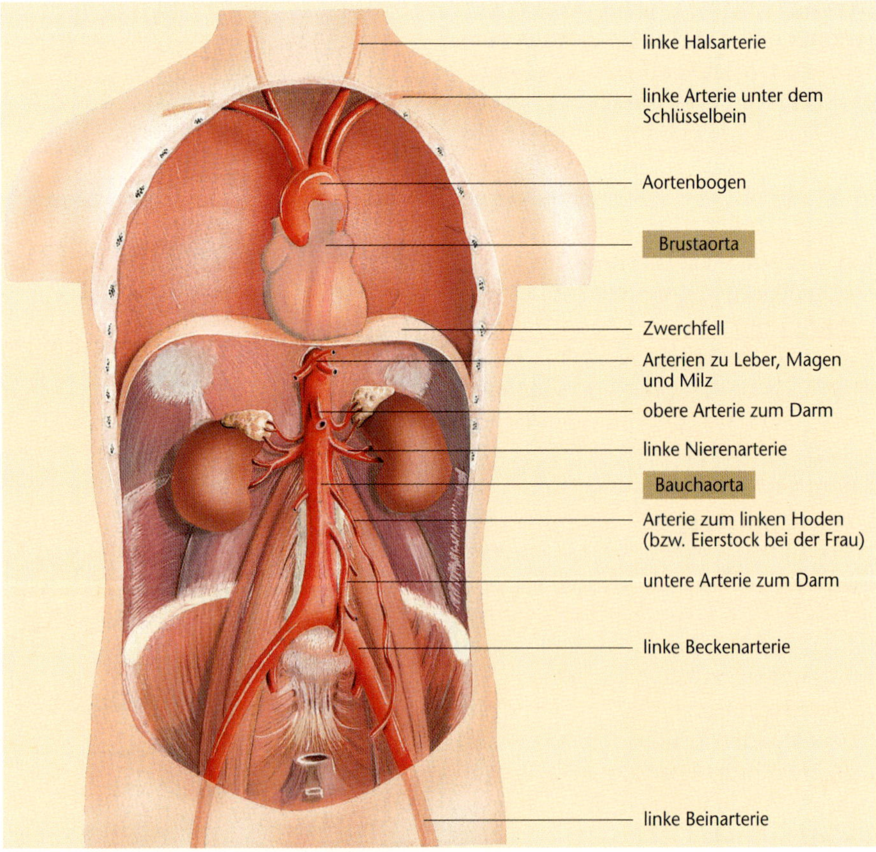

Abb. 3.88 *Aorta mit den wichtigsten Gefäßabgängen*

Körper frisches, sauerstoffreiches Blut über die **Aorta** zugeführt.

Direkt am Ursprung der großen Körperschlagader (Aorta) zweigen die beiden den Herzmuskel versorgenden **Kranzarterien (Koronararterien)** ab. Nach einem kurzen aufsteigenden Abschnitt beschreibt die Aorta einen Bogen, von dem die Hauptschlagadern für den Kopf- und Halsbereich sowie die oberen Extremitäten abgehen. Anschließend verläuft die Aorta links vor der Wirbelsäule abwärts und gelangt zu den unteren Körperpartien. Der Abschnitt bis zum Zwerchfell wird als **Brustaorta**, der Teil unterhalb des Zwerchfells als **Bauchaorta** bezeichnet.

Im Beckenbereich teilt sich die Bauchaorta in die linke und rechte **Beckenschlagader** auf, die sich weiter in einen Ast zur Versorgung der Beckenorgane und einen Ast für die unteren Extremitäten aufspaltet. Aus der Bauchaorta entspringen die wichtigen Arterien zur Versorgung der stoffwechselaktiven Organe der Bauchhöhle.

Während die Arterien der Blutverteilung dienen, erfolgt der Stoffaustausch mit den Zellen in ausgedehnten **Kapillarnetzen**. Über **Venolen** und **Venen** wird dann das sauerstoffarme, kohlenstoffdioxidreiche Blut gesammelt und über die **großen Hohlvenen** dem **rechten Herzvorhof** zugeführt. Im folgenden Lungenkreislauf wird das Blut wieder mit Sauerstoff beladen.

Pfortader

> Die **Pfortader** sammelt das venöse Blut aus dem Gebiet von Magen, Darm, Milz und Bauchspeicheldrüse um es zur Leber zu leiten.

In der Leber mündet die Pfortader in ein weit verzweigtes Kapillarnetz, damit die im Darmkanal aufgenommenen **(resorbierten) Nahrungsbestandteile** zu den Leberzellen geführt und von ihnen verarbeitet werden können. Von der Leber gelangt das Blut dann über die Lebervenen zur **unteren Hohlvene** und zurück zum Herzen (siehe Abb. 3.89). Blut aus Magen, Darm, Milz und Bauchspeicheldrüse durchläuft also neben dem **Kapillarnetz in diesen Organen** noch ein **zweites Kapillarnetz in der Leber**. Die Leber als zentrales Stoffwechselorgan kontrolliert somit das aus dem Magen-Darm-Trakt kommende Blut.

Resorbierte Nahrungsstoffe strömen erst nach **Leberpassage** in den großen Körperkreislauf. Dadurch wird eine plötzliche Überschwemmung des Blutes mit Nahrungsstoffen unmittelbar nach der Nahrungsaufnahme verhindert.

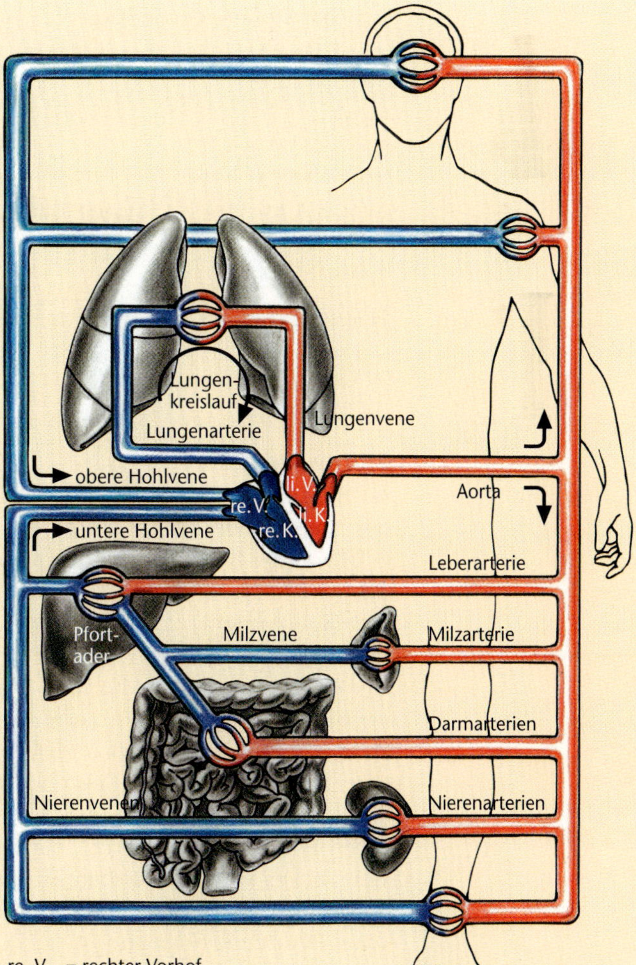

re. V. = rechter Vorhof
li. V. = linker Vorhof
re. K. = rechte Kammer
li. K. = linke Kammer
rot = arterielles Blut
blau = venöses Blut

Abb. 3.89 Schema des Lungen- und Körperkreislaufs

Gleichzeitig baut die Leber für den Körper schädliche Substanzen ab.
Unabhängig vom Zufluss des nährstoffreichen, venösen Blutes aus der Pfortader hat die Leber noch einen zweiten, getrennten Zufluss. Dieser erfolgt über die **Leberarterie** und dient der Sauerstoffversorgung und Ernährung des Lebergewebes. Die Leber hat somit einen venösen **und** einen arteriellen Zufluss!

3.8.5 Puls und Blutdruck

Puls

Das während der Systole in die Aorta ausgeworfene Blut verursacht eine Druckwelle in den Arterien. Diese Druckwelle ist als **Pulswelle** tastbar (pulsus lat. – das Stoßen, der Schlag).

Die **Pulsfrequenz** (frequens lat. – häufig) gibt die Zahl der Pulsschläge in der Minute an.

Normalwerte liegen bei Erwachsenen zwischen 60 und 80 Pulsschlägen pro Minute. Bei Kindern ist die Pulsfrequenz höher.

Pulswerte in Abhängigkeit vom Alter	
Säugling	ca. 120/Min.
Kind	90–120/Min.
Erwachsener	60– 80/Min.

Blutdruck

Als **Blutdruck** bezeichnet man den in den Blutgefäßen herrschenden Druck. Er ist von der Blutmenge abhängig, die das Herz bei jeder Kontraktion auswirft **(Schlagvolumen)**, sowie dem Widerstand in den Gefäßen.
Der Blutdruck schwankt bei jeder Herzperiode. Während der Systole der Herzkammern ist der Blutdruck in den Arterien durch die Auswurfleistung des Herzens am höchsten. In der diastolischen Phase sinkt der Druck dagegen stets ab. Der höchste messbare arterielle Blutdruck wird entsprechend als **systolischer Druck** und der niedrigste als **diastolischer Druck** bezeichnet.
Die Differenz zwischen systolischem und diastolischem Druck wird als **Blutdruckamplitude** bezeichnet.

systolischer Blutdruck	–	höchster arterieller Druck (während der Kammersystole gemessen)
diastolischer Blutdruck	–	niedrigster arterieller Druck (während der Kammerdiastole gemessen)
Blutdruckamplitude	–	Differenz zwischen systolischem und diastolischem Druck

Der Blutdruck wird in der Praxis in Millimetern Quecksilbersäule (mmHg) gemessen. Die neue Maßeinheit Kilopascal (kPa) hat sich für die Blutdruckmessung in der Praxis nicht durchsetzen können (1 kPa = 7,5 mmHg).

Blutdruckwerte beim Erwachsenen		
	systolisch	diastolisch
Mann	110–140 mmHg	60–90 mmHg
Frau	100–140 mmHg	60–90 mmHg

Beim Kind liegen die Blutdruckwerte niedriger (z. B. beim Schulkind ca. 90 mmHg systolisch und 60 mmHg diastolisch). Mit zunehmendem Alter steigt dagegen der Blutdruck aufgrund der abnehmenden Elastizität der Gefäße an.

3.9 Atmungsorgane

3.9.1 Atmung

Der Begriff Atmung beschränkt sich nicht nur auf die Ein- und Ausatmung durch die **Atmungsorgane (äußere Atmung)**. Vielmehr beinhaltet er auch den Sauerstoffverbrauch und die Kohlenstoffdioxidabgabe der **Zellen (innere Atmung)**.

Äußere Atmung

Die äußere Atmung dient der Sauerstoffaufnahme (O_2) bei der Einatmung **(Inspiration)** und der Kohlenstoffdioxidabgabe (CO_2) bei der Ausatmung **(Exspiration)**. Neben Kohlenstoffdioxid wird dabei auch Wasser in Form von Wasserdampf ausgeatmet.

Respiration	–	Atmung
Inspiration	–	Einatmung
Exspiration	–	Ausatmung

Innere Atmung

Der Sauerstoffverbrauch zur Energiegewinnung und die anschließende Kohlenstoffdioxidabgabe der Zellen stellt die **innere Atmung** dar.

Im Blut wird Sauerstoff an den **Blutfarbstoff Hämoglobin** chemisch gebunden und von der Lunge zu den Körperzellen transportiert. Innerhalb der Zellen wird der Sauerstoff beim Abbau von Nährstoffen und körpereigenen Stoffen verbraucht. Dabei wird Energie freigesetzt und in Form der energiereichen Verbindung **Adenosintriphosphat (ATP)** für energieabhängige Stoffwechselprozesse zur Verfügung gestellt. Diese Energieproduktion erfolgt vor allem in den **Mitochondrien** (siehe Kap. 3.3.2).

Das dabei anfallende Kohlenstoffdioxid wird in gelöster oder chemisch gebundener Form im Blutplasma und in den roten Blutkörperchen zurück zur Lunge transportiert.

Atmung – Aufnahme und Abgabe der Atemgase in der Lunge **(äußere Atmung)**, die für die Stoffwechselvorgänge innerhalb der Körperzellen notwendig sind **(innere Atmung)**

Bestandteile der Luft

ca. 21,00 %	Sauerstoff (O_2)
ca. 78,00 %	Stickstoff (N_2)
ca. 1,00 %	Edelgase
ca. 0,03 %	Kohlenstoffdioxid (CO_2)

Durch den Gasaustausch im Körper enthält die ausgeatmete Luft 16–17,5 % Sauerstoff (O_2) und 3–4,5 % Kohlenstoffdioxid (CO_2).

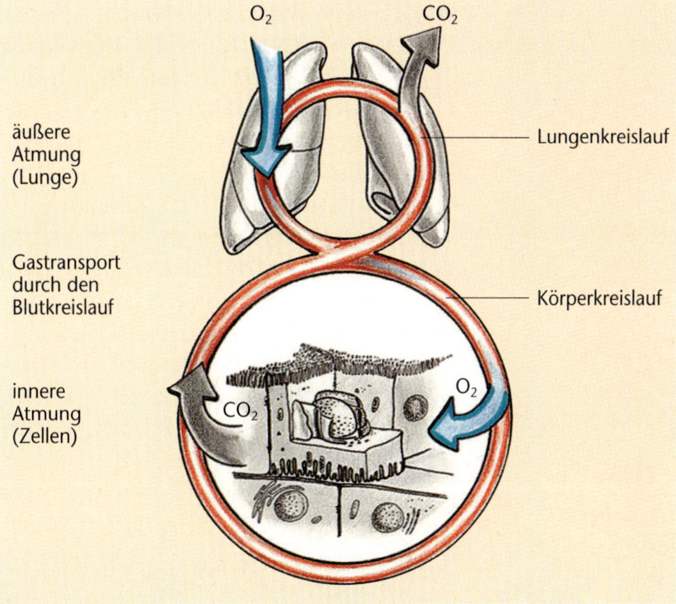

Abb. 3.90 *Prinzip der äußeren und inneren Atmung*

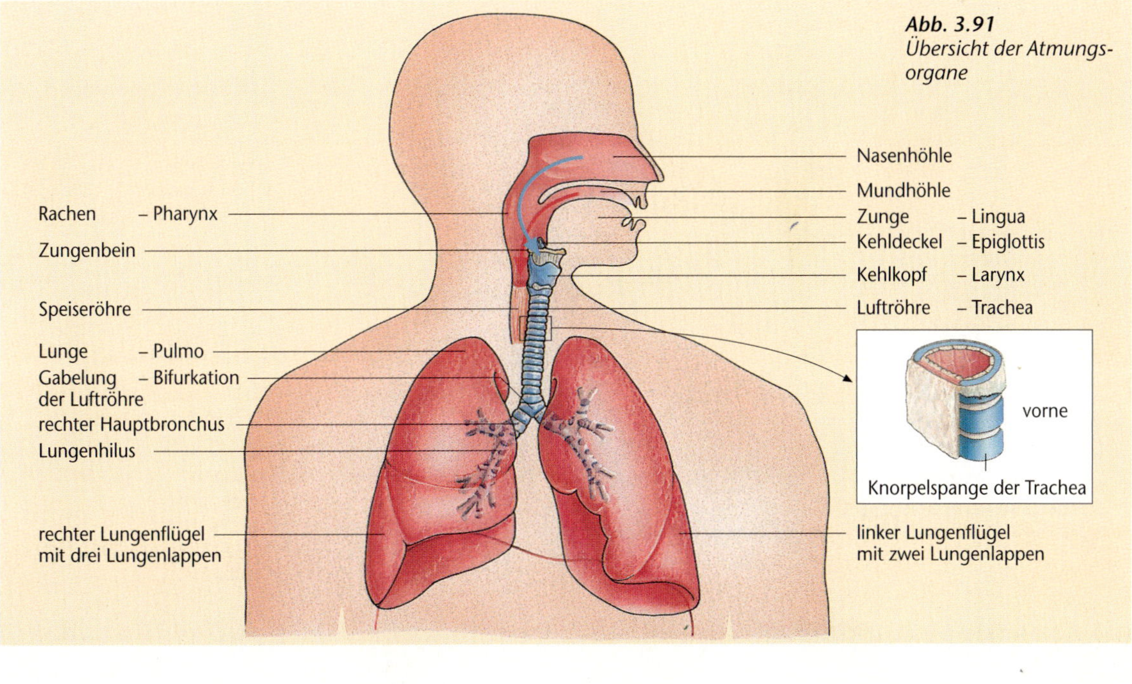

Abb. 3.91 *Übersicht der Atmungsorgane*

3.9.2 Aufgaben und Gliederung der Atmungsorgane

Wichtigste Aufgabe der Atmungsorgane ist die **äußere Atmung**.

Bei der Einatmung wird die Luft von der Nase aufgenommen und gelangt über die Luftwege des Kopfes (obere Luftwege) sowie des Halses und der Brust (untere Luftwege) zur Lunge. Bei diesem Transport wird die Atemluft angefeuchtet, erwärmt und gereinigt. Der Gasaustausch erfolgt in der Lunge. Von dort verlässt die Atemluft den Körper bei der Ausatmung wieder auf dem umgekehrten Weg.

Eine weitere Aufgabe der Atmungsorgane ist die **Geruchswahrnehmung**. Sie erfolgt im oberen Bereich der Nasenhöhle. Die Riechschleimhaut liegt dabei etwas abseits vom normalen Luftstrom. Erst beim Schnüffeln kommt das Riechorgan enger mit den Geruchsstoffen in Kontakt und kann so die Atemluft kontrollieren (siehe Kap. 3.15.4).

Schließlich dienen die Atmungsorgane auch der **Stimmbildung**. Sie wird durch den Kehlkopf zusammen mit dem übrigen Atemsystem ermöglicht.

Gliederung der Atmungsorgane			
Kopf	obere Luftwege	Nase	
		Nasennebenhöhlen	
		Rachen	– Pharynx
Hals	untere Luftwege	Kehlkopf	– Larynx
		Luftröhre	– Trachea
Brust	Atmungsorgan	Lunge	– Pulmo

3.9.3 Obere Luftwege

Nase

Die Nase bildet mit den Nasenlöchern den Eingang zum Atemtrakt. Ihr Gerüst setzt sich aus knöchernen und knorpeligen Strukturen zusammen.

An der **äußeren Nase** unterscheidet man Nasenwurzel, Nasenrücken, Nasenflügel und Nasenspitze. Die aus Knorpeln gebildete Nasenspitze geht seitlich in die ebenfalls knorpeligen Nasenflügel über. Nach oben schließt sich der Nasenrücken an die Nasenspitze an. Nur der obere Anteil des Nasenrückens ist zusammen mit der Nasenwurzel

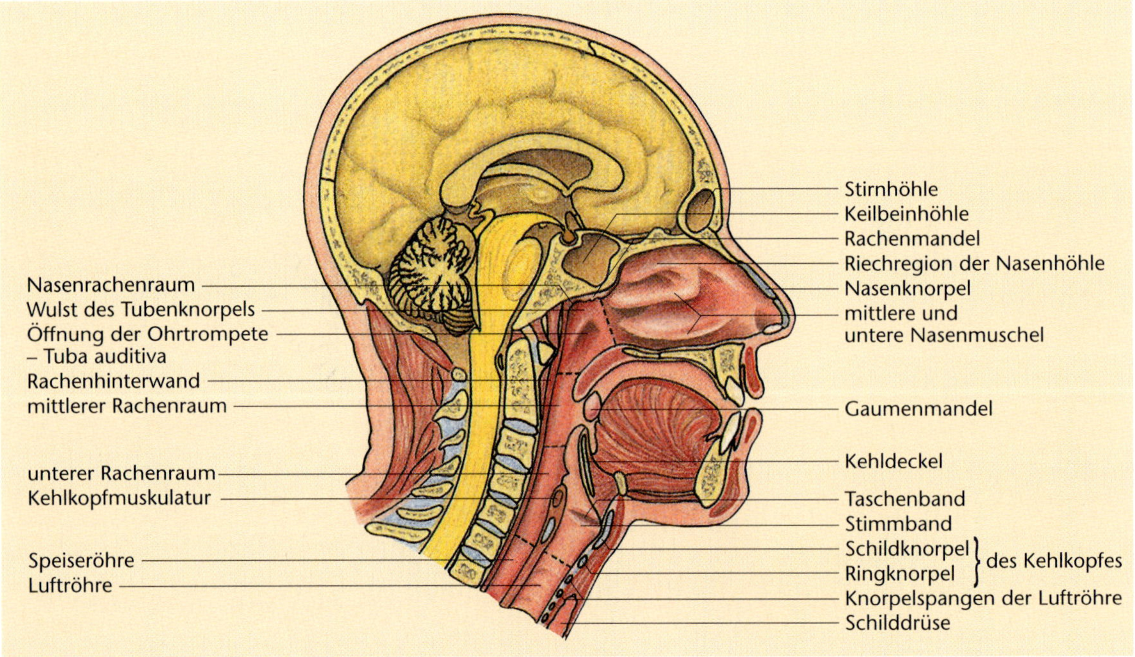

Abb. 3.92 Mittelschnitt durch den Kopf

knöchern ausgeformt. Die beiden Nasenbeine bilden hier mit Fortsätzen der Oberkieferknochen das Gerüst.
Die **Nasenscheidewand (Nasenseptum)** unterteilt die Nasenhöhle in eine rechte und eine linke Hälfte. Der vordere knorpelige Bereich der Nasenscheidewand reicht aus der Nasenhöhle in die äußere Nase hinein und bildet die Grundlage für den zwischen den Nasenlöchern gelegenen Nasensteg.
Im vorderen knorpeligen Bereich der Nasenscheidewand liegt dicht unterhalb der Oberfläche ein Gefäßknäuel, das besonders bei Erkältungen häufig zu Nasenblutungen führt.
Die **Nasenhöhle** wird durch den Gaumen von der Mundhöhle getrennt. Seitlich liegen die mit der Nasenhöhle durch eine Öffnung verbundenen **Kieferhöhlen**. Nach oben schließt sich die vordere Schädelbasis an.
Von den Seitenwänden ragen rechts und links jeweils drei **Nasenmuscheln** in das Naseninnere. Sie bilden mit ihrer lang gestreckten Form drei **Nasengänge**. In den unteren Nasengang mündet der **Tränen-Nasen-Gang**, der die Tränenflüssigkeit aus dem Bindehautsack des Auges ableitet (siehe Abb. 3.152). Im mittleren und oberen Nasengang liegen die Verbindungen zu den Nasennebenhöhlen. Im Bereich der oberen Muschel befindet sich auch das **Riechorgan**.
Die Nase ist mit einer gut durchbluteten Schleimhaut ausgekleidet. Es handelt sich um drüsenreiches Flimmerepithel. Die Atemluft wird durch Schleim bildende Drüsen angefeuchtet, durch die Flimmerhärchen gereinigt und infolge der guten Durchblutung der Schleimhaut angewärmt.

Aufgaben der Nase

Anfeuchten, Erwärmen, Reinigen } der Atemluft
Riechfunktion
Resonanzkörper für die Sprache (zusammen mit den Nasennebenhöhlen)

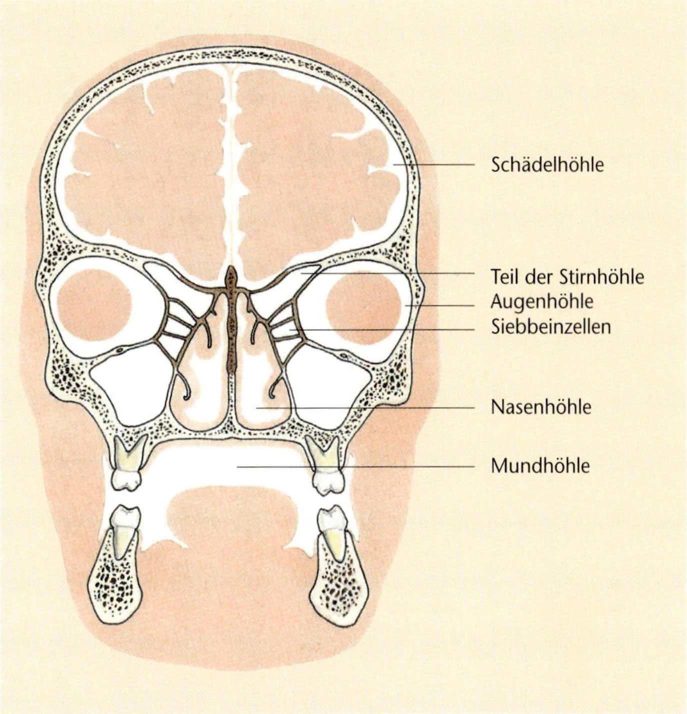

Abb. 3.93 Schnittbild durch den Kopf von vorne

Nasennebenhöhlen

Die Nasennebenhöhlen sind luftgefüllte, mit Flimmerepithel ausgekleidete Hohlräume, die mit der Nasenhöhle in Verbindung stehen.
Größe und Form variieren stark. Beim Kind sind sie noch deutlich geringer ausgeprägt als beim Erwachsenen. Zusammen mit der Nase bilden sie den Resonanzkörper für die Stimmbildung.

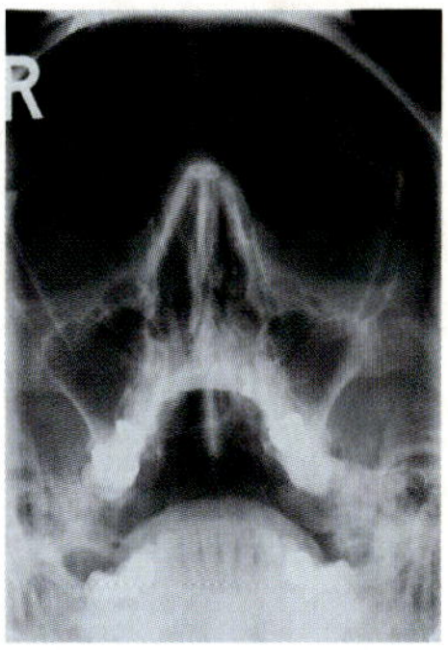

Abb. 3.94 Nasennebenhöhlenaufnahme (NNH)

Nasennebenhöhlen	
Kieferhöhle	– Sinus maxillaris
Stirnhöhle	– Sinus frontalis
Keilbeinhöhle	– Sinus sphenoidalis
Siebbeinzellen	– Cellulae ethmoidales

Rachen (Pharynx)

Der Rachen lässt sich von oben nach unten in den Nasenrachenraum, den mittleren Rachenraum und den unteren Rachenraum gliedern.
Die Nasenhöhle geht nach hinten in den **Nasenrachenraum** über. In diesem oberen Rachenabschnitt liegt der Zu-

gang zu der beidseitig vorhandenen **Ohrtrompete** bzw. **Tube (= Tuba auditiva, Eustachio-Röhre)**, die eine Verbindung zum Mittelohr darstellt (siehe Abb. 3.92).

Sie dient dem Druckausgleich zwischen Mittelohr und Außenluft. Beim Schluckakt wird die Tube geöffnet. Zwischen den beiden Ohrtrompeten liegt die **Rachenmandel** am Dach des Nasenrachenraums. Die Rachenmandel ist ein lymphatisches Organ, das vor allem in der Kindheit Bedeutung hat. Ist sie vergrößert, so kann sie den Eingang der Ohrtrompete überdecken und die Belüftung des Mittelohrs behindern.

Die Mundhöhle geht im Bereich der Gaumenbogen nach hinten in den **mittleren Rachenabschnitt** über. Hier liegen die **Gaumenmandeln** zwischen den vorderen und hinteren Gaumenbogen. Atem- und Speiseweg kreuzen sich im mittleren Rachenabschnitt.

Beim Schlucken hebt sich das Gaumensegel und verschließt so den Nasenrachenraum. Gleichzeitig wird der Kehldeckel auf den sich hebenden Kehlkopfeingang gedrückt, damit keine Speise in die Luftröhre eindringt.

Im Bereich des **unteren Rachenabschnitts** trennen sich Atem- und Speiseweg wieder. Der Atemweg wird in der vorne gelegenen Luftröhre fortgeführt, während der Speiseweg in die Speiseröhre übergeht.

Abb. 3.95 *Schema von Atem- und Speiseweg:*
Atemweg = blau
Speiseweg = gelb

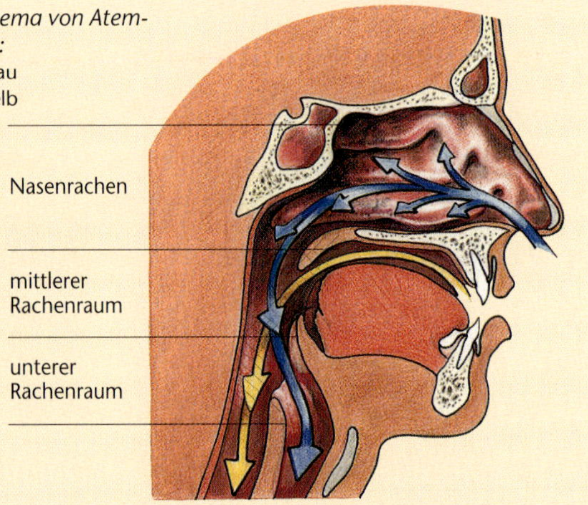

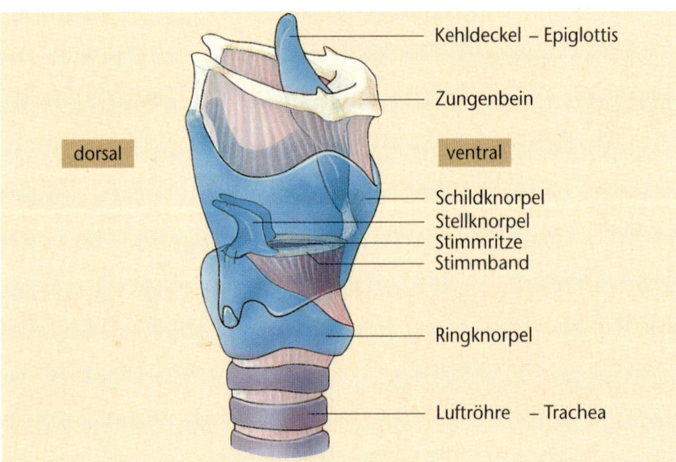

Abb. 3.96 *Kehlkopf: Der Schildknorpel ist durchsichtig dargestellt.*

3.9.4 Untere Luftwege

Kehlkopf (Larynx)

Der Kehlkopf bildet den Eingang zur Luftröhre. Seine Form erhält er durch ein Knorpelgerüst, das bei Männern als so genannter Adamsapfel hervorspringen kann. Der Kehlkopf dient der Stimmbildung.

Kehlkopfskelett. Das Kehlkopfskelett wird von 5 Knorpeln gebildet:
- 1 Ringknorpel
- 1 Schildknorpel
- 2 Stellknorpel
- 1 Kehldeckel (= Epiglottis).

Der **Ringknorpel** bildet die Basis für den Kehlkopf. Er hat die Form eines Siegelrings, dessen Fläche nach hinten gerichtet ist. Auf dem Ringknorpel sitzen die **Stellknorpel**, auch Gießbeckenknorpel genannt, die zum Öffnen und Schließen der Stimmritze durch die Stimmbänder dienen. Der **Schildknorpel** überdeckt und schützt schildartig die innen gelegenen Stellknorpel und Stimmbänder. Der elastische, nach oben gerichtete **Kehldeckel (Epiglottis)** legt sich beim Schlucken über den Eingang des gleichzeitig gehobenen Kehlkopfs und verhindert somit das Eindringen von Speisen.

Taschen und Stimmbänder. Der mit Schleimhaut ausgekleidete Kehlkopf enthält bandartige Vorsprünge:
- oben die Taschenbänder
- unten die Stimmbänder.

Während die Taschenbänder nur unbewegliche Schleimhautwülste sind, lassen sich die zwischen Schildknorpel und Stellknorpeln gespannten Stimmbänder aktiv bewegen. Die zwischen den Stimmbändern gelegene **Stimmritze** kann dadurch geöffnet oder verschlossen werden. Damit dienen die Stimmbänder der Stimmbildung.

Bei normaler Atmung ist die Stimmritze geöffnet. Ist sie geschlossen, so kann durch explosionsartige Überwindung des Verschlusses ein **Hustenstoß** ausgelöst werden. Fremdkörper können so aus dem Kehlkopf herausgeschleudert werden.

Stimmbildung. Der Kehlkopf kann mit einem Blasinstrument verglichen werden. Durch den Luftstrom werden die Stimmbänder in Schwingungen versetzt. Die Schwingungen der Bänder führen zur Bildung von Tönen. Diese Töne werden in der Mundhöhle durch Zunge, Gaumen und Lippen zu Sprachlauten geformt. Die **Tonhöhe** hängt von der Spannung der Stimmbänder, die **Tonstärke** von der Energie des Luftstroms und die **Klangfarbe** von den Resonanzverhältnissen im Nasen-, Rachen- und Mundbereich ab.

Luftröhre (Trachea) und Bronchien

Die 9–14 cm lange **Luftröhre** leitet die Luft vom Kehlkopf in den Brustraum. Sie ist mit Flimmerepithel ausgekleidet, dessen Flimmerhärchen nach oben zum Kehlkopf schlagen und eingedrungene Fremdkörper dadurch hinausbefördern. Durch Knorpelspangen wird die Luftröhre offen gehalten.

Die Luftröhre teilt sich in zwei **Hauptbronchien (Stammbronchien)**, die zu den Lungenflügeln ziehen. Die Teilungsstelle wird **Bifurkation** genannt.

Die Hauptbronchien verzweigen sich weiter und bilden das fein verästelte Bronchialsystem, das auch als **Bronchialbaum** bezeichnet wird. Die Endäste des Bronchialbaums gehen in die **Alveolen (Lungenbläschen)** über, in denen der Gasaustausch stattfindet.

3.9.5 Lunge

Lungenaufbau

Die Lunge besteht aus zwei **Lungenflügeln**, die durch jeweils einen Hauptbronchus mit Luft versorgt werden.

Der rechte Lungenflügel ist in drei **Lungenlappen** unterteilt (Ober-, Mittel- und Unterlappen).

Der linke Lungenflügel ist aufgrund der linksseitigen Lage des Herzens kleiner und teilt sich nur in zwei Lappen auf (Ober- und Unterlappen). Die Eintrittsstelle der Bronchien und großen Gefäße in die Lunge wird **Lungenhilus (Lungenwurzel)** genannt.

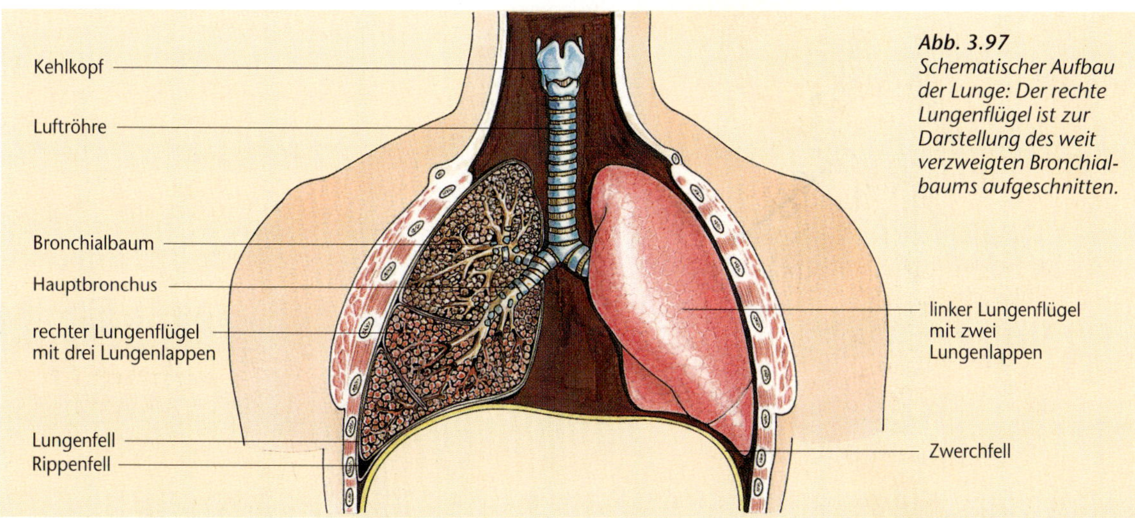

Abb. 3.97
Schematischer Aufbau der Lunge: Der rechte Lungenflügel ist zur Darstellung des weit verzweigten Bronchialbaums aufgeschnitten.

Dort befinden sich zahlreiche Lymphknoten, die z. B. nach einer Lungentuberkulose durch Verkalkungen im Röntgenbild erkennbar werden können.
Der obere Lungenanteil wird Lungenspitze genannt. Der dem Zwerchfell aufliegende untere Lungenbereich stellt die Basis dar. Außen wird die Lunge vom **Brustfell (Pleura)** umgeben, das aus zwei leicht gegeneinander verschieblichen Blättern besteht. Das innere Blatt **(Lungenfell)** überzieht die Lunge und ist mit dem Organ verwachsen, das äußere Blatt **(Rippenfell)** kleidet die Brusthöhle aus.

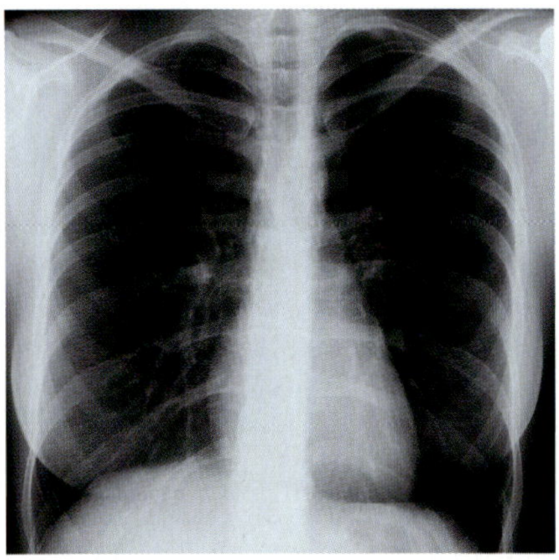

Abb. 3.98 *Röntgenbild vom Brustkorb (Thorax)*

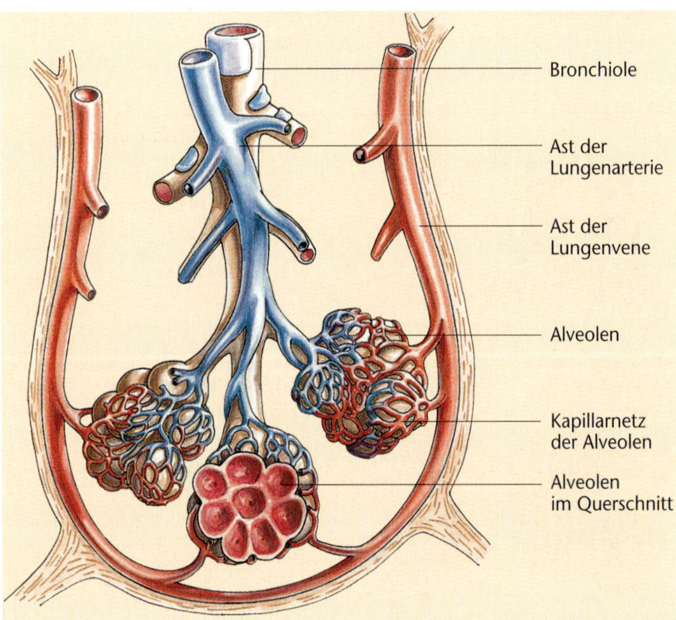

Abb. 3.99 *Feinbau der Lunge*

Zwischen diesen beiden Pleurablättern liegt der schmale **Pleuraspalt**.

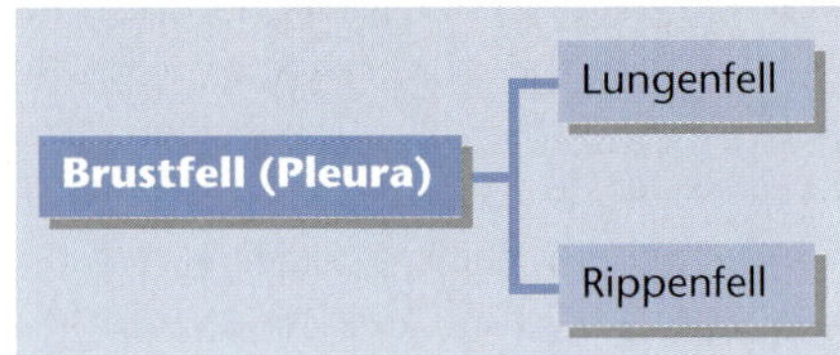

Die beiden Lungenflügel werden durch das **Mediastinum (Mittelfellraum)** voneinander getrennt. Im Mediastinum liegen das Herz, der untere Anteil der Luftröhre mit den Hauptbronchien, der Brustteil der hinter der Luftröhre gelegenen Speiseröhre, große Gefäße, Lymphknoten und der Thymus.

Gasaustausch

Der Gasaustausch erfolgt in den **Alveolen (Lungenbläschen)**, die wie Trauben um die Endäste des Bronchialbaums angeordnet sind.
Die Alveolen sind von korbartigen **Kapillargeflechten** umgeben. Dadurch wird das venöse Blut, das der Lunge über die Lungenarterien aus der rechten Herzkammer zugeführt wird, auf eine große Oberfläche verteilt. Durch die dünne, gasdurchlässige Alveolenwand kommt das sauerstoffarme, kohlenstoffdioxidreiche venöse Blut mit der sauerstoffhaltigen Atemluft in Kontakt, sodass Kohlenstoffdioxid vom Blut abgegeben und Sauerstoff aufgenommen werden kann. Das in der Lunge mit Sauerstoff aufgefrischte, nun arterielle Blut wird über die Lungenvenen zum linken Herzvorhof zurückgeleitet, um dort weiter in den Körperkreislauf zu gelangen.

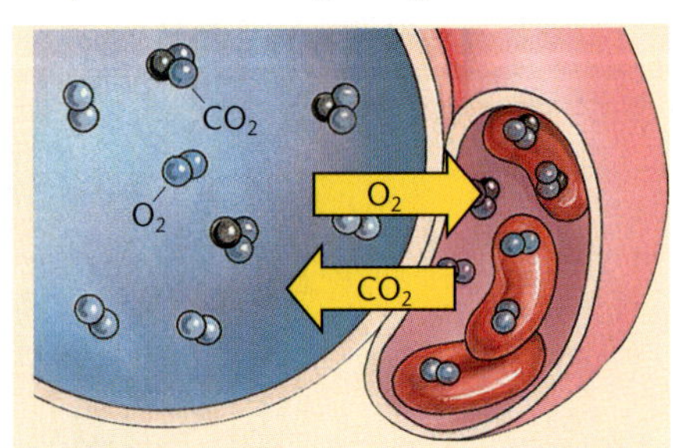

Abb. 3.100 *Schema des Gasaustausches in der Lunge*

3.9.6 Atemmechanik

Grundformen der Atmung

Die **Einatmung (Inspiration)** erfolgt durch eine Vergrößerung des Brustraums. Durch den dabei entstehenden Unterdruck strömt Außenluft über die Luftwege in die Lunge.

Der Brustraum kann durch zwei Mechanismen vergrößert werden:

- durch Senkung des Zwerchfells **(Bauchatmung)**
- durch Hebung des Brustkorbs **(Brustatmung)**.

Die Vergrößerung des Brustraums wird über die Pleurablätter auf die Lunge übertragen. Das innen gelegene Lungenfell folgt allen Bewegungen des am Brustkorb befestigten Rippenfells, da im Spalt zwischen den beiden Pleurablättern ein Unterdruck herrscht.

Das kuppelförmig nach oben gewölbte **Zwerchfell** ist der wichtigste Atemmuskel. Es trennt Brust- und Bauchhöhle voneinander. Zieht sich dieser Muskel zusammen, so flacht sich die Zwerchfellkuppel ab und vergrößert dadurch den Brustraum. Es kommt dann zur Einatmung (Inspiration). Erschlafft das Zwerchfell wieder, so kommt es zur Ausatmung (Exspiration).

Während die Einatmung aktiv durch Muskelarbeit durchgeführt wird, kann die **Ausatmung** passiv erfolgen. Die bei der Einatmung gedehnte Lunge zieht sich bei Erschlaffung der Atemmuskulatur durch elastische Rückstellkräfte wieder zusammen, sodass die Luft ausgeatmet wird. Der Brustkorb senkt sich dabei und das Zwerchfell wird in die Brusthöhle hineingezogen.

Der knöcherne **Brustkorb (Thorax)** verhindert bei intakten, aneinander liegenden Pleurablättern ein völliges Zusammenziehen der Lunge, da an ihm das äußere Pleurablatt (Rippenfell) befestigt ist.

Atemfrequenz

Einatmung und Ausatmung erfolgen beim Menschen in regelmäßigem Rhythmus. Die Zahl der Atemzüge pro Minute **(Atemfrequenz)** ist altersabhängig.

Atemfrequenz in Abhängigkeit vom Alter	
Neugeborenes	ca. 50/Min.
Kind, 6 Jahre	ca. 25/Min.
Erwachsener	16–20/Min.

Atemfrequenz und Atemtiefe steigen bei erhöhtem Sauerstoffbedarf an, z. B. wenn bei körperlicher Betätigung die Muskeln mit mehr Sauerstoff versorgt werden müssen. Willkürlich kann die At-

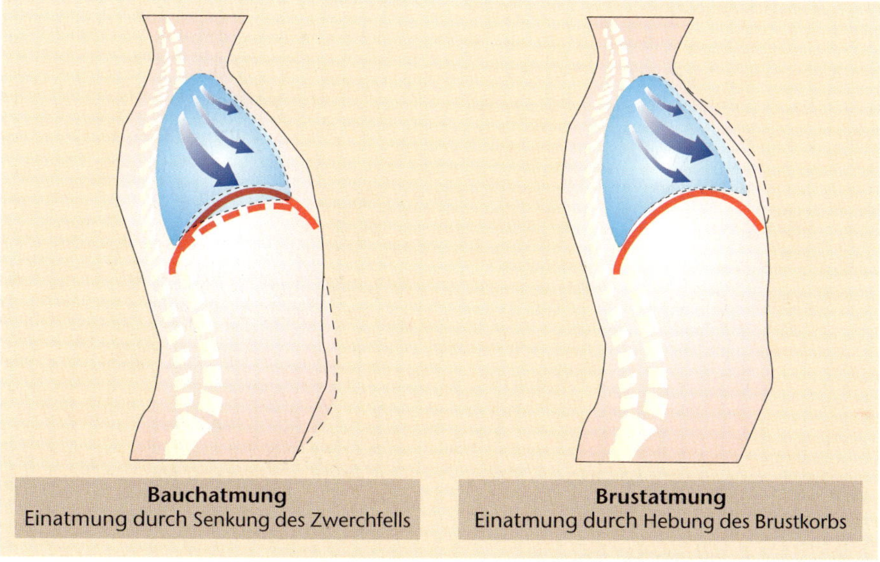

Abb. 3.101 Grundformen der Atmung

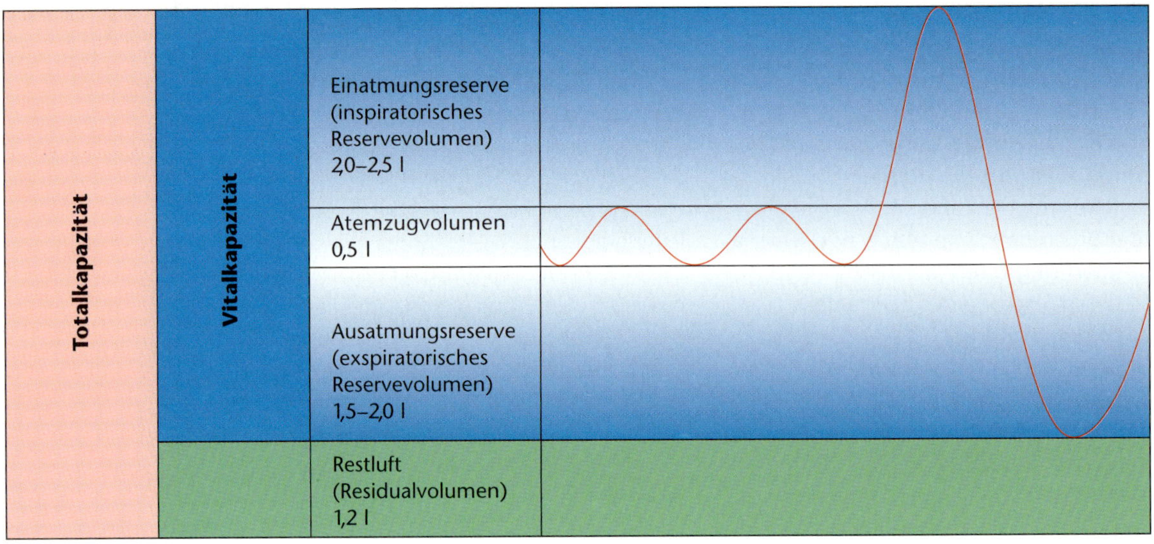

Abb. 3.102 Einteilung der Lungenkapazität

mung kurzzeitig unterbrochen werden, wie z.B. beim Tauchen. Bei seelischer Belastung kann die Atmung auch unregelmäßig werden.

Lungenkapazität

Bei ruhiger Atmung werden ca. 500 ml Luft ein- und ausgeatmet (**Atemzugvolumen**). Atmet man besonders tief ein, so können 2000–2500 ml Luft zusätzlich eingeatmet werden (**Einatmungsreserve**). Genauso können nach gewöhnlicher Ausatmung noch 1500–2000 ml Luft zusätzlich ausgeatmet werden (**Ausatmungsreserve**). Zusammen bilden diese drei Lungenvolumen die **Vitalkapazität**. Die auch nach maximaler Ausatmung in der Lunge verbleibende **Restluft** von ca. 1200 ml bildet mit der Vitalkapazität die **Totalkapazität** der Lunge.

Mit einem **Spirometer** (spirare lat. – atmen) können die einzelnen Atemgrößen gemessen werden.

3.10 Verdauungsorgane

3.10.1 Inhaltsstoffe der Nahrung und ihre Aufgaben

Die **Inhaltsstoffe der Nahrung** lassen sich einteilen in:

- verwertbare **Nährstoffe**, die der Körper für Bau- und Betriebsstoffwechsel braucht
- **Ballaststoffe**, die funktionsfördernde Wirkung auf die Darmtätigkeit haben
- **Farb-, Duft- und Geschmacksstoffe**, die appetitanregend wirken

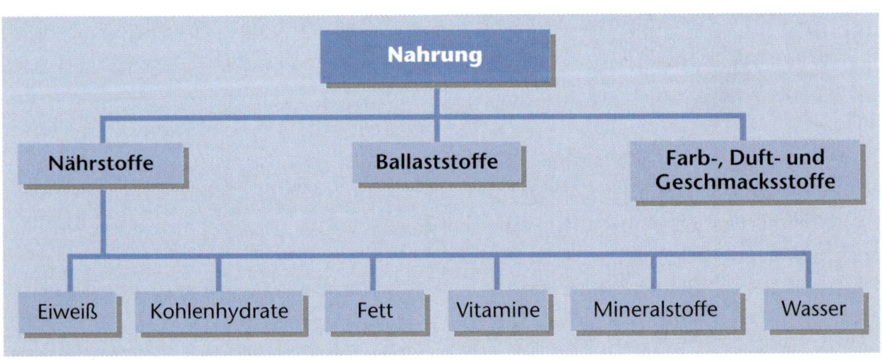

Abb. 3.103 Inhaltsstoffe der Nahrung

Eiweiße (Proteine)

Eiweiß ist aus einzelnen **Aminosäuren** aufgebaut. Durch die unterschiedliche Aneinanderreihung der Aminosäuren entstehen verschiedenartige Eiweiße. Die Aminosäuren ihrerseits bestehen aus **Kohlenstoff (C), Wasserstoff (H), Sauerstoff (O), Stickstoff (N)**, daneben auch **Schwefel (S)** und **Phosphor (P)**.

In der Nahrung unterscheidet man nach der Herkunft **tierisches Eiweiß** in Fleisch, Fisch, Milch, Milchprodukten und Eiern von **pflanzlichem Eiweiß**, das in nennenswerten Mengen in Getreide und Hülsenfrüchten vorkommt.

Das in der Nahrung vorhandene Eiweiß kann vom Körper nicht unverändert aufgenommen werden. Es wird erst nach Aufspaltung in seine Aminosäuren im Darm resorbiert. Über die Pfortader gelangen die Aminosäuren zur Leber, wo körpereigene Proteine aufgebaut und einzelne Aminosäuren umgebaut werden können.

Einige Aminosäuren kann der Körper jedoch nicht selber aufbauen. Sie sind **essenziell**, d.h. lebensnotwendig, und müssen mit der Nahrung aufgenommen werden. Ihr Anteil ist in tierischem Eiweiß höher als in pflanzlichem Eiweiß.

Eiweiße dienen überwiegend dem Baustoffwechsel, weniger der Energiegewinnung. Man findet sie als **Strukturproteine** beim Zellaufbau und als **Funktionsproteine** (Enzyme) bei chemischen Vorgängen sowie als Bestandteile der Sekrete für den Körper. Beim Abbau nicht mehr benötigter Proteine und Aminosäuren entsteht als Endprodukt neben Kohlenstoffdioxid (CO_2) und Wasser (H_2O) **Harnstoff**, der über die Nieren ausgeschieden wird.

Kohlenhydrate (Saccharide)

Bei den Kohlenhydraten unterscheidet man **einfache Zucker (Monosaccharide), Doppelzucker (Disaccharide)** und **langkettige Zuckermoleküle (Polysaccharide)**. Sie bestehen aus Kohlenstoff (C), Wasserstoff (H) und Sauerstoff (O).

Die vom Körper aufgenommenen Kohlenhydrate stammen fast ausschließlich aus **pflanzlicher Nahrung** (Getreide, Kartoffeln, Gemüse, Hülsenfrüchte, Obst, Zucker).

Übersicht der Kohlenhydrate		
Monosaccharide (Einfachzucker)	Glukose (Traubenzucker) Fruktose (Fruchtzucker) Galaktose	
Disaccharide (Doppelzucker)	Saccharose (Rüben- oder Rohrzucker)	besteht aus je einem Molekül Glukose und Fruktose
	Maltose (Malzzucker)	besteht aus 2 Molekülen Glukose
	Laktose (Milchzucker)	besteht aus je einem Molekül Glukose und Galaktose
Polysaccharide (Vielfachzucker)	Stärke (in Pflanzen) und Glykogen (im Tier, Menschen)	bestehen aus 100 – 1000 Glukosemolekülen
	Ballaststoffe (in Pflanzen)	

Neben den verdaulichen Kohlenhydraten enthalten diese Nahrungsmittel auch unverdauliche Kohlenhydrate, die **Ballaststoffe** (z.B. das Polysaccharid Zellulose) mit funktionsfördernder Wirkung auf den Darm.

Kohlenhydrate können nur in Form der Einfachzucker (Monosaccharide) vom Darm in das Blut gelangen. Vielfachzucker (Polysaccharide) und Doppelzucker (Disaccharide) werden deshalb im Verdauungstrakt erst in Monosaccharide gespalten.

Im Körper sind die Kohlenhydrate die wichtigsten **Energielieferanten** für die Stoffwechselvorgänge in den Zellen. Dabei werden sie zu Kohlenstoffdioxid (CO_2) und Wasser (H_2O) abgebaut.

In Form des Polysaccharids **Glykogen** kann der Körper in begrenztem Umfang Kohlenhydrate speichern. Glykogen besteht aus langen Ketten von Glukosemolekülen. Diese schnell mobilisierbaren Glykogenreserven befinden sich hauptsächlich in der Leber und in den Muskeln. Die Kohlenhydrate dienen aber nicht nur dem Betriebsstoffwechsel als Energielieferanten, sondern auch dem Baustoffwechsel für den Aufbau wichtiger körpereigener Substanzen.

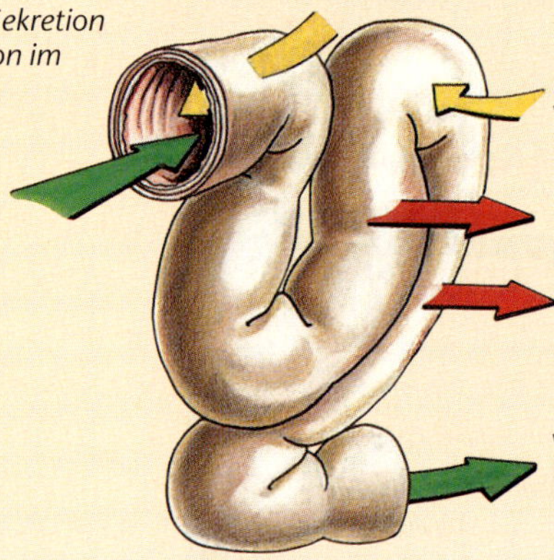

Abb. 3.105
Schema der Sekretion und Resorption im Darmbereich

Gliederung und Aufgaben des Verdauungsorgane

Körperregion	Verdauungsabschnitt		Funktion
Kopf	Mundhöhle Rachen	 – Pharynx	Nahrungsaufnahme Nahrungskontrolle Mechanische Zerkleinerung Verflüssigung Einleitung der enzymatischen Aufspaltung von Kohlenhydraten (Stärke) Schluckvorgang
Brust	Speiseröhre	– Ösophagus	Nahrungstransport
Bauch	Magen	– Gaster Ventriculus	Nahrungssammlung Infektionsabwehr Einleitung der enzymatischen Aufspaltung von Eiweiß
	Zwölffingerdarm Leerdarm Krummdarm	– Duodenum – Jejunum – Ileum	Enyzmatische Aufspaltung Nahrungsresorption mithilfe der Verdauungssäfte von Leber und Bauchspeicheldrüse
	Dickdarm	– Colon	Eindickung Ausscheidung

In der **Mundhöhle** erfolgt die mechanische Zerkleinerung der Nahrung sowie ihre Verflüssigung mithilfe des Speichels. Geschmacks- und Geruchssinn kontrollieren dabei die Nahrung.

Während des Kauvorgangs beginnt im Mund bereits die chemische Aufspaltung von Stärke. Da diese Aufspaltung mithilfe von Enzymen geschieht, spricht man auch von einer **enzymatischen Aufspaltung**.

Im **Magen** wird die Nahrung weiter verflüssigt und zu einem Nahrungsbrei umgeformt. Keime in der Nahrung werden durch Sekretion von Salzsäure abgetötet. Im Magen beginnt zusätzlich die enzymatische Aufspaltung von Eiweiß.

Im **Dünndarm**, der aus Zwölffingerdarm, Leerdarm und Krummdarm besteht, erfolgt der Hauptteil der enzymatischen Aufspaltung und der Resorption der Nahrungsbestandteile in Blut- und Lymphgefäße. Dazu entleeren die Leber und die Bauchspeicheldrüse ihre Verdauungssäfte in den Zwölffingerdarm.

Im **Dickdarm** werden die im Verdauungstrakt verbliebenen unverdaulichen Nahrungsreste durch Wasserentzug eingedickt und anschließend als Kot ausgeschieden.

3.10.4 Mundhöhle und Rachen

Mundhöhle

Die Mundhöhle ist die Eintrittspforte des Verdauungssystems. Die Nahrung wird von den Lippen und Zähnen gefasst, anschließend durch den Kauvorgang zerkleinert und mit dem Sekret der Speicheldrüsen verflüssigt, um durch den Schluckvorgang in den Rachen (Pharynx) und weiter in die Speiseröhre (Ösophagus) zu gelangen.

Vorne wird die Mundhöhle von den Lippen, seitlich von den Wangen und unten vom Mundboden begrenzt. Das Dach der mit Schleimhaut ausgekleideten Mundhöhle wird vom Gaumen geformt, der im Bereich der Zähne eine knöcherne Basis hat **(harter Gaumen)** und im hinteren Anteil von Muskulatur gebildet wird **(weicher Gaumen)**.

Nach hinten geht die Mundhöhle im Bereich der Gaumenbögen in den mittleren Abschnitt des Rachens über. Zwischen den Gaumenbögen liegen die Gaumenmandeln.

Kauorgan

Das Kauorgan wird von Ober- und Unterkiefer mit den Zähnen gebildet sowie von Zahnfleisch, Kiefergelenk, Kaumuskeln und umliegendem Weichgewebe

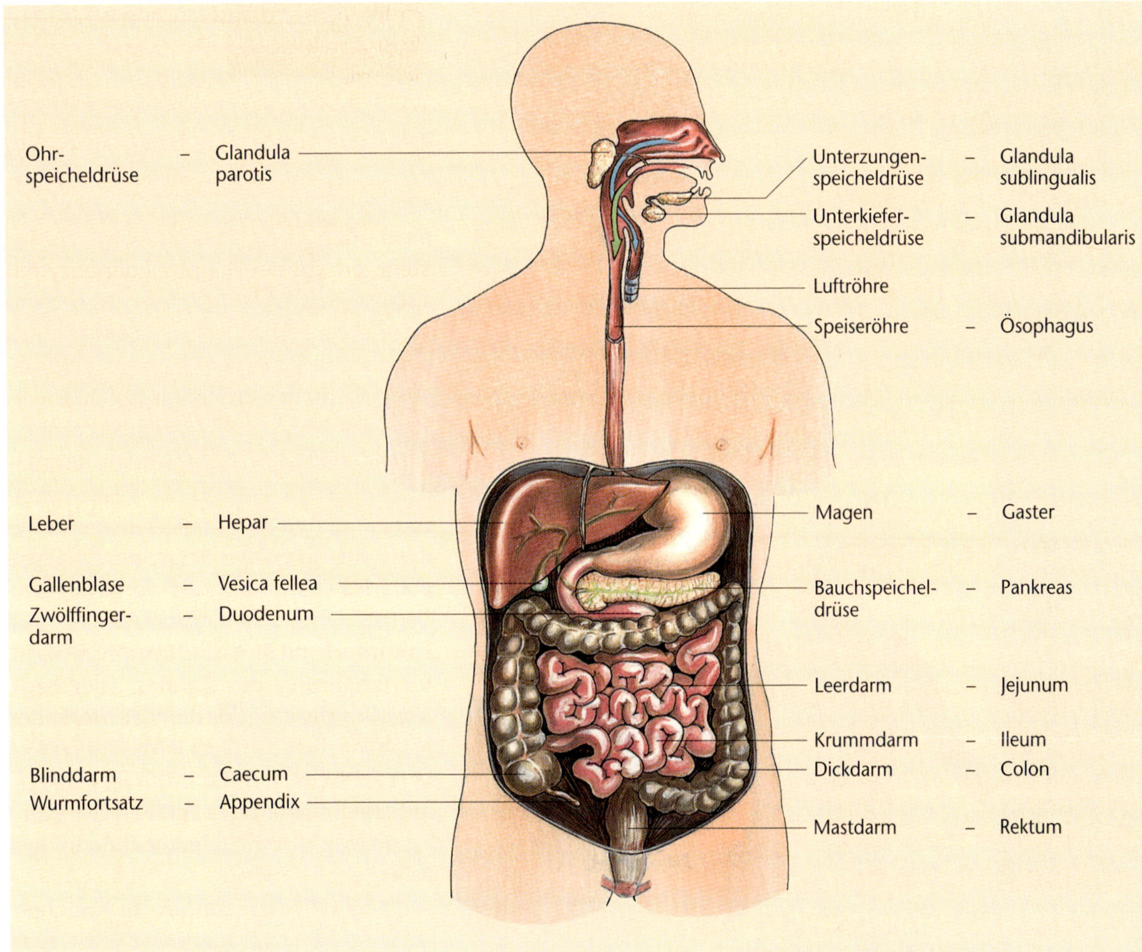

Abb. 3.106 *Übersicht der Verdauungsorgane*

(Wangen, Lippen, Zunge und zugehörige Nerven und Gefäße).
Der Unterkiefer wird durch die Kaumuskulatur im Kiefergelenk bewegt. Dadurch können die Speisen mit den Schneidezähnen abgebissen, mit den Eckzähnen festgehalten und mit den Seitenzähnen zermahlen werden.

Milchgebiss. Bei der Geburt ist das Kind noch zahnlos. Erst nach 6 Monaten brechen die ersten Zähne durch. Zunächst erscheinen die Schneidezähne, danach die Seitenzähne und Eckzähne. Mit $2^1/_2$ Jahren ist das Milchgebiss vollständig. Es besteht dann aus insgesamt 20 Zähnen, wovon jeweils 10 Zähne im Ober- und Unterkiefer sitzen.

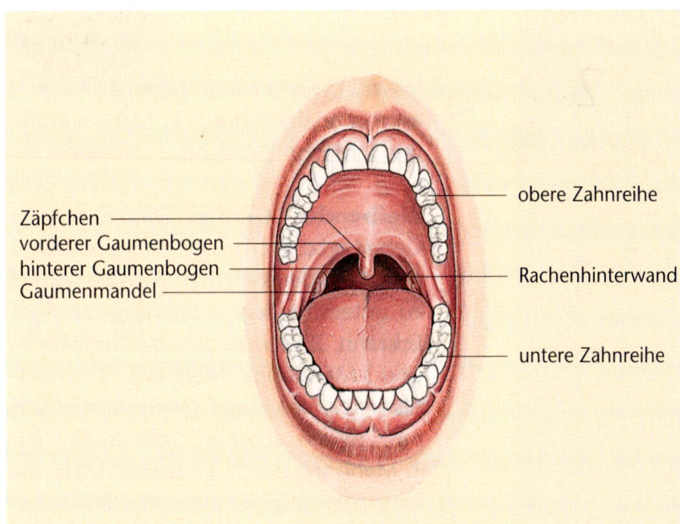

Abb. 3.107 *Mundhöhle*

Übersicht der Verdauung					
Verdauungsabschnitt	**Inhaltsstoffe der Verdauungssäfte**	**Eiweiß**	**Kohlenhydrate**	**Fett**	**Sonstiges**
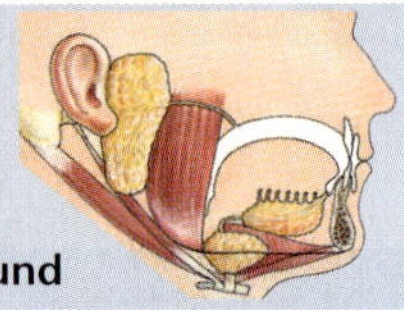 **Mund**	α-Amylase (= Ptyalin)		Stärke kann zu Malzzucker (= Maltose) abgebaut werden		mechanische Zerkleinerung steht im Vordergrund
Magen 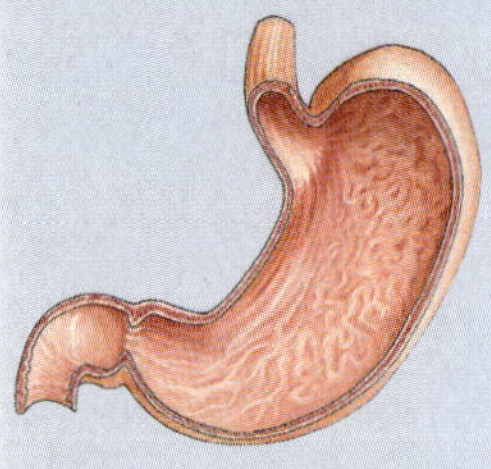	Salzsäure	Aktivierung von Pepsinogen zu Pepsin			keimabtötende Wirkung
	Pepsin	Eiweiß wird in große Spaltstücke zerlegt			keimabtötende Wirkung
	Intrinsic Factor				dient der Resorption von Vitamin B_{12} im Darm
Leber 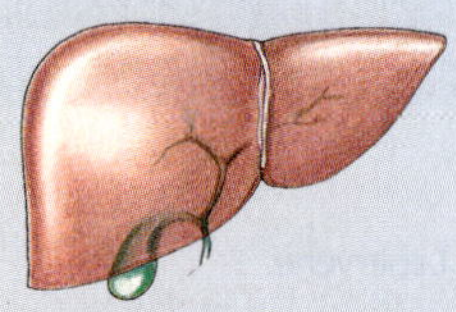	**Galle** enthält Gallensäuren			größere Fetttropfen werden in feinste Tröpfchen zerteilt (Emulgierung)	
Bauchspeicheldrüse 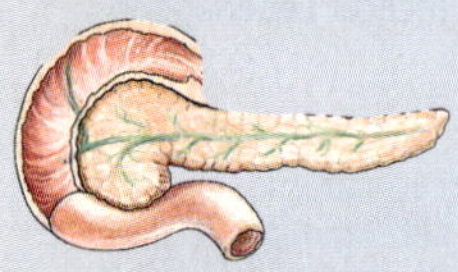	**Bauchspeichel** enthält: Trypsin, Chymotrypsin	Eiweiß wird weiter in kleinere Spaltstücke zerlegt			
	Amylase, Maltase		Stärke wird zu Malzzucker (= Maltose) abgebaut		
	Lipase			Fette werden in Fettsäuren und Glyzerin gespalten	
	Nukleasen				Aufspaltung von Nukleinsäuren
Dünndarm 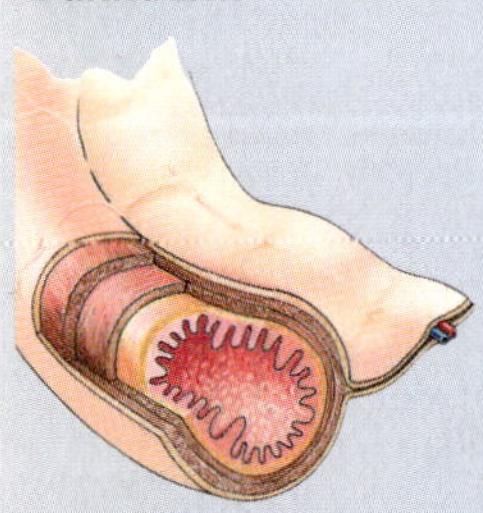	Im **Dünndarm** werden zahlreiche weitere Enzyme produziert, die der Nahrungsaufspaltung in resorbierbare Moleküle dienen.	Abbau der kleinen Eiweißspaltstücke in Aminosäuren	Abbau der Doppelzucker in Einfachzucker (durch Maltase, Saccharase und Laktase)		
	Resorption:	Aufnahme in das Blut der Pfortader	Aufnahme in das Blut der Pfortader	Aufnahme in das Blut der Pfortader und das Lymphsystem	

Bauchspeicheldrüse (Pankreas)

Die 70–90 g schwere Bauchspeicheldrüse erstreckt sich an der hinteren Bauchwand in einer Länge von 15–22 cm quer vom Zwölffingerdarm bis zur Milz.

Sie ist ein Drüsenorgan mit einem
- **exokrinen Drüsenteil**, der Verdauungssäfte produziert, und einem
- **endokrinen Drüsenteil**, der Hormone bildet.

Verdauungsfunktion. Die Bauchspeicheldrüse bildet täglich 1–1,5 Liter alkalischen **Bauchspeichel** mit wichtigen **Enzymen für die Verdauung** im Dünndarm. Diese Enzyme werden im exokrinen Drüsenteil produziert und dem Zwölffingerdarm über den Bauchspeicheldrüsengang zugeführt (siehe Abb. 3.113).

Aufgaben der Bauchspeicheldrüse	
Verdauungsfunktion (exokriner Teil)	Bildung des alkalischen Bauchspeichels mit den Verdauungsenzymen: – Trypsin und Chymotrypsin zur Eiweißverdauung in Form von Vorstufen, die im Darm aktiviert werden – Amylase und Maltase zur Kohlenhydratverdauung – Lipase zur Fettverdauung – Nuklease zur Verdauung von Nukleinsäuren
Hormonbildung (endokriner Teil)	Bildung von blutzuckersenkendem Insulin und blutzuckersteigerndem Glukagon in den Langerhans-Inseln

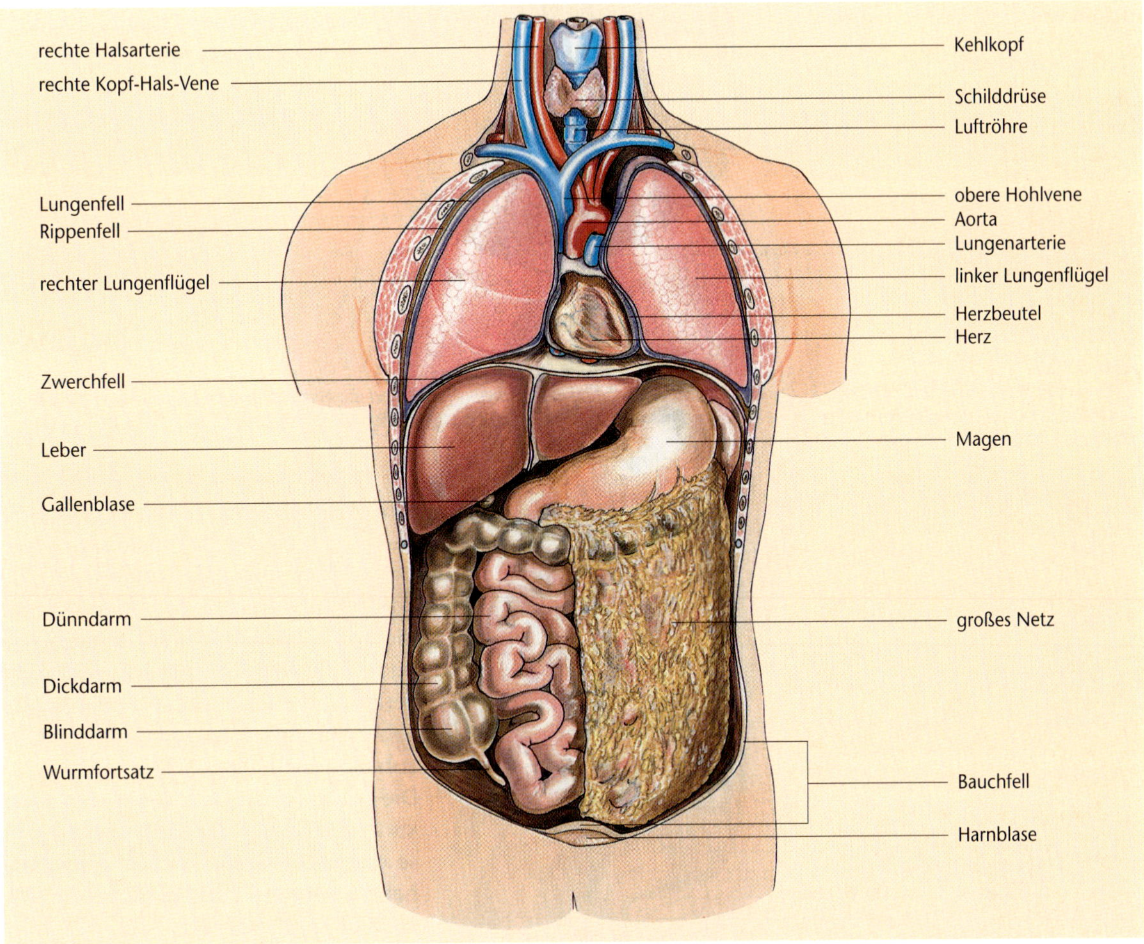

Abb. 3.119
Die nach Entfernung der Brust- und Bauchdecke sichtbaren inneren Organe: Das Lungenfell ist zum größten Teil abgetragen, der Herzbeutel ist geöffnet. Aus dem großen Netz ist ein Stück herausgeschnitten.

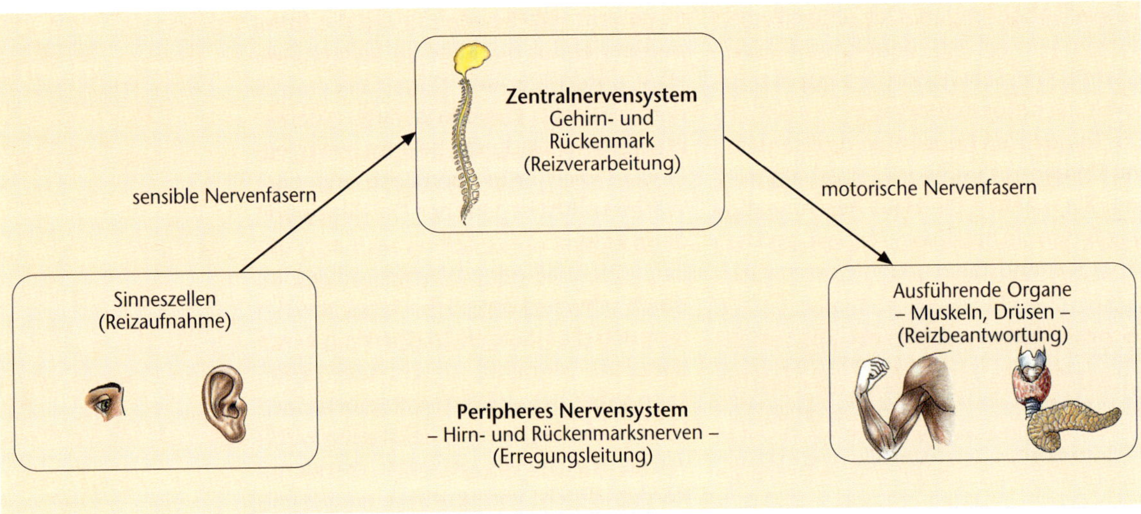

Abb. 3.130 Zusammenwirken des peripheren Nervensystems und des Zentralnervensystems

Willkürliches Nervensystem	Unwillkürliches Nervensystem (= vegetatives Nervensystem = autonomes Nervensystem)
unterliegt dem Bewusstsein	unterliegt nicht dem Bewusstsein
regelt die Beziehungen zur Umwelt: Sinnesorgane zur Reizaufnahme, Skelettmuskulatur zur Umweltbeeinflussung in Form von Sprache, Schrift, Bewegung	steuert die Körperfunktionen: Atmung, Verdauung, Stoffwechsel, Wasserhaushalt
hat Anteil am peripheren Nervensystem und am ZNS	hat Anteil am peripheren Nervensystem und am ZNS

Neben dem willentlich beeinflussbaren Nervensystem besteht noch ein nicht dem Willen unterliegendes, selbstständiges System, das **vegetative Nervensystem (autonomes Nervensystem)**. Es regelt die Körperfunktionen (z. B. Atmung, Verdauung, Stoffwechsel, Wasserhaushalt). Das vegetative Nervensystem wird dabei vom **Hormonsystem** unterstützt.

3.13.2 Zentralnervensystem (ZNS)

Das **Zentralnervensystem (ZNS)** gliedert sich in **Gehirn** und **Rückenmark**. Das Gehirn liegt in der Schädelhöhle, das Rückenmark im Wirbelkanal der Wirbelsäule. Beide sind von Hirn- bzw. Rückenmarkshäuten umgeben, die einen mit Flüssigkeit gefüllten Raum umhüllen. Das ZNS wird also allseits durch knöcherne Wände und die Polsterwirkung einer Flüssigkeit **(Liquor)** geschützt.

Gehirn (Cerebrum)

Hirnhäute (Meningen). Das ca. 1300 g schwere Gehirn wird von den Schädelknochen und drei darunter liegenden Hüllen umgeben, den **Hirnhäuten**.

Die äußere Hülle ist derb und fest. Sie wird deshalb auch als **harte Hirnhaut** bezeichnet. Sie kleidet die Schädelinnenfläche vollständig aus und übernimmt dort die Aufgaben der Knochenhaut.

Die beiden inneren Hüllen sind zart und dünn. Man unterscheidet die eng der harten Hirnhaut anliegende **Spinnwebenhaut** und die allen Hirnwindungen folgende, gefäßreiche, **weiche Hirnhaut**.

Zwischen beiden inneren Hüllen befindet sich ein mit **Hirnflüssigkeit (Liquor)** gefüllter Maschenraum, in dem sich auch größere Blutgefäße befinden. Dieser Raum polstert das Hirn wie ein Wasserkissen ab.

Hirnabschnitte

- **Endhirn** ── Endhirnhälften (Hemisphären) / Balken
- **Zwischenhirn**
- **Mittelhirn**
- **Hinterhirn** ── Kleinhirn / Brücke
- **Nachhirn** ── verlängertes Mark

Hinterhirn und Nachhirn bilden zusammen das **Rautenhirn**.

Aufbau des Endhirns. Das Endhirn ist der größte der fünf Hirnabschnitte. Es ist den übrigen Abschnitten übergeordnet und stellt die höchste Instanz des Zentralnervensystems dar.

Es besteht aus den beiden halbkugelförmigen **Endhirnhälften (Hemisphären)** und dem verbindenden **Balken**.

Die beiden Endhirnhälften lassen sich nach ihrer Lage zu den Schädelknochen in vier große Lappen unterteilen, den **Stirn-**, **Scheitel-**, **Hinterhaupt-** und den **Schläfenlappen**.

Die Grenze zwischen dem Stirn- und Scheitellappen wird dabei durch die tief reichende **Zentralfurche** gebildet. Der Schläfenlappen wird dagegen durch die **seitliche Furche** abgegrenzt (siehe Abb. 3.133).

Zur Vergrößerung der Oberfläche weist das Endhirn zahlreiche **Furchen** und **Windungen** auf. Die äußere Schicht der Hirnwindungen wird durch die graue **Hirnrinde** gebildet. Innen liegt das weiße **Hirnmark** (siehe Abb. 3.132).

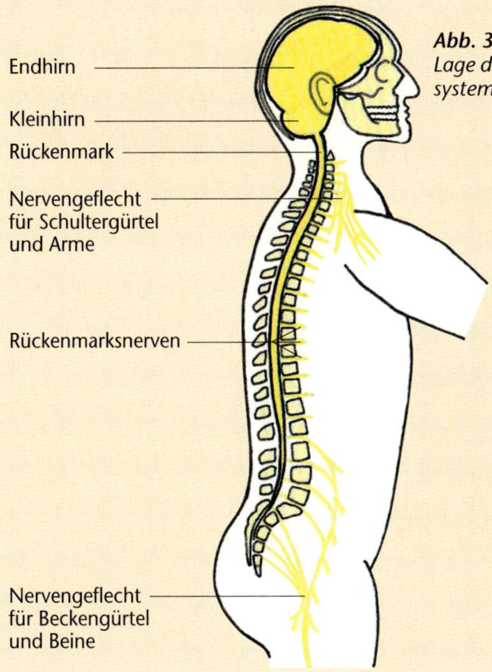

Abb. 3.131 *Lage des Zentralnervensystems im Körper*

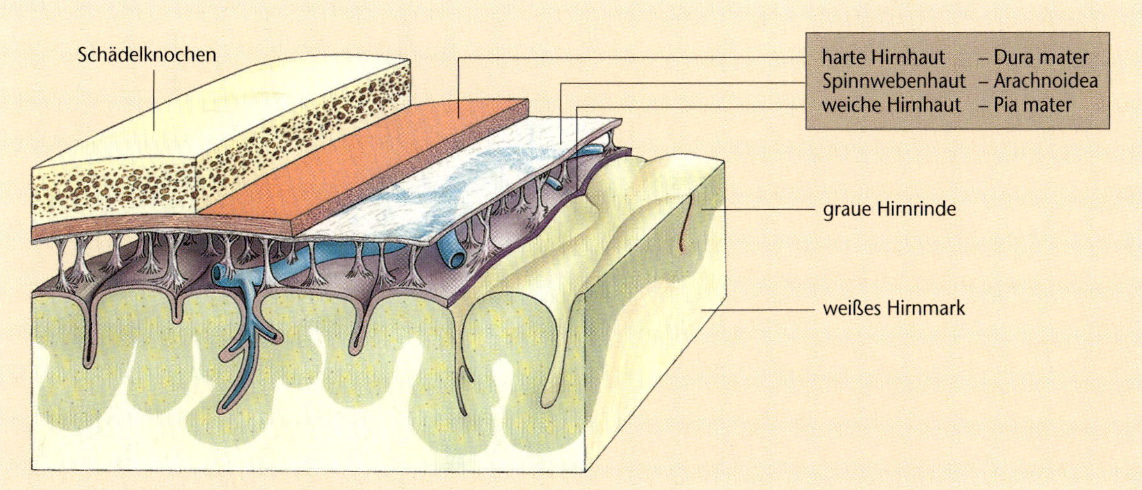

Abb. 3.132 *Hirnhäute im Endhirnbereich:*
Rechts sind die Hirnhäute abgetragen worden, sodass die Furchen und Windungen des Gehirns sichtbar werden.

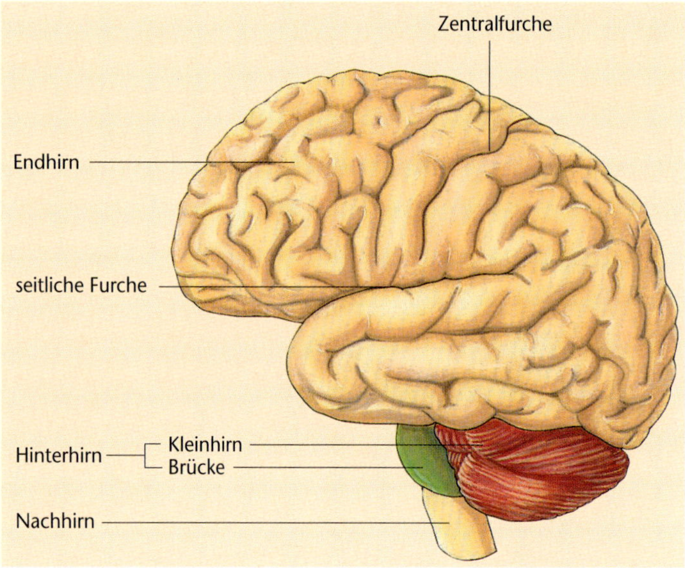

Abb. 3.133
Seitenansicht des Gehirns: Das Endhirn überlagert die übrigen Hirnabschnitte, sodass nur noch das Hinterhirn mit Kleinhirn und Brücke und das Nachhirn zu erkennen sind.

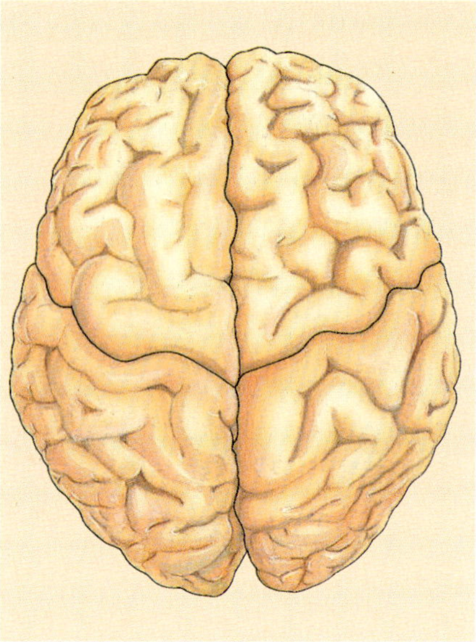

Abb. 3.134
Gehirn von oben betrachtet: Man sieht die beiden Endhirnhälften mit der Längsfurche und den Hirnwindungen.

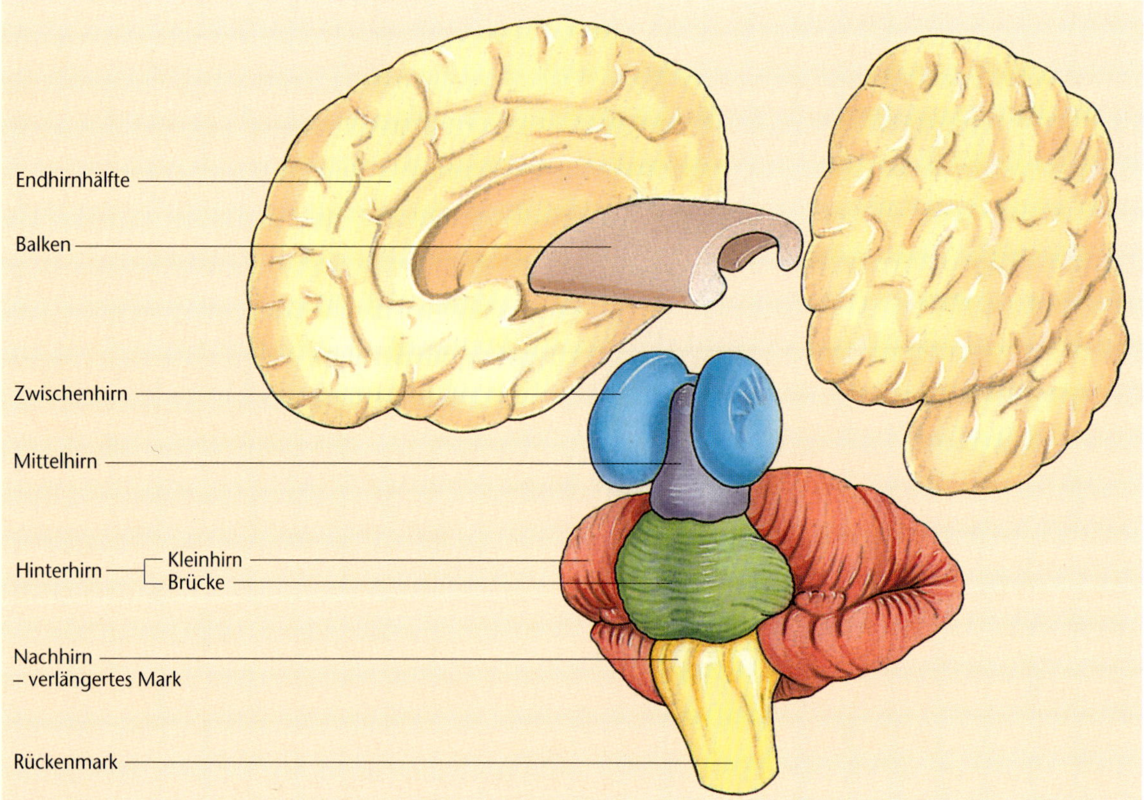

Abb. 3.135
Hirnaufbau: Die beiden durch den Hirnbalken miteinander verbundenen Endhirnhälften sind zum besseren Verständnis auseinander gezogen worden. Normalerweise berühren sie sich. Das Endhirn wurde von den übrigen Hirnteilen abgetrennt.

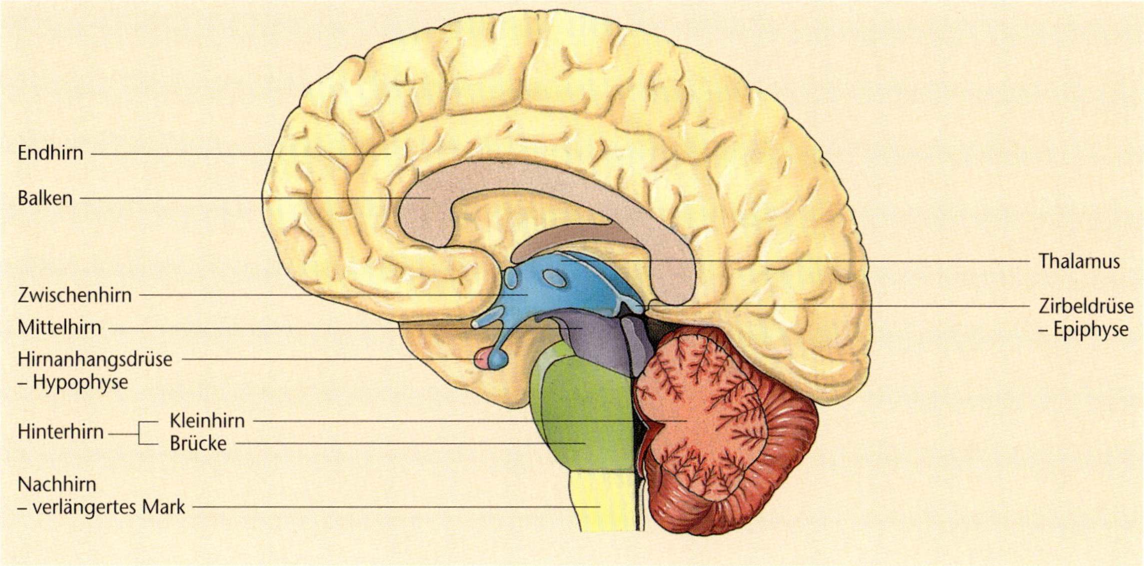

Abb. 3.136
Schnitt durch das Gehirn im Bereich der Längsfurche

Die graue Farbe der Hirnrinde ist durch die große Zahl der Nervenzellen (10 bis 14 Milliarden) bedingt. Das Hirnmark enthält demgegenüber die Nervenfasern zur Verbindung der einzelnen Hirnabschnitte miteinander und zum Anschluss an das Rückenmark. Die Fasern zur Verbindung der beiden Endhirnhälften bilden dabei den Balken.

Funktion des Endhirns. Das Endhirn ist der Sitz des Bewusstseins, des Willens, des Denkens und des Gedächtnisses. Entscheidend ist dabei nicht nur die Fülle der Nervenzellen in der Rinde, sondern auch die starke **Vernetzung der Zellen** durch die Fasern im Hirnmark.
Im Bereich der Hirnrinde lassen sich einzelne Abschnitte bestimmten Aufgaben zuordnen. So liegt im Hinterhauptlappen das **Sehzentrum** und im davor liegenden Schläfenlappen das **Hörzentrum** (siehe Abb. 3.138).

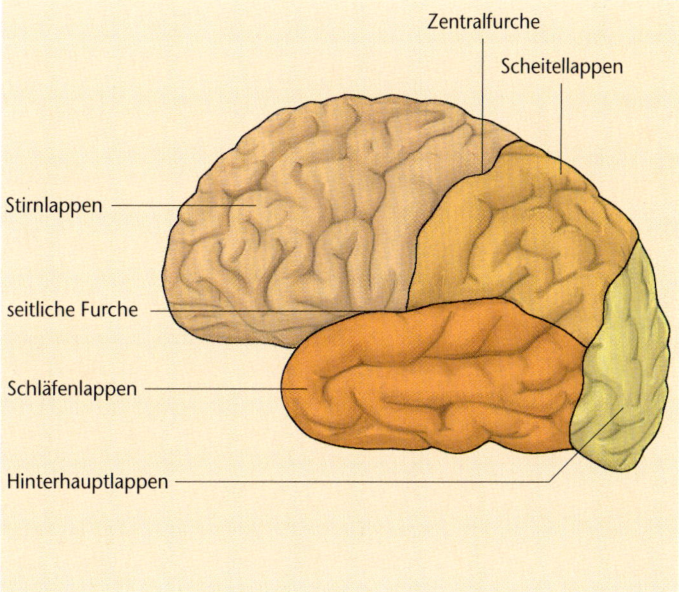

Abb. 3.137
Begrenzung der vier Hauptlappen des Endhirns (von der Seite betrachtet)

Man unterscheidet:
- **Wahrnehmungsfelder**, durch die uns die Meldungen von den Sinnesorganen zu Bewusstsein kommen
- **Erinnerungsfelder**, in denen Erinnerungen von früheren Ereignissen gespeichert sind. Dadurch können Wahrnehmungen wiedererkannt werden.

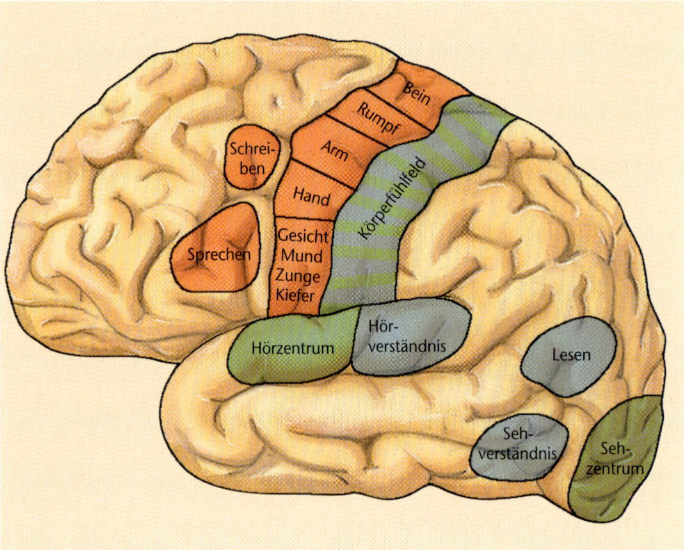

Abb. 3.138
Einige Felder in der linken Endhirnhälfte: Die Wahrnehmungsfelder sind grün, die Erinnerungsfelder blau, die Bewegungsfelder rot dargestellt.

Vor der Zentralfurche liegen im Stirnlappen die **Bewegungsfelder** (siehe Abb. 3.138). Sie geben Anweisungen an die Muskulatur der einzelnen Körpergebiete um bestimmte willkürliche Bewegungen auszuführen. Die Hirnhälften sind dabei jeweils für die Körpermuskulatur der Gegenseite zuständig. Durch einen **Schlaganfall** z. B. der rechten Hirnhälfte kann es deshalb zu Lähmungen der linken Körperhälfte kommen.
Hinter der Zentralfurche befindet sich im Scheitellappen das **Körperfühlfeld**. Es lassen sich dort wieder einzelne Hirnabschnitte bestimmten Körperregionen zuordnen.

Die Tätigkeit der Hirnrinde bedingt Stromschwankungen zwischen 10 und mehreren hundert Mikrovolt. Mit einem **Elektroenzephalogramm (EEG)** kann man sie zur Auswertung registrieren.

Zwischenhirn. Das Zwischenhirn liegt zwischen den Endhirnhälften. Es arbeitet ebenso wie die folgenden Hirnabschnitte unbewusst.
Im Zwischenhirn werden die vom peripheren Nervensystem ankommenden Erregungen gesammelt, umgeschaltet und zum Endhirn weitergeleitet. Das Zwischenhirn ist somit das Tor zum Endhirn.
Es ist ferner auch eine **Schaltstation** für die Muskeltätigkeiten und stellt das übergeordnete **Zentrum des vegetativen Nervensystems** dar. Von hier werden die Stoffwechselvorgänge, der Wasserhaushalt, das Wärmegleichgewicht und viele weitere Lebensvorgänge gesteuert.
Das Zwischenhirn beeinflusst weiterhin das Hormonsystem durch seine Verbindung zur **Hirnanhangsdrüse (Hypophyse)**. Es wird damit zu einem **Steuerorgan des Hormonsystems**.

Mittelhirn. Das Mittelhirn ist der kleinste Hirnabschnitt. Es liegt in der Mitte zwischen dem Hinterhirn und dem Zwischenhirn. Es enthält wichtige Seh-, Hör- und Bewegungszentren.

Hinterhirn. Das Hinterhirn setzt sich aus dem Kleinhirn und der Brücke zusammen.
Das **Kleinhirn** ist das Kontrollzentrum der Muskeltätigkeiten. Es sorgt für die Erhaltung des Gleichgewichts und den ordnungsgemäßen Ablauf aller Bewegungen.
Die **Brücke** dient der Verbindung zwischen Groß- und Kleinhirn.

Nachhirn. Das Nachhirn **(verlängertes Mark)** stellt die Verbindung zum Rückenmark dar. Es enthält unter anderem das wichtige Atem- und Kreislaufzentrum.

Hirnhöhlen. Im Innern des Gehirns befinden sich vier mit **Hirnflüssigkeit (Liquor)** gefüllte **Höhlen (Ventrikel)**. Sie stehen mit dem Rückenmarkskanal und dem Hohlraum zwischen den Hirnhäuten in Verbindung. Die Zusammensetzung dieser Flüssigkeit verändert sich bei bestimmten Erkrankungen, z. B. bei Hirnhautentzündung.
Zur Diagnostik oder Behandlung kann

man Liquor im Hirn- oder Rückenmarksbereich mit einer Hohlnadel entnehmen.

Funktionen der fünf Hirnabschnitte	
Endhirn	Zentrum des Bewusstseins, des Willens, des Denkens und des Gedächtnisses
Zwischenhirn	Schaltstation für Erregungen zum Endhirn und für die Muskeltätigkeit, Steuerung des Hormonsystems
Mittelhirn	enthält Seh-, Hör- und Bewegungszentren
Hinterhirn	Kleinhirn: Kontrollzentrum der Muskeltätigkeiten, Erhaltung des Gleichgewichts Brücke: Verbindung zwischen Groß- und Kleinhirn
Nachhirn	enthält unter anderem das Atem- und Kreislaufzentrum

Rückenmark

Aufbau. Das Rückenmark schließt unmittelbar an das verlängerte Mark des Gehirns an und liegt als 40 bis 45 cm langer Strang im Wirbelkanal. Es reicht vom großen Hinterhauptloch **(Foramen magnum)** bis etwa zum 2. Lendenwirbel, wo es die Wurzeln der nachfolgenden Rückenmarksnerven abgibt (siehe Abb. 3.131).

Das Rückenmark ist wie das Gehirn von **drei Hüllen** umgeben:
- der außen gelegenen, **harten Rückenmarkshaut**
- der direkt folgenden **Spinnwebenhaut**
- der innen gelegenen, **weichen Rückenmarkshaut**.

Zwischen Spinnwebenhaut und weicher Rückenmarkshaut befindet sich die Hirn-Rückenmark-Flüssigkeit.

Im Schnittbild (siehe Abb. 3.139) erkennt man die innen gelegene, schmetterlingsförmige **graue Substanz**, die hauptsächlich Nervenzellen enthält, und die außen gelegene **weiße Substanz**, die von Nervenfasern gebildet wird.

Die Nerven gelangen als **vordere Wurzeln** aus dem Rückenmark heraus und treten als **hintere Wurzeln** in das Rückenmark hinein. Die vorderen Wurzeln enthalten Bewegungsfasern für die Muskulatur **(motorische Fasern)**. Die hinteren Wurzeln führen dagegen Empfindungen zum Rückenmark hin **(sensible Fasern)**.

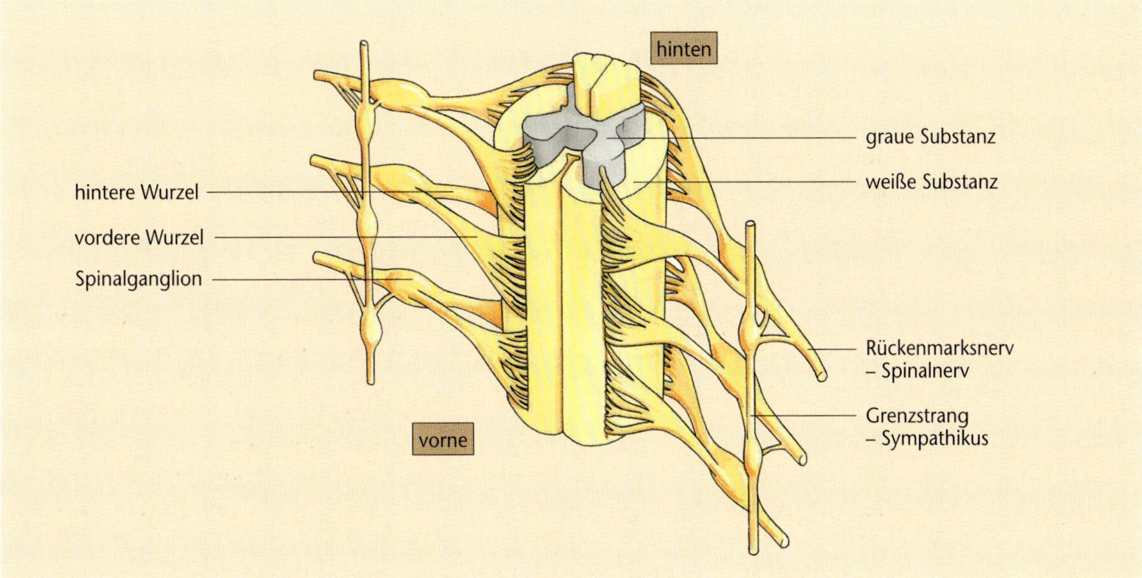

Abb. 3.139 Rückenmark mit zugehörigen Rückenmarksnerven im Rumpfbereich

Die Wurzeln vereinigen sich zum **Rückenmarksnerven (Spinalnerv)**, der somit einen **gemischten Nerven** darstellt.

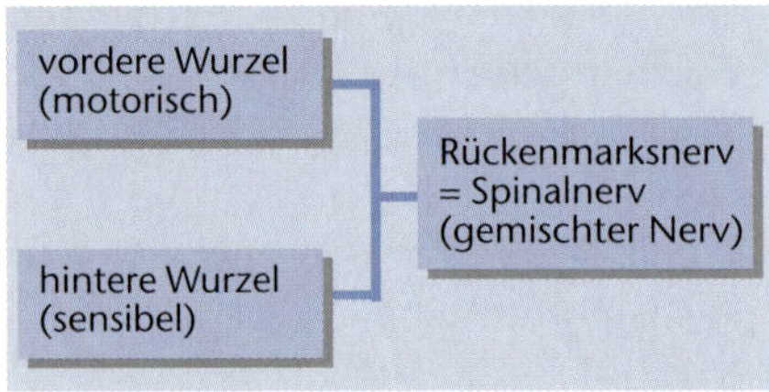

Während die Zellkerne der vorderen Wurzeln in der grauen Substanz des Rückenmarks liegen, findet man die Zellkerne der hinteren Wurzeln in den **Spinalganglien** (Einzahl: Spinalganglion = Nervenknoten des Rückenmarks). Insgesamt gibt es 31–32 paarige Rückenmarksnerven.

Funktion. Das Rückenmark erfüllt zwei Aufgaben:

- **Reflexorgan:** Als erste Schaltstation zwischen Empfindungsbahnen (sensible Bahnen) und Bewegungsbahnen (motorische Bahnen) dient es dem Zustandekommen der Reflexe.
- **Leitungsorgan:** Als Leitungsapparat verbindet es das periphere Nervensystem mit dem Gehirn.

Ein **Reflex** (reflectare lat. – rückwärts biegen) ist eine unwillkürliche Antwort (Muskelbewegung, Drüsentätigkeit) auf einen Reiz. Unbewusst werden dadurch rasche Reaktionen des Körpers ermöglicht.

Der **Reflexbogen** besteht aus:

- einem Empfindungsorgan
- dem zugehörigen sensiblen Nerven
- einer Schaltstation im ZNS
- einem wegführenden motorischen Nerven
- einem Erfolgsorgan (z. B. Muskel).

Anschaulich lässt sich dies am Beispiel des **Kniesehnenreflexes (Patellarsehnenreflex)** darstellen. Durch einen Schlag auf die Patellarsehne (Patella = Kniescheibe) kann es zu einer plötzlichen Dehnung des vierköpfigen Oberschenkelmuskels kommen. Diese Dehnung wird durch spindelförmige Sinnesorgane im Muskel (so genannte **Muskelspindeln**) registriert und über sensible Fasern zum Rückenmark gelei-

Abb. 3.140 *Darstellung des Kniesehnenreflexes*

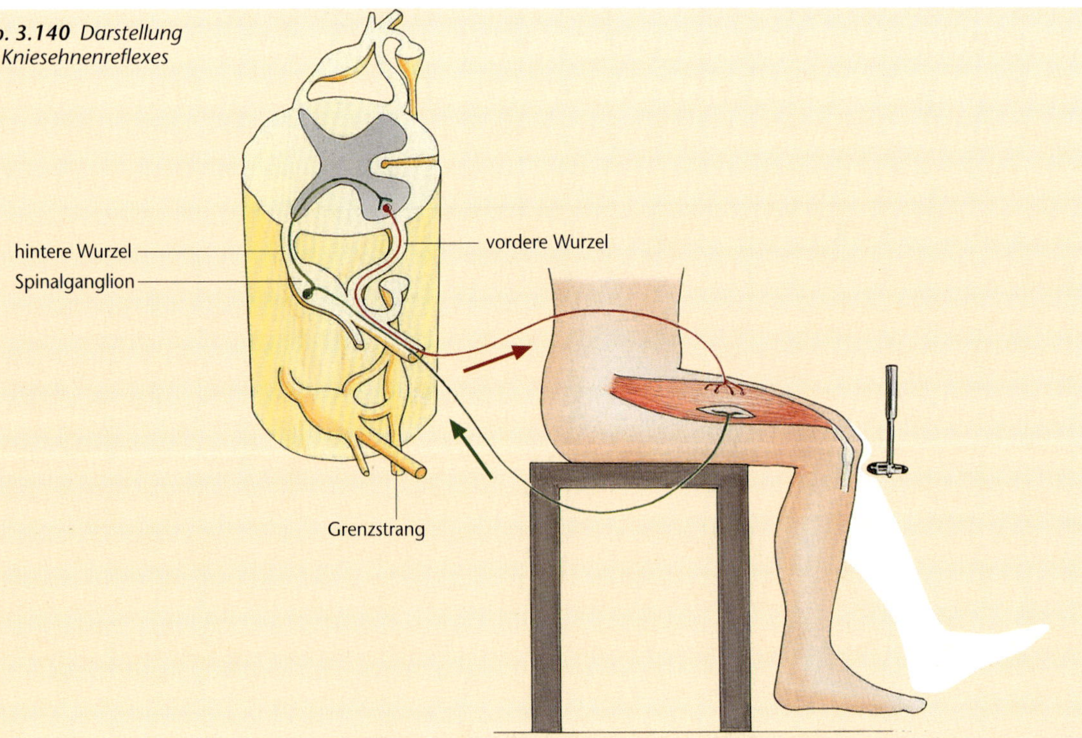

tet. Dort erfolgt in der grauen Substanz über **Synapsen** (siehe Kap. 3.4.4) die Umschaltung auf motorische Nervenzellen, die zum vierköpfigen Oberschenkelmuskel hinführen und eine Kontraktion des Muskels bewirken. Der Unterschenkel schnellt dadurch nach vorne.
Durch die Kontraktion versucht der Muskel die Dehnung durch den äußeren Schlag auf die Sehne zu korrigieren. Die Zeitspanne zwischen dem Schlag und der Antwort durch die Muskelkontraktion bezeichnet man dabei als **Reflexzeit**.

3.13.3 Peripheres Nervensystem

Das periphere Nervensystem wird von
- 12 Hirnnerven und
- 31 bis 32 paarigen Rückenmarksnerven gebildet.

Hirnnerven

Insgesamt 12 Nervenpaare gehen direkt vom Gehirn aus. Sie werden als **Hirnnerven** mit römischen Zahlen von I bis XII bezeichnet (siehe Abb. 3.141).

Die Hirnnerven versorgen vorwiegend den Kopf-Halsbereich. Nur der X. Hirnnerv (N. vagus) beeinflusst als umherschweifender (vagabundierender) Nerv auch die Eingeweide im Brust- und Bauchbereich. Er hat große Bedeutung für das vegetative Nervensystem.

Rückenmarksnerven

Die **Rückenmarksnerven (Spinalnerven)** bilden sich durch Vereinigung der vorderen und hinteren Wurzeln aus dem Rückenmark (siehe Abb. 3.139). Durch die Zwischenwirbellöcher treten sie aus dem Wirbelkanal heraus und verzweigen sich in:
- einen **hinteren Nervenast** zur Versorgung von Haut und Muskeln im Rückengebiet
- einen **vorderen Nervenast** zur Versorgung der vorderen Körperregion und der Gliedmaßen.

Da das erste Spinalnervenpaar das Rückenmark bereits zwischen dem Hinterhauptbein und dem ersten Halswirbel

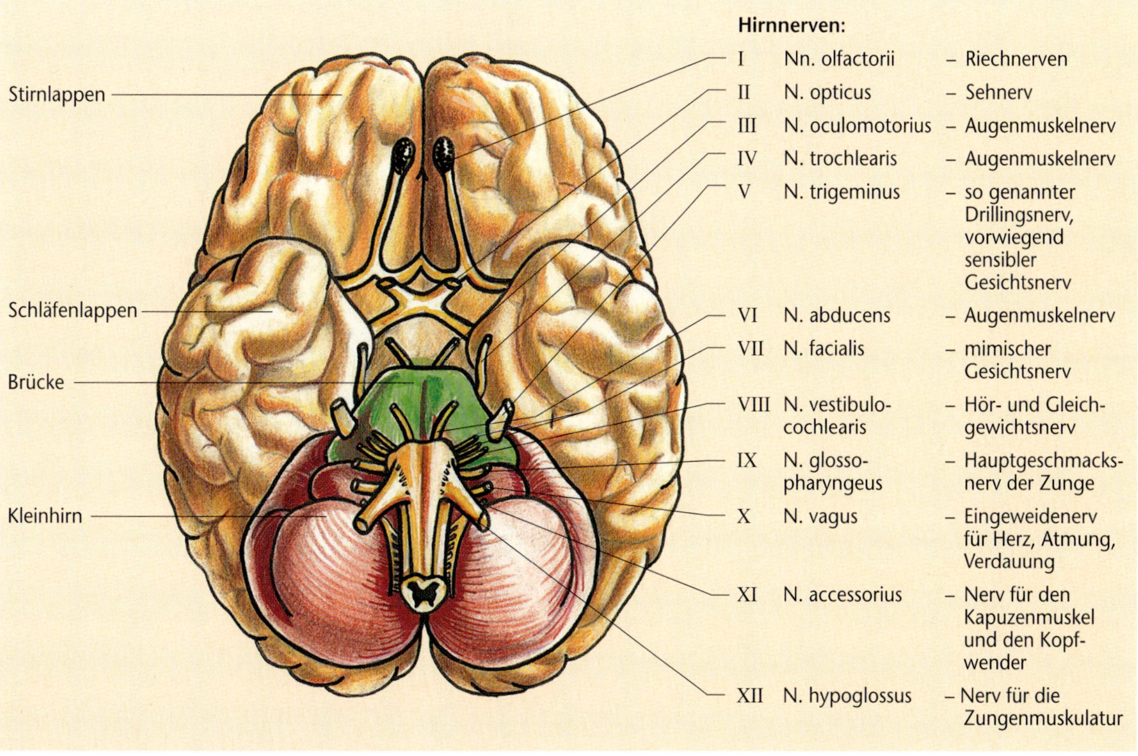

Abb. 3.141 *Ansicht des Gehirns von unten mit Darstellung der Hirnnerven*

(Atlas) verlässt, gibt es 8 Halsnervenpaare bei nur 7 Halswirbeln.

Entsprechend der Gliederung der Wirbelsäule unterscheidet man weiterhin 12 Brust-, 5 Lenden-, 5 Kreuzbein- und 1–2 Steißbeinnerven.

Die vorderen Äste der Rückenmarksnerven bilden im Halsbereich und im Lenden-Kreuzbeinbereich große **Nervengeflechte**, so genannte **Plexus** (siehe Abb. 3.131). Von diesen Nervengeflechten gehen einzelne große Körpernerven aus. Man unterscheidet im Einzelnen:

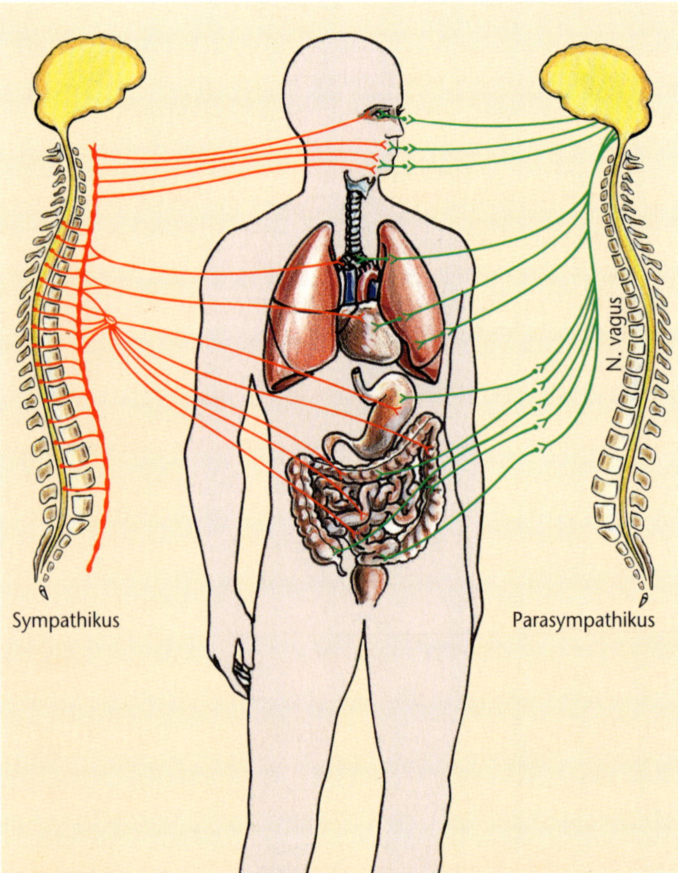

	Sympathikus („Leistungsnerv")	Parasympathikus („Erholungsnerv")
Auge	Pupillenerweiterung	Pupillenverengung
Herz	Pulsbeschleunigung	Pulsverlangsamung
Lunge	Bronchienerweiterung	Bronchienverengung
Verdauungsorgane	Hemmung der Verdauungstätigkeit	Anregung der Verdauungstätigkeit

***Abb. 3.142** Wirkungen von Sympathikus und Parasympathikus*

- das **Halsgeflecht** (1.–4. Halsnerv) mit dem Zwerchfellnerven als wichtigstem motorischen Nerven
- das **Armgeflecht** (5.–8. Halsnerv und 1. Brustnerv) mit den großen Armnerven
- das **Lendengeflecht** (1.–4. Lendennerv) mit dem Schenkelnerven
- das **Kreuzbeingeflecht** (4. und 5. Lendennerv und 1.–5. Kreuzbeinnerv) mit dem mächtigen Ischiasnerven.

3.13.4 Vegetatives Nervensystem

Das **vegetative Nervensystem (autonome Nervensystem)** regelt die Körperfunktionen (z. B. Atmung, Verdauung, Stoffwechsel, Wasserhaushalt) und stimmt die einzelnen Organtätigkeiten aufeinander ab. Diese Steuerung erfolgt **selbstständig (autonom)** ohne unser Bewusstsein.

Man unterscheidet nach Bau und Funktion zwei Anteile mit gegensätzlichen Wirkungen auf den Organismus:

- den **Sympathikus** (sympathein gr. – mitempfinden)
- den **Parasympathikus**.

Zum **Sympathikus** gehören die beidseits neben der Wirbelsäule gelegenen **Grenzstränge** (s. Abb. 3.139, 3.140), von denen zahlreiche Nervenbahnen zu den Eingeweiden im Brust- und Bauchraum sowie zu den Blutgefäßen ziehen. Der Sympathikus fördert die Leistungsbereitschaft durch Aktivierung von Energiereserven bei körperlichen, geistigen oder seelischen Belastungen. Es kommt dann u. a. zur Steigerung von Blutdruck, Puls und Energieumsatz, während die Verdauungs- und Ausscheidungstätigkeiten zurücktreten.

Der **Parasympathikus** baut dagegen neue Leistungsreserven in Erholungsphasen auf. Dazu regt er vor allem die Verdauungs- und Ausscheidungsorgane an, während z. B. Blutdruck, Puls und Energieumsatz gesenkt werden. Der Einfluss des Parasympathikus wird durch verschiedene Nerven übertragen. Wichtigster Vertreter ist der **X. Hirnnerv**, der **N. vagus**.

3.14 Hormonsystem

Das vegetative Nervensystem wird bei der Regulation der Körperfunktionen durch das Hormonsystem unterstützt.

Hormone sind chemische Wirkstoffe, die von Drüsen gebildet und direkt ins Blut abgegeben werden.
Hormone regulieren bereits in geringen Mengen den Stoffwechsel und die Organtätigkeiten.

Die **Hormondrüsen** haben keinen Ausführungsgang, sondern geben ihre Sekrete direkt ins Blut ab. Sie sind somit endokrine Drüsen (siehe Abb. 3.16). Das Hormonsystem wird folglich auch als **endokrines System** bezeichnet.

Hypophyse (Hirnanhangsdrüse)

Die ca. 0,5 g schwere Hypophyse befindet sich im Bereich der Hirnbasis in einer Knochenmulde des Keilbeins. Sie ist über einen Stiel mit dem **Hypothalamus**, einem Abschnitt des Zwischenhirns, verbunden (s. Abb. 3.136).
Die Hirnanhangsdrüse kontrolliert die übrigen Hormondrüsen und ist somit eine **übergeordnete Schaltstation des Hormonsystems**. Über den Hypophysenstiel wird sie dabei vom Gehirn beeinflusst.
Man unterscheidet zwei Hauptanteile der Hypophyse:
- den **Drüsenteil (Vorderlappen)**
- den **Hirnteil (Hinterlappen)**.

Während im Vorderlappen eine Fülle von Hormonen gebildet und ins Blut abgegeben wird, dient der Hinterlappen der Speicherung der im Zwischenhirn gebildeten Hormone Oxytozin und Adiuretin sowie der anschließenden langsamen Abgabe dieser Hormone ins Blut.

Epiphyse (Zirbeldrüse)

Die Epiphyse liegt im hinteren Bereich des Zwischenhirns (siehe Abb. 3.136). Sie hat Einfluss auf die **Prolaktinbildung (LTH)** im Hypophysenvorderlappen und auf die **innere Zeitsteuerung** des Körpers.

Hormonbildung im Vorderlappen
TSH – **T**hyreoidea-**s**timulierendes **H**ormon: regt die Schilddrüse (Glandula thyreoidea) zur Hormonbildung an.
ACTH – **A**drenocorti**c**o**t**ropes **H**ormon: regt die Nebennierenrinde zur Hormonbildung an (adrenal – die Nebennieren betreffend; cortex lat. – Rinde).
FSH – **F**ollikel**s**timulierendes **H**ormon: fördert bei der Frau die Reifung eines Eibläschens (Follikels) und führt zur Östrogenbildung im Follikel; fördert beim Mann die Samenbildung im Hoden.
LH – **L**uteinisierendes **H**ormon: löst bei der Frau das Platzen des Follikels (Follikelsprung) aus und bewirkt die Entwicklung eines Gelbkörpers (Corpus luteum) zur Östrogen- und Progesteronbildung; regt beim Mann als **ICSH** (zwischenzellstimulierendes Hormon) die Bildung männlicher Geschlechtshormone (Androgene) im Hoden an.
MSH – **M**elanozyten–**s**timulierendes **H**ormon: fördert die Pigmentbildung der Haut.
Wachstumshormon (**STH** – **S**oma**t**otropes **H**ormon, **HGH** – **H**uman **g**rowth **h**ormone): fördert den Stoffumsatz und das Wachstum.
Prolaktin (**LTH** – **L**uteo**t**ropes **H**ormon): regt die Milchbildung in den Brustdrüsen an.

Hormonspeicherung im Hinterlappen
Oxytozin (oxys gr. – heftig, rasch; tokos gr. – Entbindung): steigert die Kontraktionskraft der Gebärmuttermuskulatur und bewirkt die Milchsekretion in den Brustdrüsen.
Adiuretin (**ADH** = **a**nti**d**iuretisches **H**ormon): vermindert die Harnausscheidung (Diurese).

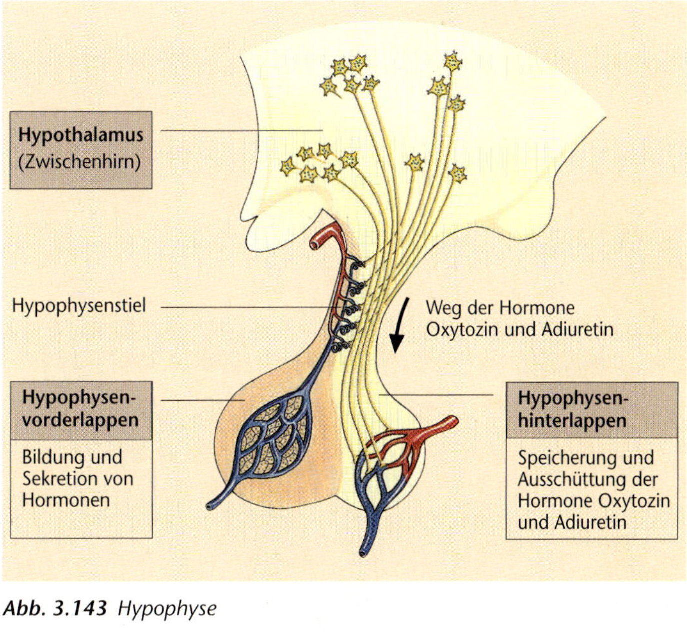

***Abb. 3.143** Hypophyse*

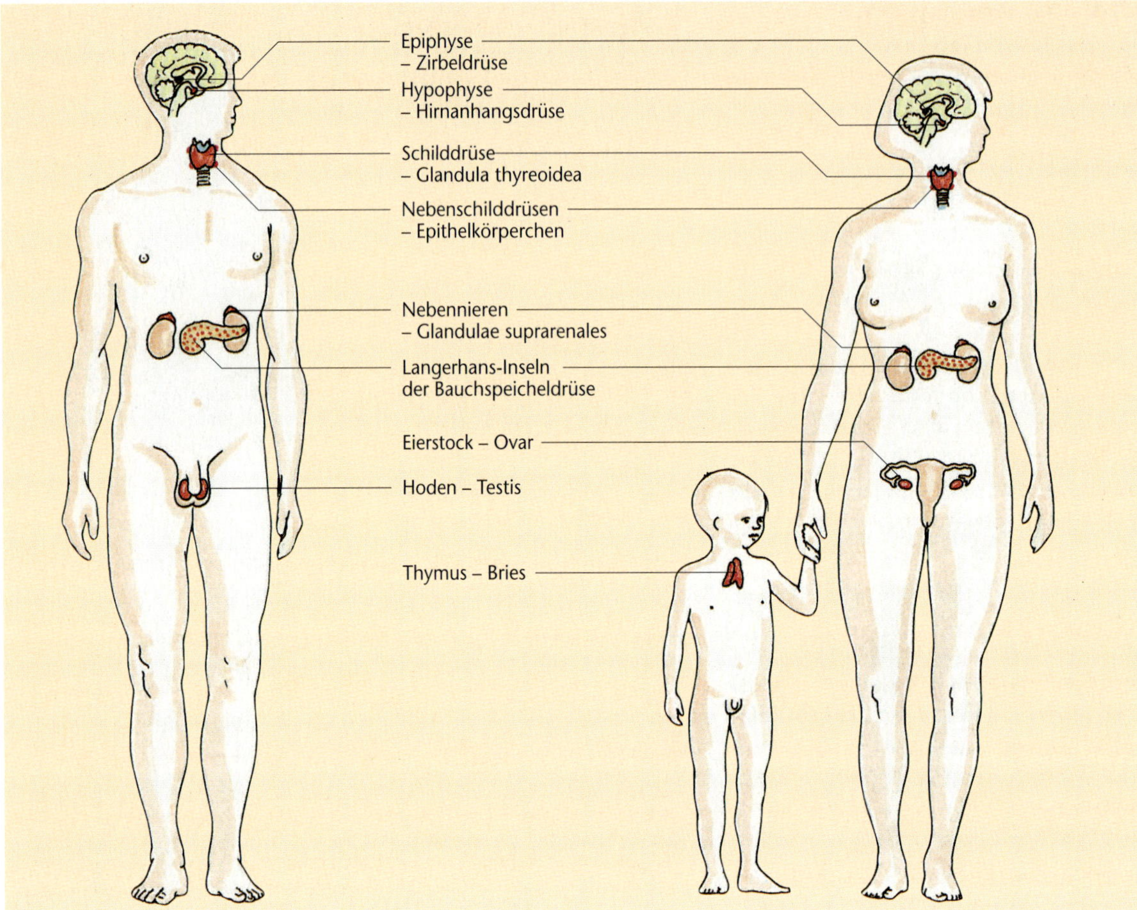

Abb. 3.144 *Übersicht der Hormondrüsen*

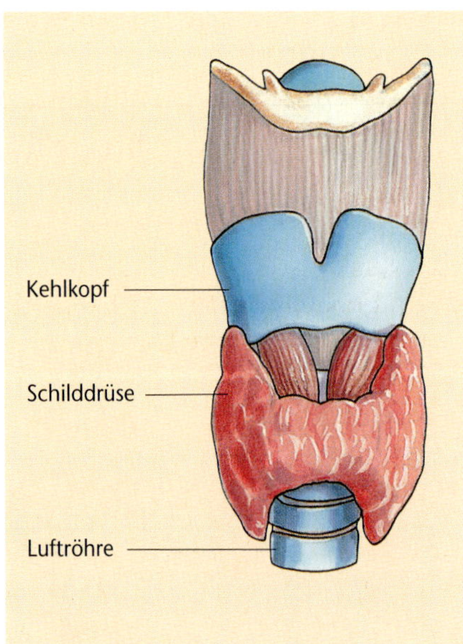

Abb. 3.145 *Schilddrüse*

Schilddrüse (Glandula thyreoidea)
Die schmetterlingsförmige Schilddrüse (thyreos gr. – Schild) liegt unterhalb des Kehlkopfs auf der Luftröhre. Sie besteht aus zwei seitlichen Drüsenlappen und einem verbindenden Mittelstück.

Hauptaufgabe der Schilddrüse ist die
- Regulation des Grundumsatzes und
- die Förderung der normalen geistigen und körperlichen Entwicklung.

Thyroxin (T_4), Trijodthyronin (T_3):
Dies sind jodhaltige Hormone, die den Stoffwechsel anregen und den Grundumsatz steigern. Sie führen zu einer Pulsbeschleunigung, höheren Erregbarkeit und Steigerung der Körpertemperatur. Beim Heranwachsenden fördern sie das Wachstum und Reifungsprozesse.

Mangel an diesen Hormonen in der Kindheit führt zu Zwergwuchs und Schwachsinn (Kretinismus).
Die Bildung von Thyroxin (T_4) und Trijodthyronin (T_3) wird vom **TSH** (**T**hyreoidea-**s**timulierendes **H**ormon) der Hypophyse gefördert. Zum Aufbau von T_4 und T_3 wird **Jod** benötigt, das mit der Nahrung aufgenommen werden muss.

Calcitonin: Dieses ebenfalls in der Schilddrüse produzierte Hormon fördert den Kalziumeinbau in den Knochen und steigert die Kalziumausscheidung über die Nieren. Die Folge ist eine **Senkung** des **Blutkalziumspiegels**. Zusätzlich beeinflusst Calcitonin auch den **Phosphathaushalt**.

Nebenschilddrüsen (Glandulae parathyreoideae)

Die vier etwa linsengroßen Nebenschilddrüsen (para gr. – neben; thyreoidea gr. – Schilddrüse) produzieren das **Parathormon**. Sie werden auch **Epithelkörperchen** genannt. Das Parathormon bewirkt einen Kalziumabbau aus den Knochen, eine vermehrte Kalziumresorption aus dem Darm und eine verminderte Kalziumausscheidung über die Nieren. Die Folge ist eine **Erhöhung des Blutkalziumspiegels**.
Das Parathormon der Nebenschilddrüsen und das Calcitonin der Schilddrüse haben somit gegenteilige Wirkungen auf den Kalziumgehalt des Blutes und der Knochen. Sie sind Antagonisten (Gegenspieler), die gemeinsam den Blutkalziumspiegel regulieren.
Neben der antagonistischen Wirkung auf den Blutkalziumspiegel regulieren Calcitonin und Parathormon auch den **Phosphathaushalt**.

Thymus (Bries)

Der Thymus ist ein lymphatisches Organ hinter dem Brustbein (siehe Kap. 3.7.3). Er bildet ein Hormon, das die Vermehrung und Reifung der Lymphozyten anregt.

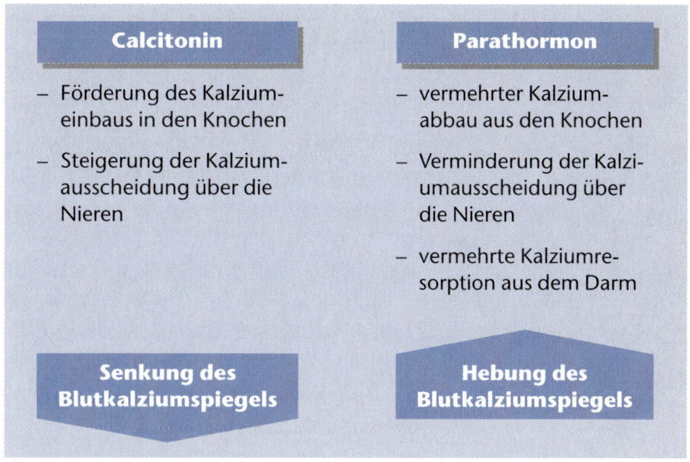

Abb. 3.146 *Regulation des Blutkalziumspiegels*

Hormone der Nebennierenrinde (Kortikoide) (cortex lat. – Rinde)
Glukokortikoide (Kohlenhydratstoffwechselhormone, z. B. Kortisol): heben den Blutzuckerspiegel an, wirken entzündungshemmend, bremsen Überempfindlichkeitsreaktionen.
Mineralokortikoide (Mineralstoffwechselhormone, z. B. Aldosteron): regulieren den Salz- und Wasserhaushalt.
Geschlechtshormone (z. B. Androgene = männlich prägende Hormone)

Hormone des Nebennierenmarks (Katecholamine)
Adrenalin steigert vor allem die Herzleistung (Puls, Schlagkraft) und den Stoffwechsel (z. B. Anhebung des Blutzuckerspiegels, Erhöhung des Energieumsatzes).
Noradrenalin steigert in erster Linie den Blutdruck durch Erhöhung des Widerstands in den peripheren Gefäßen und senkt die Pulsfrequenz; es aktiviert ebenfalls den Stoffwechsel. Adrenalin und Noradrenalin sind Erregungsmittel des sympathischen Systems.

Nebennieren (Glandulae suprarenales)

Die hormonbildenden Nebennieren (supra lat. – oben, oberhalb; ren lat. – Niere) liegen beidseits kappenförmig auf den Nieren (siehe Abb. 3.122). Im Aufbau unterscheidet man **Nebennierenrinde** und **Nebennierenmark**.
Während die Nebennierenrinde unter dem Einfluss der Hypophyse steht (gesteuert durch das Hormon ACTH), steht das Nebennierenmark in enger Beziehung zum Sympathikus des vegetativen Nervensystems.

Langerhans-Inseln der Bauchspeicheldrüse

Die Bauchspeicheldrüse besteht aus einem Drüsenkörper, der den enzymreichen Bauchspeichel für die Verdauung liefert, und eingestreuten Zellinseln zur Hormonbildung (siehe Kap. 3.10.8).

Die hormonbildenden Zellinseln werden nach dem Berliner Pathologen Paul Langerhans (1847–1888) als **Langerhans-Inseln** bezeichnet. Sie bilden zwei Hormone mit gegenteiligen Wirkungen auf den Kohlenhydratstoffwechsel: **Insulin** und **Glukagon**.

Insulin	– senkt den Blutzuckerspiegel.
Glukagon	– erhöht den Blutzuckerspiegel.

Eine unzureichende Insulinproduktion führt zur Zuckerkrankheit, dem **Diabetes mellitus** (siehe Kap. 4.10.7).

Keimdrüsen (Gonaden)

Die Keimdrüsen haben nicht nur Bedeutung für die Fortpflanzung, sondern auch für die Bildung von Geschlechtshormonen (gonadotrope Hormone; gone gr. – Geschlecht; aden gr. – Drüse).

Bei der Frau bilden die **Eierstöcke (Ovarien)** weibliche Geschlechtshormone, die **Östrogene** und **Gestagene**, deren wichtigster Vertreter das **Progesteron** ist.

Beim Mann werden in den **Hoden (Testes)** männliche Geschlechtshormone, die **Androgene**, gebildet. Das wichtigste männliche Geschlechtshormon ist das **Testosteron** (siehe Kap. 3.16).

3.15 Sinnesorgane

Die Sinnesorgane nehmen mit ihren Sinneszellen Reize aus der Umwelt auf und formen sie zu Nervenerregungen um.

Die wichtigsten Sinne	
Gesichtssinn	– Auge
Hör- und Gleichgewichtssinn	– Ohr
Geschmackssinn	– Zunge
Geruchssinn	– Nase
Tastsinn	– Haut

Zusätzlich unterscheidet man noch den Temperatursinn der Haut, einen Stellungs-, Bewegungs- und Kraftsinn in den Muskeln, Sehnen und Gelenken sowie den Schmerzsinn.

3.15.1 Gesichtssinn (Auge)

Das Auge liegt gemeinsam mit dem Sehnerven geschützt in der knöchernen **Augenhöhle (Orbita)**. In diesem Lager sorgen 6 Augenmuskeln für die Beweglichkeit des **Augapfels (Bulbus oculi)**, während der Lid- und Tränenapparat das Auge schützt und für ständige Befeuchtung der Hornhaut sorgt.

Bau des Augapfels

Schichtengliederung. Der Augapfel wird von drei Hüllen gebildet.

Die **äußere Hülle** besteht aus der straffen **Lederhaut**, die eine schützende und formende Kapsel darstellt. Im vorderen Anteil geht sie in die stärker gewölbte, durchsichtige **Hornhaut** über.

Die **mittlere Hülle** wird von der ernährenden, gefäßreichen **Aderhaut**, dem **Ziliarkörper** und der **Regenbogenhaut** gebildet. Pigmentzellen in der Aderhaut haben dabei die Aufgabe, durch ihren dunklen Farbstoff Spiegelungen im Auge zu verhindern.

Die **innere Hülle** wird von einer dünnen, fest der Aderhaut anhaftenden, dunklen **Pigmentschicht** und der innen gelegenen, die Sinneszellen enthaltenen **Netzhaut** gebildet. Dort werden Lichtreize aufgenommen und in Nervenerregungen umgeformt. Über den Sehnerven gelangen diese Nervenerregungen anschließend zum Gehirn.

Auf dem vorderen Bereich der Lederhaut liegt die durchsichtige, glänzende **Bindehaut (Conjunctiva)**, die fest mit der Hornhaut verbunden ist. Nach oben und unten bildet die Bindehaut jeweils eine sackartige Ausstülpung **(Bindehautsäcke)**, von der sie auf die Rückseite der Lider übergeht. Im Bereich der Lider und der sackartigen Ausstülpung nach oben und unten enthält die Bindehaut kleine Drüsen.

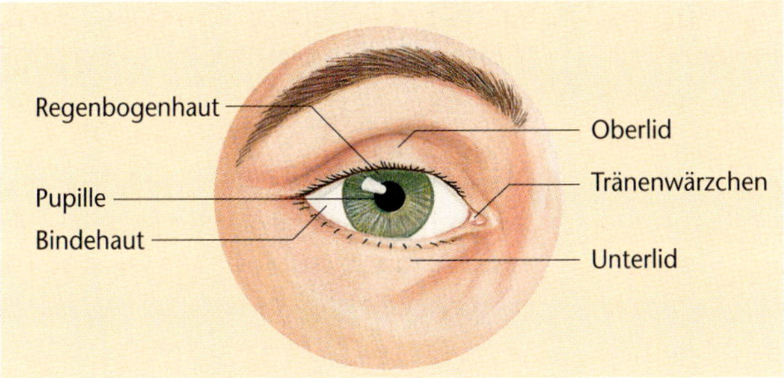

Abb. 3.147 Das rechte Auge von vorne

Schichtengliederung des Augapfels		
äußere Schicht	Lederhaut Hornhaut	– Sklera – Cornea
mittlere Schicht	Aderhaut Ziliarkörper Regenbogenhaut	– Chorioidea – Iris
innere Schicht	Pigmentschicht Netzhaut	 – Retina

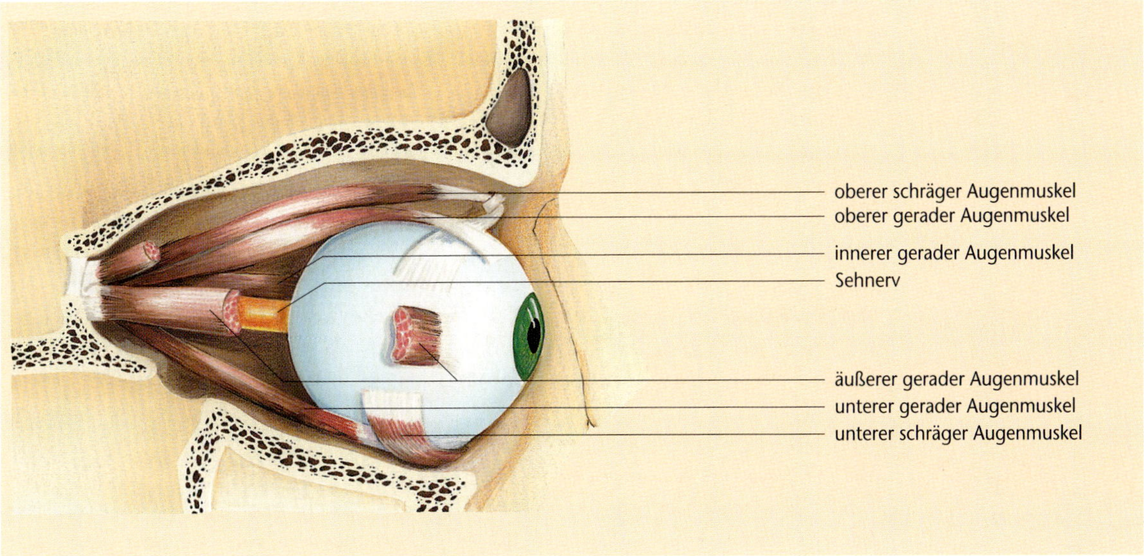

Abb. 3.148 Augenhöhle, Augapfel und äußere Augenmuskeln von der Seite

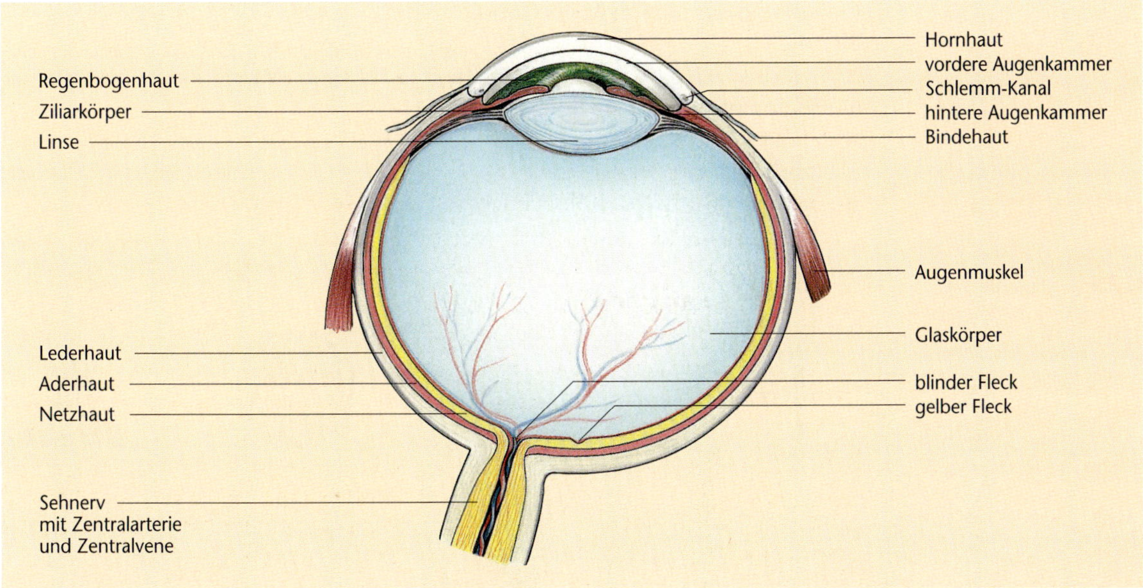

Abb. 3.149 Horizontaler Schnitt durch den rechten Augapfel

Augenlinse, Iris und Ziliarkörper

Die elastische, kristallklare **Augenlinse** ist durch strahlenförmig auslaufende Bänder am **Ziliarkörper** befestigt. Dieser aus Muskel- und Drüsenteil bestehende Körper umgibt die Linse ringförmig.

Das Zusammenziehen bzw. Entspannen dieses Ringmuskels bewirkt eine Wölbung bzw. Abflachung der elastischen Linse. Dadurch ändert sich die Brechkraft, sodass Nah- und Fernsehen möglich wird (siehe **Akkommodation**).

An der Vorderfläche der Linse befindet sich die **Regenbogenhaut (Iris)**. Sie bildet die Begrenzung der **Pupille** und regelt den Lichteinfall in das Augeninnere durch Veränderung der Pupillenweite.

Bei geringem Lichteinfall ist die Pupille weit, bei grellem Licht eng.

Augenkammern. Die Zone zwischen Hornhaut und Iris- bzw. Linsenvorderfläche wird als **vordere Augenkammer** bezeichnet.

Die **hintere Augenkammer** befindet sich dagegen hinter der Iris im Bereich der Aufhängebänder des Ziliarkörpers.

Beide Augenkammern sind mit Kammerwasser angefüllt, das vom Ziliarkörper gebildet wird und von hinten durch die Pupille in die vordere Augenkammer übertritt.

Dort wird es im Kammerwinkel durch den **Schlemm-Kanal** wieder abgeleitet. Ist dieser Abfluss behindert, so kommt es bei konstant fortgesetzter Neubildung von Kammerwasser zu einer Druckerhöhung im Augapfel. Die Folge ist ein **grüner Star (Glaukom)** (siehe Kap. 4.15.1).

Glaskörper. Der Glaskörper füllt den gesamten Raum hinter der Linse aus. Er besteht aus einem feinen Fasergerüst und darin eingebettetem klaren Gel.

Sehvorgang

Die Lichtstrahlen gelangen durch Hornhaut, vordere Augenkammer, Linse und Glaskörper zur Netzhaut. Dort werden die Lichtreize durch spezielle **Sinneszellen** in Nervenerregungen umgeformt, die dem Gehirn über den Sehnerven zugeführt werden.

Blinder und gelber Fleck. Die Austrittsstelle des Sehnerven aus dem Augapfel enthält keine Sinneszellen und wird deshalb auch als **blinder Fleck** bezeichnet.

Diese Stelle kann man leicht durch ein kleines Experiment nachweisen.
Dazu schließt man das linke Auge und fixiert mit dem rechten Auge das Kreuz in Abb. 3.150. Hält man das Buch etwa eine Armlänge entfernt, so kann man neben dem Kreuz noch einen Kreis und ein Dreieck erkennen.
Nähert man aber das Buch dem Auge, so verschwindet zunächst das Dreieck und anschließend der Kreis, während das Dreieck dann wieder erscheint.

Genau im Zentrum der Netzhaut befindet sich die Stelle des schärfsten Sehens. Sie wird als **gelber Fleck** bezeichnet.

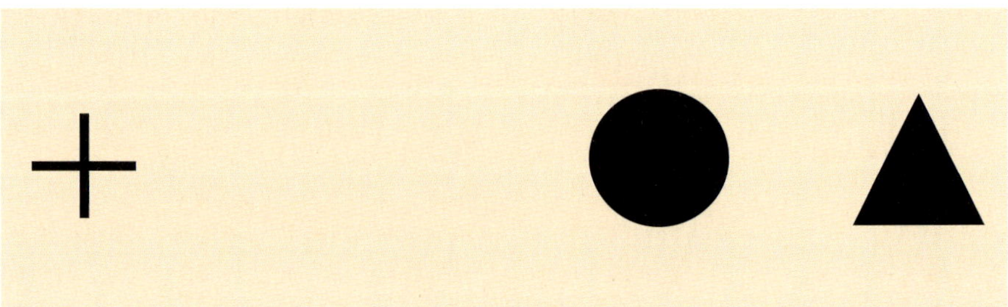

Abb. 3.150 *Nachweis des blinden Flecks (Erläuterung im Text)*

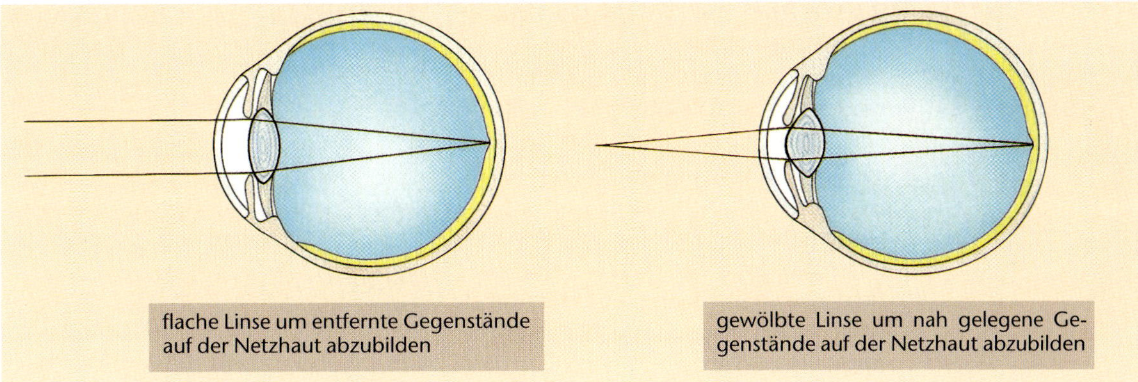

Abb. 3.151 *Akkommodation*

Netzhautaufbau. Im Bereich der Netzhaut unterscheidet man nach Form und Funktion zwei Gruppen von Sinneszellen: die schlanken Stäbchen und die bauchigen Zapfen.

Die **Stäbchen** dienen der Erkennung von **Helligkeitsunterschieden**. Sie sind sehr lichtempfindlich und gestatten auch noch bei wenig Licht das Erkennen von Schatten und Umrissen.

Die **Zapfen** ermöglichen dagegen das Erkennen von **Farben**. Sie benötigen etwas mehr Licht als die Stäbchen, sodass in der Dämmerung kein Farbensehen möglich ist.

Akkommodation und Adaptation

Durch die veränderbare Wölbung der Linse werden die betrachteten Gegenstände stets scharf auf der Netzhaut abgebildet.

Zum **Nahsehen** kontrahiert sich der Ringmuskel des **Ziliarkörpers**, sodass sich die Linse aufgrund ihrer eigenen Elastizität stärker wölbt und somit eine stärkere Brechkraft erhält.

Zum **Fernsehen** erschlafft dagegen der Ziliarkörper, sodass die Linse durch den Zug der Aufhängebänder abgeflacht wird und dadurch eine geringere Brechkraft erhält.

Die Fähigkeit des Auges, nah gelegene Gegenstände durch Verstärkung der Linsenbrechkraft scharf auf der Netzhaut abzubilden, wird **Akkommodation** (accommodare lat. – anpassen) genannt. Die Anpassung des Auges an verschiedene Lichtverhältnisse durch Veränderung der Pupillenweite und Empfindlichkeitsänderung der Netzhaut wird dagegen als **Adaptation** (adaptare lat. – anpassen) bezeichnet.

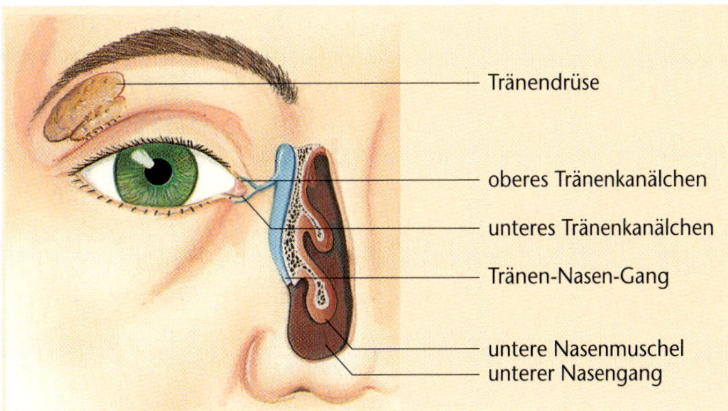

Abb. 3.152 *Lid- und Tränenapparat*

Lid- und Tränenapparat

Ober- und Unterlid haben die Aufgabe, das Auge zu schützen und die Hornhaut durch ständige Befeuchtung mit der Tränenflüssigkeit durchsichtig zu halten. Würde die Hornhaut austrocknen, so käme es zu einer Hornhauttrübung.

Die **Tränenflüssigkeit** wird von der seitlich oben vom Augapfel gelegenen Tränendrüse produziert, durch den Lidschlag über das Auge verteilt und anschließend über die Tränenkanälchen und den Tränen-Nasen-Gang zur Nase abgeleitet.

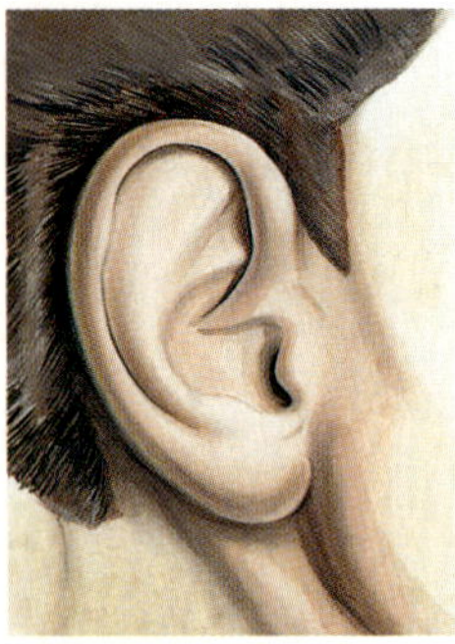

Abb. 3.153
Rechte Ohrmuschel

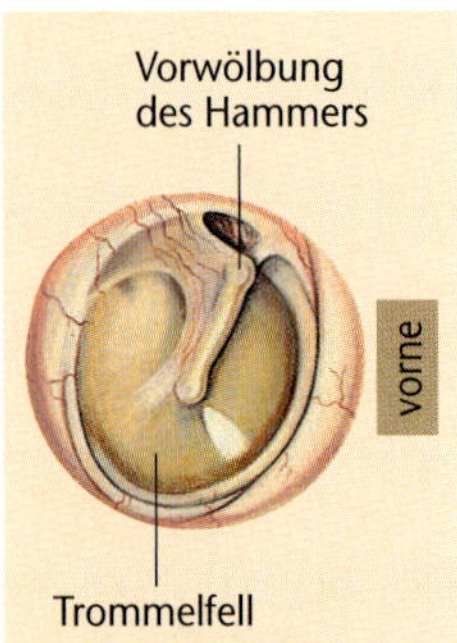

Abb. 3.154
Rechtes Trommelfell

3.15.2 Hör- und Gleichgewichtssinn (Ohr)

Das im Schläfenbein gut geschützte Ohr dient nicht nur als Gehör zum Empfang von Tönen, Klängen oder Geräuschen, sondern als Gleichgewichtsorgan auch zur Orientierung im Raum.

Die in entsprechenden Sinneszellen des Innenohrs erfolgenden Nervenerregungen gelangen über den **Hör- und Gleichgewichtsnerven (VIII. Hirnnerv)** zum Gehirn.

Äußeres Ohr

Das äußere Ohr dient als **Schallempfänger**. Töne, Klänge und Geräusche werden als Schallwellen von der Ohrmuschel aufgenommen und über den äußeren Gehörgang zum Trommelfell geleitet. Durch die aufgenommenen Schallwellen wird das Trommelfell in Schwingungen versetzt.

Der etwas gekrümmte **Gehörgang** setzt sich aus einem **knorpeligen** und einem **knöchernen** Teil zusammen.

Zieht man die Ohrmuschel nach hinten oben, so kann man die Krümmung des Gehörgangs ausgleichen und direkt auf das Trommelfell blicken. Im knorpeligen Abschnitt befinden sich zahlreiche Drüsen, die das **Ohrenschmalz (Cerumen)** produzieren.

Aufbau der Ohres	
äußeres Ohr	mit Ohrmuschel und Gehörgang
Mittelohr	mit den Gehörknöchelchen in der Paukenhöhle und den lufthaltigen Nebenhöhlen im Warzenfortsatz
Innenohr	mit der als Hörorgan dienenden Schnecke und den zum Gleichgewichtsorgan gehörenden drei Bogengängen sowie den beiden Vorhofsäckchen

Mittelohr

Im Mittelohr werden die Schwingungen des Trommelfells durch die gelenkig miteinander verbundenen Gehörknöchelchen Hammer, Amboss und Steigbügel zum Innenohr weitergeleitet. Es dient damit der **Schallleitung**. Der von den Gehörknöchelchen einge-

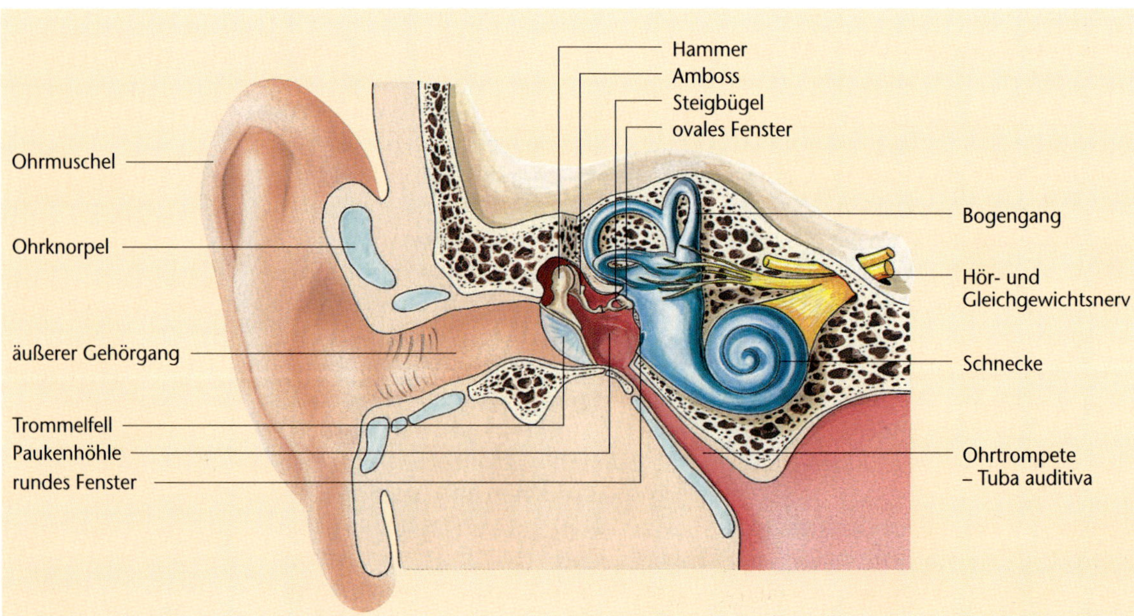

Abb. 3.155 *Rechtes Ohr im Querschnitt*

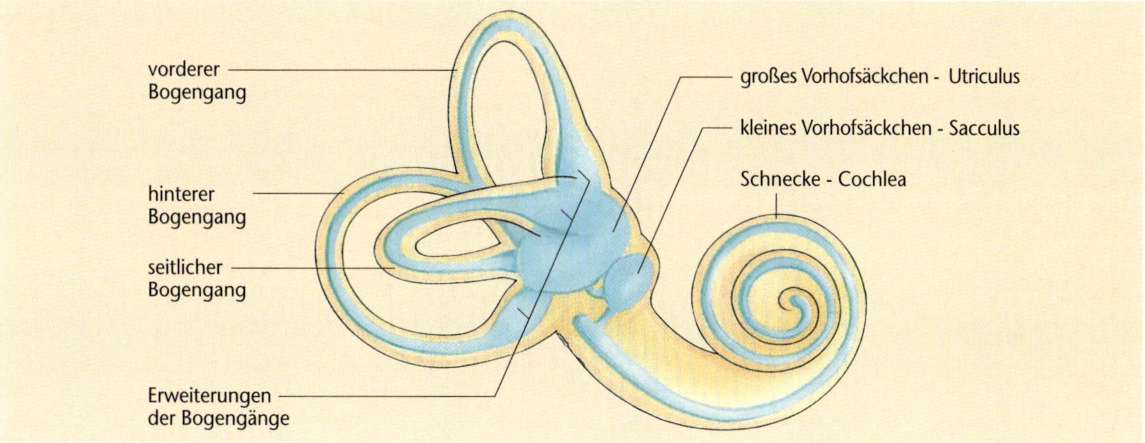

***Abb. 3.156** Häutiges Labyrinth mit Endolymphe (blau) und knöchernes Labyrinth mit Perilymphe*

nommene, lufthaltige Hohlraum wird als **Paukenhöhle** bezeichnet.

Zum Druckausgleich mit der Außenluft ist die Paukenhöhle mit dem Rachen durch die **Ohrtrompete (Tuba auditiva, Eustachio-Röhre)** verbunden. Beim Schlucken wird die Ohrtrompete jeweils für kurze Zeit geöffnet. Ist dieser Druckausgleich jedoch durch Verschluss der Ohrtrompete behindert, so kommt es zur Einschränkung der Gehörfunktion. Mit der Paukenhöhle stehen zusätzlich noch die luftgefüllten Hohlräume des hinter dem Ohr gelegenen Warzenfortsatzes in Verbindung. Bei Mittelohrentzündungen können sie daher mitbeteiligt sein.

Innenohr

Das Innenohr liegt im härtesten Abschnitt des Schläfenbeins, dem so genannten **Felsenbein.** Es wird aufgrund seines komplizierten Aufbaus auch als **Labyrinth** (labyrinthos gr. – Irrgang) bezeichnet.

Das vom Felsenbein gebildete, knöcherne Labyrinth beinhaltet ein häutiges Schlauchsystem, das auch als häutiges Labyrinth bezeichnet wird. Häutiges und knöchernes Labyrinth sind flüssigkeitsgefüllt. Die Flüssigkeit im häutigen Labyrinth wird als **Endolymphe**, die das häutige Labyrinth umgebende Flüssigkeit als **Perilymphe** bezeichnet (siehe Abb. 3.156).

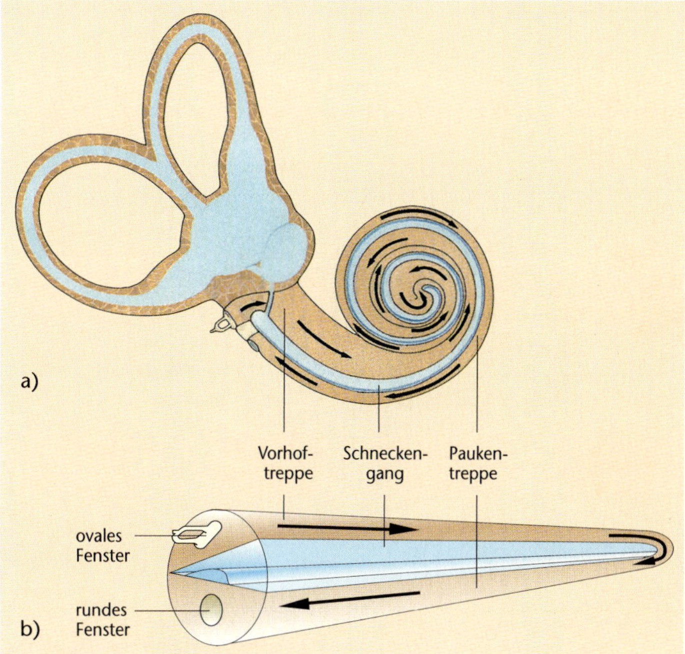

Abb. 3.157
Vereinfachte Darstellung der Schnecke: Rollt man das Modell der Schnecke (a) ab, so wird der Zusammenhang von Vorhoftreppe, Schneckengang und Paukentreppe besser erkennbar (b).

Hörorgan. Das Hörorgan wird von der **Schnecke (Cochlea)** gebildet. Dies ist ein spiralförmig gewundener Hohlraum mit ca. 2 $^1/_2$ Windungen.

Zwei häutig verschlossene Fenster verbinden die Schnecke mit dem Mittelohr. Das mit dem Steigbügelknochen verbundene **ovale Fenster** überträgt dabei die Schwingungen der Gehörknöchelchen auf das Innenohr, während das **runde Fenster** dem Druckausgleich dient. Am ovalen Fenster beginnt die mit Perilymphe angefüllte **Vorhoftrep-**

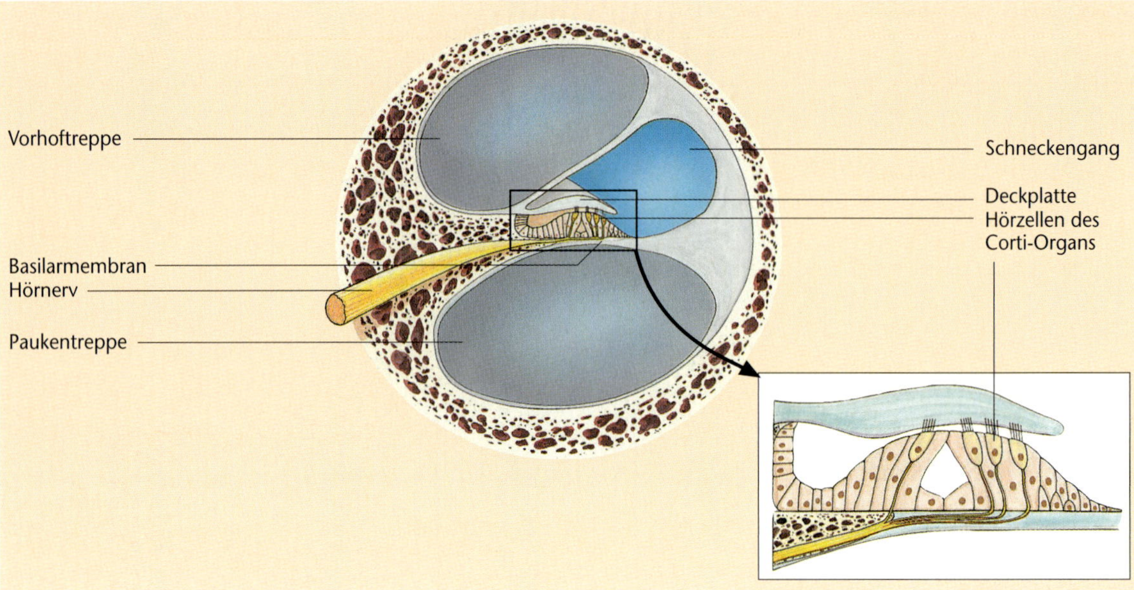

Abb. 3.158 Vergrößerter Schnitt durch eine Schneckenwindung

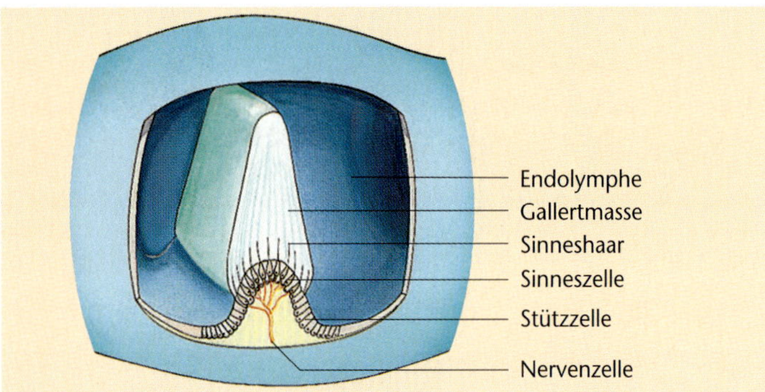

Abb. 3.159 Vereinfachter Schnitt durch eine Erweiterung in den Bogengängen mit den Sinneszellen

pe, die an der Schneckenspitze in die zum runden Fenster führende **Paukentreppe** übergeht.

Zwischen Vorhof- und Paukentreppe befindet sich der mit Endolymphe angefüllte **Schneckengang**. Er enthält das auf der Basilarmembran aufsitzende **Corti-Organ** mit den Hörzellen.

Auf den Hörzellen sitzen Härchen, die mit ihrem oberen Ende in die Deckplatte eingelassen sind.

Hörvorgang. Vom äußeren Ohr aufgenommene und vom Mittelohr zum ovalen Fenster des Innenohrs weitergeleitete Schallwellen verursachen Druckwellen im Bereich der Vorhoftreppe, die sich über die Trennwände des häutigen Labyrinths auf die Paukentreppe übertragen und schließlich bis zum runden Fenster gelangen.

Durch die Schwingung dieser Trennwände kommt es zum Mitschwingen des auf der Basilarmembran sitzenden Corti-Organs. Die Härchen der Hörzellen biegen sich dabei, wodurch die Hörzellen erregt werden. Die dort entstehenden Nervenerregungen gelangen über den Hörnerven zum Gehirn.

Räumliches Hören kommt durch das Zusammenwirken beider Ohren zustande. Das einer Schallquelle zugewandte Ohr wird früher erregt als das Ohr auf der Gegenseite. Diese Zeitdifferenz wird im Gehirn registriert und daraus auf die Richtung der Schallquelle geschlossen.

Die vom menschlichen Ohr wahrgenommenen **Tonhöhen** liegen bei Frequenzen zwischen 16 Hz und 20 000 Hz (Hz = Hertz; Maß für Schwingungen pro Sekunde).

Hohe Frequenzen können im Alter durch Verschleiß nicht mehr gehört werden, sodass die **obere Hörgrenze** im Alter auf Werte unter 10 000 Hz absinkt.

Gleichgewichtsorgan. Das Gleichgewichtsorgan besteht aus
- den **drei Bogengängen**,
- dem **großen Vorhofsäckchen (Utriculus)** und
- dem **kleinen Vorhofsäckchen (Sacculus**, siehe Abb. 3.156).

Die drei wie die Wände eines Raumes jeweils im rechten Winkel zueinander stehenden **Bogengänge** enthalten in kleinen Erweiterungen Sinneszellen.
Zwischen diesen mit Härchen versehenen Sinneszellen befindet sich eine Gallertmasse, die bei **Drehbeschleunigungen** durch die Endolymphe in den Bogengängen bewegt wird. Die sich dabei biegenden Sinneshaare lösen Nervenerregungen aus, die durch den Hör- und Gleichgewichtsnerven zum Gehirn gemeldet werden.
In den **Vorhofsäckchen** befinden sich ebenfalls Sinneszellen mit zugehörigen Sinneshaaren. Die gleichfalls vorhandene Gallertmasse enthält hier jedoch noch zusätzlich kleine Kalksteinchen. Dadurch wird ein konstanter Druck auf die Sinneshaare ausgeübt.
Bei **Lageveränderungen** des Kopfes und bei **geradlinigen Beschleunigungen**, z.B. im Auto oder im Fahrstuhl, werden die Sinneshaare bewegt, wodurch Nervenerregungen ausgelöst werden.

Die **Bogengänge** registrieren Drehbeschleunigungen.

Die **Vorhofsäckchen** orientieren über die Lage des Kopfes im Raum und über geradlinige Beschleunigungen.

3.15.3 Geschmackssinn (Zunge)

Der Geschmackssinn befindet sich beim erwachsenen Menschen vor allem auf der **Zunge**, in geringem Ausmaß auch am Gaumen, an der Rachenhinterwand und auf dem Kehldeckel.
Auf dem Zungenrücken findet man die **Geschmacksknospen** in unterschiedlich geformten **Zungenpapillen**. Man unterscheidet dabei die V-förmig angeordneten **Wallpapillen** am Übergang vom Zungenrücken zum Zungengrund sowie die **blattförmigen** und **pilzförmigen Papillen**.
Die vor allem im vorderen Zungenbereich vorhandenen **fadenförmigen Papillen** dienen dagegen nur zum Tasten.
Die Geschmacksknospen können vier verschiedene Geschmacksrichtungen wahrnehmen: **süß, sauer, salzig** und **bitter**. Die Erkennung dieser Geschmacksrichtungen erfolgt in unterschiedlichen Zungenbereichen (siehe Abb. 3.161).

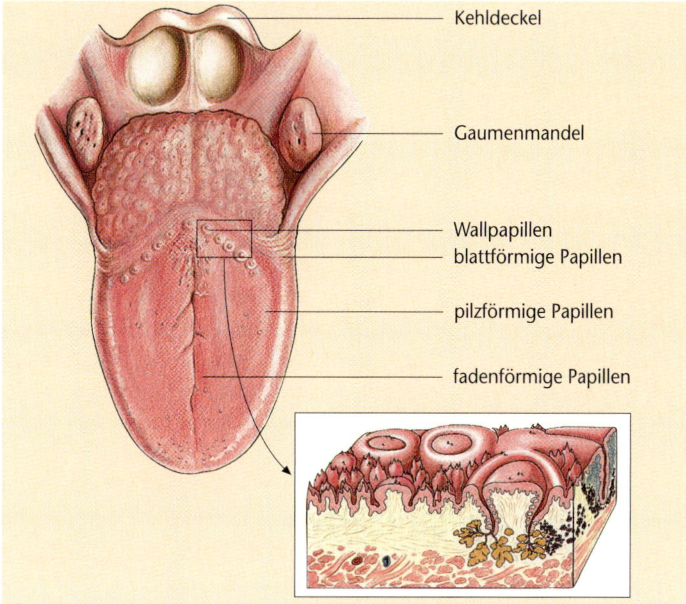

Abb. 3.160 *Oberseite der Zunge mit den Zungenpapillen*

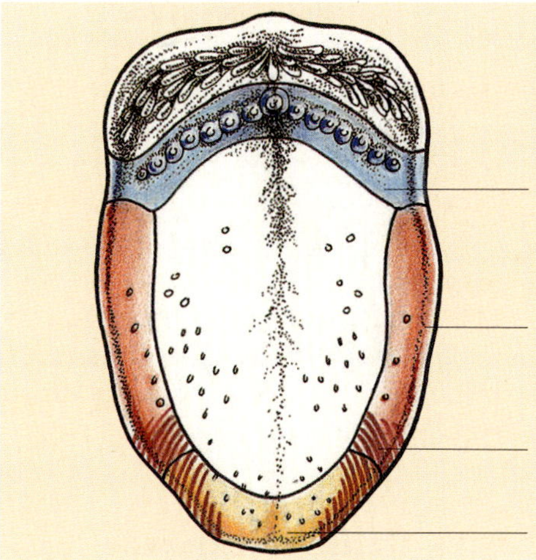

Abb. 3.161 *Verteilung der Geschmacksempfindungen über die Zunge*

Beim Essen hat neben diesen vier Geschmacksempfindungen der Geruchssinn eine große Bedeutung. Dies kann man leicht feststellen, wenn der Geruchssinn z. B. durch einen Schnupfen ausgeschaltet ist. Die Speisen schmecken dann meist fade.

3.15.4 Geruchssinn (Nase)

Während die Geschmacksknospen der Mundhöhle im Wasser gelöste Substanzen prüfen, registrieren die **Riechzellen** der Nase **Duftstoffe** in der Atemluft.

Die **Riechregion** liegt dabei im oberen Nasenbereich etwas abseits vom normalen Luftstrom. Die Riechzellen kommen dadurch erst beim Schnüffeln enger mit den Geruchsstoffen in Kontakt (s. Abb. 3.92; Riechregion der Nasenhöhle).

3.15.5 Sensibilitätsorgane der Haut

Haut und Schleimhaut enthalten freie Nervenendungen, Nervengeflechte und kleine – meist nach ihren Entdeckern bezeichnete – Sinneskörperchen, die gemeinsam die **Oberflächensensibilität** vermitteln (s. Abb. 3.127).

Man unterscheidet dabei neben Temperatur- und Schmerzempfindungen noch mechanische Empfindungen wie Druck, Berührung und Vibration.

3.16 Geschlechtsorgane

Die männlichen und weiblichen Geschlechtsorgane **(Genitalien)** lassen sich in drei funktionell verschiedene Abschnitte gliedern:

- Geschlechts- oder Keimdrüsen (Hoden bzw. Eierstöcke)
- ableitende Geschlechtswege
- Begattungsorgane.

Die Geschlechtsorgane bilden die Keimzellen (Samen- bzw. Eizellen) für die Fortpflanzung und sorgen durch ihre Hormonbildung für die Entwicklung männlicher bzw. weiblicher Merkmale.

3.16.1 Männliche Geschlechtsorgane

Männliche Geschlechtsorgane		
Hoden	– Testes	(paarig)
Nebenhoden	– Epididymes	(paarig)
Samenleiter		(paarig)
Samenbläschen		(paarig)
Cowper-Drüsen		(paarig)
Vorsteherdrüse	– Prostata	
Harnröhre	– Urethra	
männliches Glied	– Penis	
Hodensack	– Scrotum	

Hoden. Die beiden etwa pflaumengroßen Hoden (Einzahl: Test**i**s; Mehrzahl: Test**e**s) sind die männlichen Keimdrüsen. Sie liegen zusammen mit den Nebenhoden außerhalb der Bauchhöhle im **Hodensack (Scrotum)**.

Die Hodenentwicklung beginnt in der Bauchhöhle. Erst kurz vor der Geburt gelangen die Hoden durch den Leistenkanal in den Hodensack.

Im Innern sind die Hoden in Läppchen unterteilt, die mehrfach gewundene **Hoden- bzw. Samenkanälchen** enthalten. In diesen Hodenkanälchen werden die **Samenzellen (Spermien)** gebildet. Die zwischen den Hodenkanälchen gelegenen **Leydig-Zwischenzellen** bilden das männliche Geschlechtshormon **Testosteron**. Die Testosteronbildung unterliegt dabei dem Einfluss der Hypophyse (Hirnanhangsdrüse).

Aufgaben der Hoden	
Spermienbildung	in den Hodenkanälchen
Hormonbildung	(Testosteron) in den Leydig-Zwischenzellen

Nebenhoden. Die beiden länglichen, als **Samenspeicher** dienenden Nebenhoden sitzen haubenförmig auf den Hoden. Sie enthalten ein Gangsystem, in dem die zunächst noch unreifen Spermien ihre volle Reife erlangen.

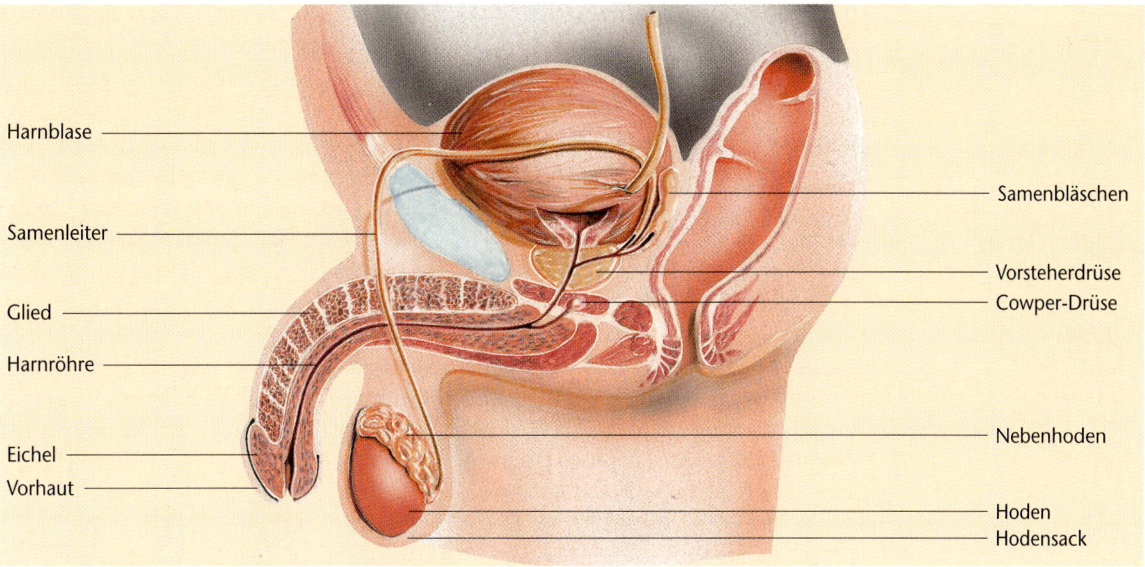

Abb. 3.162 Querschnitt durch das männliche Becken

Samenleiter. Am unteren Ende der Nebenhoden gehen die Nebenhodengänge in die beiden Samenleiter über. Diese etwa 50 cm langen Gänge gelangen gemeinsam mit Blutgefäßen und Nerven als **Samenstrang** durch die beiden Leistenkanäle in die Bauchhöhle. Dort überkreuzen sie die Harnleiter und münden im Bereich der Vorsteherdrüse in die Harnröhre, die von dort an als Harn-Samen-Röhre bezeichnet wird.

Drüsenapparat. Die beiden **Samenbläschen** sondern eine alkalische Flüssigkeit in die Samenleiter ab, die den Spermien eine größere Widerstandsfähigkeit verleiht. Zusätzlich enthält die Flüssigkeit Fruchtzucker (Fruktose), der den Spermien als Energiespeicher dient. Die Samenbläschen enthalten jedoch keine Spermien!

Die **Vorsteherdrüse (Prostata)** liefert den Hauptanteil der Samenflüssigkeit. Die Beweglichkeit der Spermien wird durch diese Flüssigkeit deutlich erhöht.

Da die Vorsteherdrüse die Harnröhre ringförmig umgibt, kann die im Alter häufig auftretende Vergrößerung dieser Drüse zu einer Einengung der Harnröhre führen. Die Folge sind dann **Blasenentleerungsstörungen**.

Die beiden **Cowper-Drüsen** bilden einen Schleim, der Harnreste in der Harn-Samen-Röhre für Spermien unschädlich macht.

Männliches Glied. Das von drei Schwellkörpern gebildete männliche Glied **(Penis)** dient als **Begattungsorgan**. Es enthält die **Harn-Samen-Röhre** zur Harnausscheidung und zur Übertragung des Samens.

Im vorderen Bereich befindet sich die **Eichel**, die von einer zurückstreifbaren **Vorhaut** umgeben ist.

Die für die Begattung erforderliche Aufrichtung des Glieds **(Erektion)** erfolgt durch Blutfüllung und Anspannung der **Schwellkörper**. Der Samenerguss aus dem Penis wird als **Ejakulation** bezeichnet. Dabei wird der Samenspeicher des Nebenhodens entleert.

Samen. Der Samen **(das Sperma)** besteht aus **Samenzellen (Spermien)** und Samenflüssigkeit. Die etwa $^1/_{20}$ mm langen Spermien setzen sich aus Kopf, Hals, Mittelstück und Schwanz zusammen. Sie sind aktiv beweglich. Ihr Kopf enthält das für die Fortpflanzung wichtige Erbgut.

3.16.2 Weibliche Geschlechtsorgane

Weibliche Geschlechtsorgane		
Eierstöcke	– Ovarien	(paarig)
Eileiter	– Tuben	(paarig)
Gebärmutter	– Uterus	
Scheide	– Vagina	
äußeres Geschlechtsorgan	– Vulva	

Eierstöcke. Die beiden an der seitlichen Beckenwand gelegenen Eierstöcke (Einzahl: Ovarium; Mehrzahl: Ovarien) sind die weiblichen Keimdrüsen. Sie enthalten die hormonbildenden **Eibläschen (Follikel)**, in denen sich jeweils eine Eizelle befindet.

In jedem **weiblichen Zyklus** wächst ein Eibläschen mit der enthaltenen Eizelle zum sprungreifen Follikel heran. Das Eibläschen gelangt dabei mit der Eizelle an die Oberfläche des Eierstocks, sodass dort eine kleine Vorwölbung entsteht. Im Follikel setzt gleichzeitig die Bildung der **Follikelhormone (Östrogene)** ein, die den Aufbau der Gebärmutterschleimhaut bewirken.

In der Mitte des Zyklus platzt der sprungreife Follikel und die reife Eizelle wird mit ausströmender Flüssigkeit aus dem Eibläschen geschwemmt. Dieser Vorgang wird als **Eisprung (Ovulation)** bezeichnet. Der Fransentrichter des Eileiters fängt die Eizelle dabei auf.

Das im Eierstock zurückbleibende Eibläschen wird zum **Gelbkörper (Corpus luteum**; corpus lat. – Körper; luteus lat. – gelb) umgebaut. Er bildet das **Gelbkörperhormon (Progesteron)**, das zur Hormongruppe der Gestagene gehört und für den Umbau und die Erhaltung der Gebärmutterschleimhaut sorgt. Zusätzlich bildet der Gelbkörper auch Follikelhormone (Östrogene).

Aufgaben der Eierstöcke	
Bildung reifer Eizellen in den Eibläschen (Follikeln) mit anschließendem Eisprung (Ovulation), Entwicklung eines Gelbkörpers (Corpus luteum)	
Hormonbildung	
in den Follikeln:	Follikelhormone (Östrogene)
im Gelbkörper:	Gelbkörperhormon (Progesteron) und Follikelhormone

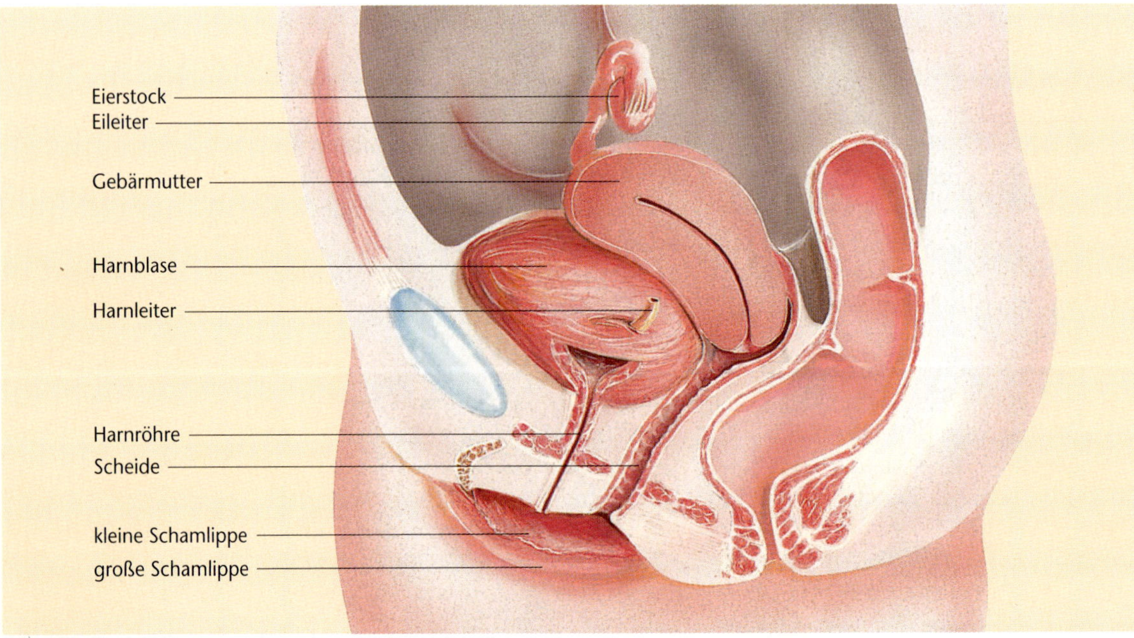

Abb. 3.163 Querschnitt durch das weibliche Becken

Eileiter. Die etwa 15 cm langen Eileiter (Einzahl: Tube; Mehrzahl: Tuben) nehmen die Eizelle nach der Ovulation mit ihrem Fransentrichter auf und befördern sie zur Gebärmutter.

Im Bereich der Erweiterung der Eileiter im oberen Abschnitt erfolgt normalerweise die **Befruchtung**, d. h. die Vereinigung der männlichen und weiblichen Geschlechtszelle.

Eileiter und Eierstock werden zusammen auch als Anhänge der Gebärmutter, als **Adnexe** (adnectere lat. – anknüpfen), bezeichnet.

Gebärmutter. Die zwischen Harnblase und Mastdarm gelegene Gebärmutter **(Uterus)** hat die Form einer Birne, deren bauchiges Ende nach oben zeigt.

Das schmale Ende ragt etwas in die Scheide hinein und bildet dort den Scheidenteil der Gebärmutter, **Portio vaginalis** (kurz: Portio) genannt.

Die Gebärmutter ist ein Hohlorgan mit einer dicken Muskelschicht **(Myometrium)** und einer inneren, zyklusabhängigen Schleimhautschicht **(Endometrium)**. Während die Muskelschicht das geburtsreife Kind durch die Geburtswehen austreibt, dient die innere Schleimhautschicht der Einnistung und Ernährung des Keimlings nach Befruchtung der Eizelle.

Im Gebärmutterhalsbereich enthält die Schleimhaut verzweigte Schleimdrüsen, die einen Schleimpfropf z. B. zum Schutz vor aufsteigenden Infektionen bilden.

Aufgaben der Gebärmutter

Aufnahme des Keimlings durch die innen gelegene Schleimhaut (Endometrium)

Austreibung des geburtsreifen Kindes durch die Muskulatur (Myometrium)

Scheide. Die mit Schleimhaut ausgekleidete Scheide **(Vagina)** dient
- als weibliches Begattungsorgan zur Aufnahme des männlichen Gliedes,
- als Geburtskanal am Ende der Schwangerschaft und
- als Schutzorgan für die inneren Genitalien.

Der Scheideneingang wird durch eine ringförmige Falte, das **Jungfernhäutchen (Hymen)**, teilweise verschlossen.

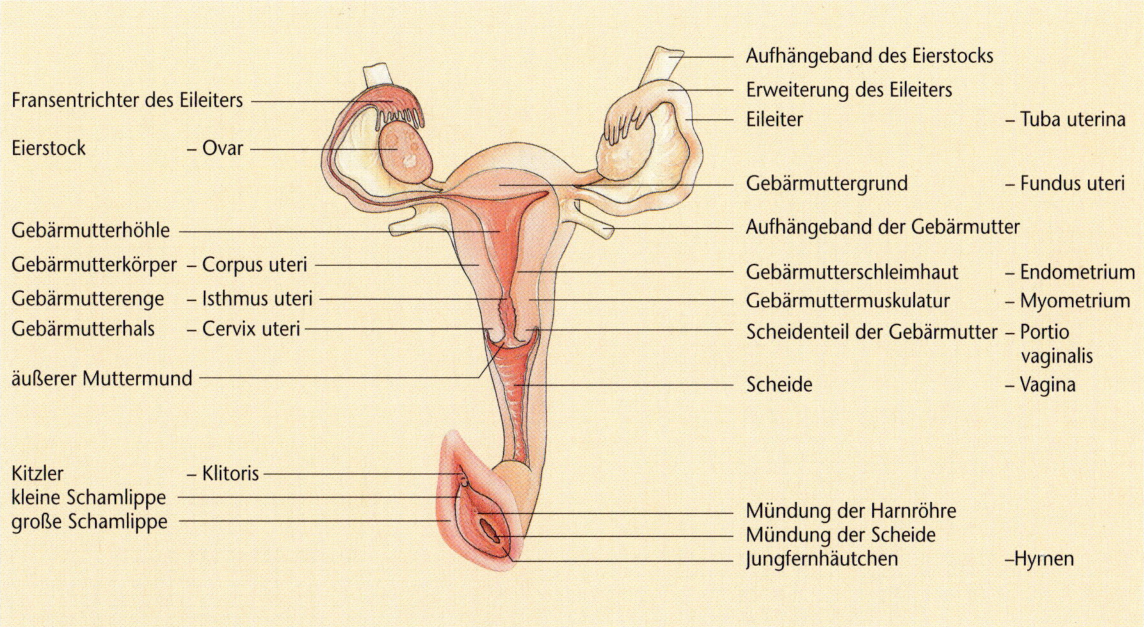

Abb. 3.164 Die weiblichen Geschlechtsorgane von vorne mit Schnitt durch die Gebärmutter und Scheide

Beim ersten Geschlechtsverkehr reißt das Jungfernhäutchen ein **(Defloration)**.

Ein unter Mitwirkung von Bakterien gebildetes, saures Sekret schützt die inneren Geschlechtsorgane vor aufsteigenden Infektionen.

Äußere weibliche Geschlechtsorgane. Die äußeren Genitalien werden zusammenfassend als **Vulva** bezeichnet. Sie umfassen die **großen** und **kleinen Schamlippen** sowie den **Kitzler (Klitoris)**.

Die Schamlippen umgeben den Scheidenvorhof, der im vorderen Abschnitt die Einmündung der Harnröhre enthält. Vor der Harnröhre befindet sich der Kitzler, ein Schwellkörper mit zahlreichen Nervenendungen. In den Scheidenvorhof einmündende Schleimdrüsen feuchten den Scheideneingang an.

Brustdrüsen. Die Brustdrüsen (Einzahl: Mamma; Mehrzahl: Mammae) bestehen aus 15–20 strahlenförmig angeordneten Milchdrüsen, deren Ausführungsgänge gemeinsam im Bereich der **Brustwarze** münden. Neben dem Drüsengewebe enthalten die Mammae Fettgewebe und Bindegewebszüge.

Die Entwicklung der Brustdrüsen beginnt erst nach der Pubertät durch Hormoneinfluss. Die Milchbildung setzt gegen Ende der Schwangerschaft mit der **Vormilch (Kolostrum)** ein, der später die reife Muttermilch folgt.

Menstruationszyklus

Die **Menstruation (Menses, Periode, monatliche Regelblutung)** ist das äußere Zeichen der zyklischen Veränderungen an Eierstock und Gebärmutter.

Die Zeit vom 1. Tag der Menstruation bis zum letzten Tag vor der folgenden Menstruation wird als **Menstruationszyklus** (kurz: Zyklus) bezeichnet.

Die charakteristischen Veränderungen im Gesamtorganismus, dem Genitaltrakt und speziell am **Endometrium (Schleimhaut der Gebärmutter)** werden durch die Geschlechtshormone her-

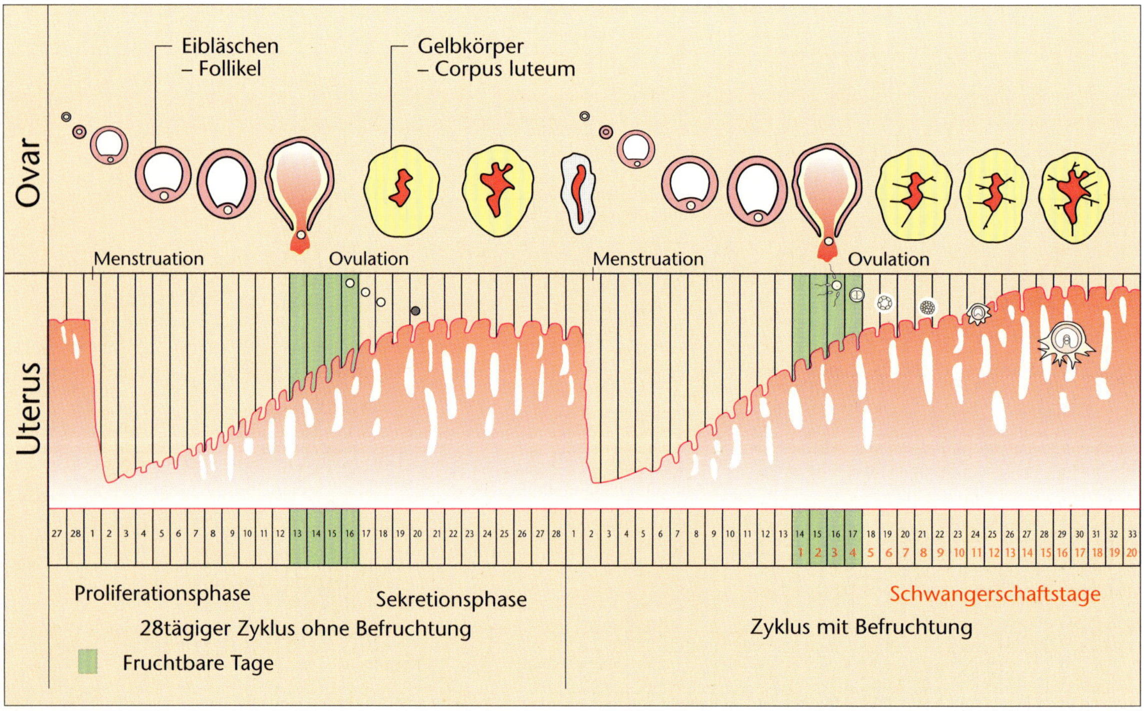

Abb. 3.165 *Schematische Darstellung der zyklischen Veränderungen von Gebärmutter und Eierstock*

vorgerufen, die ihrerseits unter dem steuernden Einfluss der **Hypophyse (Hirnanhangsdrüse)** stehen. Die im Eierstock durch Follikel und Gelbkörper gebildeten Hormone (Östrogene und Progesteron) beeinflussen dabei die Gebärmutterschleimhaut.
Der Menstruationszyklus beginnt mit der Abstoßung der oberen Schleimhautschicht des Uterus in der **Menstruationsphase**. Sichtbares Zeichen ist die **monatliche Regelblutung**.
Es folgt der erneute Aufbau der Gebärmutterschleimhaut durch den Östrogeneinfluss des reifenden Follikels im Eierstock. Diese Aufbauphase **(Proliferationsphase)** wird entsprechend auch als **Follikelphase** bezeichnet.
Etwa 14 Tage vor Beginn der nachfolgenden Menstruation kommt es durch Platzen des reifen Follikels zum **Eisprung (Ovulation)**. Das aus dem Ovar austretende Ei wird dabei vom Eileiter aufgenommen. Es kann nun in den Stunden nach der Ovulation zur Befruchtung kommen. Entsprechend baut sich die Gebärmutterschleimhaut nach der Ovulation durch den Progesteroneinfluss des Gelbkörpers zur Einnistung einer befruchteten Eizelle um. Es kommt dabei zu einer stärkeren Drüsentätigkeit der Gebärmutterschleimhaut. Die Körpertemperatur ist in dieser **Sekretionsphase (Gelbkörperphase)** um 0,2–0,5 °C erhöht.
Kommt es zu keiner Befruchtung, so sinkt die Hormonproduktion des Gelbkörpers wieder ab und die Sekretionsphase endet nach durchschnittlich 14 Tagen. Es schließt sich die Abstoßung der neu gebildeten oberen Schleimhautschicht des Uterus im nachfolgenden Menstruationszyklus an.

Stadien des Menstruationszyklus	
Menstruationsphase	– monatliche Regelblutung
Proliferationsphase	– Follikelphase
Ovulation	– Eisprung
Sekretionsphase	– Gelbkörperphase

Kommt es nach der Ovulation zu einer Befruchtung der reifen Eizelle, so nistet sich die aus der befruchteten Eizelle entstehende Keimblase nach einigen Tagen in der Gebärmutterschleimhaut ein. Der Gelbkörper bleibt im Ovar bestehen und bildet in den ersten 3 Schwangerschaftsmonaten Östrogene und Progesteron zur weiteren Entwicklung der Schwangerschaft. Anschließend bildet er sich wieder zurück.

Menarche und Menopause

Der Zeitpunkt des ersten Auftretens der Regelblutung wird als **Menarche** (men gr. – Monat; arche gr. – Anfang) bezeichnet. Als **Menopause** bezeichnet man dagegen den Zeitpunkt der letzten Regelblutung.

Schwangerschaft

Die Schwangerschaft (**Gravidität**; graviditas lat. – Schwangerschaft) erstreckt sich von der Befruchtung der Eizelle bis zur Geburt des Kindes.
Die **Befruchtung** (Vereinigung der männlichen und weiblichen Geschlechtszellen) erfolgt normalerweise im erweiterten oberen Bereich der Eileiter. Die Samenzellen müssen dazu aus der Scheide über die Gebärmutter in die Eileiter wandern. Der sonst zähe, für die Samenzellen undurchdringliche Gebärmutterschleim ist zum Zeitpunkt der Ovulation flüssig und für die Spermien durchgängig.
Bei der Befruchtung verschmelzen die Zellkerne von Ei- und Samenzelle miteinander. Durch Vereinigung der väterlichen und mütterlichen Keimzelle entsteht dabei die befruchtete Eizelle als Ursprungszelle für das neue Lebewesen. Bereits im Eileiter erfolgen die ersten Zellteilungen, während die Eizelle zur Gebärmutter wandert.
Etwa am 3. Entwicklungstag haben sich aus der befruchteten Eizelle schon 16 Tochterzellen gebildet. Das Keimgewebe erhält das Aussehen einer Maulbeere und wird deshalb auch als **Maulbeerkeim (Morula**; morum lat. –

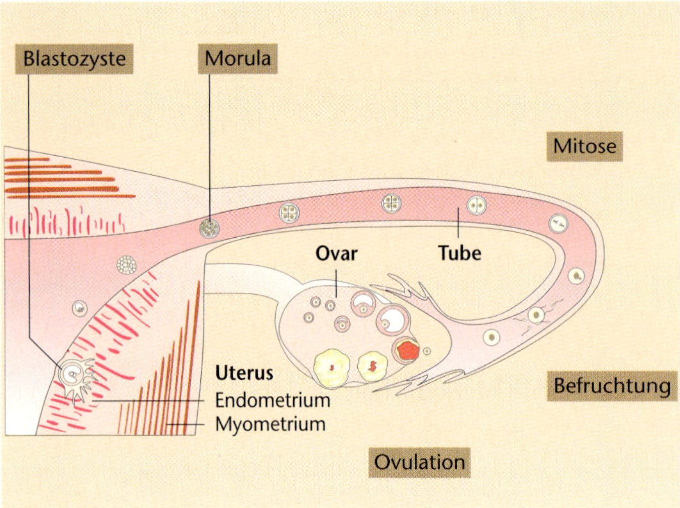

Abb. 3.166
Entwicklung der Eizelle bis zur Einnistung in die Gebärmutter

Maulbeere) bezeichnet. Durch Flüssigkeitsansammlung im Innern der Morula entwickelt sich etwa vom 4. Tag an die **Keimblase (Blastozyste)**, die sich ab dem 6. Tag nach der Befruchtung in die Gebärmutterschleimhaut einnistet.

Es folgt die Entwicklung der ersten Organanlagen. Der Keimling wird nun als **Embryo** (embryon gr. – ungeborene Leibesfrucht) bezeichnet. Diese Phase ist mit der Ausbildung der einzelnen Organe bis zum Ende des 3. Monats abgeschlossen.

Im anschließenden Zeitabschnitt des Wachstums und der Weiterentwicklung der Organe wird der Keimling als **Fetus** bezeichnet.

Embryo
Frucht in der Gebärmutter während der Zeit der Organanlage, d.h. während der ersten drei Schwangerschaftsmonate

Fetus
Frucht in der Gebärmutter nach Abschluss der Organbildung, d.h. nach dem dritten Schwangerschaftsmonat bis zum Ende der Schwangerschaft

Die Ernährung des Fetus erfolgt über die Uterusschleimhaut. Durch innige Verzahnung von Ausstülpungen der Gebärmutterschleimhaut und des Keimgewebes entsteht der **Mutterkuchen (Plazenta)**. Dort erfolgt der Stoffaustausch zwischen mütterlichem und kindlichem Blut ohne direkte Verbindung zwischen den eigenständigen Kreisläufen von Mutter und Kind. Die Verbindung vom Mutterkuchen zum Kind erfolgt über die **Nabelschnur**.

Neben der Stoffwechselleistung für das Kind bildet die Plazenta zusätzlich noch wichtige Hormone für den Erhalt der Schwangerschaft.

Aufgaben der Plazenta

Ernährungsfunktion: Die Plazenta ist für das Kind das Organ der Atmung, der Stoffaufnahme und der Stoffabgabe.

Hormonbildung zur Steuerung des Schwangerschaftsverlaufs

Das Kind ist in der Schwangerschaft schützend von **Fruchtwasser** umgeben, das von der inneren Hülle der **Fruchtblase**, dem **Amnion**, gebildet und ständig erneuert wird. Durch eine **Amnioskopie** (Fruchtwasserspiegelung) oder **Amniozentese** (Einstich in die Fruchtblase zur Gewinnung von Fruchtwasser) kann das Fruchtwasser überprüft werden um Schädigungen des Kindes frühzeitig zu erkennen.

Geburt

Eine normale Schwangerschaft dauert durchschnittlich 280 Tage (bzw. 40 Wochen). Die Geburt beginnt mit dem Einsetzen der **Wehentätigkeit** durch **Kontraktionen der Gebärmuttermuskulatur**. Die normale Lage des Kindes ist dabei die Hinterhauptslage, d.h., das Kind wird mit dem Hinterkopf zuerst geboren.

Der Geburtsverlauf erfolgt normalerweise in drei Phasen:

Eröffnungsperiode: Zeitspanne vom Beginn regelmäßiger Wehen bis zur vollständigen Eröffnung des Muttermunds. Die Fruchtblase wölbt sich dabei aus der Gebärmutter in den Geburtskanal vor und platzt schließlich.

Austreibungsperiode: Zeitspanne von der vollständigen Eröffnung des Muttermunds bis zur Geburt des Kindes. Durch die **Wehen** wird das Kind dabei immer tiefer in die Scheide gedrückt. Durch Mitpressen der Mutter **(Bauchpresse, Presswehen)** wird die Austreibung unterstützt. Bei der normalen Geburt erscheint zunächst der Kopf. Anschließend folgen die Schultern und der restliche Körper.

Nachgeburtsperiode: Zeitspanne nach der Geburt des Kindes bis zum Ausstoßen der Plazenta durch die Nachgeburtswehen. Die Mutter wird anschließend als **Wöchnerin** bezeichnet.

Das **Wochenbett** ist die 6–8 Wochen andauernde Zeitspanne nach der Geburt, in der sich die durch die Schwangerschaft veränderten Organe wieder zurückbilden.

Mit dem ersten Schrei des Kindes füllen sich dessen Lungen mit Luft. Unmittelbar nach der Geburt wird die **Neugeborenen-Erstuntersuchung** durchgeführt. Diese Untersuchung dient der Erkennung von Missbildungen und Verletzungen sowie der Einschätzung der Vitalität des Kindes. Sie stützt sich dabei auf das **APGAR-Schema** (siehe Kap. 2.1.4).

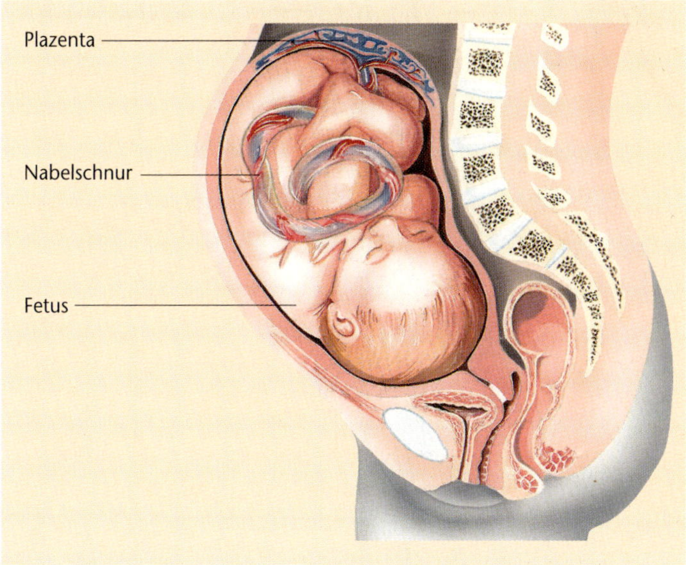

Abb. 3.167
Schnitt durch die Gebärmutter mit geburtsreifem Kind

Empfängnisregelung

Da die Eizelle nur wenige Stunden nach dem Eisprung (Ovulation) befruchtbar ist und die Samenzellen nur etwa 2–3 Tage befruchtungsfähig sind, liegt die günstigste Zeit für die Befruchtung innerhalb eines begrenzten Zeitraums um den Eisprung.

Zur Ermittlung des **Konzeptionsoptimums**, d. h. der günstigsten Zeit für die Befruchtung, gibt es verschiedene Möglichkeiten.

Eine einfache Methode ist die Messung der **Basaltemperatur**, d. h. der Morgentemperatur sofort nach dem Erwachen und vor dem Aufstehen. Durch den Einfluss des Progesterons steigt nämlich die Basaltemperatur in der zweiten Zyklushälfte etwa 1–2 Tage nach dem Eisprung um 0,2–0,5 °C an. Misst man die Basaltemperatur für einige Monate, so kann man mit diesen Werten das Konzeptionsoptimum bei zyklusstabilen Frauen relativ genau feststellen.

Zur **Konzeptionsverhütung (Empfängnisverhütung)** zum Zweck der Geburtenregelung werden folgende Methoden unterschieden:
- natürliche Methoden, die auf periodischer Enthaltsamkeit beruhen
- mechanische Methoden (z. B. Präservativ, Intrauterinpessar = sog. „Spirale“)
- lokal-chemische Methoden (z. B. Schaumovula)
- hormonelle Methoden (z. B. sog. „Pille“)
- operative Methoden (Sterilisation).

4.1 Arbeitsgebiet der Pathologie

Während **Gesundheit** nach der Definition der Weltgesundheitsorganisation (WHO) der Zustand des völligen körperlichen, geistig-seelischen und sozialen Wohlbefindens ist, versteht man unter **Krankheit** eine Störung der normalen Lebensvorgänge und die Reaktion des Körpers darauf. Die Lehre von den Krankheiten heißt **Pathologie**.

Viele Krankheiten gehen mit Veränderungen der Organe einher, die vom Pathologen dargestellt werden können. Die Arbeit des Pathologen beschränkt sich dabei nicht nur auf die **Obduktion** (Leichenöffnung), sondern sie erstreckt sich vielmehr auch auf die Beurteilung von Gewebeproben **(Biopsien)** und Zellproben **(zytologische Untersuchungen)**. Es können dadurch z. B. Geschwulsterkrankungen erkannt und von anderen Erkrankungen abgegrenzt werden.

Pathologie	– Krankheitslehre
Obduktion	– Leichenöffnung zur Erkennung von krankhaften Veränderungen und zur Feststellung von Todesursachen
Biopsie	– Entnahme von Gewebe beim Lebenden zur anschließenden Untersuchung, z. B. unter dem Mikroskop
zytologische Untersuchung	– Entnahme und Beurteilung von Zellen, z. B. bei den Krebsfrüherkennungsuntersuchungen der Frauen

Statt des Begriffs **Obduktion** werden auch die Bezeichnungen **Sektion** oder **Autopsie** gebraucht.

4.2 Einführung in die allgemeine Krankheitslehre

Die Erkennung und Benennung einer Krankheit wird als **Diagnose** bezeichnet. Zur Feststellung der Diagnose erhebt der Arzt die Krankenvorgeschichte **(Anamnese)** und führt anschließend eine Untersuchung des Patienten durch. Dabei werden die Krankheitszeichen **(Symptome)** ermittelt. Die Diagnose ist Grundlage für die spätere Behandlung **(Therapie)**.

Eine Vorhersage des Krankheitsverlaufs bezeichnet man als **Prognose**.

Anamnese	– Krankenvorgeschichte (anamnesis gr. – Erinnerung)
Symptom	– Krankheitszeichen
Syndrom	– Gruppe von gleichzeitig auftretenden Krankheitszeichen (Symptomenkomplex)
Diagnose	– Erkennung und Benennung einer Krankheit (diagnosis gr. – Entscheidung)
Therapie	– Behandlung einer Krankheit, Heilverfahren
Prognose	– Vorhersage des Krankheitsverlaufs, Heilungsaussicht (prognosis gr. – Vorauswissen)

4.2.1 Krankheitsursachen

Krankheiten können durch innere und äußere Faktoren verursacht werden. **Äußere (Umwelt-)Faktoren** für Erkrankungen können z. B. Fehlernährung, chemische Schadstoffe oder mechanische Einwirkungen bei Unfällen sein.

Innere Faktoren bilden dagegen die Krankheitsbereitschaft, die auch als **Veranlagung** oder **Disposition** bezeichnet wird.

Innere Krankheitsfaktoren

Erbkrankheiten. Innere Krankheitsursachen findet man bei den Erbkrankheiten. Hierbei ist das in den Zellkernen befindliche Erbgut verändert. Man spricht dann auch von einer **Mutation** des Erbmaterials (mutare lat. – verändern).

Beispiele für Erbkrankheiten sind die **Trisomie 21 (Down-Syndrom)**, bei der das Chromosom 21 in der Regel dreifach anstatt normalerweise zweifach vorhanden ist, und die **Bluterkrankheit (Hämophilie)**, bei der ein Gerinnungsfaktor fehlt.

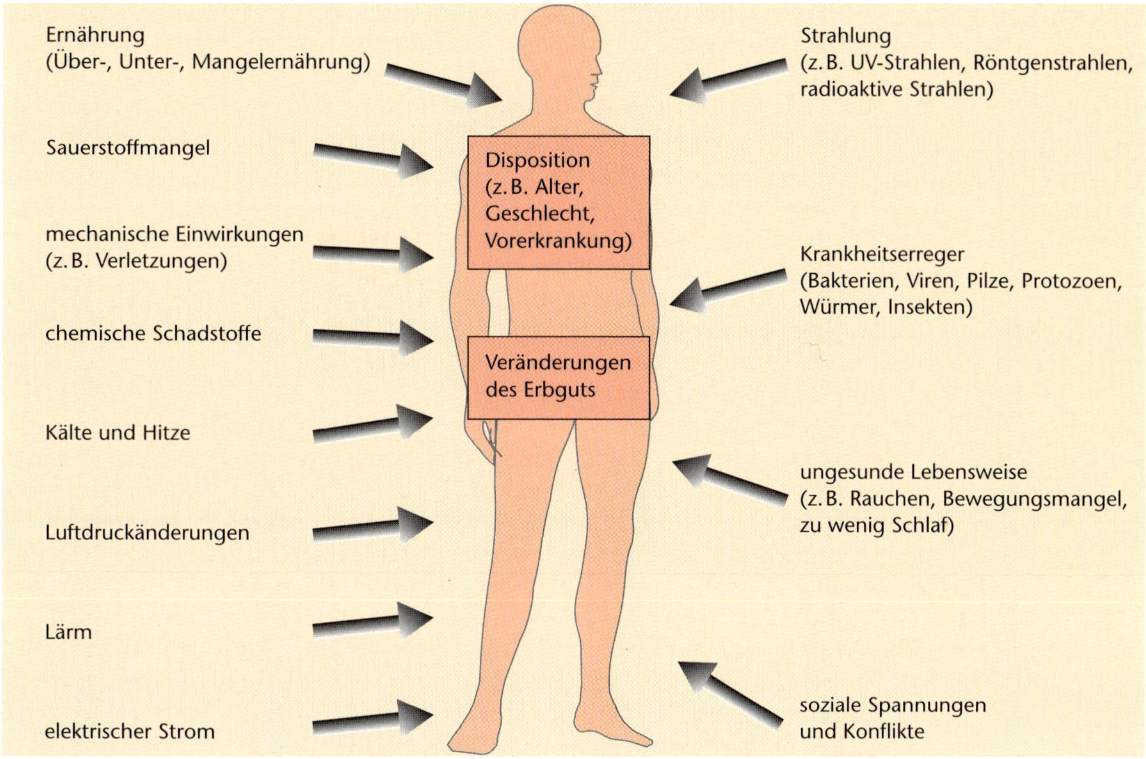

Abb. 4.1 *Innere und äußere Krankheitsfaktoren*

Disposition. Unter Disposition (Krankheitsanfälligkeit) fasst man alle inneren Faktoren zusammen, die eine Krankheit nicht alleine verursachen, jedoch begünstigen und die krankheitserregende Wirkung äußerer Faktoren verstärken. Die Krankheitsbereitschaft kann dabei vererbt oder erworben sein. Man unterscheidet u. a.:

Erbliche Disposition: Vererbte Neigung zu bestimmten Erkrankungen.

Geschlechtsdisposition: Verschiedene Erkrankungen kommen deutlich häufiger bei Männern oder bei Frauen vor. Typisches Beispiel für Geschlechtsdisposition ist die Häufung bösartiger Tumoren der Brustdrüsen bei Frauen.

Altersdisposition: Hierbei ist nicht nur an die im Alter verstärkt auftretenden Erkrankungen wie Altersdiabetes oder Arteriosklerose (umgangssprachlich: Arterienverkalkung) zu denken, sondern auch an die vor allem im Kindesalter auftretenden Infektionskrankheiten wie Masern oder Mumps.

Disposition durch Krankheit: Bei bereits bestehenden Erkrankungen ist vielfach die Anfälligkeit für weitere Krankheiten erhöht.
Die Zuckerkrankheit (Diabetes mellitus) z. B. begünstigt unter anderem Gefäßerkrankungen, Nierenerkrankungen und Augenveränderungen.

Äußere Krankheitsfaktoren

Unausgewogene Nahrungszufuhr: Man kann Über-, Unter- und Mangelernährung unterscheiden. Überernährung ist z. B. ein wichtiger Faktor zur Entstehung von Herz-Kreislauf-Erkrankungen.

Mechanische Einwirkungen: Mechanische Einwirkungen können vielfältiger Art sein. Den chronischen Überlastungen (z. B. der Wirbelsäule bei andauernder gebückter Tätigkeit) sind dabei die akuten Verletzungen gegenüberzustellen (z. B. Schnittverletzungen, Quetschungen oder Knochenbrüche).

Chemische Schadstoffe: Es gibt eine Fülle von chemischen Schadstoffen. Zu den chemischen Schäden können dabei neben den klassischen Vergiftungen auch die unerwünschten Nebenwirkungen der Medikamente gehören.

Kälte und Hitze: Temperaturveränderungen können vom Körper bis zu einem gewissen Grad ausgeglichen werden. Neben den Veränderungen der Körpertemperatur durch Unterkühlung oder Überwärmung kann man örtliche Verbrennungen, Verbrühungen und Erfrierungen unterscheiden.

Strahlung: Strahlenschäden können durch die dem Spektrum des sichtbaren Lichts angrenzenden Infrarot- und Ultraviolettstrahlen (UV-Strahlen) sowie durch ionisierende Strahlen (z.B. Röntgenstrahlen, Strahlen beim Atomzerfall) entstehen.

Infrarot- und Ultraviolettstrahlen können nicht weit in den Körper eindringen und verursachen in erster Linie Haut- und Augenerkrankungen. **Ionisierende Strahlen** können dagegen auch innere Organe schädigen. Strahlensensibel sind neben der Haut vor allem das Knochenmark, die Keimdrüsen, die Darmschleimhaut und embryonales Gewebe aufgrund ihrer hohen Zellteilungsrate.

Parasiten: Mikroorganismen können in den Körper eindringen und dort Infektionskrankheiten verursachen (inficere lat. – hineintun, anstecken). Die Entstehung der Infektionskrankheit hängt dabei unter anderem von der Abwehrkraft des Körpers ab.

4.2.2 Krankheitszeichen, Krankheitsverlauf und Behandlung

Krankheitszeichen

Krankheitszeichen (Symptome) können zur Feststellung einer Diagnose führen.

Man unterscheidet:

unspezifische Symptome – z.B. Gewichtsverlust, Leistungsschwäche

spezifische Symptome – z.B. so genannte Himbeerzunge bei Scharlach

objektive Symptome – z.B. Fehlstellung bei verschobenen Frakturen

subjektive Symptome – z.B. Schmerzen, Abgeschlagenheit.

Krankheitsverlauf

Der **Verlauf einer Krankheit** kann
- **akut** (schnell und heftig) oder
- **chronisch** (langsam und beständig)

sein.

Typische Beispiele für akute Erkrankungen sind Verletzungen durch Unfälle oder der plötzlich auftretende Herzinfarkt. Die akute Verletzung kann jedoch chronische Folgebeschwerden verursachen, genauso wie der Herzinfarkt auf der Basis einer chronischen Herz-Kreislauf-Erkrankung wie Bluthochdruck (Hypertonie) oder Arteriosklerose entstehen kann.

Bezeichnungen für den Krankheitsverlauf	
akut	– plötzlich auftretend, heftig verlaufend
subakut	– weniger heftig verlaufend
perakut	– besonders heftig verlaufend
chronisch	– sich langsam entwickelnd, langsam verlaufend

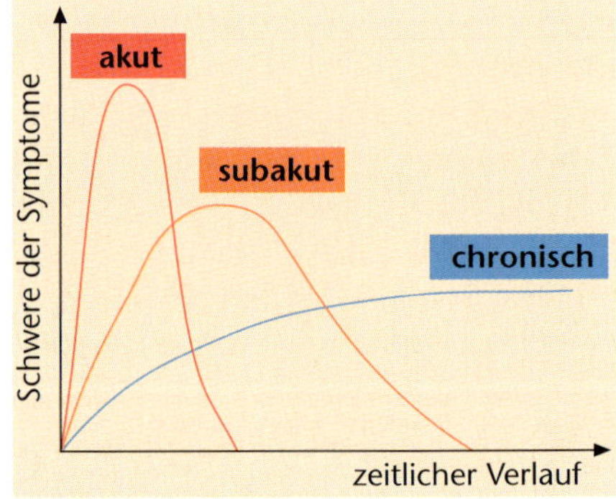

Abb. 4.2 Krankheitsverläufe

Der Ausgang einer Erkrankung besteht im Idealfall in der **Heilung** mit vollkommener Wiederherstellung des ursprünglichen körperlichen, geistigen und seelischen Zustands.

Bei einer **Defektheilung** bleiben dagegen Mängel nach Ausheilung der Erkrankung bestehen. Einfaches Beispiel hierfür ist der Ersatz zugrunde gegangener Zellen durch Narbengewebe.

Eine Erkrankung kann aber auch in eine **Folgekrankheit** übergehen. Beispiele hierfür sind die Herzinsuffizienz (Herzschwäche) nach Herzinfarkt oder die Leberzirrhose (Gewebsuntergang und Vernarbung der Leber) nach einer infektiösen Leberentzündung.

Die Genesungsphase nach überstandener Erkrankung wird als **Rekonvaleszenz** (reconvalescere lat. – genesen) bezeichnet. Kommt es nach Abheilung zu erneutem Auftreten einer Erkrankung, so spricht man von einem **Rezidiv** (recidere lat. – zurückfallen).

Führt eine Krankheit zum Stillstand des Herzens und der Atmung, so ist der **klinische Tod** eingetreten. Durch sofort eingeleitete Wiederbelebungsmaßnahmen kann das Leben des Patienten zu diesem Zeitpunkt jedoch oft noch gerettet werden. Daher wird der Todeszeitpunkt heutzutage unabhängig von der Herz- und Atemfunktion festgelegt. Entscheidend ist vielmehr die Hirnfunktion! Mit dem endgültigen Erlöschen der Hirnfunktion (Hirntod) ist der Todeszeitpunkt heute definiert. Der **Hirntod** gilt somit als **biologischer Tod**, der den endgültigen Ausfall aller Lebensfunktionen nach sich zieht.

Heilung	– vollkommene Wiederherstellung des ursprünglichen Gesundheitszustands
Defektheilung	– unvollständige Heilung mit einem verbleibenden Restschaden
Rekonvaleszenz	– Genesungsphase nach überstandener Krankheit
Rezidiv	– erneutes Auftreten einer Krankheit (Rückfall)

Behandlung

Zur **Behandlung (Therapie)** gehören alle Maßnahmen, die der Heilung, Besserung oder Linderung einer Krankheit dienen.

Man unterscheidet:

Kausale Therapie (causa lat. – Ursache): richtet sich gegen die Krankheitsursache, z.B. Verordnung von Antibiotika gegen bakterielle Infektionen.

Symptomatische Therapie: dient nur der Besserung bzw. Linderung der Krankheitszeichen (Symptome), z.B. Anwendung von abschwellendem Nasenspray bei Schnupfen (siehe Kap. 4.9.1).

Spezifische Therapie: gezielte Behandlung einer Krankheit, z.B. operative Entfernung oder Zertrümmerung eines Nierensteins (siehe Kap. 4.11.3).

Unspezifische Therapie: allgemein heilungsfördernde Behandlung, z.B. durch gesunde Ernährung, aufbauende Medikamente, Ruhe, Schonung.

Konservative Therapie: Behandlung ohne Operation, z.B. konservative Behandlung eines Knochenbruchs durch Ruhigstellung mit einem Gipsverband (siehe Kap. 4.5.1).

Operative Therapie: Behandlung mit einem chirurgischen Eingriff, z.B. operative Behandlung eines Knochenbruchs (siehe Kap. 4.5.1).

Zur genauen Beschreibung der vielfältigen Therapieformen sind u. a. noch folgende Bezeichnungen gebräuchlich:
- medikamentöse Therapie
- Hormontherapie
- Ernährungstherapie (Diät)
- physikalische Therapie (s. Kap. 5.3.5)
- Chirotherapie (Handgrifftechnik zum Einrenken von verschobenen Wirbeln)
- Strahlentherapie
- Psychotherapie.

4.3 Grundlagen verschiedener Krankheitsformen

4.3.1 Fehl- bzw. Missbildungen

Fehl- bzw. Missbildungen sind Abweichungen vom normalen Körperbau, die auf Störungen während der vorgeburtlichen Entwicklung zurückzuführen sind.

Entwicklungsstörungen können **vererbt** oder während der Schwangerschaft **erworben** sein.

Bei den erworbenen Entwicklungsstörungen bestimmt der **Zeitpunkt** der eintretenden Störung die Art der Fehl- bzw. Missbildung. Man unterscheidet:

- **Embryopathien:** Störungen der Organbildung des Embryos in den ersten 3 Schwangerschaftsmonaten.
- **Fetopathien:** Störungen der weiteren Entwicklung und des Wachstums der Organe des Fetus nach dem 3. Schwangerschaftsmonat.

Nach den angeborenen Herzfehlern sind die **Lippen-Kiefer-Gaumenspalten (LKG-Spalten)** die zweithäufigsten Fehlbildungen beim Menschen.

Das Ausmaß der Spaltbildung kann dabei von einer leichten Lippenkerbe bis zu einer durchgehenden beidseitigen Spalte im Bereich von Lippe, Kiefer, hartem und weichem Gaumen reichen. Sie entstehen in der frühen Schwangerschaft bis zur 12. Woche, wobei innere (Erb-) Faktoren und äußere (Umwelt-) Faktoren eine Rolle spielen.

Ursachen für erworbene Missbildungen können sein:

Virusinfektionen: Gefürchtet ist z. B. die **Rötelnembryopathie** durch Erkrankung der Mutter an Röteln während der ersten drei Schwangerschaftsmonate. Die kindlichen Entwicklungsstörungen finden sich dabei vor allem an Auge, Ohr und Herz. Durch vorsorgliche Impfung kann dieser Erkrankung vorgebeugt werden.

Bakterielle Infektionen: Durch Infektion z. B. mit dem Erreger der Geschlechtskrankheit **Syphilis** kann es zum Fruchttod oder zu vielfältigen Schädigungen wie Hautveränderungen, Knochenerkrankungen, Leber- und Milzvergrößerung oder eitrigem Schnupfen des Neugeborenen kommen.

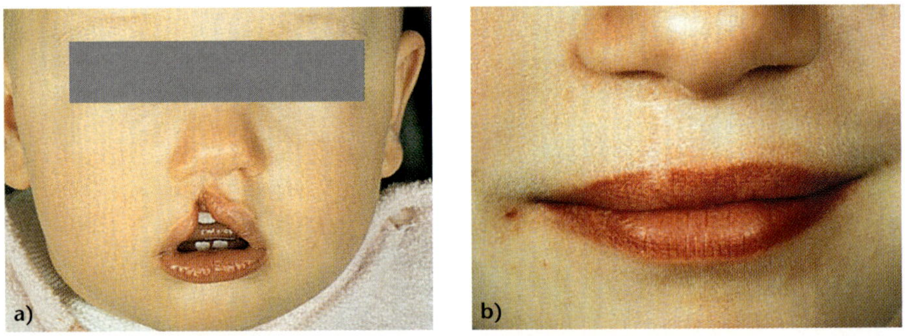

Abb. 4.3
Lippenspalte vor und nach Behandlung
a) Rechtsseitige Lippenspalte bei einem Mädchen im Alter von 6 Monaten
b) Dieselbe Patientin im Alter von 8 Jahren. Der operative Verschluss erfolgte im 6. Lebensmonat.

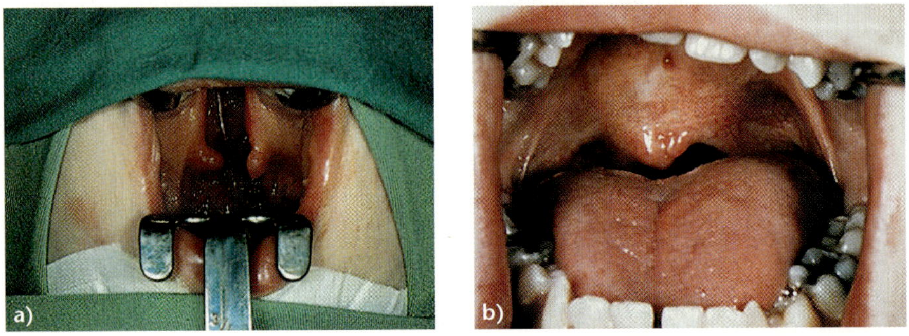

Abb. 4.4
Gaumenspalte vor und nach Behandlung
a) Gaumenspalte im Alter von 2 1/2 Jahren (Operationsfoto)
b) Derselbe Patient im Alter von 15 Jahren.

Protozoen-Infektionen: Bekanntestes Beispiel ist die Infektion des Fetus mit dem Erreger der **Toxoplasmose** nach dem 3. Schwangerschaftsmonat (siehe Kap. 2.3.5). Die Folgen können Früh- oder Totgeburt sowie schwere körperliche und geistige Schäden sein (Wasserkopf = Hydrozephalus, Verkalkung im Gehirn, Krampfneigung, Vergrößerung von Leber und Milz).

Stoffwechselerkrankungen: z. B. Diabetes mellitus.

Sauerstoffmangel: z. B. bei eingeschränkter Plazentafunktion (Plazentainsuffizienz).

Blutgruppenunverträglichkeit zwischen Mutter und Kind (siehe Kap. 3.6.5, Abb. 3.64).

Chemische Ursachen: Hierzu gehört in leider zunehmendem Maße Alkohol, der vielfältige Fehl- bzw. Missbildungen verursachen kann. Weitere Ursachen können aber auch Medikamente sein. Dies zwingt zu einer großen Zurückhaltung gegenüber einer Medikamenteneinnahme vor allem in den ersten drei Schwangerschaftsmonaten, in denen die Organbildung erfolgt.

Physikalische Ursachen: Ionisierende Strahlen (z. B. Röntgen- und Radiumstrahlen) können das embryonale Gewebe bereits in kleinen Dosen schädigen. Ein Beispiel hierfür ist die hohe Zahl an Fehlgeburten und Missbildungen nach den Atomexplosionen über Hiroshima und Nagasaki.

4.3.2 Entzündungen

Eine **Entzündung** ist eine Abwehrreaktion des Körpers auf verschiedenartige schädigende Reize.

Eine Entzündung ist eine Leistung des lebenden Gewebes mit dem Ziel, schädigende Reize und ihre Folgen zu beseitigen oder zumindest zu begrenzen.

Ursachen für Entzündungen

Krankheitserreger	– Bakterien, Viren, Pilze u. a.
physikalische Faktoren	– mechanische Schäden, Kälte, Hitze, Strahlung u. a.
chemische Faktoren	– Säuren, Laugen, Salze u. a.
allergische Reaktionen	– z. B. Antigen-Antikörper-Reaktion
innere Faktoren	– Durchblutungsstörungen, Zellzerfall u. a.

Die Entzündung eines Organs wird in der medizinischen Fachsprache meist mit der Endung **-itis** gekennzeichnet, z. B.:
- Gastritis (Magenschleimhautentzündung)
- Hepatitis (Leberentzündung)
- Myokarditis (Herzmuskelentzündung)

aber:
- Angina (Entzündung des Rachenraums, insbesondere der Gaumenmandeln)
- Pneumonie (Lungenentzündung).

Ablauf einer Entzündung

Die entzündlichen Reaktionen des Körpers sind in den Grundzügen stets gleich. Auf einen Entzündungsreiz hin kommt es als Antwort des Körpers zunächst zu einer lokal vermehrten Durchblutung, einer so genannten **Hyperämie** (hyper gr. – mehr; haima gr. – Blut). In der Folge entsteht eine **Rötung** (lat. – **rubor**), die das 1. Hauptsymptom einer Entzündung darstellt.

Die vermehrte Durchblutung und die gleichzeitige Steigerung der Stoffwechselvorgänge macht sich als **Wärme** (lat. – **calor**), dem 2. Hauptsymptom einer Entzündung, bemerkbar.

Führt die jetzt vermehrte Durchblutung und damit bessere Versorgung des Gewebes mit Sauerstoff sowie Nähr- und Abwehrstoffen nicht zu einer Überwindung des entzündlichen Reizes, kommt es vielmehr zu einer weiteren Verstärkung der Entzündung, so tritt Blutplasma zusammen mit Blutzellen aus den Gefäßen in das Gewebe über. Dadurch entsteht eine **Schwellung** (lat. – **tumor**) als 3. Hauptsymptom einer Entzündung.

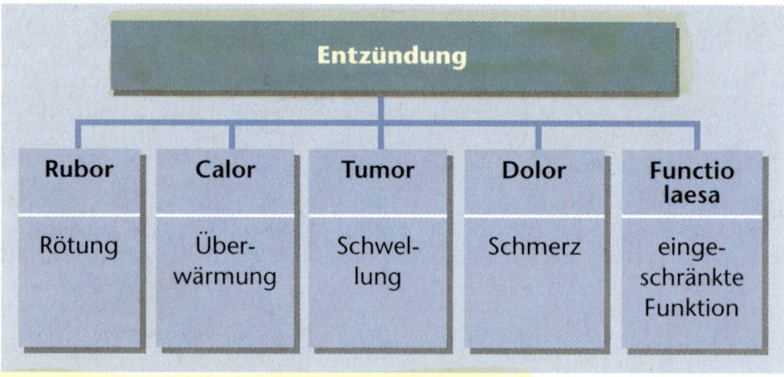

Abb. 4.5 *Die 5 Hauptsymptome einer Entzündung*

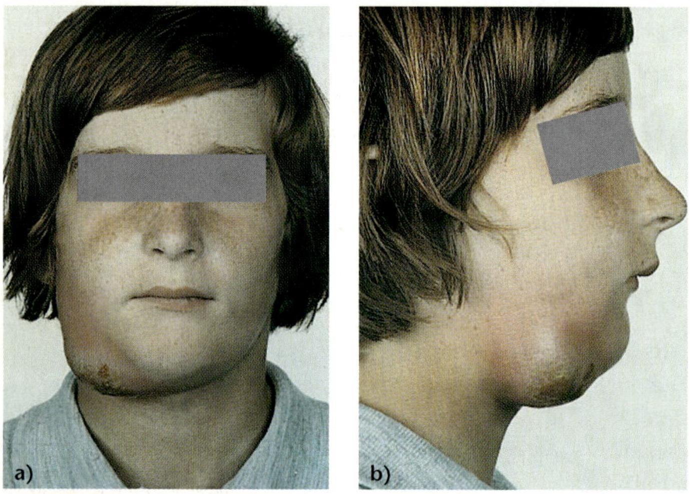

Abb. 4.6 *Ausgedehnter Abszess im Bereich des Unterkiefers, der von einem tief zerstörten Zahn ausgeht.*
a) Bild von vorne; b) Bild von der Seite

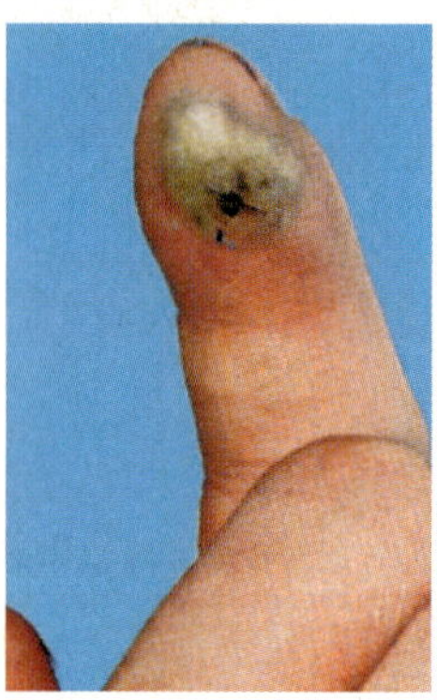

Abb. 4.7 *Panaritium*

Die durch die Schwellung entstehende Gewebespannung führt zusammen mit Stoffwechselveränderungen im Gewebe zu Nervenerregungen, die im Gehirn als **Schmerz** (lat. **dolor**) empfunden werden, dem 4. Hauptsymptom einer Entzündung.

Die Folge ist eine **eingeschränkte Funktion** (lat. – **functio laesa**) als 5. Hauptsymptom einer Entzündung.

Neben diesen 5 klassischen lokalen Entzündungszeichen können auch **allgemeine Entzündungsreaktionen** festgestellt werden. So kann es neben unspezifischen Zeichen wie Abgeschlagenheit und Leistungsschwäche durch Freisetzung von Eiweißzerfallsprodukten zu **Fieber** kommen.

Die damit verbundene Steigerung des Stoffwechsels führt u. a. zu einer **Pulsbeschleunigung (Tachykardie)**.

Als Antwort auf den entzündlichen Reiz kommt es weiterhin zu einer beschleunigten Neubildung von Leukozyten (**Leukozytose**) und zu einer Zunahme bestimmter Plasmaeiweiße.

Beurteilung der rektal (im Mastdarm) gemessenen Körpertemperatur	
36,5–37,5 °C	Normaltemperatur
37,5–38,0 °C	leicht erhöhte Temperatur
38,0–39,0 °C	mäßiges Fieber
39,0–40,5 °C	hohes Fieber
über 40,5 °C	sehr hohes Fieber

Axillar (in der Achselhöhle) gemessene Werte liegen durchschnittlich 0,5 °C niedriger.

Kommt es bei einer Entzündung zu einer Aussaat von Krankheitserregern in die Blutbahn mit in der Regel schweren Krankheitserscheinungen, so spricht man von einer **Sepsis (Blutvergiftung)**.

Eitrige Entzündungen

Eiter besteht aus den im Rahmen einer Entzündung zugrunde gegangenen Leukozyten und eingeschmolzenem Gewebe (siehe Kap. 3.6.2).

Häufigste Ursache für eitrige Entzündungen sind **Bakterien**.

Eitrige Entzündungen	
Abszess	– abgekapselte Eiteransammlung in einer nicht vorgebildeten Höhle
Phlegmone	– flächenhaft fortschreitende Eiteransammlung
Empyem	– Eiteransammlung in einer vorgebildeten Höhle (z. B. Kieferhöhle, Gallenblase)
Furunkel	– umschriebene eitrige Entzündung eines Haarbalgs und seiner Talgdrüse
Karbunkel	– mehrere ineinander übergehende Furunkel
Panaritium	– eitrige Fingerentzündung

4.3.3 Tumoren

Kennzeichen von Tumoren

Unter einem **Tumor** (einer Geschwulst) versteht man im Allgemeinen jede örtliche **Anschwellung** von Gewebe.
Im engeren Sinne wird dieser Begriff dagegen zur Beschreibung einer **Neubildung** von Gewebe gebraucht. Hauptmerkmal ist dabei das **unkontrollierte, selbstständige (autonome) Wachstum**.

Man unterscheidet gutartige und bösartige Tumoren.

Gutartige (benigne) Tumoren zeichnen sich durch ein geordnetes, langsames Wachstum aus. Sie verdrängen Nachbargewebe und bleiben abgegrenzt zur Umgebung. Sie bestehen aus reifen, normal aufgebauten Zellen und bilden keine Metastasen.
Bösartige (maligne) Tumoren zeigen dagegen ein zerstörendes, rasches Wachstum. Sie sind nicht zur Umgebung abgegrenzt und dringen in benachbarte Strukturen ein. Dies wird als **Infiltration** in das Gewebe bezeichnet.
Bösartige Tumoren enthalten **veränderte, atypische Zellen**.
Durch Verschleppung von Tumorzellen kann es zur Bildung von Tochtergeschwülsten **(Metastasen)** kommen.

Die Metastasen entstehen dabei durch Verschleppung von Tumorzellen auf dem Lymphweg **(lymphogen)**, dem Blutweg **(hämatogen)** oder innerhalb der Körperhöhlen.
Neben ihrem biologischen Verhalten (gutartig oder bösartig) werden die Tumoren zusätzlich nach ihrem Gewebetyp unterschieden. Die Tumorerkrankungen werden dabei durch Anhängen der Endung **-om** gekennzeichnet (siehe Seite 196).
Bösartige Tumoren des Epithelgewebes werden als **Karzinome** (karkinos gr. – Krebs), bösartige Tumoren des Binde- und Stützgewebes sowie des Muskelgewebes als **Sarkome** (sarkoma gr. – Fleischgeschwulst) bezeichnet.

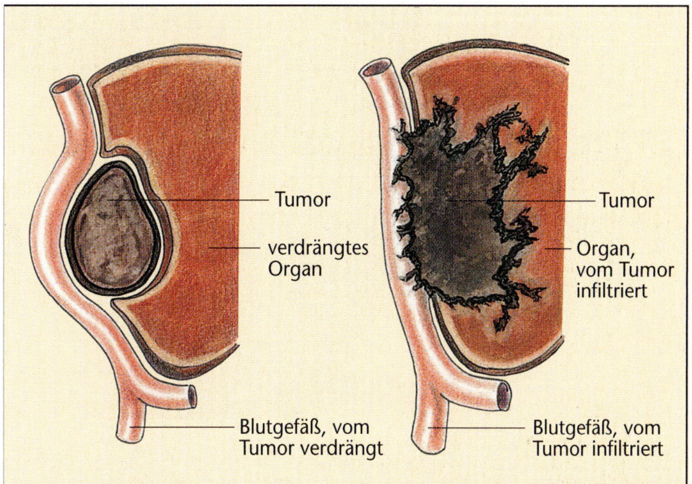

Gutartiger Tumor	Bösartiger Tumor
langsames, verdrängendes Wachstum	rasches, infiltrierendes Wachstum
abgegrenzt	nicht abgegrenzt
besteht aus reifen, normal aufgebauten Zellen	enthält veränderte, atypische Zellen
bildet keine Metastasen	kann Metastasen bilden

Abb. 4.8 *Vergleich von gutartigem und bösartigem Tumor*

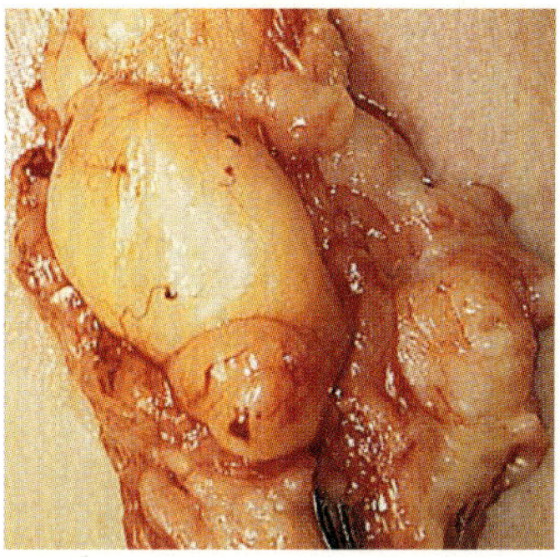

Abb. 4.9 *Lipom im rechten Schulterbereich (gutartiger Tumor)*

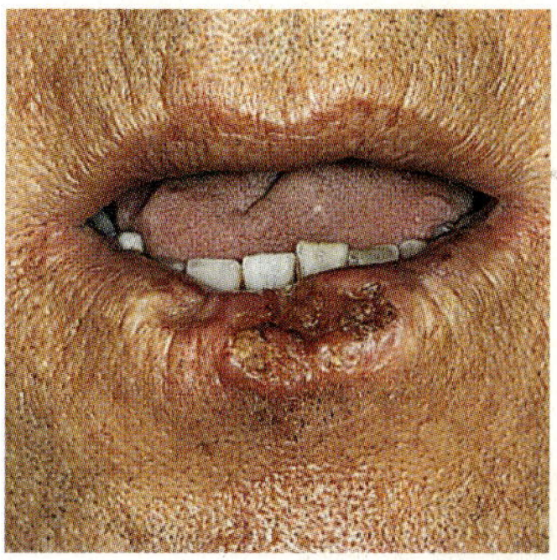

Abb. 4.10 *Lippenkarzinom (bösartiger Tumor)*

Karzinome (abgekürzt: Ca) werden oft nach den betroffenen Organen bezeichnet, z. B.:
- Bronchialkarzinom (von den Bronchien der Lunge ausgehend)
- Mammakarzinom (Brustkrebs)
- Magenkarzinom
- Dickdarmkarzinom.

Die Prognose bösartiger Tumorerkrankungen hängt wesentlich von ihrer rechtzeitigen Entdeckung ab.

Abb. 4.11 Leukoplakie im Bereich der Wangenschleimhaut

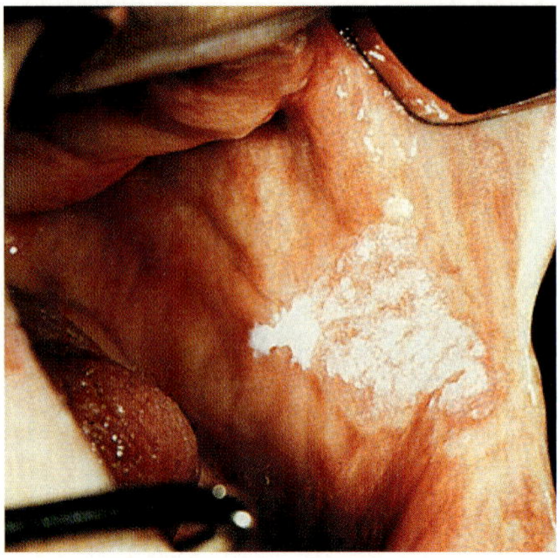

Verschiedene Symptome können bereits auf eine Krebserkrankung hinweisen (siehe Kap. 2.1.4, Seite 29).

Besondere Bedeutung haben so genannte **Präkanzerosen (Krebsvorstufen)**. Dies sind Veränderungen des Gewebes, die mit einem erhöhten Risiko für das Auftreten eines bösartigen Tumors einhergehen. Dazu gehören z. B. Schädigungen der Haut durch UV-Strahlen, Leukoplakien (weiße Veränderungen) der Schleimhaut und Polypen des Darms.

Beispiele gutartiger und bösartiger Tumoren		
Tumoren des Epithelgewebes		
gutartig	Papillom	Tumor des Plattenepithels der Haut oder der Schleimhäute
	Adenom	Tumor des Drüsenepithels (aden gr. – Drüse)
bösartig	Karzinom	z. B. Plattenepithelkarzinom, Adenokarzinom
Tumoren des Binde- und Stützgewebes sowie des Muskelgewebes		
gutartig	Fibrom	Bindegewebetumor
	Lipom	Fettgewebetumor
	Chondrom	Knorpelgewebetumor
	Osteom	Knochengewebetumor
	Myom	Muskelgewebetumor
bösartig	Fibrosarkom	entarteter Bindegewebetumor
	Liposarkom	entarteter Fettgewebetumor
	Chondrosarkom	entarteter Knorpelgewebetumor
	Osteosarkom	entarteter Knochengewebetumor
	Myosarkom	entarteter Muskelgewebetumor
Tumoren des Nervengewebes		
gutartig	Neurinom	besteht aus Nervenfasern
bösartig	Glioblastom	Tumor aus entartetem Stützgewebe des Zentralnervensystems

Für Frauen ab dem 20. Lebensjahr und Männer ab dem 45. Lebensjahr werden regelmäßige Krebsfrüherkennungsuntersuchungen empfohlen (siehe Kap. 2.1.4).

Präkanzerose – Krebsvorstufe Gewebeveränderung, die mit einem erhöhten Risiko für das Auftreten eines bösartigen Tumors einhergeht

Hypertrophie, Hyperplasie und Atrophie

Vom autonomen, unkontrollierten Wachstum eines Tumors sind sorgfältig die Anpassungsvorgänge des Gewebes auf vermehrte oder verminderte Belastung bei Hypertrophie, Hyperplasie und Atrophie zu unterscheiden.

Bei einer **Hypertrophie** kommt es durch Mehrbelastung zu einer **Vergrößerung der einzelnen Zellen**. Das betreffende Organ nimmt dadurch bei konstanter Zellzahl an Größe und Gewicht zu. Ein Beispiel hierfür ist die Herzhypertrophie bei vermehrter Belastung durch eine chronische Blutdrucksteigerung.

Bei der **Hyperplasie** kommt es dagegen durch **Vermehrung der Zellzahl** zu einer Organvergrößerung. Die Ursachen hierfür können vielfältig sein. So findet man eine Schilddrüsenhyperplasie bei Jodmangel oder eine vermehrte Bildung von Leukozyten (Leukozytose) bei Entzündungen (Hyperplasie im Blut).

Eine **Atrophie** ist im Gegensatz dazu eine **Rückbildung** zunächst normal entwickelter Organe, Gewebe und Zellen. Es kann dabei die Zellgröße und auch die Zellzahl vermindert werden. Ein typisches Beispiel hierfür ist die Inaktivitätsatrophie z. B. der Muskulatur bei Ruhigstellung durch einen Gipsverband.

Regeneration, Degeneration, Nekrose, Gangrän

Unter einer **Regeneration** versteht man die erneute Bildung verloren gegangener Zellen, z. B. nach Verletzungen.

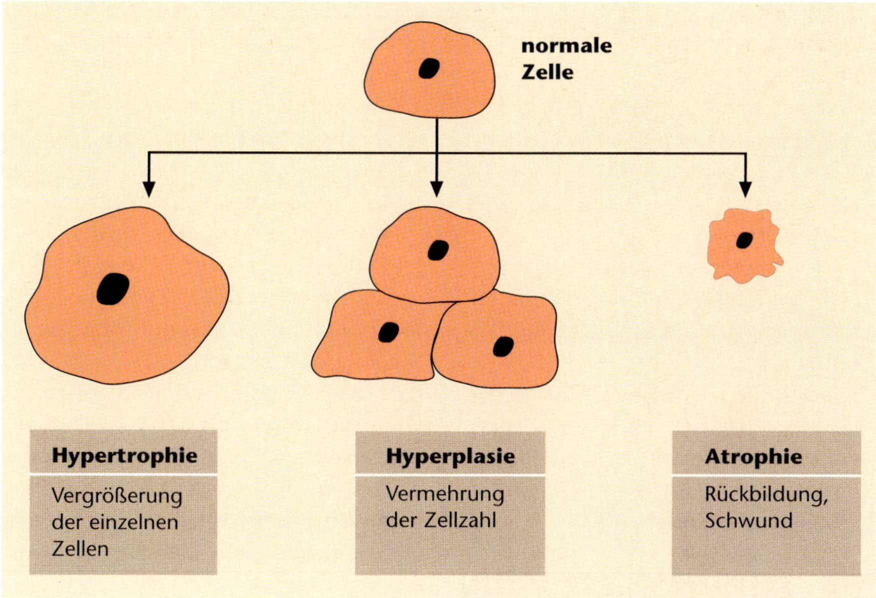

Abb. 4.12 *Hypertrophie, Hyperplasie und Atrophie*

Unter **Degeneration** versteht man dagegen einen ungünstigen Verlauf, bei dem sich aus früher normalem Gewebe minderwertiges entwickelt. Ein typisches Beispiel hierfür ist die **Arthrose**, eine Gelenkerkrankung infolge von Abnutzungserscheinungen. Dabei können chronische Überbeanspruchungen der Gelenke (z. B. durch Fehlstellung oder Fehlfunktion der Gelenke) die Ursache sein genauso wie Stoffwechselstörungen oder Vorschädigungen der Gelenke durch Unfälle oder Entzündungen.

Kommt es zum Absterben von Zellen im lebenden Organismus, so spricht man von einer **Nekrose**.

Durch Aufweichung des Gewebes mit Eintrocknung, Schrumpfung und Schwärzung kann sich bei der Nekrose eine **trockene Gangrän** entwickeln (vor allem an der Körperoberfläche). Das Gewebe sieht dann wie verbrannt aus (siehe Abb. 4.13).

Kommt es dagegen durch Fäulnisbakterien zur Eiweißzersetzung mit Verflüssigung des Gewebes, so entsteht eine **feuchte Gangrän** (fauliger Zerfall).

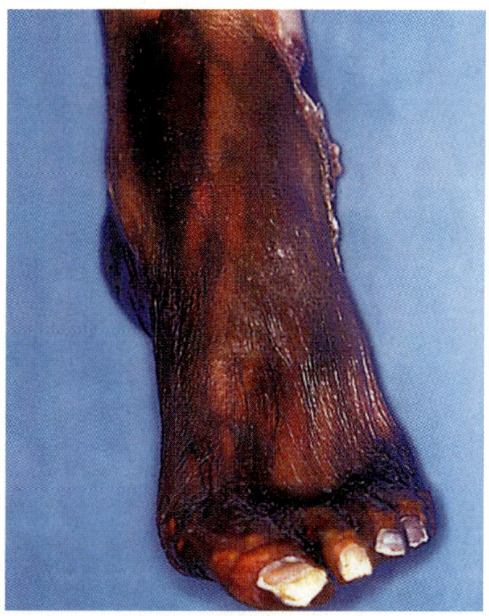

Abb. 4.13
Trockene Gangrän des Fußes

Regeneration	– Wiederherstellung, erneute Bildung von verloren gegangenem Gewebe
Degeneration	– Entwicklung von minderwertigem Gewebe aus früher normalem Gewebe
Nekrose	– lokaler Gewebstod in einem lebenden Organismus

4.3.4 Wunden

Wundarten

Unter einer **Wunde** versteht man eine Durchtrennung oder Zerstörung von lebendem Gewebe durch äußere Einflüsse. Ursache können dabei mechanische Kräfte, chemische Stoffe, Kälte, Hitze und auch Strahlen sein.

Beispiele für mechanische Verletzungen:

- Schnitt- und Hiebwunden mit glatten Wundrändern und meist starken Blutungen
- Stichwunden mit tief reichenden Verletzungen bei nur kleinen Hautwunden
- Risswunden mit unregelmäßigen, zerfetzten Wundrändern
- Platzwunden mit unregelmäßigen Wundflächen durch stumpfe Gewalteinwirkung
- Bisswunden mit hoher Infektionsgefahr durch bakterienhaltigen Speichel
- Schusswunden mit unterschiedlichen Verletzungen nach z. B. Streifschuss, Durchschuss oder Steckschuss
- Pfählungswunden mit kanalförmig in die Tiefe reichenden Verletzungen
- Schürfwunden mit nur oberflächlichen Hautverletzungen.

Bei einer **Quetschung (Kontusion)** kommt es durch stumpfe Gewalt zu einer Gewebeschädigung. Die Folge kann ein Bluterguss unter der Haut, aber auch eine Verletzung innerer Organe sein (z. B. Kontusion von Gelenken, Kontusion des Gehirns).

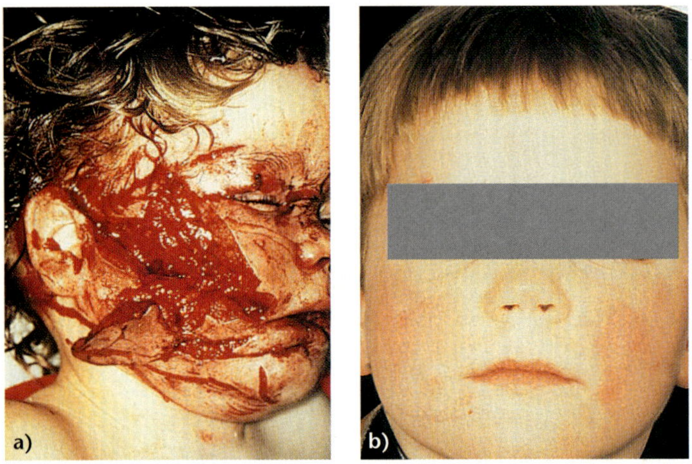

Abb. 4.14 *Ausgedehnte Hundebissverletzung bei einem 2 1/2 jährigen Kind*
a) Befund vor operativer Versorgung
b) Ergebnis 18 Monate nach der Operation

Wundheilung

Durch Ersatz des zerstörten Gewebes und Wiedervereinigung der Wundränder erfolgt schrittweise die Wundheilung. Die komplikationslose **primäre Wundheilung** bei gut aneinander liegenden Wundrändern wird dabei von der verzögerten **sekundären Wundheilung** bei breit klaffenden, gequetschten oder infizierten Wunden unterschieden.

Verbrennung

Verbrennungen entstehen durch örtliche Hitzeeinwirkung. Die Ursache können z. B. offene Flammen, erhitzte Ge-

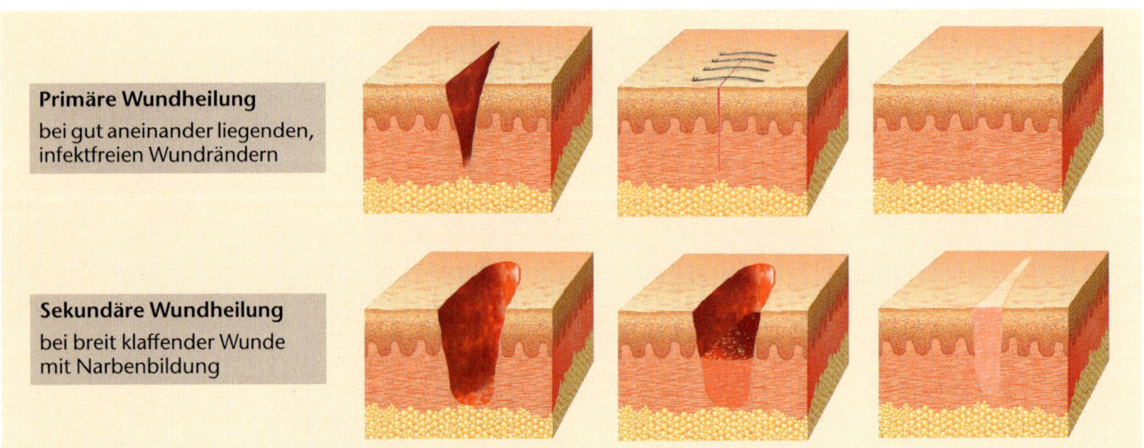

Abb. 4.15 *Primäre und sekundäre Wundheilung*

genstände, heiße Gase oder Flüssigkeiten **(Verbrühungen)**, Strahlen oder elektrischer Strom sein. Nach der Schwere der Gewebeveränderung unterscheidet man 4 Grade der Verbrennung:

- Verbrennungen 1. Grades sind durch Rötung (Erythem) und Schwellung infolge einer beträchtlichen Mehrdurchblutung gekennzeichnet.
- Verbrennungen 2. Grades weisen neben einer stärkeren Rötung und Schwellung zusätzlich Brandblasen auf, die durch Serumansammlungen unter der Oberhaut entstehen.
- Verbrennungen 3. Grades sind mit Gewebezerstörungen (Nekrosen) der Haut und eventuell auch der tiefer gelegenen Schichten verbunden. Bei der Abheilung entstehen später oft ausgeprägte Narben.
- Verbrennungen 4. Grades stellen eine Verkohlung des Gewebes durch direkte Hitzeeinwirkung dar.

Verbrennungsgrade

Verbrennung	
1. Grades	– Rötung und Schwellung
2. Grades	– Rötung, Schwellung und Blasenbildung
3. Grades	– Nekrosen der Haut, eventuell auch tieferer Gewebeschichten
4. Grades	– Verkohlung

Die Auswirkungen einer Verbrennung auf den Gesamtorganismus hängen wesentlich vom Prozentsatz der betroffenen Körperoberfläche ab. Zur Abschätzung der Ausdehnung der Verbrennung dient die Neunerregel, nach der beim Erwachsenen der Kopf 9 %, jeder Arm 9 %, jedes Bein 2 x 9 % sowie Ober- und Unterkörper jeweils 2 x 9 % der Gesamtoberfläche ausmachen. 1 % wird dem Geschlechtsbereich zugeordnet.

Zur ersten Hilfe siehe Kap. 6.2: Weichteilwunden.

Erfrierung

Erfrierungen kommen vorwiegend an äußeren Körperstellen vor, wie Nase, Ohr, Finger und Zehen. Man unterscheidet dabei wie bei den Verbrennungen verschiedene Grade der Erfrierung.

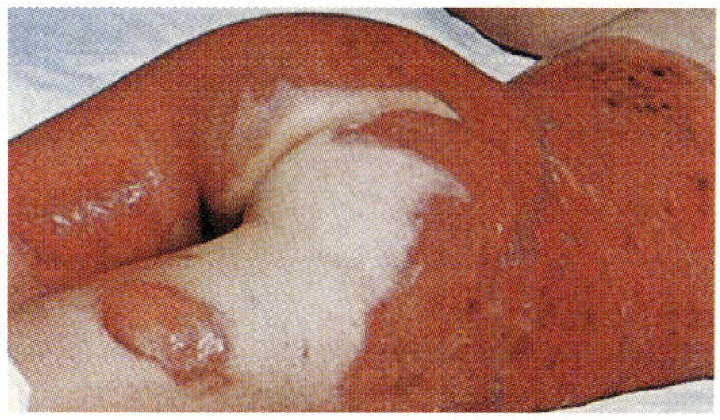

Abb. 4.16 Hautverbrennung 2. Grades (Erythem und Blasen)

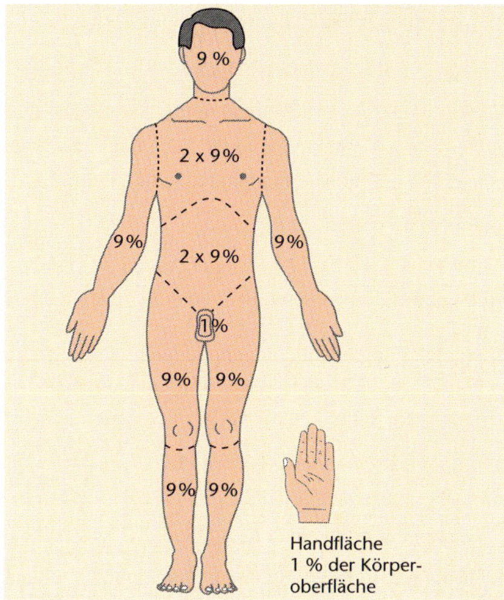

Abb. 4.17 Neunerregel bei Erwachsenen zur Beurteilung der Ausdehnung einer Verbrennung in Prozent der gesamten Hautoberfläche

Erfrierungsgrade

Erfrierung	
1. Grades	– zunächst Blässe, dann Rötung
2. Grades	– Blasenbildung
3. Grades	– Gewebetod (Nekrose)

Verätzung

Die Säureverätzung führt zur **Gerinnung (Koagulation)**, die Laugenverätzung zur **Verflüssigung (Kolliquation)** des Zelleiweißes. Laugen verursachen dabei durch ihre verflüssigende Wirkung tiefer reichende Wunden als die verschorfenden Säuren.

Die Gewebeschäden sind mit den Veränderungen durch Verbrennungen vergleichbar. Bei leichten Verätzungen sind nur Rötung und Schwellung erkennbar, bei schweren Verätzungen kommt es zusätzlich zur Blasenbildung und schließlich zum Gewebezerfall (Nekrose).

4.4 Infektionskrankheiten

4.4.1 Grundlagen

Infektion und Infektionskrankheit

Unter einer **Infektion** (inficere lat. – hineintun, anstecken) versteht man das Eindringen von Mikroorganismen (z. B. Bakterien, Viren, Pilze, Protozoen) in einen Makroorganismus (Mensch, Tier, Pflanze) und ihre Vermehrung in ihm.

Nicht jede Infektion führt zu einer Erkrankung. Die meisten Infektionen verlaufen vielmehr durch eine sofortige Abwehrreaktion des Immunsystems unbemerkt (siehe Kap. 3.7).
Erst wenn Krankheitszeichen (Symptome) auftreten, spricht man von einer **Infektionskrankheit**.
Die Entstehung einer Infektionskrankheit hängt von folgenden Faktoren ab:
- **infektiöse Eigenschaften** der Erreger (z. B. Übertragbarkeit, Eindringungsvermögen in den Körper und Vermehrungsfähigkeit der Erreger)
- **krankmachende Eigenschaften** der Erreger
- **Menge** der Erreger
- **Ansiedlungsort** der Erreger (viele Mikroorganismen befinden sich z. B. auf der Haut, in der Mundhöhle oder im Dickdarm, ohne den Körper zu schädigen)
- **Abwehrlage** des Körpers.

Infektionsquellen, Infektionswege und Möglichkeiten zur Infektionsvorbeugung sind bereits in Kapitel 2.4 beschrieben worden.

Pathogenität und Virulenz der Mikroorganismen

Unter **Pathogenität** versteht man die grundlegende Eigenschaft eines Mikroorganismus eine Krankheit auslösen zu können.
Da nicht alle Mikroorganismen Krankheiten verursachen, unterscheidet man
- pathogene (= krankmachende) und
- apathogene (= nicht krankmachende)

Mikroorganismen (s. auch Kap. 2.3.1).

Als **Virulenz** bezeichnet man die Stärke der krankmachenden Eigenschaften eines Erregers. Ein besonders virulenter Keim ist auch entsprechend gefährlich.

Während mit dem Begriff Pathogenität beschrieben wird, ob ein Mikroorganismus überhaupt eine Infektionskrankheit verursachen kann, wird mit dem Begriff Virulenz dargestellt, wie stark die krankmachende Wirkung ist.

Reaktion des Makroorganismus

Nicht jede Infektion führt zu einer Erkrankung. Eine große Rolle spielen Resistenz, Disposition und Immunität.
- Unter **Resistenz** (resistere lat. – widerstehen) versteht man einen **unspezifischen, angeborenen Schutz (Widerstandsfähigkeit)** des Makroorganismus gegenüber Infektionen oder Giften. Der mit dem Masernvirus eng verwandte Erreger der Hundestaupe kann z. B. keine Erkrankung beim Menschen verursachen. Der Mensch ist resistent gegen das Hundestaupevirus.
- Die **Disposition** beschreibt dagegen die **Krankheitsanfälligkeit** des Makroorganismus. Es werden damit alle Faktoren zusammengefasst, die eine Erkrankung begünstigen, wie z. B. Alter, Geschlecht oder Ernährungszustand (siehe Kap. 4.2.1).
- Eine **spezifische, erworbene Immunität** des Makroorganismus gegenüber bestimmten Infektionskrankheiten kann sich durch Kontakt mit den betreffenden Krankheitserregern entweder durch eine vorangegangene Infektion oder Impfung entwickeln (siehe Kap. 3.7 und 2.1.5). Der Makroorganismus bildet dabei Antikörper, die spezifisch gegen diese Erreger gerichtet sind und sie bei erneuter Infektion sofort unschädlich machen.
  Nur bei der passiven Impfung bildet der Organismus die Antikörper nicht selbst, sondern erhält sie direkt als Impfstoff zugeführt.

Krankheitsverlauf

Zwischen dem Eindringen eines Erregers in den Körper und dem Ausbruch der Infektionskrankheit vergeht im Allgemeinen eine mehr oder minder lange Zeitspanne, in der sich der Erreger im Organismus zunächst ohne Krankheitssymptome vermehrt. Man bezeichnet dies als **Inkubationszeit** (incubare lat. – brüten). Die Dauer der Inkubationszeit ist für viele Infektionskrankheiten typisch. Sie beträgt z. B. für Masern 9–11 Tage.

Die Infektionskrankheit beginnt anschließend in den meisten Fällen mit einem Vorstadium (z. B. Kopfschmerzen vor einem grippalen Infekt). Dieses Vorstadium nennt man **Prodromalstadium** (prodromos gr. – Vorläufer). Im Durchschnitt ca. 1–3 Tage später bricht die Infektionskrankheit dann vollständig aus (siehe auch Abb. 4.25).

Stadien einer Infektionskrankheit	
Inkubationszeit	– Zeit zwischen Ansteckung (Eindringen des Krankheitserregers in den Körper) und Auftreten erster Krankheitssymptome
Prodromalstadium	– Vorstadium, das der eigentlichen Krankheit vorausgeht
Ausbruch der Infektionskrankheit	– Auftreten von typischen Krankheitssymptomen
Rekonvaleszenz	– Genesungsphase nach überstandener Krankheit

4.4.2 Bakterielle Infektionskrankheiten

Bakterielle Infektionen werden in diesem Buch in den einzelnen Fachkapiteln beschrieben, wie z. B. bei den eitrigen Entzündungen (4.3.2), dem rheumatischen Fieber (4.5.3), der Tuberkulose (4.9.2), den eitrigen Infektionen der Haut (4.12.1) und den sexuell übertragenen Krankheiten (4.16.1).

An dieser Stelle wird auf folgende bakterielle Infektionskrankheiten besonders eingegangen:
- Diphtherie
- Keuchhusten (Pertussis)
- Scharlach (Scarlatina)
- Wundstarrkrampf (Tetanus)
- Lyme-Borreliose
- Salmonellen-Infektionen.

Diphtherie

Erreger: Corynebacterium diphtheriae

Die Diphtherie (diphthera gr. – Haut, Membran) ist eine akute Infektionskrankheit vor allem in der Kindheit, die hauptsächlich im Bereich von Nase, Rachen oder Kehlkopf fest haftende weißliche Beläge bildet (so genannte **Pseudomembranen**), die beim Abstreifen bluten. Durch Giftwirkung (Toxinwirkung) des Bakteriums kann es zusätzlich zu einer Herzmuskelentzündung und zu Nervenschädigungen (z. B. Gaumensegellähmung) kommen.

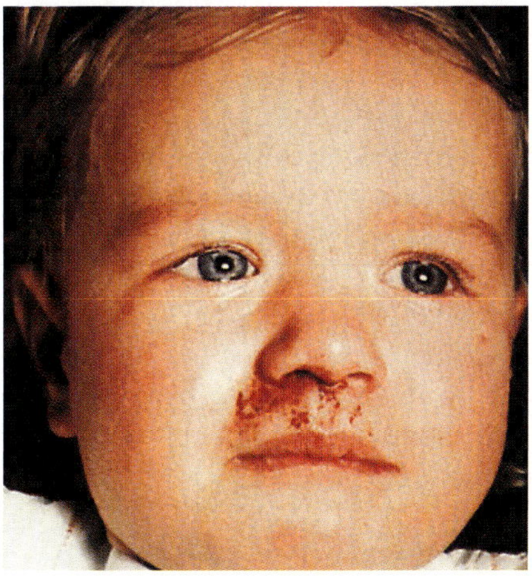

Abb. 4.18 Nasendiphtherie mit klinisch leichtem Verlauf

Die **Übertragung** erfolgt meistens durch Tröpfcheninfektion. Die **Inkubationszeit** beträgt 2–7 Tage.

Nach dem Verlauf unterscheidet man im Wesentlichen die örtlich begrenzte Diphtherie des Nasen-, Rachen- oder Kehlkopfbereichs von der primärtoxischen Diphtherie.

Die **Nasendiphtherie** kommt vor allem bei Säuglingen und Kleinkindern vor. Sie ist durch ein- oder beidseitigen Schnupfen mit blutigem Ausfluss bei oft nur gering gestörtem Allgemeinbefinden gekennzeichnet.

Die **Rachendiphtherie** tritt mit mäßigem Fieber (38 °–39 °C) und Schluckbeschwerden auf. Der stark gerötete Rachen weist flächenhafte weiße Beläge auf. Hinzu kommt eine kloßige Sprache und ein charakteristisch süßlicher Mundgeruch. Zusätzlich sind die Halslymphknoten angeschwollen.

Die **Kehlkopfdiphtherie**, die meist durch Ausbreitung einer Rachendiphtherie entsteht, führt durch Beläge auf den Stimmbändern zu Heiserkeit, bellendem Husten und verschieden ausgeprägter Atemnot (so genannter **Krupp**).

Die **primärtoxische Diphtherie** stellt eine besonders schwere Form mit ausgeprägtem Befund im Rachen- und Halsbereich sowie erheblich reduziertem Allgemeinbefinden dar.

Die **Behandlung** der Diphtherie besteht in der Gabe von Serum mit Abwehrstoffen sowie Antibiotika und Beruhigungsmitteln. In schweren Fällen mit starker Luftnot ist eine künstliche Beatmung erforderlich.

Zur **Vorbeugung** wird die Impfung gegen Diphtherie empfohlen (siehe Kap. 2.1.5).

Keuchhusten (Pertussis)

Erreger: Bordetella pertussis

Der Keuchhusten (tussis lat. – Husten) ist eine akute Infektionskrankheit der Atemwege mit krampfhaften Hustenanfällen vor allem in der Kindheit.

Die **Übertragung** erfolgt durch Tröpfcheninfektion (Anhusten). Die **Inkubationszeit** beträgt 7–14 Tage.

Der Keuchhusten verläuft in 3 Stadien:

Stadium catarrhale: Nach der Inkubationszeit entwickelt sich zunächst ein uncharakteristischer Husten mit leichter Temperaturerhöhung, wobei das Allgemeinbefinden zu Beginn nur gering beeinträchtigt ist. Dieses Stadium dauert 7–14 Tage. Der Husten geht dabei allmählich in Krampfhusten über.

Stadium convulsivum: Es kommt zu den typischen Keuchhustenanfällen mit Serien kurzer, heftiger Hustenstöße, die von mühsamer, laut pfeifender Einatmung gefolgt sind. Die Atmung ist dabei durch Verengung der Stimmritze und zähflüssigen Schleim deutlich erschwert. Die Hustenanfälle sind vor allem nachts. Dabei entwickelt sich zunehmend Atemnot, bis der Anfall schließlich durch Herauswürgen des zähen Schleims oder Erbrechen beendet wird.

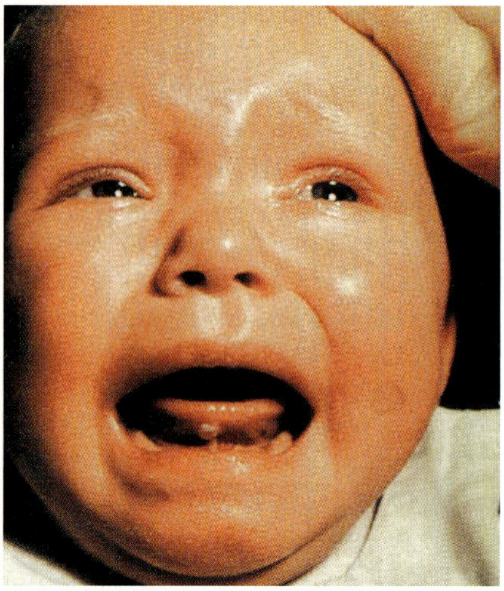

Abb. 4.19 Zungenbandgeschwür bei Säugling mit Pertussis. Bei Hustenanfällen scheuert die herausgestreckte Zungenunterseite über die Schneidezähne.

Stadium decrementi: Nach einigen Wochen nehmen die Hustenanfälle wieder langsam an Zahl und Heftigkeit ab, es kommt zur Genesung des Patienten.

Die **Behandlung** besteht in sorgsamer Pflege mit aufbauender Ernährung, viel frischer Luft, eventuell hustendämpfenden Medikamenten, teilweise auch Gabe von Antibiotika.

Zur **Vorbeugung** wird die Impfung gegen Keuchhusten empfohlen (siehe Kap. 2.1.5).

Durchschnittlicher Keuchhustenverlauf	
Inkubation	1–2 Wochen
Stadium catarrhale	1–2 Wochen
Stadium convulsivum	3–6 Wochen
Stadium decrementi	2–6 Wochen

Scharlach (Scarlatina)

Erreger: hämolysierende Streptokokken (Streptokokken, deren Bakterienkolonien bei der Anzüchtung im Labor typische Reaktionen im Nährmedium durch den Abbau roter Blutkörperchen zeigen)

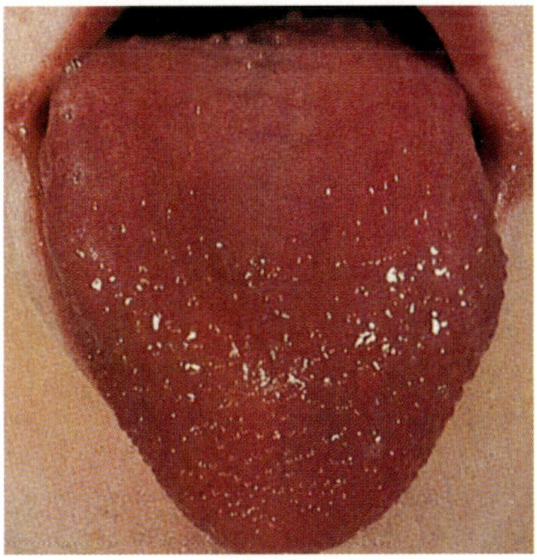

Abb. 4.20
Himbeerzunge bei Scharlach

Scharlach ist eine häufige, akute Infektionskrankheit vor allem in der Kindheit mit einer Gaumenmandelentzündung (Angina) und einem charakteristischen feinfleckigen Hautausschlag (feinfleckigem Exanthem).

Die **Übertragung** erfolgt hauptsächlich durch Tröpfcheninfektion. Nach einer **Inkubationszeit** von 2–7 Tagen entwickelt sich plötzlich eine Gaumenmandelentzündung mit feuerrotem Rachen und Lymphknotenschwellungen, begleitet von Kopfschmerzen, hohem Fieber (über 39 °C) und häufig auch Erbrechen. Am 2. Krankheitstag beginnt eine feinfleckige Rötung der Haut. An der anfangs weißlich belegten Zunge stößt sich der Belag von den Rändern her ab, sodass die frischroten Zungenpapillen deutlich hervortreten. Man spricht dann auch von einer **Himbeerzunge** (siehe Abb. 4.20).

Nach 3–4 Tagen sinkt das hohe Fieber. Gleichzeitig blasst der Hautausschlag ab und es kommt zu einer Abschuppung der Haut.

Die **Behandlung** erfolgt mit Penizillin und Bettruhe. Eine Impfung bietet noch keinen sicheren Schutz.

Nach einer erscheinungsfreien Phase kann es nach Scharlach zu einer Folgekrankheit kommen, wie z. B. eine Nieren-, Mittelohr- oder Herzmuskelentzündung.

Wundstarrkrampf (Tetanus)

Erreger: Clostridium tetani

Der Wundstarrkrampf ist eine in jedem Lebensalter auftretende, schwere, akute Infektionskrankheit, die zu einer krampfhaften Starre der Skelettmuskulatur führt. Der im Erdreich und im Straßenstaub vorkommende, Sporen bildende Erreger gelangt durch offene Wunden in den Körper.

Nach einer **Inkubationszeit** von 3–14 Tagen (selten bis zu mehreren Monaten) kommt es durch Giftwirkung des Tetanuserregers in der Regel zunächst zu anhaltenden Krämpfen der Kiefer- und Zungenmuskulatur. Nach und nach wird die Muskulatur von Nacken, Rücken, Bauch und Gliedmaßen betroffen. Störungen der Atmung und sogar Frakturen durch den außergewöhnlich starken Muskelzug können die Folge sein.

Die **Behandlung** der oft tödlich ausgehenden Erkrankung besteht in einer Serumtherapie und medikamentösen Linderung der Muskelkrämpfe.

In schweren Fällen ist eine Intensivpflege mit künstlicher Beatmung erforderlich.

Zur **Vorbeugung** wird die Impfung gegen Tetanus empfohlen.

Unbedingt ist auch bei banalen Verletzungen an die Möglichkeit einer Infektion mit Tetanuserregern zu denken! Besteht kein wirksamer Impfschutz, so muss selbst bei geringfügigen Verletzungen mit der Gefahr einer Tetanusinfektion eine Simultanimpfung durchgeführt werden (siehe Kap. 2.1.5)!

Lyme-Borreliose

Erreger: Borrelia burgdorferi

Die Lyme-Borreliose wurde erstmals 1976 in der Ortschaft Lyme (USA) beobachtet.

Die **Übertragung** erfolgt vor allem durch Zecken, die in der Natur hauptsächlich in bewaldeten, auch im Winter nicht zu kalten Regionen vorkommen. Die **Inkubationszeit** beträgt 1–6 Wochen.

Die Krankheit kann unterschiedliche

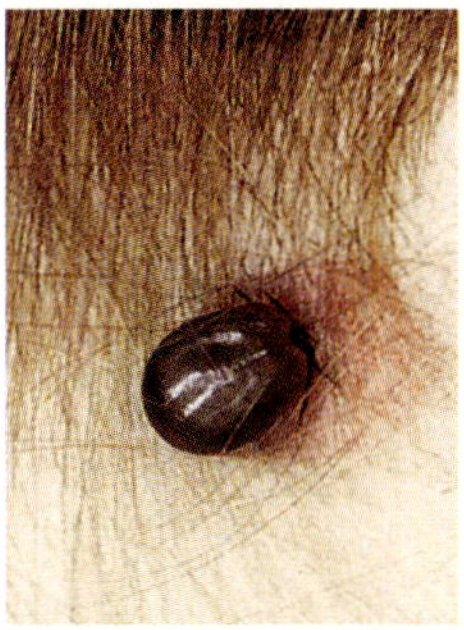

Abb. 4.21
Voll gesogene Zecke in der Haut des Nackens

Symptome aufweisen. Dabei werden 3 Stadien unterschieden. Die Erkrankung muss jedoch nicht alle Stadien durchlaufen, sondern kann in jedem Stadium erstmals auftreten.

1. Stadium: Es beginnt meist mit einer deutlichen Hautrötung (siehe Abb. 4.22), die sich von der Stelle des Zeckenbisses langsam ringförmig ausdehnt, wobei das Zentrum blasser wird (so genannte Wanderröte – **Erythema migrans**). Ergänzend können unspezifische Allgemeinsymptome auftreten, wie Kopfschmerz, Gliederschmerz, Fieber und Übelkeit.

2. Stadium: Es kann zur Herzbeteiligung (Herzmuskelentzündung), Entzündungen des Zentralnervensystems (z. B. Hirnhautentzündung) und Gelenkentzündungen (vor allem Knie- und Sprunggelenk) kommen.

3. Stadium: Charakteristisch für das chronische Stadium sind entzündliche Hauterkrankungen an den Körperenden („Pergamenthaut"), Gelenkentzündungen (siehe 2. Stadium) und Entzündungen des Zentralnervensystems.

Die **Behandlung** erfolgt durch Antibiotika.

Zur **Vorbeugung** sollte man sich vor Zeckenbissen schützen. Dazu eignet sich Kleidung, die möglichst viel Hautfläche bedeckt. Außerdem sollte man den Aufenthalt unter Bäumen meiden. Eine Impfung gibt es nicht (vergleiche Frühsommer-Meningoenzephalitis).

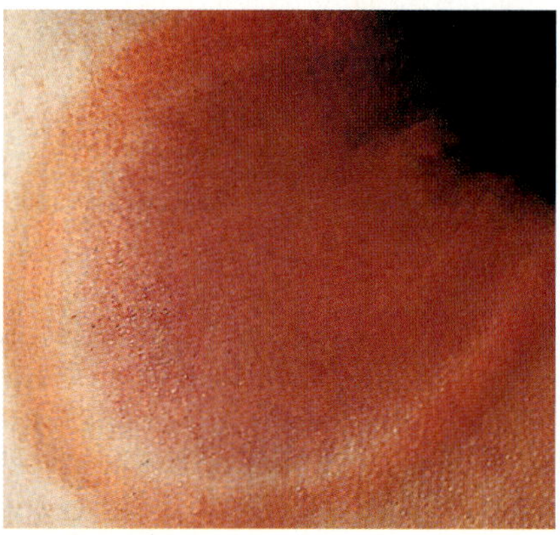

Abb. 4.22
Erythema migrans

Salmonellen-Infektionen

Erreger: Salmonella

Zur Gruppe der Salmonellen gehören die Erreger von Typhus abdominalis und Paratyphus, eine Reihe von Durchfallerregern (Salmonellen-Enteritis) sowie verschiedene Erreger von Tiererkrankungen.

Die **Übertragung** erfolgt vorwiegend durch orale Aufnahme der Erreger mit verunreinigten Nahrungsmitteln oder Wasser.

Der **Typhus abdominalis** (Bauchtyphus) beginnt nach einer Inkubationszeit von 1–3 Wochen mit Abgeschlagenheit, Kopf- und Gliederschmerzen sowie allmählichem Fieberanstieg. Das Fieber bleibt 1–3 Wochen gleichmäßig hoch bei ca. 40 °C. Der Bauch ist dabei im Allgemeinen aufgetrieben, die Milz deutlich angeschwollen und die Bauchhaut weist feine Flecken auf. In dieser Zeit kommt es typischerweise zu erbsbreiähnlichen Durchfällen. Darmblutungen und Darmperforationen mit nachfolgender Bauchfellentzündung können als Komplikation hinzukommen.

Nach mehreren Wochen kommt es bei komplikationslosem Verlauf in der Regel zu einer stufenweisen Entfieberung und langsamen Genesung des Patienten.

Die **Behandlung** erfolgt durch Antibiotika, zusätzlich Ausgleich der Flüssigkeits- und Elektrolytverluste, kalorienreiche Nahrung und Unterstützung von Herz und Kreislauf.

Vorbeugen kann man mit hygienischen Maßnahmen, wie z. B. Kochen von Trinkwasser und Speisen, sowie mit einer Schutzimpfung.

Paratyphus verläuft ähnlich wie Typhus. Die Krankheitssymptome sind im Allgemeinen jedoch milder. Die Therapie ist entsprechend.

Die **Salmonellen-Enteritis** tritt vor allem als Lebensmittelvergiftung wenige Stunden bis maximal 10 Tage nach Aufnahme infektiöser Nahrung auf. Seltener sind Kranke oder symptomfreie Ausscheider die Infektionsquelle.

Heftig beginnende Durchfälle mit Fieber nicht über 39 °C für mehrere Tage sind typisch. Die Durchfälle können reiswasserähnlich sein, gelegentlich auch Blut und Schleim enthalten. Durch Wasser- und Salzverlust kann es zum Kreislaufkollaps kommen.

Die **Behandlung** hat daher vor allem einen Ausgleich der Flüssigkeits- und Elektrolytverluste sowie eine Kreislaufunterstützung zum Ziel.

Bakterielle Infektionskrankheiten	
Erreger	Typische Erkrankungen
Staphylokokken	– Follikulitis (Haarbalgentzündung), Furunkel, Karbunkel
Streptokokken	– Scharlach, Streptokokken-Angina, Erysipel (Wundrose), rheumatisches Fieber
Diplokokken	– Pneumonie, Meningitis, Gonorrhö (Tripper)
Sporen bildende Stäbchen	– Wundstarrkrampf (Tetanus), Milzbrand, Gasbrand, Botulismus (Lebensmittelvergiftung)
nicht Sporen bildende Stäbchen	– Diphtherie, Keuchhusten (Pertussis), Tuberkulose, Lepra, Typhus, Paratyphus, Salmonellen-Enteritis, Cholera, Bakterienruhr
spiralförmige Bakterien (Spirochäten)	– Syphilis, Lyme-Borreliose

4.4.3 Viruskrankheiten

Viruskrankheiten werden in diesem Buch in den entsprechenden Fachkapiteln beschrieben, wenn sie einzelnen Organen oder Organsystemen zuzuordnen sind, wie z.B. der Schnupfen (4.9.1), die Virushepatitis (4.10.5) und einige Virusinfektionen der Haut (4.12.2).

An dieser Stelle wird auf folgende Viruskrankheiten eingegangen:

- Masern (Morbilli)
- Röteln (Rubeola)
- Windpocken (Varizellen)
- Gürtelrose (Zoster)
- Mumps (Parotitis epidemica)
- infektiöse Mononukleose (Pfeiffer-Drüsenfieber)
- Grippe (Influenza)
- Poliomyelitis (so genannte Kinderlähmung)
- Frühsommer-Meningoenzephalitis (FSME)
- AIDS (erworbenes Immundefekt-Syndrom).

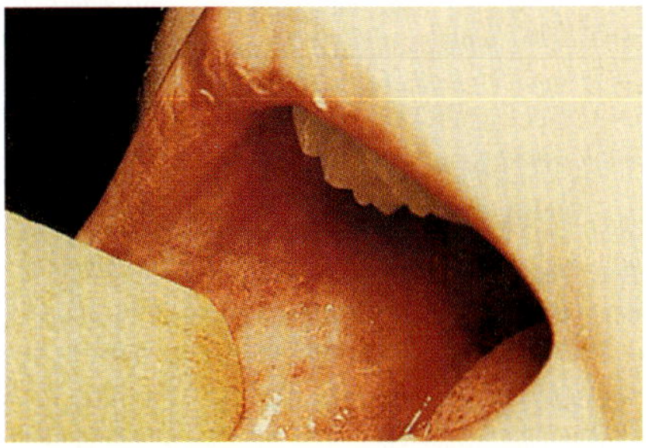

Abb. 4.23
Koplik-Flecken der Wangenschleimhaut bei Masern noch vor Beginn des Hautausschlags

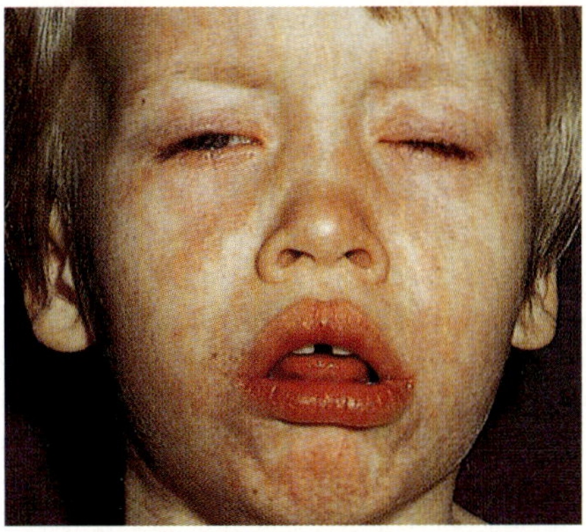

Abb. 4.24
Masern mit großfleckigem Hautausschlag, Schnupfen, Husten und Bindehautentzündung

Masern (Morbilli)

Erreger: Masern-Virus

Die sehr ansteckende Infektionskrankheit Masern tritt in den meisten Fällen schon im Kindesalter auf. Die **Übertragung** erfolgt durch Tröpfcheninfektion auch über mehrere Meter Entfernung (fliegende Infektion). Die **Inkubationszeit** beträgt ca. 9–11 Tage.

Prodromalstadium: Diese Phase dauert ca. 3–4 Tage und beginnt mit Schnupfen, Husten, Bindehautentzündung und Fieber um 39 °C. Es entwickelt sich dadurch ein typisches verquollenes Aussehen des Patienten mit deutlicher Lichtscheu. Charakteristisch in diesem Stadium sind weißliche, kalkspritzerartige Stippchen mit gerötetem Hof im Bereich der Wangenschleimhaut, die als **Koplik-Flecken** (nach Henry Koplik, Kinderarzt in New York, 1858–1927) bezeichnet werden.

Exanthemstadium: Diese Phase dauert ca. 4–5 Tage. Dabei kommt es zu einem

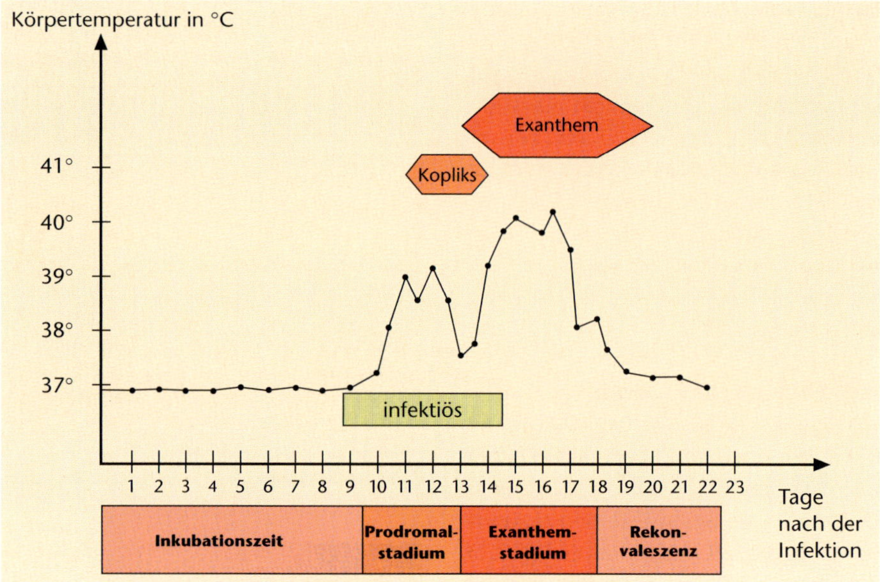

Abb. 4.25
Krankheitsverlauf bei Masern

erneuten Anstieg der Körpertemperatur auf 39–40 °C. Das Exanthem (Hautausschlag) beginnt hinter den Ohren und breitet sich über Gesicht und Hals auf den Rumpf und die Gliedmaßen aus. Der Hautausschlag besteht aus leicht erhabenen rötlichen Flecken, die zusammenfließen können.

Nach 3 Tagen bildet sich der großfleckige Hautausschlag im Allgemeinen wieder zurück. Es kommt dabei zum Abfall der erhöhten Körpertemperatur und zur Besserung des deutlich beeinträchtigten Allgemeinbefindens.

Als folgenschwere **Komplikation** kann es bei Masern u.a. zu Lungenentzündung, Mittelohrentzündung, Pseudokrupp oder einer gefürchteten Hirnentzündung kommen.

Eine gezielte **Behandlung** des Masern-Virus ist nicht möglich. Symptomatisch können fiebersenkende und hustenstillende Medikamente angewendet werden. Aufgrund des Fiebers besteht ein erhöhter Flüssigkeitsbedarf, der durch ausreichende Zufuhr ausgeglichen werden muss.

Zur **Vorbeugung** wird – insbesondere wegen der Gefahr einer Hirnentzündung – die Impfung gegen Masern empfohlen (siehe Kap. 2.1.5).

Röteln (Rubeola)

Erreger: Röteln-Virus

Röteln sind eine leicht verlaufende Infektionskrankheit mit fleckigem Hautausschlag und Lymphknotenschwellungen. Hauptsächlich erkranken ältere Kinder und jugendliche Erwachsene.

Die **Übertragung** erfolgt durch Tröpfcheninfektion. Nach einer **Inkubationszeit** von 2–3 Wochen kommt es zu einem Hautausschlag mit kleinen, wenig erhabenen rosaroten Flecken, die nicht zusammenfließen. Die Einzelflecken sind in der Regel größer als bei Scharlach und kleiner als bei Masern.

Der Hautausschlag beginnt im Gesicht und breitet sich über den Rumpf auf die Gliedmaßen aus. Zusätzlich kommt es zu Lymphknotenschwellungen insbesondere im Nackenbereich und hinter den Ohren.

Nach 2–3 Tagen klingen die Hauterscheinungen in der Regel wieder ab. Das Allgemeinbefinden ist während der Erkrankung meist nur gering beeinträchtigt. Fieber tritt in der Regel nur um 38 °C auf.

Eine **Behandlung** ist im Allgemeinen nicht erforderlich.

Gefürchtet sind die Röteln in der Schwangerschaft wegen der großen

Gefahr von Missbildungen der kindlichen Frucht (siehe Kap. 4.3.1). Eine Schwangere sollte sich daher während der ganzen Schwangerschaft von Rötelninfizierten fern halten.
Zur **Vorbeugung** wird eine Schutzimpfung empfohlen (siehe Kap. 2.1.5).

Windpocken (Varizellen)
Erreger: Varizellen-Zoster-Virus
Die Windpocken sind eine sehr ansteckende Erkrankung vorwiegend im Kindesalter mit bläschenförmigem Hautausschlag.
Die **Übertragung** erfolgt durch Tröpfcheninfektion auch über mehrere Meter Entfernung (fliegende Infektion). Nach einer **Inkubationszeit** von 2–3 Wochen kommt es zur Ausbildung von kleinen, über den Körper verstreuten Flecken (auch der Mundschleimhaut), aus denen sich zunächst 2–3 mm große Knötchen und dann Bläschen mit wasserklarem Inhalt entwickeln, die stark jucken können. Größere Bläschen können sich trüben und eine zentrale Delle haben. Nach 3–4 Tagen trocknen die Bläschen zu Krusten, die nach einigen Tagen abfallen. Die Krusten sind nicht mehr ansteckend.
Da sich der Hautausschlag schubweise bildet, findet man nebeneinander kleine rote Knötchen, frische Bläschen und Krusten. Dieses „Bild eines Sternenhimmels" ist charakteristisch für Windpocken.
Narben entstehen nur, wenn es durch Zerkratzen z. B. bei starkem Juckreiz zu bakteriellen Zweitinfektionen gekommen ist.
Die Erkrankung kann ohne Fieber mit nur geringer Beeinträchtigung des Allgemeinbefindens ablaufen. Es gibt aber auch schwere Verlaufsformen mit tagelang hohem Fieber.
Die **Behandlung** erfolgt vor allem symptomatisch zur Linderung des Juckreizes.
Zur **Vorbeugung** gibt es sowohl eine aktive als auch eine passive Impfung, die jedoch hierzulande nur in Ausnahmefällen angewendet wird. So erfolgt z. B. eine passive Impfung bei Neugeborenen von Müttern, die selbst an Windpocken erkrankt sind.

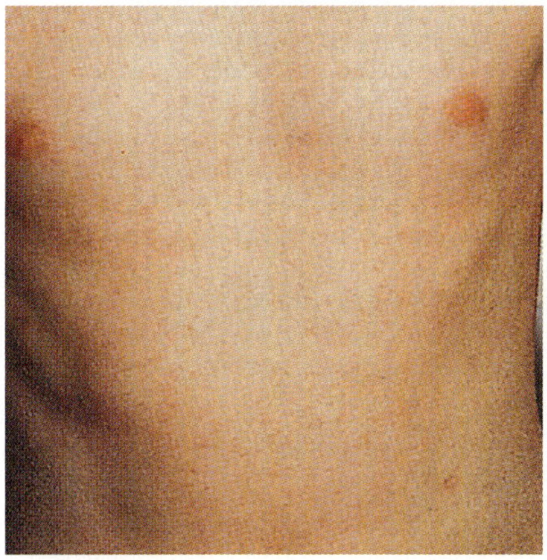

Abb. 4.26 *Röteln mit hellroten, leicht erhabenen Flecken, die nicht zusammenfließen*

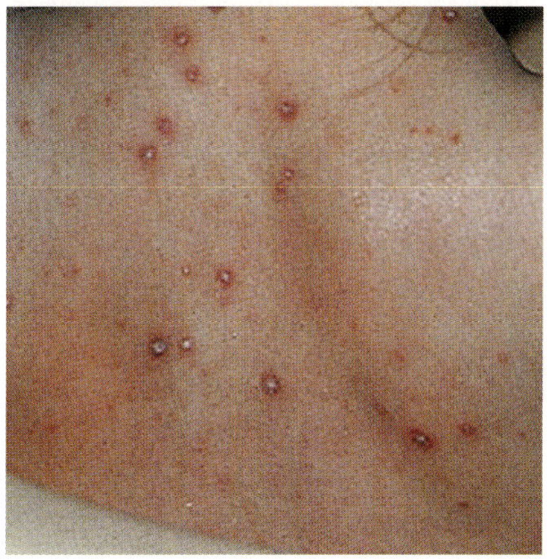

Abb. 4.27 *Windpocken, nebeneinander sind verschiedene Stadien des Hautausschlags zu erkennen*

Gürtelrose (Zoster, Herpes zoster)
Erreger: Varizellen-Zoster-Virus
Die **Gürtelrose (Zoster)** und **Windpocken (Varizellen)** sind verschiedene Erscheinungsformen einer Infektion durch das gleiche Virus. Der Zoster ist dabei eine Zweiterkrankung bei Menschen, die nach länger zurückliegender Varizellenerkrankung nur noch eine Teilimmunität gegen das Virus haben.
Es treten gruppenweise angeordnete Bläschen mit Rötung auf, die auf das Ausbreitungsgebiet eines oder mehrerer benachbarter Hautnerven einseitig begrenzt sind. Im Rumpfbereich kann sich eine einseitige gürtelförmige Ausdeh-

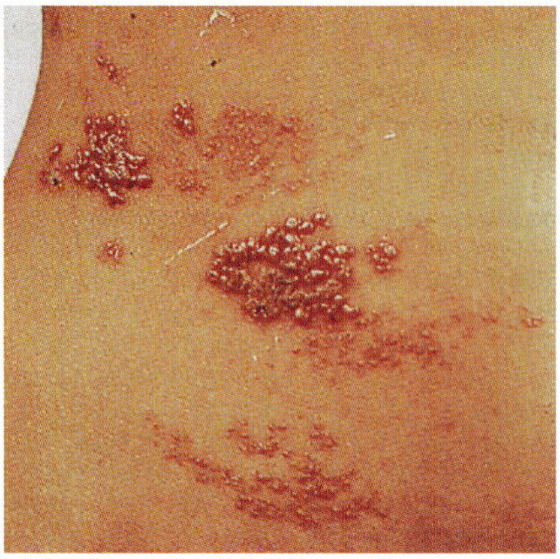

Abb. 4.28 Gruppenweise angeordnete Bläschen bei Gürtelrose (Zoster)

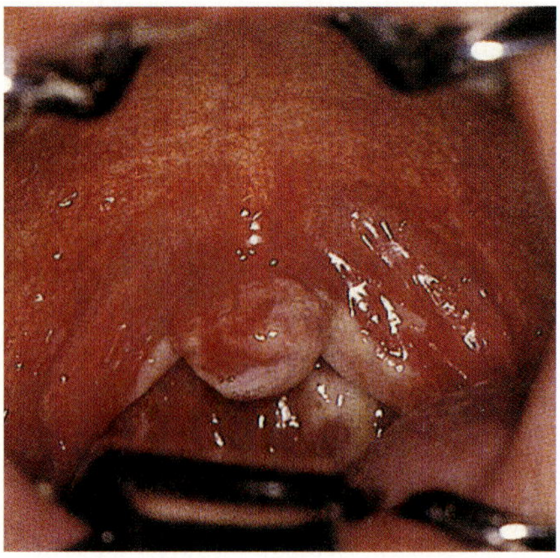

Abb. 4.30 Gerötete, deutlich belegte Tonsillen bei infektiöser Mononukleose

nung der blasenbedeckten Bezirke ergeben. Durch die Beteiligung der zugehörigen Nerven bestehen meist starke Schmerzen auch nach Abheilung der Hautveränderungen.

Die **Behandlung** erfolgt in der Regel symptomatisch. Dazu gehört die Linderung des Juckreizes, Verhütung von bakteriellen Zweitinfektionen und Schmerztherapie.

Zur **Vorbeugung** ist sowohl eine aktive als auch passive Impfung möglich.

Mumps (Parotitis epidemica)

Erreger: Mumps-Virus

Mumps, auch als Ziegenpeter bezeichnet, ist eine akute Viruserkrankung, die hauptsächlich die Ohrspeicheldrüse befällt.

Die **Übertragung** erfolgt vor allem durch Tröpfcheninfektion über die Mundschleimhaut im 3.–8. Lebensjahr.

Nach einer **Inkubationszeit** von 2–4 Wochen (im Mittel 16–20 Tagen) kommt es unter leichtem Fieberanstieg, Kopf- und Gliederschmerzen zur druckempfindlichen Anschwellung einer Ohrspeicheldrüse. Die Schwellung liegt dabei vor und unter dem Ohr, wodurch das Ohrläppchen in typischer Weise absteht. In 70–80 % aller Fälle folgt 1–3 Tage später die Schwellung der anderen Seite.

Nach einigen Tagen geht die Schwellung unter Fieberabfall wieder zurück.

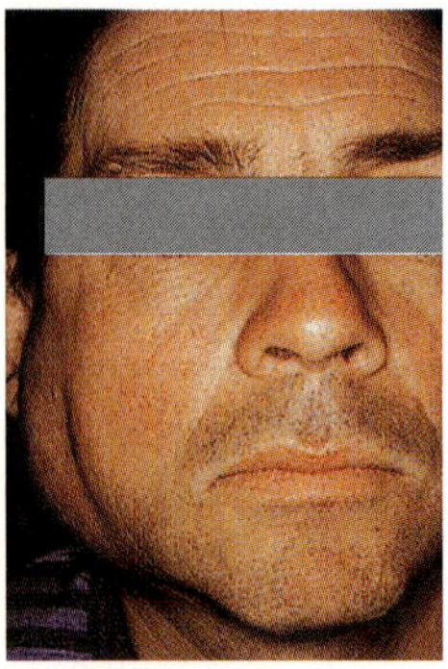

Abb. 4.29
Parotitis epidemica mit schmerzhafter Vergrößerung der rechten Ohrspeicheldrüse

Die Krankheit heilt in der Regel folgenlos ab.

Die **Behandlung** beschränkt sich im Allgemeinen auf milde Wärmeanwendungen, Mundspülungen und evtl. Gabe von Schmerzmitteln.

Nicht selten kommt es zur Erkrankung weiterer Speicheldrüsen. Als **Komplikation** kann es zu einer Bauchspeicheldrüsenentzündung, einer Tränendrüsenbeteiligung, einer Hirnhautentzündung mit der Gefahr einer Schädigung des Hörnerven, nach der Pubertät bei Jungen auch zur Hodenentzündung mit der Gefahr der nachfolgenden Sterilität kommen.

Zur **Vorbeugung** wird die Impfung gegen Mumps empfohlen (s. Kap. 2.1.5).

Infektiöse Mononukleose (Pfeiffer-Drüsenfieber)

Erreger: Epstein-Barr-Virus (EBV)

Die nach dem Wiesbadener Kinderarzt Emil Pfeiffer (1846–1921) benannte infektiöse Mononukleose ist eine akute Virusinfektion des lymphatischen Systems mit typischen Blutbildveränderungen.

Die **Übertragung** erfolgt über die Schleimhäute vor allem bei älteren Kindern und jugendlichen Erwachsenen.

Nach einer **Inkubationszeit** von 1–3 Wochen kommt es zu Fieber bis 39 °C, Kopf- und Gliederschmerzen sowie Lymphknotenschwellungen.

Die Tonsillen sind entzündet mit häufig schmutzig-grauen Belägen. Zusätzlich kann eine Milz-, oft auch eine Lebervergrößerung getastet werden. Nach einer Dauer von einigen Tagen bis zu mehreren Wochen heilt die Erkrankung im Allgemeinen folgenlos ab.

Die **Behandlung** erfolgt in der Regel nur symptomatisch mit allgemeiner Schonung und eventuell fiebersenkenden Mitteln. Bei zusätzlicher Ansteckung mit Bakterien können auch Antibiotika verordnet werden. Gegen die Viren gibt es jedoch keine Medikamente.

Grippe (Influenza)
Erreger: Influenza-Viren

Die Grippe (Influenza) ist eine akute, fieberhafte Infektionskrankheit der Atmungsorgane, die sich rasch in Epidemien ausbreiten kann.

Die **Übertragung** erfolgt durch Tröpfcheninfektion.

Die Influenza ist nicht zu verwechseln mit einem einfachen **grippalen Infekt**, der meist mit einer Schleimhautentzündung der Atemwege einhergeht, ebenfalls durch Viren verursacht wird und meist nur geringe Symptome wie Schnupfen, Husten und leicht erhöhte Körpertemperatur aufweist (siehe Kap. 4.9.1).

Die echte Grippe beginnt plötzlich nach einer **Inkubationszeit** von Stunden bis zu vier Tagen mit hohem Fieber, Kopf- und Gliederschmerzen sowie Rachenbeschwerden **(Pharyngitis)**, die bald von Heiserkeit und Husten (**Laryngitis** und **Tracheitis**) begleitet sind. Es kann zusätzlich zu Erbrechen und Durchfällen (Darmgrippe) kommen.

Durch hinzukommende bakterielle Infektionen kann das Krankheitsbild verschlimmert werden. Bei schweren Krankheitsverläufen kann es dabei zum Kreislaufkollaps kommen. Bei unkompliziertem Verlauf bildet sich die Grippe nach einigen Tagen wieder zurück mit anschließender langsamer Erholung des Patienten.

Die **Behandlung** ist überwiegend symptomatisch mit Schonung sowie eventuell fiebersenkenden und entzündungshemmenden Medikamenten. Zusätzliche bakterielle Infektionen können durch Antibiotika behandelt werden.

Eine **Vorbeugung** ist aufgrund wechselnder Virusstämme nur zum Teil durch Schutzimpfung möglich.

Die letzten weltweiten Grippeinfektionen, nach ihren Ursprungsorten benannt, waren die asiatische Grippe 1957/58 und die Hongkong-Grippe 1968/69.

Poliomyelitis (so genannte Kinderlähmung)
Erreger: Poliomyelitis-Viren

Die Poliomyelitis ist eine Virusinfektion, die durch schwere Schädigungen des Zentralnervensystems zu Lähmungen und zum Tod führen kann. Die Krankheitsprozesse kommen dabei nicht nur bei Kindern, sondern auch bei Erwachsenen vor.

Die **Übertragung** erfolgt durch Schmier- oder Tröpfcheninfektion. Die **Inkubationszeit** beträgt 1–2 Wochen.

In den meisten Fällen kommt es nur zu leichten Krankheitserscheinungen wie Kopf- und Gliederschmerzen sowie geringem Fieber mit anschließender Genesung. Bei einem geringen Teil der Infektionen kommt es jedoch zu einer Hirnhautentzündung und Untergang von Nervenzellen, vor allem im Bereich des Rückenmarks mit Ausbildung von Lähmungen.

Die **Behandlung** kann leider nur symptomatisch sein. Im Fall einer Atemlähmung wird eine künstliche Beatmung erforderlich.

Zur **Vorbeugung** wird die Impfung gegen Poliomyelitis empfohlen (siehe Kap. 2.1.5).

Frühsommer-Meningoenzephalitis (FSME)
Erreger: FSME-Virus

Die Frühsommer-Meningoenzephalitis **(FSME)** ist eine akute Viruserkrankung mit Entzündung von Hirnhaut (Meningitis) und Gehirn (Enzephalitis).

Die **Übertragung** erfolgt wie bei der Lyme-Borreliose durch Zecken (siehe Kap. 4.4.2).

Die **Inkubationszeit** beträgt 2–10 Tage. Die Infektion verläuft oft symptomlos. Kommt es jedoch zur Erkrankung, so kann man 2 Phasen unterscheiden:

1. Phase: Fieber mit grippeähnlichen Symptomen

2. Phase: Nach fieberfreiem Intervall von 4–5 Tagen erneuter Fieberanstieg mit Entzündungen des Zentralnervensystems (Meningitis oder Meningoenzephalitis)

Die **Behandlung** kann nur symptomatisch erfolgen.

Zur **Vorbeugung** sollte man sich vor Zeckenbissen schützen (siehe Lyme-Borreliose).

Ergänzend ist eine Impfung möglich.

AIDS (erworbenes Immundefekt-Syndrom)

Erreger: HIV (**H**uman **I**mmunodeficiency **V**irus)

AIDS (engl. **A**cquired **I**mmune **D**eficiency **S**yndrome) wurde erstmals 1981 als eigenständiges Krankheitsbild beschrieben. Die körpereigene Abwehr ist dabei so geschwächt, dass vom Körper normalerweise leicht zu beherrschende Krankheitskeime zu schweren Erkrankungen und schließlich zum Tod führen können. Daneben werden verschiedene bösartige Tumoren beobachtet.

Übertragungswege des HIV

- **Geschlechtsverkehr**, entsprechend sind Frauen und Männer mit häufig wechselnden Geschlechtspartnern besonders gefährdet (vor allem homo- und bisexuelle Männer)
- **gemeinsame Benutzung von infektiösen Spritzen oder Nadeln bei Drogensüchtigen**
- **Übertragung von HIV-haltigem Blut bzw. Blutbestandteilen** in der Medizin (seit Einführung von HIV-Antikörpertests Ende 1985 sehr selten)
- **Verletzungen im medizinischen Bereich** mit infektiösem Material (sehr selten)
- **Übertragung von HIV-infizierten Müttern auf das Kind** (vor der Geburt über die Plazenta auf den Feten, während der Geburt durch erregerhaltiges Sekret oder Blut und nach der Geburt durch Stillen)

Die Erkrankung wird durch ein Virus ausgelöst, das als **HIV** (**H**uman **I**mmunodeficiency **V**irus) bezeichnet wird. Dabei werden zwei Virusarten unterschieden, HIV-1 und HIV-2. Die Viren befallen verschiedene Blutzellen, wobei sie vor allem die T-Helfer-Zellen schädigen, die eine zentrale Bedeutung für das Immunsystem haben (siehe Kap. 3.7.2).

Die **Übertragung** erfolgt durch Eindringen von erregerhaltigen Körperflüssigkeiten (vor allem Blut, Samenflüssigkeit oder Scheidensekret) in Haut- oder Schleimhautverletzungen oder durch Injektion bzw. Infusion von Blut oder Blutbestandteilen.

Bei der **Inkubationszeit** sind zwei verschiedene Zeitintervalle zu beachten.

- **Antikörper gegen das Virus** sind in der Regel 4–8 Wochen nach der Infektion im Serum nachweisbar. Es ist davon auszugehen, dass diese Personen **ansteckend** (**kontagiös**, contagium lat. – Ansteckung) sind, auch wenn keine Symptome zu erkennen sind.
- Zwischen **Infektion und Auftreten von AIDS**, also einem klinisch ausgeprägten Immundefekt, vergeht im Allgemeinen ein Zeitraum von bis zu 10 Jahren. Diese Zeitspanne hängt dabei von der Abwehrlage des Organismus ab und kann deutlich kürzer aber auch länger sein.

Die Erkrankung kann klinisch in 3 Phasen (A–C) eingeteilt werden:

Phase A: Einige Wochen nach der Infektion kann es zu uncharakteristischen Beschwerden ähnlich einer infektiösen Mononukleose kommen mit Fieber, Kopf- und Gliederschmerzen, Lymphknotenschwellungen, Milzvergrößerung und entzündeten Tonsillen. HIV-Antikörper sind zu diesem Zeitpunkt in der Regel noch nicht nachweisbar.

Die Beschwerden klingen bald wieder ab, viele Patienten haben auch überhaupt keine Symptome.

Die HIV-Infektion bleibt anschließend für Monate bis zu ca. 10 Jahren **klinisch stumm (symptomlos)**. Die infizierten Personen sind klinisch gesunde Virusträger, die ansteckungsfähig sind. Lymphknoten und Milz können dabei vergrößert sein.

Phase B: Die langsam fortschreitende Zerstörung des Immunsystems durch das Virus führt zu **HIV-assoziierten Erkrankungen**. Dies sind Erkrankungen, die typische Begleiterscheinungen einer HIV-Schädigung des Immunsystems sind.

Dazu gehören zum Beispiel:
- Pilzerkrankungen von Mund und Rachen
- Pilzerkrankungen von Scheide und Schambereich länger als 4 Wochen
- Krebsvorstufen im weiblichen Genitalbereich
- Leukoplakien in der Mundhöhle
- ausgedehnter Herpes zoster.

Allgemeinsymptome können hinzukommen, wie zum Beispiel:
- Fieber über 38,5 °C länger als 4 Wochen
- Durchfall länger als 4 Wochen
- ungewollter Gewichtsverlust von 5–10 %.

Phase C: Das Vollbild von AIDS ist durch **AIDS-definierende Erkrankungen** gekennzeichnet. Dies sind vor allem atypisch schwer verlaufende Infektionen und bösartige, sonst seltene Tumoren der Haut und des Lymphsystems.

Typische Beispiele hierfür sind:
- Pneumonie (Lungenentzündung) mit dem Erreger Pneumocystis carinii
- Pilzerkrankungen von Speiseröhre, Luftröhre und Lunge
- Kaposi-Sarkom
- maligne Lymphknotentumoren.

Die **Behandlung** sollte möglichst frühzeitig beginnen. Hierzu gehören:
- gesunde Lebensweise und Vermeidung von Faktoren, die zu einer Schwächung der Abwehrlage führen
- Verminderung der Viren durch antivirale Medikamente
- Vorbeugung bzw. rechtzeitige Behandlung von Begleitinfektionen
- psychosoziale Hilfe.

Eine Heilung ist zurzeit jedoch nicht möglich!

Zur **Vorbeugung** gehört der konsequente Schutz vor dem Eindringen des Virus in die Blutbahn.

Eine Infektion kann praktisch nur durch Geschlechtsverkehr oder Kontakte mit infektiösem Blut erfolgen. Entsprechende Schutzmaßnahmen sind daher:
- Benutzung von Kondomen
- Meiden von häufig wechselndem Geschlechtsverkehr
- Vorsicht und Körperschutz beim Umgang mit Blut: Benutzung von Schutzhandschuhen, bei Gefährdung durch infektiöse Aerosole Mundschutz und Schutzbrille!
- Sichere Entsorgung von spitzen, scharfen und zerbrechlichen Gegenständen (siehe Kap. 2.2.1 und 2.2.6).

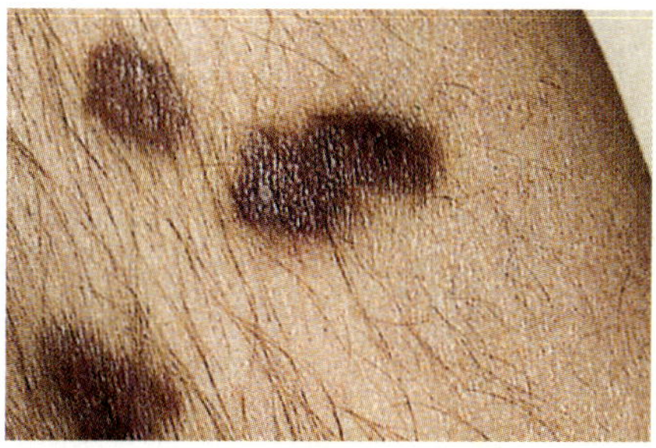

Abb. 4.31
Mehrere Kaposi-Sarkome bei AIDS

Viruskrankheiten mit flächenhaftem Hautausschlag	
Masern	– Morbilli
Röteln	– Rubeola

Viruskrankheiten mit bläschenförmigem Hautausschlag	
Windpocken	– Varizellen
Gürtelrose	– Zoster
Pocken	– Variola
Herpes simplex	

Viruskrankheiten ohne Hautausschlag	
Mumps	– Parotitis epidemica
infektiöse Mononukleose	– Pfeiffer-Drüsenfieber
Virusinfektionen der oberen Luftwege	– so genannte Erkältungskrankheiten
Grippe	– Influenza
Poliomyelitis	– so genannte Kinderlähmung
Virushepatitis	– infektiöse Leberentzündung
Tollwut	– Lyssa, Rabies
FSME	– Frühsommer-Meningoenzephalitis
AIDS	– erworbenes Immundefekt-Syndrom

4.4.4 Pilzkrankheiten (Mykosen)

Pilzkrankheiten werden durch zahlreiche Pilzarten hervorgerufen (siehe Kap. 2.3.4). Sie können die Haut (siehe Kap. 4.12.3), Haare, Schleimhäute und innere Organe betreffen.

Der Pilzbefall von Organen tritt vor allem durch Einatmung von Pilzsporen auf. Erster Infektionsort ist folglich die Lunge.

Zusätzlich kann es über Verletzungen der Haut oder Schleimhaut zu Pilzinfektionen unter der Haut im Bindegewebe, in seltenen Fällen sogar im Knochen kommen.

Die Diagnose einer Pilzinfektion wird aufgrund des klinischen Bildes vermutet und durch Nachweis von Pilzen in gewonnenem Untersuchungsmaterial gesichert. Zur Identifizierung des Pilzstamms dient dabei die Anfertigung einer Pilzkultur im Labor auf speziellen Nährböden.

4.4.5 Erkrankungen durch Protozoen

Die bekannteste durch Protozoen (tierische Einzeller) verursachte Infektionskrankheit ist wahrscheinlich die durch Stechmücken im tropischen und subtropischen Raum übertragene **Malaria**.

Gefährdet sind dabei nicht nur die dort ansässige Bevölkerung, sondern durch den zunehmenden Ferntourismus in wachsendem Maße auch Tropenreisende. Bei Reisen in Gebiete mit Malaria-Risiko ist daher eine medikamentöse Vorbeugung erforderlich!

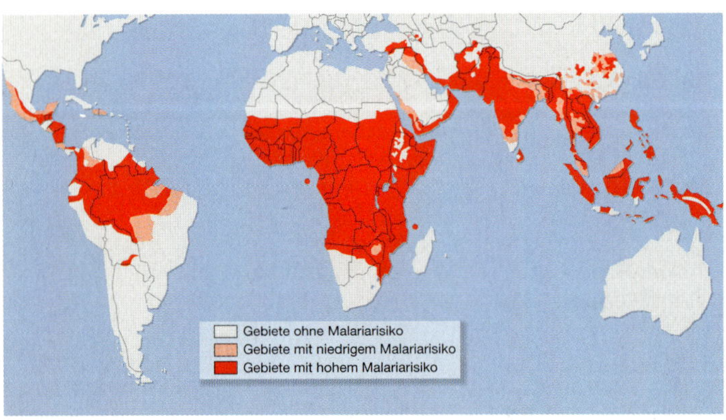

Weitere häufige Protozoenerkrankungen sind die Toxoplasmose und die Infektion mit Trichomonaden.

Die Übertragung der **Toxoplasmose** auf den Menschen erfolgt am häufigsten durch Genuss von rohem Fleisch von Schlachttieren, die vermehrungsfähige Erreger enthalten. Daneben besteht auch die Möglichkeit einer Infektion durch Kontakt mit Katzenkot (Schmierinfektion).

Nur selten kommt es zu krankheitsbedingten Symptomen wie Lymphknotenschwellungen, Angina oder leichtem Fieber. Sehr selten sind schwere Verlaufsformen.

Gefürchtet ist jedoch die erstmalige Toxoplasmainfektion in der Schwangerschaft wegen der Gefahr schwerer körperlicher und geistiger Schäden des Fetus (siehe Kap. 4.3.1).

Trichomonaden werden vor allem beim Geschlechtsverkehr übertragen. Sie können Scheiden- und Harnröhrenentzündungen verursachen, die unter anderem durch Ausfluss und Brennen an den Geschlechtsorganen gekennzeichnet sein können.

4.4.6 Wurmkrankheiten

Würmer sind vielzellige Lebewesen, die dem Tierreich angehören. Besondere medizinische Bedeutung haben die **Saugwürmer** (z. B. Leberegel), **Bandwürmer** (z. B. Fisch-, Rinder- und Schweinebandwürmer sowie Echinococcus-Arten) und **Fadenwürmer** (z. B. Spulwurm, Madenwurm, Trichinen).

Als Erreger von Infektionskrankheiten können sie beim Menschen durch Aufnahme über den Mund zunächst in den Darm gelangen. Zusätzlich ist bei verschiedenen Arten ein Befall weiterer Organe wie Leber, Lunge, Muskulatur und Zentralnervensystem möglich.

Wichtig für die Diagnose von Wurmkrankheiten ist der Nachweis von Wurmeiern vor allem im Stuhl. Darüber hinaus können oft auch Antikörper im Blut nachgewiesen werden.

4.5 Krankheiten des Halte- und Bewegungsapparats

4.5.1 Verletzungen (Traumen)

Verletzungen können Weichteile, Knochen und Gelenke betreffen. Sie werden auch als **Traumen** (Einzahl: **Trauma**) bezeichnet. Die Weichteilverletzungen wurden in Kapitel 4.3.4 beschrieben.

Gelenkverletzungen

Kontusion (Prellung, Quetschung). Es handelt sich um eine häufige Gelenkerkrankung. Durch eine stumpfe Gewalt (z. B. Schlag oder Stoß) kommt es zu einer Quetschung und nachfolgend zu Schwellung und Bluterguss.

Distorsion (Zerrung, Verstauchung). Durch übermäßige Bewegungen (z. B. Überstrecken, Umknicken) kommt es zur Überdehnung des Bandapparats. Schwellung, Bluterguss und schmerzhafte Bewegungseinschränkung sind die Folge.

Luxation (Verrenkung). Bei einer Luxation springt das Gelenkende eines Knochens aus seinem Lager. Der Gelenkkopf eines Kugelgelenks z. B. befindet sich nach einer Luxation außerhalb seiner Gelenkpfanne.
In der Regel wird eine Verrenkung erst durch eine Schädigung des straffen Bandapparats oder durch eine Fehlbildung der Gelenkflächen möglich.
Aufgrund seiner großen Beweglichkeit kann das Schultergelenk leichter als andere Gelenke bei Verletzungen ausgerenkt werden. Luxationen am weit stabileren Hüftgelenk findet man dagegen vor allem bei einer angeborenen Fehlbildung mit Abflachung der Hüftpfanne.
Tritt eine Verrenkung immer wieder auf, so spricht man von einer **habituellen Luxation** (habituell – gewohnheitsmäßig).
Die Therapie einer Luxation besteht in der **Reposition** (reponere lat. – zurücklagern, zurückstellen), d. h., der Rückverlagerung des luxierten Knochens, mit anschließender Ruhigstellung des Ge-

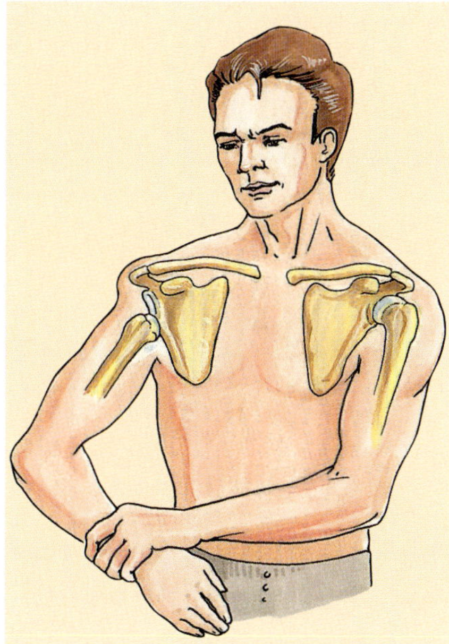

Abb. 4.32 *Luxation des Schultergelenks: Der rechte Oberarmkopf ist nach vorne luxiert, die Gelenkpfanne ist leer.*

lenks. Eine Operation kann notwendig werden um z. B. Bänderrisse zu nähen.

Knochenbrüche (Frakturen)

> Eine **Fraktur** (frangere, fractum lat. – zerbrechen, bersten) ist eine vollständige Durchtrennung eines Knochens in zwei oder mehrere **Bruchstücke (Fragmente)**.

Leicht erkennbare Symptome wie Schmerz, Schwellung und eine Funktionsstörung können bereits auf eine Fraktur hinweisen.
Sichere Anzeichen einer Fraktur sind aber erst eine **Fehlstellung** (z. B. Verkürzung, Verdrehung, Verschiebung), eine **abnorme Beweglichkeit** und das typische Reibegeräusch (**Krepitation**, crepitare lat. – knarren), wenn die Frakturenden gegeneinander bewegt werden. Zusätzlich werden Röntgenaufnahmen zur Feststellung einer Fraktur durchgeführt.
Ist der Knochenbruch von einer schützenden Weichteilschicht bedeckt, so spricht man von einer **geschlossenen Fraktur**. Besteht durch eine Weichteilverletzung jedoch eine Verbindung zwi-

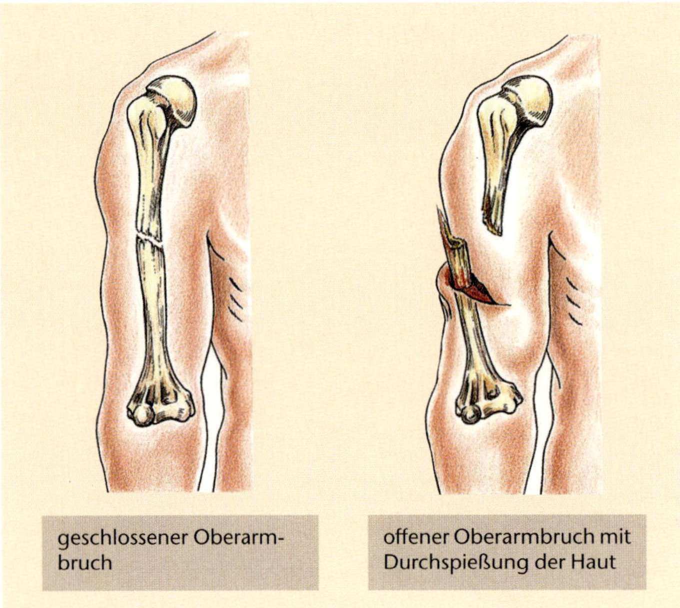

Abb. 4.33 *Oberarmbruch schematisch*

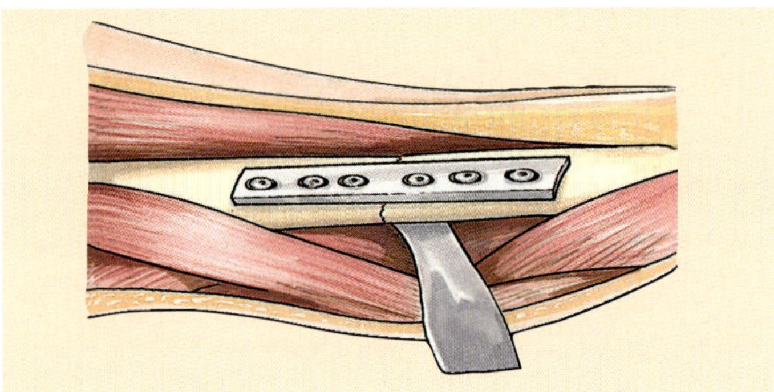

Abb. 4.34 *Prinzip einer Osteosynthese: Die Fraktur ist übungsstabil durch eine Osteosyntheseplatte versorgt.*

schen dem Knochenbruch und der Umwelt, so liegt eine **offene Fraktur** vor. Das Infektionsrisiko ist dabei deutlich erhöht.

Frakturbehandlung. Besteht eine Fehlstellung der Bruchenden, so wird die ursprüngliche Lage der Knochenenden zunächst durch eine **Reposition** wiederhergestellt.

Anschließend erfolgt die **Ruhigstellung** der Fraktur, damit sich wieder neuer Knochen im Frakturspalt bilden kann. Die Ruhigstellung bewirkt dabei in der Regel eine schnelle Abschwellung im Frakturbereich und eine Schmerzlinderung für den Patienten.

Man unterscheidet grundsätzlich zwischen der konservativen und operativen Frakturbehandlung.

Bei der **konservativen Frakturbehandlung** erfolgt die Ruhigstellung durch verschiedenartige Verbände, wie z. B. einen Gipsverband. Dazu werden Gazebinden, die mit Gipspulver bestreut sind, nass gemacht und im Frakturbereich angewickelt.

Kann man einen Knochenbruch nicht ausreichend durch einen Verband ruhig stellen, so erfolgt eine **operative Frakturbehandlung**. Dies kann z. B. durch einen in das Knochenmark geschlagenen Nagel (Marknagelung), eine Metallplatte, verschiedenartige Drahtschlingen oder eine äußere dreidimensionale Haltevorrichtung (Fixateur externe) geschehen. Die operative Vereinigung der Frakturenden bezeichnet man als **Osteosynthese** (synthesis gr. – Zusammensetzung).

Dislokation	– Fehlstellung
dislozierte Fraktur	– verschobene Fraktur
Reposition	– Wiederherstellung der ursprünglichen Lage der Knochenenden
Ruhigstellung	– ermöglicht erst die Heilung der Fraktur durch Bildung von neuem Knochen im Frakturspalt

4.5.2 Weitere Erkrankungen des Halte- und Bewegungsapparats

Gelenkerkrankungen

Arthritis	– Gelenkentzündung
Arthrose	– (Arthrosis deformans) nicht entzündliche Gelenkschädigung, besonders häufig durch chronische Überbeanspruchung
Polyarthritis	– Entzündung zahlreicher Gelenke
Ankylose	– Gelenkversteifung

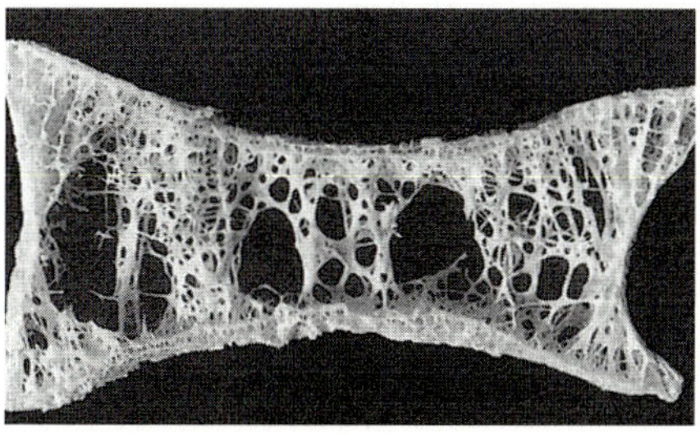

Abb. 4.35 Osteoporose:
Präparat eines Wirbelkörpers mit deutlich erweiterten Spongiosaräumen und Höhenverlust durch zentrale Eindellung

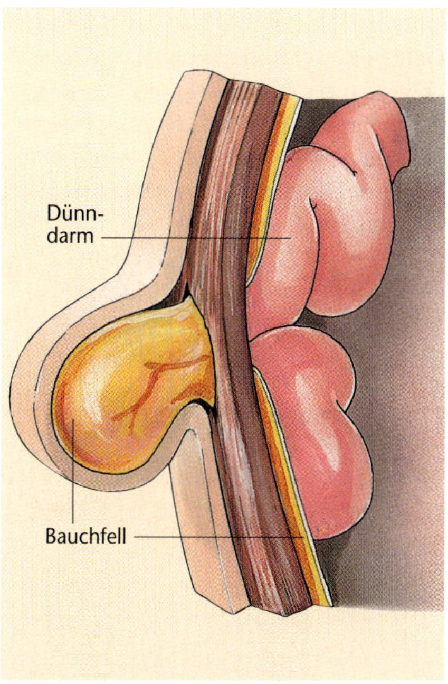

Abb. 4.36 Komplette Hernie:
In der sackartigen Ausstülpung des Bauchfells befindet sich eine Dünndarmschlinge.

Knochenerkrankungen

Ostitis	– Knochenentzündung
Osteomyelitis	– Knochenmarkentzündung
Rachitis	– Knochenerweichung durch gestörte Mineralisierung des Knochens im Kindesalter. Dies kann durch Mangel an Vitamin D hervorgerufen werden oder durch eine von Vitamin D unabhängige Erkrankung (z. B. Störung der Kalziumaufnahme im Darm). Verformungen des Skeletts können die Folge von Rachitis sein (z. B. Wirbelsäulenverformung, O-Beine).
Osteomalazie	– Knochenerweichung im Erwachsenenalter
Osteoporose	– (poros gr. – Loch) Schwund des Knochengewebes mit Zunahme der Markräume. Eine erhöhte Knochenbrüchigkeit ist die Folge.
Osteom	– gutartiger Knochentumor
Osteosarkom	– bösartiger Knochentumor

Wirbelsäulenschäden

Skoliose	– seitliche Verbiegung der Wirbelsäule
Kyphose	– Krümmung der Wirbelsäule nach hinten (Buckel). Beim Gesunden besteht normalerweise eine leichte Kyphose im Brustbereich. Erst bei verstärkter Ausprägung ist sie krankhaft.
Lordose	– Krümmung der Wirbelsäule nach vorne. Beim Gesunden besteht normalerweise eine leichte Lordose im Lendenbereich. Bei verstärkter Ausprägung ist sie krankhaft (Hohlkreuz).
Bandscheibenvorfall	– Hervortreten von Bandscheibengewebe (oft nur des Kerns) über die Wirbelkörperränder hinaus. Das Rückenmark oder einzelne Nervenwurzeln können dadurch gequetscht werden. Es kann dabei zu heftigen Schmerzen und Nervenausfällen kommen (siehe auch Kap. 3.5.4, Abb. 3.41).
Lumbago	– (lumbus lat. – Lende) Lendenschmerz, so genannter Hexenschuss. Es handelt sich hierbei um heftige, meist plötzlich auftretende Schmerzen im Lendenbereich, die oft auf Bandscheibenschädigungen beruhen.

Erkrankungen der Muskeln und Sehnen

Myositis	– Muskelentzündung
Myogelose	– umschriebene Muskelverhärtung mit Druckschmerz
Myalgie	– Bezeichnung für das Symptom Muskelschmerz
Muskelatrophie	– Muskelschwund
Myom	– gutartiger Muskeltumor
Myosarkom	– bösartiger Muskeltumor
Hernie	– Bruch, Hervortreten von Eingeweide aus der Bauchhöhle durch eine Lücke der Bauchwand (siehe Abb. 4.36 und S. 93, Bauchwand)
Tendovaginitis	– Sehnenscheidenentzündung. Die Gleitfähigkeit der Sehnen wird dadurch gehemmt. Ursache sind häufig Überanstrengungen.
Bursitis	– Schleimbeutelentzündung. Sie tritt häufig im Bereich des Ellenbogengelenks und des Kniegelenks auf.

4.5.3 Rheumatismus

Rheuma ist eine Sammelbezeichnung für schmerzhafte Erkrankungen des Halte- und Bewegungsapparats.
Man unterscheidet einen entzündlichen und einen degenerativen Rheumatismus – jeweils mit Veränderungen im Bereich der Gelenke – sowie einen Weichteilrheumatismus außerhalb der Gelenke.

Entzündlicher Rheumatismus

Rheumatisches Fieber. Das rheumatische Fieber ist eine vor allem bei Kindern und Jugendlichen vorkommende Folgeerkrankung nach einer **Infektion mit Streptokokken**, wie z. B. einer Mandelentzündung (Angina) oder Scharlach. Zwischen der Infektionskrankheit und dem rheumatischen Fieber liegt ein beschwerdefreier Zeitraum von 1–3 Wochen.
Es kommt dann zu **hohem Fieber** und Entzündungen vor allem an den großen Gelenken **(akute Polyarthritis)**. Bei der von Gelenk zu Gelenk springenden Erkrankung treten die typischen Symptome von Entzündungen wie Rötung, Überwärmung, Schwellung, Schmerz und eingeschränkte Funktionsfähigkeit auf.
Viel gefährlicher als die Gelenkentzündungen ist jedoch eine häufig auftretende, schwerwiegende Entzündung der Herzinnenwand **(Endokarditis)**, die zu erheblichen Folgeschäden insbesondere im Bereich der Herzklappen führen kann.
Die Ursache dieser Entzündungen am Herzen und an den Gelenken nach teilweise banalen Streptokokkeninfekten ist noch nicht vollständig geklärt. Grundlage ist dabei eine allergische Reaktion auf Streptokokkenantigene.
Die Prognose hängt entscheidend vom Verlauf der Entzündung am Herzen ab. Das Ausmaß der teilweise auftretenden Herzklappenveränderungen kann später einen Herzklappenersatz notwendig machen.

Rheumatoide Arthritis (chronische Polyarthritis). Die Ursache der schleichend oder in Schüben verlaufenden rheumatoiden Arthritis ist bislang unbekannt. Es wird angenommen, dass es durch eine Störung im Immunsystem zu einer Entzündung der Innenschicht der Gelenkkapsel **(Synovialis)** kommt. Es entsteht eine **Synovitis**, die später zu Knorpelzerstörungen führen kann. Im Rahmen der Immunreaktion können so genannte **Rheumafaktoren** (Immunglobuline) im Blut nachgewiesen werden. Frauen sind bei der vor allem um das 40. Lebensjahr auftretenden Erkrankung etwa dreimal häufiger als Männer betroffen.
Die rheumatoide Arthritis beginnt in der Regel an den kleinen Gelenken (Grund- und Mittelgelenke der Finger und Zehen) mit Bewegungsschmerz und Schwellung (siehe Abb. 4.37). Später greift sie auch auf große Gelenke über. Typisch sind Morgensteifheit und Durchblutungsstörungen einzelner Finger sowie Sensibilitätsstörungen. Im fortgeschrittenen Stadium kann es zu ausgeprägten Bewegungseinschränkungen, Verkrümmungen und sogar zu Gelenkversteifungen kommen.
Die Therapie bei dieser über viele Jahre verlaufenden Erkrankung ist schwierig. Medikamente müssen oft über einen langen Zeitraum gegeben werden. Akut entzündete Gelenke werden zusätzlich lokal gekühlt, während bei chronischen Entzündungsprozessen Wärmeanwendungen sinnvoll sind. Etwa 10 % aller Patienten mit rheumatoider Arthritis

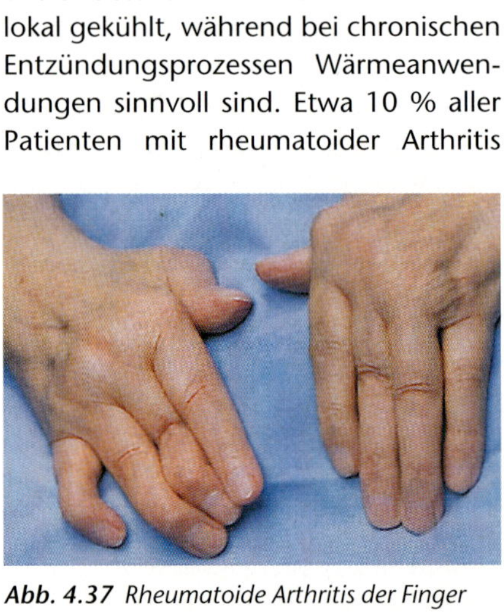

***Abb. 4.37** Rheumatoide Arthritis der Finger*

weisen leider schwere Gelenkveränderungen auf.

Degenerativer Gelenkrheumatismus

Unter einer **Degeneration** versteht man die Rückbildung und den Verfall von früher normalen Organen, Geweben oder Zellen mit anschließend minderwertigem Ersatz.

Beim degenerativen Rheumatismus treten insbesondere an den Gelenken und an der Wirbelsäule Veränderungen auf, ohne dass Entzündungserscheinungen zu beobachten sind.

Typisch ist die **Arthrose (Arthrosis deformans)**, eine nicht entzündliche Gelenkerkrankung des höheren Lebensalters infolge von Abnutzungserscheinungen. Chronische Überbeanspruchungen der Gelenke (z.B. durch Leistungssport, hohes Gewicht oder Fehlstellung der Gelenke) können dabei die Ursache sein genauso wie Stoffwechselstörungen oder Vorschädigungen der Gelenke durch Unfälle oder Entzündungen.

Typische Beschwerden sind Bewegungsstörungen der Gelenke und Schmerzen. Oft sind die Patienten jedoch auch beschwerdefrei.

Im Röntgenbild sind unter anderem eine Verschmälerung des Gelenkspalts durch Knorpelschwund, Randzackenbildungen und vermehrte Verkalkungen der Knochenenden erkennbar.

Häufig treten diese Veränderungen im Bereich der Hüftgelenke **(Koxarthrose)**, der Kniegelenke **(Gonarthrose)** oder der Wirbelsäule **(Spondylose)** auf.

Weichteilrheumatismus

Beim Weichteilrheumatismus sind keine Gelenke, sondern Muskeln, Sehnen, Sehnenscheiden, Schleimbeutel, Bänder, Faszien und Bindegewebe betroffen. Typische rheumatische Erkrankungen des Bandapparats sind die Sehnenscheidenentzündung **(Tendovaginitis)** und der so genannte Tennisellenbogen **(Epicondylitis humeri)** an der Ansatzstelle einer Muskelgruppe am Oberarmknochen.

Zum Kreis der rheumatischen Krankheiten werden auch die **Kollagenosen** im engeren Sinne gezählt. Bei diesen Krankheiten kommt es durch eine Störung des Immunsystems zu Veränderungen des Bindegewebes.

Man unterscheidet unter anderem den systemischen **Lupus erythematodes** (Erkrankung der Haut und des Gefäßbindegewebes zahlreicher Organe), die **Sklerodermie** (Erkrankung mit Verhärtung des Bindegewebes), die **Dermatomyositis** bzw. **Polymyositis** (entzündliche Erkrankung der Haut und quer gestreiften Muskulatur) und die **Panarteriitis nodosa** (Erkrankung der kleinen und mittleren Arterien und Arteriolen mit knötchenartigen Verdickungen der Gefäßwände).

4.6 Krankheiten des Blutes und der Blut bildenden Organe

Anämie	– Verminderung der Erythrozyten, Blutarmut (haima gr. – Blut)
Polyglobulie	– Vermehrung der Erythrozyten (poly gr. – viel, zahlreich; globulus lat. – Kügelchen)
Leukopenie	– Verminderung der Leukozyten (leukos gr. – weiß; penia gr. – Armut)
Leukozytose	– Vermehrung der Leukozyten
Leukämie	– bösartige Erkrankung der Leukozyten
Thrombopenie	– Verminderung der Thrombozyten
Thrombozytose	– Vermehrung der Thrombozyten

4.6.1 Erkrankungen der roten Blutkörperchen

Anämien

Anämien sind Erkrankungen mit einer Verminderung der roten Blutkörperchen (Erythrozyten) und des Blutfarbstoffs Hämoglobin (Hb).

Nach dem **Hämoglobin-Gehalt (Hb-Gehalt)** der Erythrozyten unterscheidet man:

hypochrome Anämie	– Anämie mit vermindertem Hb-Gehalt der einzelnen Erythrozyten
normochrome Anämie	– Anämie mit normalem Hb-Gehalt der einzelnen Erythrozyten
hyperchrome Anämie	– Anämie mit vermehrtem Hb-Gehalt der einzelnen Erythrozyten

Nach der **Ursache** unterscheidet man:

Anämien durch Blutverlust:

- akut, z. B. bei Verletzungen größerer Blutgefäße, bei Magengeschwüren oder bei Aufplatzen von Krampfadern in der Speiseröhre (so genannte Ösophagusvarizenblutungen)
- chronisch, z. B. bei Sickerblutungen aus dem Magen-Darm-Trakt (z. B. Hämorrhoidenblutungen) oder bei verlängerten Regelblutungen

Anämien durch verminderte Bildung roter Blutkörperchen:

- bei Schädigung des Knochenmarks (der Bildungsstätte der Erythrozyten), z. B. durch Medikamente, Chemikalien oder Strahlen
- Mangelanämien, z. B. **Eisenmangelanämie** (häufigste Anämie): Eisen wird u. a. zum Aufbau des Hämoglobins in den roten Blutkörperchen benötigt. Bei Eisenmangel ist deshalb die Bildung neuer Erythrozyten vermindert. Die Erythrozyten enthalten weniger Hämoglobin als normal. Folglich handelt es sich um eine **hypochrome Anämie**. Ursache des Eisenmangels sind häufig chronische Blutungen, aber auch ungenügende Eisenzufuhr mit der Nahrung, Resorptionsstörungen im Darm oder gesteigerter Bedarf an Eisen (z. B. in der Schwangerschaft).
  Vitamin-B_{12}-Mangelanämie (perniziöse Anämie): Bei der perniziösen Anämie ist die Aufnahme (Resorption) von Vitamin B_{12} im Darm gestört. Seltener liegt die Ursache in einer ungenügenden Zufuhr mit der Nahrung.
  Da Vitamin B_{12} zur Bildung der Erythrozyten benötigt wird, nimmt die Erythrozytenzahl ab. Der Hämoglobinanteil in den einzelnen Erythrozyten erhöht sich dabei jedoch. Folglich handelt es sich hierbei um eine **hyperchrome Anämie**.
- Anämien bei gestörter **Eisenverwertung**: Der Einbau des Eisens in das Hämoglobinmolekül ist gestört.

Anämien durch vermehrten Abbau roter Blutkörperchen (Hämolyse = Abbau roter Blutkörperchen):

- aufgrund einer Minderwertigkeit der roten Blutkörperchen
- aufgrund verschiedener Faktoren, wie z. B. Medikamente, chemische Substanzen (z. B. Benzol, Blei), Antikörper, mechanische Einflüsse, Kälte oder Wärmereize.

Anämien als begleitendes Symptom verschiedener Erkrankungen

- z. B. bei Tumoren oder Nierenerkrankungen

Polyglobulie

Der Vielzahl von Anämieformen stehen nur wenige Formen einer Vermehrung der Erythrozyten (Polyglobulie) gegenüber.
Eine Vermehrung kann als Anpassung an einen geringeren Sauerstoffgehalt in Höhenlagen erfolgen, aber auch bei Herz- und Lungenerkrankungen sowie bei ungehemmter Neubildung im Knochenmark.

4.6.2 Erkrankungen der weißen Blutkörperchen und der Blut bildenden Organe

Leukopenie
Verminderung der Leukozytenzahl unter 5000/mm³,
z. B. durch eine Bildungsstörung im Knochenmark oder einen vorzeitigen Leukozytenuntergang

Leukozytose
Vermehrung der Leukozytenzahl über 9000/mm³,
z. B. als Antwort des Körpers bei Entzündungen

Agranulozytose
allergisch bedingte, schnell einsetzende Granulozytenverminderung mit schweren Krankheitserscheinungen,
im Blutbild starke Verminderung der Leukozyten mit weitgehendem Fehlen der Granulozyten

Leukämie
bösartige Erkrankung der weißen Blutkörperchen und ihrer Vorstufen (Blutkrebs) mit weitgehend ungeklärter Ursache.
Während die myeloische Leukämie die Granulozyten betrifft, sind bei der lymphatischen Leukämie die Lymphozyten betroffen.
Einteilung in:
- akute myeloische Leukämie
- akute lymphatische Leukämie
- chronische myeloische Leukämie
- chronische lymphatische Leukämie.

Lymphom
Sammelbegriff für gutartige und bösartige Lymphknotenvergrößerungen

4.6.3 Störungen der Blutstillung (hämorrhagische Diathesen)

Die Blutstillung erfolgt durch das Zusammenwirken

- der **Gerinnungsfaktoren** im Plasma
- der **Thrombozyten** und
- der **Gefäßwände** (siehe Kap 3.6.4, Abb. 3.62).

Infolgedessen können Veränderungen sowohl der Gerinnungsfaktoren als auch der Thrombozyten oder der Gefäßwände zu Störungen der Blutstillung führen.

Entsprechend unterscheidet man:

Koagulopathien	– Gerinnungsstörungen (Koagulation = Gerinnung), die durch Mangel oder fehlerhafte Wirkung der Gerinnungsfaktoren bedingt sind, z. B. **Hämophilie = Bluterkrankheit** (vererbter Mangel eines Gerinnungsfaktors)
Thrombopathien	– jede Veränderung der Thrombozyten
Vasopathien	– Blutungskrankheiten durch Gefäßwanddefekte

Eine durch Störung der Blutstillung bedingte Blutungsneigung wird auch als **hämorrhagische Diathese** bezeichnet (Hämorrhagie = Blutung; diathesis gr. – Zustand, innere Verfassung).

Patienten mit Blutungsneigungen können teilweise schon durch geringfügige Verletzungen erheblich gefährdet sein. Dabei können ausgeprägte **Blutergüsse (Hämatome)** beobachtet werden.

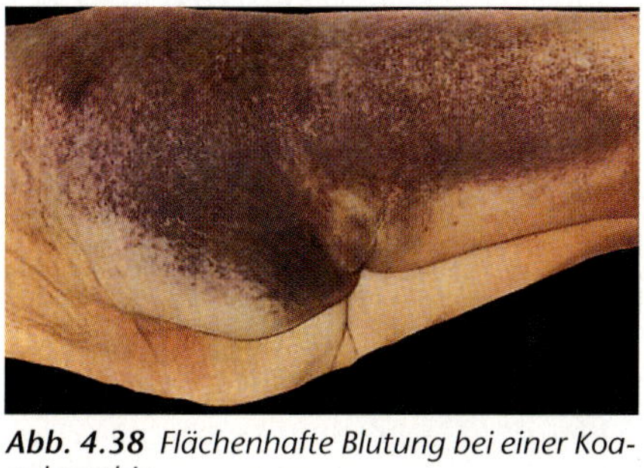

Abb. 4.38 Flächenhafte Blutung bei einer Koagulopathie

4.7 Krankheiten des Immunsystems

Das System der körpereigenen Abwehr (Immunsystem) schützt den Organismus vor körperfremden Substanzen. Die bei der spezifischen Körperabwehr entstehenden Antigen-Antikörper-Reaktionen können dabei durch verschiedene Erkrankungen gestört sein.

Kann der Körper auf einen Immunreiz nicht mit einer voll ausgeprägten Immunantwort reagieren, so besteht ein **Immundefekt (Immunmangelkrankheit)**. Hat der Körper dagegen eine spezifische Überempfindlichkeit gegenüber einer körperfremden, eigentlich unschädlichen Substanz, so spricht man von einer **Allergie**.

Anaphylaktischer Schock

Ein anaphylaktischer Schock ist eine gefürchtete, heftig einsetzende Erkrankung, die entstehen kann, wenn der Körper mit einem Antigen in Kontakt kommt, gegen das eine Überempfindlichkeit besteht. Innerhalb weniger Minuten nach dem Antigenkontakt kommt es durch eine allergische Sofortreaktion zwischen den Antigenen und Antikörpern zu schweren akuten Kreislaufstörungen.

Erste Symptome können Juckreiz, Hautrötung, Schleimhautschwellung, Übelkeit, Erbrechen, Stuhlabgang und Schweißausbrüche sein. Durch einen abrupten Blutdruckabfall mit erheblich beschleunigtem Puls und durch Atemstörungen kann es zum Bewusstseinsverlust kommen. Durch Herz- und Atemstillstand kann der anaphylaktische Schock schließlich zum Tod führen.

Ursache können z. B. Injektionen von Medikamenten (z. B. Penizillin), Kontrastmittelgaben, Antigengaben bei der Allergiebehandlung und Insektenstiche sein.

Bei Auftreten eines anaphylaktischen Schocks ist sofortige ärztliche Hilfe zur Kreislaufstabilisierung und zur Sicherung der Atemfunktion entscheidend.

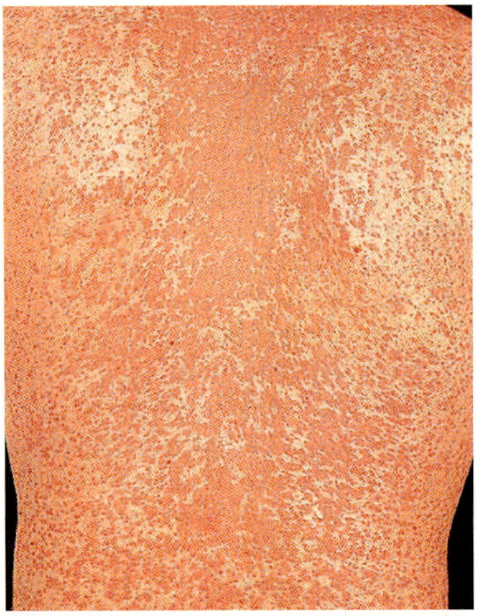

Abb. 4.39 *Allergischer Hautausschlag nach Einnahme eines Antibiotikums (so genanntes Arzneimittelexanthem)*

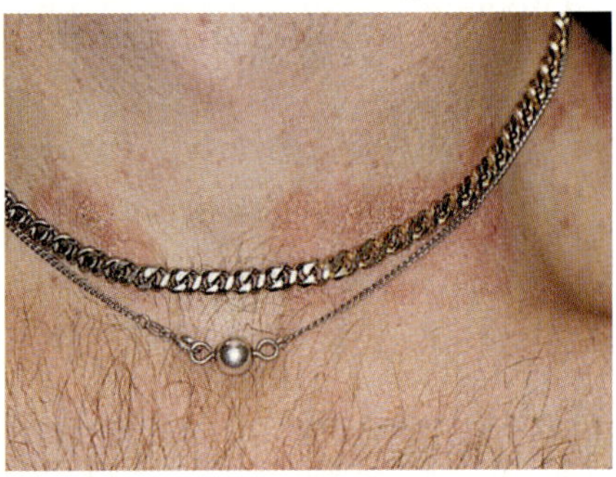

Abb. 4.40
Allergisches Kontaktekzem auf Nickel

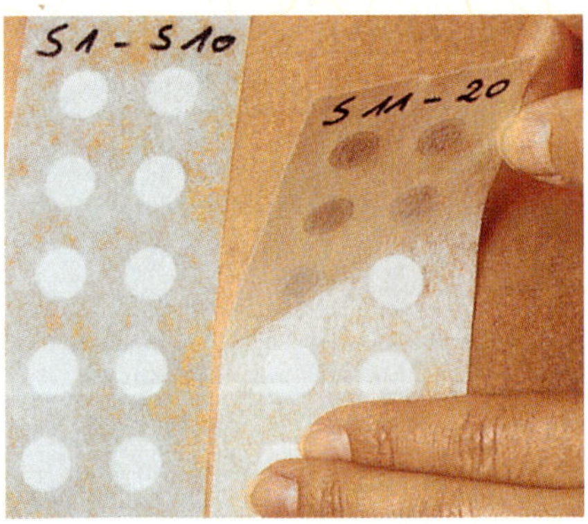

Abb. 4.41
Epikutantest zum Nachweis einer allergischen Kontaktsensibilisierung: Testsubstanzen werden mit Testpflastern auf der Haut (epikutan) fixiert. Nach 2 Tagen werden die Testpflaster zur Beurteilung der Hautreaktion entfernt. Nach einem weiteren Tag wird die Hautreaktion erneut kontrolliert.

Allergischer Schnupfen (allergische Rhinitis)

Typische Kennzeichen sind eine Schwellung der Nasenschleimhäute, wässriger Schleim und Niesanfälle, meist zusammen mit einer Bindehautentzündung (Konjunktivitis).

Als Ursache kommen infrage:
- Pollen von Gräsern, Bäumen und Blumen (Heuschnupfen)
- Hausstaub (z.B. Milben, Tierhaare, Bettfedern)
- berufsbedingte Stäube (z.B. Mehlstaub bei Bäckern; s. auch Kap. 4.9.1).

Allergisch bedingtes Asthma bronchiale

Asthma bronchiale (asthma gr. – Atemnot, Keuchen; bronchiale gr. – die Bronchien betreffend) ist eine anfallsweise Atemnot, die auf der Basis einer allergischen Reaktion entstehen kann, aber auch durch Infektionen, chemische Schadstoffe und psychische Belastungen verursacht sein kann (s. Kap. 4.9.2). Kennzeichnend ist eine starke Verengung der Atemwege mit Atemnot, zähem Schleim und verlängerter Ausatmungsphase.

Als Ursache des allergisch bedingten Asthma bronchiale kommen Pollen, Hausstaub und berufsbedingte Antigene wie bei allergischem Schnupfen infrage.

Allergisches Kontaktekzem

Ein **Ekzem** ist eine juckende, flächenhafte Entzündung vor allem der Oberhaut. Bei direktem Kontakt mit Antigenen kann es durch Antigen-Antikörper-Reaktionen zu einem **allergischen Kontaktekzem** kommen.

Es erscheinen dabei nach einer anfänglichen Rötung Bläschen. Später beginnt der Bereich des Antigenkontakts zu nässen. Abschließend entstehen Krusten, deren Abheilung ohne Narben erfolgt.

Autoimmunkrankheiten

Bildet der Organismus gegen körpereigene Substanzen Antikörper, so spricht man von Autoimmunkrankheiten. Eine derartige Störung des Immunsystems liegt z. B. bei den **Kollagenosen** vor (siehe Kap. 4.5.3).

4.8 Krankheiten von Herz und Kreislauf

4.8.1 Krankheiten des Herzens

Herzinsuffizienz

Bei einer Herzinsuffizienz (Herzleistungsschwäche) ist das Herz nicht mehr in der Lage die erforderliche Leistung zu erbringen. Kann das Herz die Leistungsschwäche nicht durch weitere Steigerung der Schlagkraft und der Schlagfolge (Pulsfrequenz) beheben, so kommt es zu einem Rückstau des Blutes vor dem Herzen.

Nach dem betroffenen Herzteil unterscheidet man eine Rechtsherzinsuffizienz, Linksherzinsuffizienz oder beidseitige Insuffizienz.

Bei der **Rechtsherzinsuffizienz** staut sich das dem Herzen über die beiden Hohlvenen zufließende Blut im Körperkreislauf. Dies wird u. a. an **gestauten Halsvenen**, einer durch den Blutstau bedingten **Lebervergrößerung** und **Beinödemen** sichtbar (s. Abb. 4.42). Als Ödem bezeichnet man eine Schwellung durch Flüssigkeitsansammlung in den Gewebespalten. Die durch die Herzinsuffizienz bedingte Flüssigkeitseinlagerung ist infolge der Druckverhältnisse bei aufrechter Körperhaltung am stärksten in den Beinen.

Bei der **Linksherzinsuffizienz** staut sich das Blut im Lungenkreislauf. Es kann u. a. zu einer **Atemstörung (Dyspnoe)** und einer **Zyanose** kommen. Als Zyanose bezeichnet man die blaurote Färbung z. B. der Lippen durch verminderten Sauerstoffgehalt des Blutes.

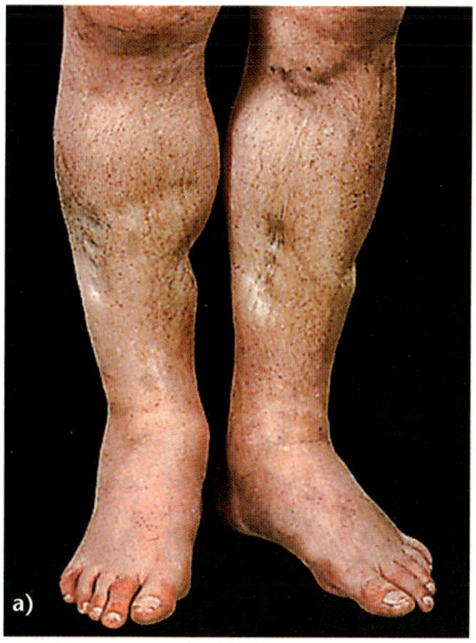

a)

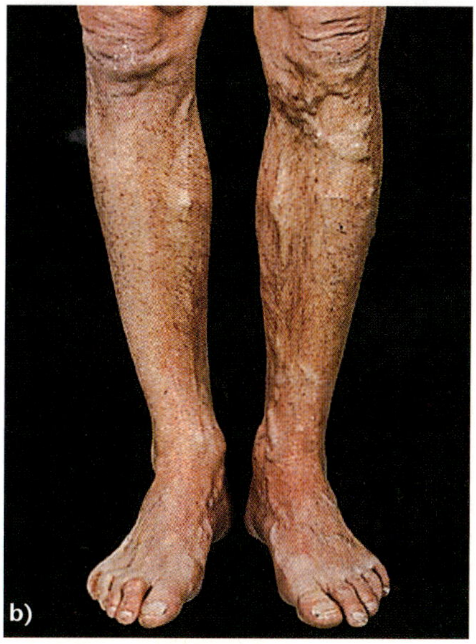

b)

Abb. 4.42
a) Ausgeprägte Unterschenkel- und Knöchelödeme bei Rechtsherzinsuffizienz. Drückt man mit einem Finger in das Gewebe, so bleiben längere Zeit Dellen bestehen.
b) Nach medikamentöser Behandlung der Herzinsuffizienz sind die Ödeme verschwunden.

Durchblutungsstörungen des Herzens

Koronarsklerose. Bei der Koronarsklerose (corona lat. – Kranz; skleros gr. – hart) handelt es sich um eine Arteriosklerose (Arterienverkalkung) der Herzkranzarterien.

Die Koronararterien versorgen den Herzmuskel mit Blut. Durch eine Verdickung der Gefäßwände kann es bei der Koronarsklerose zu Durchblutungsstörungen am Herzen kommen. Eine dadurch mögliche deutliche Verminde-

dewand aufgrund einer Entwicklungsstörung während der Schwangerschaft. Defekte in der Herzscheidewand werden dabei als **Septumdefekte** (Septum = Scheidewand) bezeichnet. Je nach Ausprägung der Herzfehler kommt es zu einer mehr oder minder starken Beeinträchtigung des normalen Blutflusses.

4.8.2 Krankheiten des Kreislaufs

Hypertonie

Hypertonie **(Bluthochdruck)** ist eine weit verbreitete Krankheit in den Industrieländern.

Häufig wird eine Hypertonie erst als Zufallsbefund diagnostiziert, da sie lange Zeit ohne Beschwerden bestehen kann. Man spricht von einer Hypertonie, wenn mehrere Blutdruckmessungen unter Ruhebedingungen systolische Werte über 140 mmHg und diastolische Werte über 90 mmHg ergeben haben.

Die Blutdruckwerte sind altersabhängig. Vor allem der systolische Wert kann im Alter durch abnehmende Elastizität der Gefäßwände zunehmen. Die oben angegebenen Grenzwerte werden beim Gesunden jedoch nicht überschritten.

Nach der Ursache unterscheidet man zwei Hypertonieformen, die essenzielle und die sekundäre Hypertonie.

Bei der **essenziellen Hypertonie**, die über 80 % aller Hypertonien ausmacht, ist keine direkte Ursache festzustellen. Vielmehr scheinen mehrere Faktoren eine Rolle zu spielen. Dazu gehören:

- vererbte Disposition
- übermäßige Kochsalzzufuhr
- weitere Ernährungsfaktoren (z. B. Fette, Alkohol)
- Übergewicht
- Stress.

Die **sekundäre Hypertonie**, die bei weniger als 20 % aller Fälle auftritt, wird durch eine Grunderkrankung wie z. B. Nieren- oder Hormonerkrankungen verursacht.

Definition der Hypertonie durch die Weltgesundheitsorganisation (WHO)

	systolisch	diastolisch
Normbereich	bis 140 mmHg	bis 90 mmHg
Grenzbereich	140–160 mmHg	90–95 mmHg
Hypertonie	über 160 mmHg	über 95 mmHg

Folgen. Bei oft jahrelanger Beschwerdefreiheit wird der Krankheitsverlauf einer Hypertonie vor allem durch entstehende Gefäßveränderungen bestimmt. Es entwickelt sich häufig eine ausgedehnte **Arteriosklerose** (s. Kap. 4.8.3), die durch Einengung des Gefäßdurchmessers zu erheblicher Minderdurchblutung einzelner Organe führen kann. Besonders gefährlich sind dabei Durchblutungsstörungen an Herz, Nieren, Gehirn und Gliedmaßen.

Durch eine **Thrombose** (Bildung eines Blutpfropfs) kann es bei einer Arteriosklerose zum Verschluss eines Gefäßes (z. B. Herzinfarkt, Hirninfarkt) kommen!

Mögliche Folgen der Hypertonie an den einzelnen Organen:

- **Herz:** Die vermehrte Arbeitsbelastung des Herzens durch den ständig erhöhten Blutdruck und die gleichzeitig verminderte Blutversorgung durch eine Arteriosklerose der Herzkranzgefäße können zu **Herzinsuffizienz** (Herzleistungsschwäche) und **Herzinfarkt** führen.
- **Nieren:** Eine Sklerose der Nierengefäße kann eine Niereninsuffizienz verursachen.
- **Gehirn:** Durchblutungsstörungen des Gehirns durch eine Sklerose der Hirngefäße **(Zerebralsklerose)** können die Gehirnfunktion beeinträchtigen. Durch einen Hirninfarkt oder eine Hirnblutung kann es zu einem **Schlaganfall (Apoplexie)** kommen. Eine Hirnblutung kann dabei durch Riss eines durch Hypertonie vorgeschädigten Gefäßes entstehen.
- **Gliedmaßen:** Die allgemeinen Gefäßverengungen können auch zu Arterienverengungen oder sogar Arterienverschlüssen im Bereich der Gliedmaßen führen. Es kann dann z. B. zu einer **Claudicatio intermittens** kommen (siehe Kap. 4.8.3).

Behandlung. Bei der Hypertoniebehandlung unterscheidet man:

- **Basismaßnahmen:**
  Gewichtsnormalisierung,
  kochsalzarme Ernährung,
  Regulierung der Lebensweise (Abbau von Stress, kein Rauchen)
- **Medikamenteneinnahmen:** Die Medikamente müssen oft lebenslang eingenommen werden! Zur Verlaufsbeobachtung sind dabei regelmäßige Blutdruckkontrollen erforderlich.
- **Operation:** z. B. bei Nierenarterienverengungen oder bei einem Phäochromozytom (siehe Kap. 4.14, Seite 257).

Hypotonie

Eine Hypotonie **(Blutdruckerniedrigung)** liegt bei systolischen Blutdruckwerten unter 110 mmHg beim Mann bzw. unter 100 mmHg bei der Frau sowie bei diastolischen Werten geschlechtsunabhängig unter 60 mmHg vor.

Von einer Krankheit kann man bei einer Hypotonie erst sprechen, wenn Kreislaufstörungen auftreten und die Organe nicht mehr genügend durchblutet werden. Ausschlaggebend ist dabei die Hypotonie bei Belastung.

Kommt es beim Aufstehen durch Absacken des Blutes in untere Körperpartien zu Schwindelzuständen mit Schwarzsehen vor den Augen, so liegt eine **orthostatische Hypotonie** bzw. eine **orthostatische Kreislaufdysregulation** vor (Orthostase = aufrechte Körperhaltung; Dysregulation = Fehlregulation).

Bei jungen Frauen und körperlich untrainierten Patienten werden häufig Hypotonien ohne erkennbare Ursache beobachtet. Hypotonien, die als Begleitsymptom anderer Einflüsse auf den Kreislauf wie z. B. Hormonstörungen oder Blutvolumenmangel vorkommen, muss man davon sorgfältig unterscheiden.

Allgemeinmaßnahmen wie Kreislauftraining durch sportliche Betätigung und Massagen sind eine wirksame Methode zur Behandlung einer orthostatischen Dysregulation. Blutdrucksteigernde Medikamente können bei Bedarf zusätzlich vom Arzt verordnet werden.

Schock

Bei einem Kreislaufschock liegt eine Minderung der Gewebedurchblutung vor, die zu einem Missverhältnis zwischen Blutzufuhr und Zellbedarf führt. Durch Sauerstoffmangel und Stoffwechselstörungen kommt es zu einem Zelluntergang, der zu Organversagen und schließlich zum Tod des Patienten führen kann.

Ursachen können u. a. sein:

- Flüssigkeitsverlust (Volumenmangel z. B. durch Blutverlust oder nach Verbrennungen)
- Herzversagen (z. B. durch Herzinfarkt)
- Krankheitserreger (septischer Schock)
- allergische Reaktionen (anaphylaktischer Schock).

Typische Kennzeichen sind blasse, kühle Haut, kalter Schweiß und schneller Puls (Tachykardie). Der anfangs noch normale oder wenig erniedrigte Blutdruck fällt mit zunehmender Schwere des Schocks weit ab. Es kann schließlich zum Kreislaufzusammenbruch und mit Ausfall wichtiger Organe zum Tod kommen.

Die Behandlung eines Schocks hat den Erhalt der lebenswichtigen Körperfunktionen zum Ziel.

Um das bei den meisten Schockformen bestehende **Missverhältnis** zwischen

- kreisendem **Blutvolumen** und
- vorhandener **Gefäßkapazität**

auszugleichen, ist der Flüssigkeitsersatz durch Infusion in der Regel eine wichtige Sofortmaßnahme, mit Ausnahme beim Herzversagen.

Abhängig vom Zustand des Patienten und der Schockursache werden vom Arzt zusätzlich noch weitere Sofortmaßnahmen durchgeführt.

4.8.3 Krankheiten der Gefäße

Arteriosklerose

Die Arteriosklerose (umgangssprachlich = Arterienverkalkung) ist die häufigste und wichtigste Arterienerkrankung. Es kommt dabei zu einer Veränderung der Gefäßwände, die zu Elastizitätsverlust, Wandverdickung, Wandverhärtung und Einengung des Gefäßdurchmessers führt.

Folgende **Risikofaktoren** begünstigen neben einer erblichen Disposition die Entstehung einer Arteriosklerose:

- Hypertonie
- Rauchen
- erhöhte Blutfettwerte (insbesondere ein erhöhter Cholesterinspiegel)
- Diabetes mellitus
- Übergewicht
- erhöhte Harnsäurewerte
- Bewegungsmangel
- Stress.

Folgen. Bei einer Arteriosklerose kann die Einengung des Gefäßdurchmessers zu Durchblutungsstörungen in verschiedenen Organen führen.

Durch Verminderung des Blutflusses und Anlagerung von Thrombozyten an die veränderte Gefäßwand kann es zusätzlich zu einer **Thrombose** kommen. Darunter versteht man die Bildung eines Blutpfropfs in einem Gefäß. Der Gefäßdurchmesser wird dadurch noch weiter verkleinert, oft sogar verschlossen.

Mögliche Folgen einer Arteriosklerose an den einzelnen Organen:

- **Herz** (Koronarsklerose): Angina pectoris, Herzinfarkt
- **Gehirn** (Zerebralsklerose): Nachlassen der Gehirnfunktion, Schlaganfall (Apoplexie)
- **Nieren:** Niereninsuffizienz, Schrumpfnieren
- **Gliedmaßen:** Claudicatio intermittens, Nekrosen.

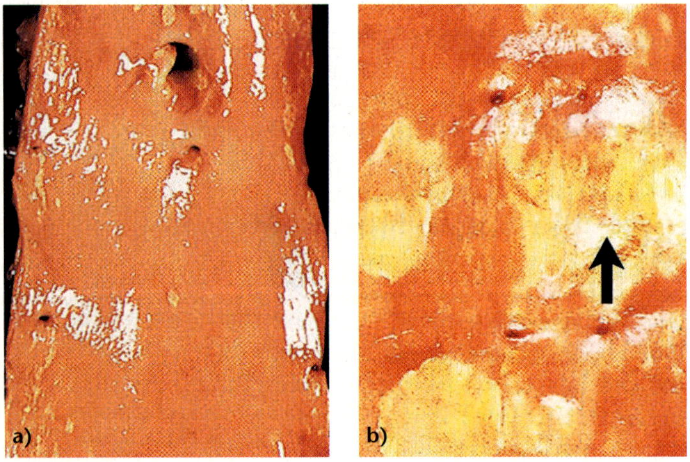

Abb. 4.45
a) Normalbefund der Aorta
b) Arteriosklerose der Aorta: Man erkennt deutlich die gelblich-weißen Verdickungen der Gefäßinnenwand (Plaquebildung) durch Fetteinlagerung und Bildung von Bindegewebe.

Arterielle Verschlusskrankheiten

Durch Einengung oder Verschluss einer Arterie kommt es zu einer Minderdurchblutung des nachfolgenden Gewebes. Bei extremer Durchblutungsstörung kann es dabei zum Absterben des Gewebes (Nekrose) und durch Zersetzung zu einer Gangrän kommen. Ursache ist meist eine Arteriosklerose.

Häufig kommen die Patienten mit belastungsabhängigen Schmerzen im Bereich der Beine zum Arzt. Während die Beindurchblutung in Ruhe noch ausreicht, kommt es bei Gehbelastung zu heftigen Schmerzen, die den Patienten zum Stehenbleiben zwingen. Nach kurzer Zeit ist der Schmerz wieder abgeklungen und der Patient kann weitergehen. Man spricht dann von einer **Claudicatio intermittens** (claudicatio lat. – das Hinken; intermittere lat. – unterbrechen).

Nach Fontaine (René Fontaine, Chirurg, geb. 1899) unterscheidet man 4 Stadien einer arteriellen Durchblutungsstörung im Gliedmaßenbereich:

I Beschwerdefreiheit trotz nachgewiesener arterieller Durchblutungsstörung (z. B. Pulsausfall)
II Belastungsschmerz (Claudicatio intermittens), jedoch ausreichende Durchblutung in Ruhe
III Ruheschmerz, Restdurchblutung liegt unter dem Ruhebedarf des Gewebes
IV Nekrose/Gangrän.

Thrombose und Embolie

Das Blut gerinnt normalerweise nur außerhalb der Blutbahn. Kommt es jedoch in den Gefäßen oder an der Herzwand zu einer Blutgerinnung, so spricht man von einer **Thrombose**.

Der entstehende Blutpfropf wird als **Thrombus** (thrombos gr. – Klumpen) bezeichnet.

Thrombosen werden durch 3 Faktoren begünstigt:

- **Gefäßwandschäden** (z.B. durch Entzündungen, Arteriosklerose)
- **verlangsamten Blutstrom** (z.B. bei bettlägerigem Patienten, Ruhigstellung einer Extremität durch Gipsverband oder bei Krampfaderleiden)
- **erhöhte Gerinnungsneigung** des Blutes (z.B. bei vermehrter Bildung von Gerinnungsfaktoren oder verstärkter Neigung zur Thrombozytenaggregation).

Diese 3 Faktoren der Thromboseentstehung werden auch als **Virchow-Trias** bezeichnet (Rudolf Virchow, Pathologe, 1821–1902).

Häufigster Sitz von Thrombosen sind die **Venen im Bein- und Beckenbereich**, seltener sind Arterien betroffen.

Bei jeder Thrombose besteht die Gefahr, dass sich das Blutgerinnsel ablöst und mit dem Blutstrom verschleppt wird. Ein aus einer Beinvene losgerissener Thrombus gelangt dann über die untere Hohlvene zum Herzen. Von dort aus wird er mit dem Blutstrom zur Lunge weitergepumpt, wo er schließlich wegen seiner Dicke vor dem Kapillarnetz stecken bleibt. Es entsteht eine **Embolie**, die zum Verschluss eines Lungenarterienasts führt. Ein Lungeninfarkt mit Gewebeuntergang im betroffenen Lungenbezirk kann die Folge sein (siehe Abb.4.47). Ausgeprägte Lungenembolien können dabei zum raschen Tod des Patienten führen.

Als **Embolie** bezeichnet man allgemein das Steckenbleiben einer mit dem Blutstrom verschleppten Substanz **(Embolus)**. Dies kann – wie in diesem Fall – ein Blutgerinnsel sein, aber auch ein Fettklumpen oder ein beliebiger, in das Gefäßsystem gelangter Fremdkörper.

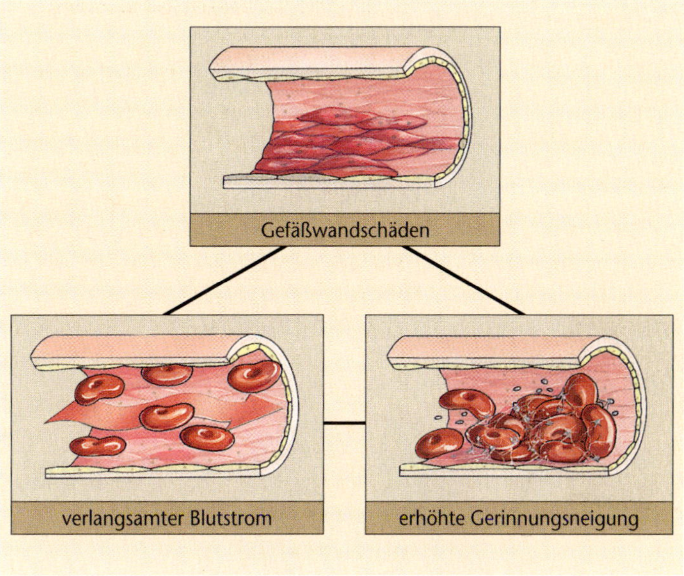

Abb. 4.46 *Die 3 Faktoren der Thromboseentstehung (Virchow-Trias)*

Gefäßerkrankungen	
Thrombose	– Bildung eines Blutpfropfs durch Gerinnung in den Gefäßen
Thrombus	– durch Blutgerinnung in den Gefäßen entstandener Blutpfropf (Blutgerinnsel)
Embolie	– Steckenbleiben einer mit dem Blutstrom verschleppten Substanz (Embolus) in einem Blutgefäß (z.B. ein Blutgerinnsel, ein Fettklumpen oder Luft)

Arterienerkrankungen	
Arteriosklerose	– chronische Erkrankung der Arterien mit Verhärtung, Elastizitätsverlust und Einengung des Gefäßdurchmessers (sog. Arterienverkalkung)
Claudicatio intermittens	– (intermittierendes Hinken) bei arterieller Verschlusskrankheit der Beine
Arteriitis	– Arterienentzündung
Aneurysma	– sackartige Ausweitung der Wand einer Arterie oder des Herzens

Venenthrombose

Venenthrombosen kommen vor allem im Bereich der unteren Gliedmaßen vor. Man unterscheidet Thrombosen der oberflächlichen und tiefen Beinvenen. Die vor allem bei ausgedehnter

Venenerkrankungen	
Varizen	– Krampfadern; erweiterte, geschlängelte Venen, vor allem im Beinbereich bei defekten Venenklappen (varix lat. – Krampfader)
Varikose	– ausgedehnte Krampfaderbildung
Hämorrhoiden	– sackartige Erweiterung der Blutgefäße im Mastdarmbereich (haimorrhoideis phlebes gr. – blutfließende Adern)
Phlebitis	– Venenentzündung
Thrombophlebitis	– Entzündung einer Vene, die mit einer Thrombose einhergeht (geröteter, schmerzhafter, derber Venenstrang)
Phlebothrombose	– Thrombose einer tiefen Vene (hohe Emboliegefahr!)
Ulcus cruris	– Unterschenkelgeschwür, meist infolge von Durchblutungsstörungen bei einer chronischen Venenerkrankung (ulcus lat. – Geschwür; crus lat. – Unterschenkel)

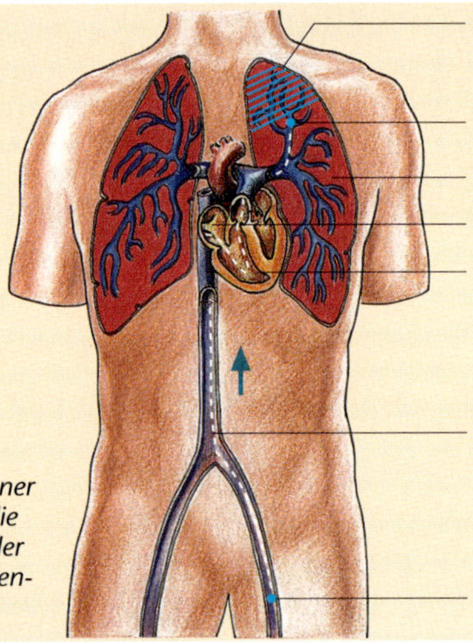

Abb. 4.47 *Entstehung einer Lungenembolie bei bestehender tiefer Beinvenenthrombose*

Krampfaderbildung auftretende **Thrombophlebitis der oberflächlichen Beinvenen** (phlebos gr. – Ader) ist durch einen schmerzhaften, derben Venenstrang mit Rötung, Schwellung und Überwärmung gekennzeichnet.

Bei der **Phlebothrombose der tiefen Beinvenen** treten häufig Schmerzen bei Druck auf die Wade auf, ferner Schwellungen der Wade und Verfärbungen der Haut. Bei der Phlebothrombose der tiefen Beinvenen besteht im Gegensatz zur Thrombophlebitis der oberflächlichen Beinvenen eine **erhebliche Gefahr für eine Lungenembolie**.

Lymphgefäßerkrankungen	
Lymphangitis	– Lymphgefäßentzündung; schmerzhafte Entzündung mit roter Streifenbildung unter der Haut
Lymphadenitis	– Lymphknotenentzündung; schmerzhafte Lymphknotenschwellung

Gefäßtumoren	
Angiom	– gutartiger Gefäßtumor
Hämangiom	– gutartiger Blutgefäßtumor
Lymphangiom	– gutartiger Lymphgefäßtumor

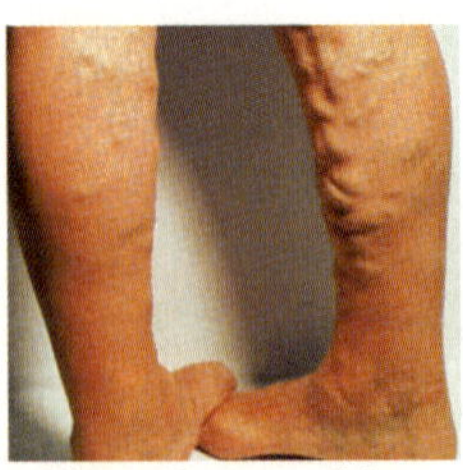

Abb. 4.48 *Ausgedehnte Krampfaderbildung*

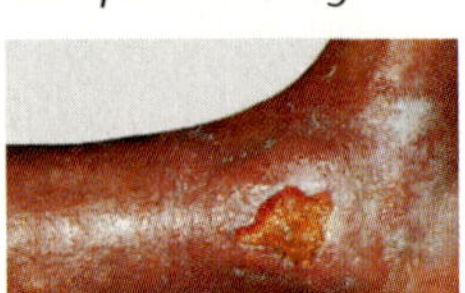

Abb. 4.49 *Ulcus cruris bei chronischer Veneninsuffizienz*

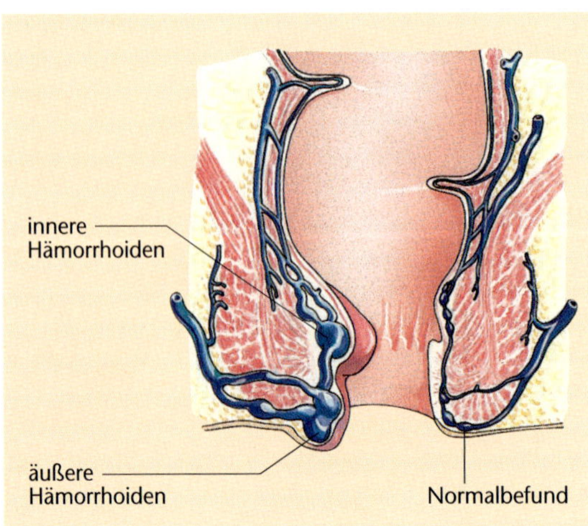

Abb. 4.50 *Hämorrhoiden*

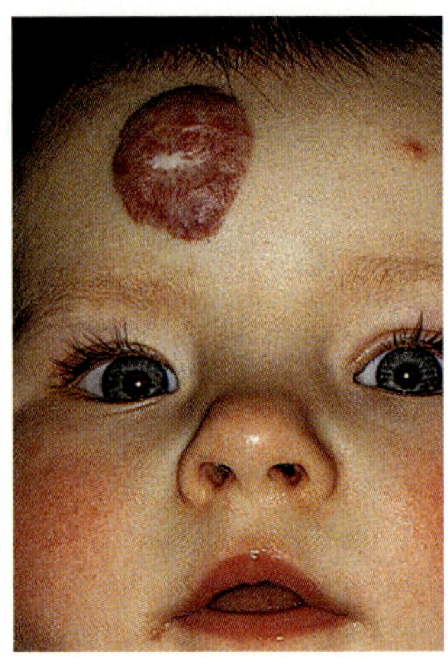

Abb. 4.51 *Hämangiom im Bereich der Stirn*

4.9 Krankheiten der Atmungsorgane

4.9.1 Krankheiten der Luftwege im Kopf- und Halsbereich

Bei den Erkrankungen der oberen Luftwege stehen in der täglichen Praxis die Entzündungen im Vordergrund. Der oft gebrauchte Begriff des **grippalen Infekts** ist dabei ein wenig zweckmäßiger Sammelname für fieberhafte Allgemeinerkrankungen mit Beteiligung der oberen Luftwege. Er hat mit echter **Grippe (Influenza)** nichts zu tun (siehe Kap. 4.4.3).

Schnupfen (Rhinitis)

Schnupfen ist eine Viruserkrankung mit Entzündung der Nasenschleimhaut.

Die gerötete und geschwollene Nasenschleimhaut sondert dabei ein zunächst wässriges, später schleimig-eitriges Sekret ab. Durch die Schwellung der Nasenschleimhaut und vor allem durch die Verdickung der Nasenmuscheln kommt es zur Behinderung der Nasenatmung, Verlegung der Tränengänge und Behinderung des Riechvermögens. Fieber besteht jedoch im Allgemeinen nicht.

Auslösend ist häufig eine örtliche Auskühlung (z. B. durch Zugluft), die zu einer erhöhten Anfälligkeit für Virusinfektionen führt **(Erkältung)**.

Eine **kausale Therapie** (causa lat. – Grund, Ursache) – eine Behandlung, die sich gegen die Krankheitsursache richtet – gibt es nicht! Die Behandlung versucht vielmehr die Krankheitssymptome zu lindern. Man spricht deshalb auch von einer **symptomatischen Therapie**.

Bei starker Schwellung der Nasenschleimhaut kann z. B. abschwellendes Nasenspray helfen. Es darf jedoch nur kurze Zeit angewendet werden, da sonst eine Störung der Gefäßregulation der Nasenschleimhaut eintreten kann.

kausale Therapie	– bekämpft die Krankheitsursache
symptomatische Therapie	– lindert die Krankheitszeichen

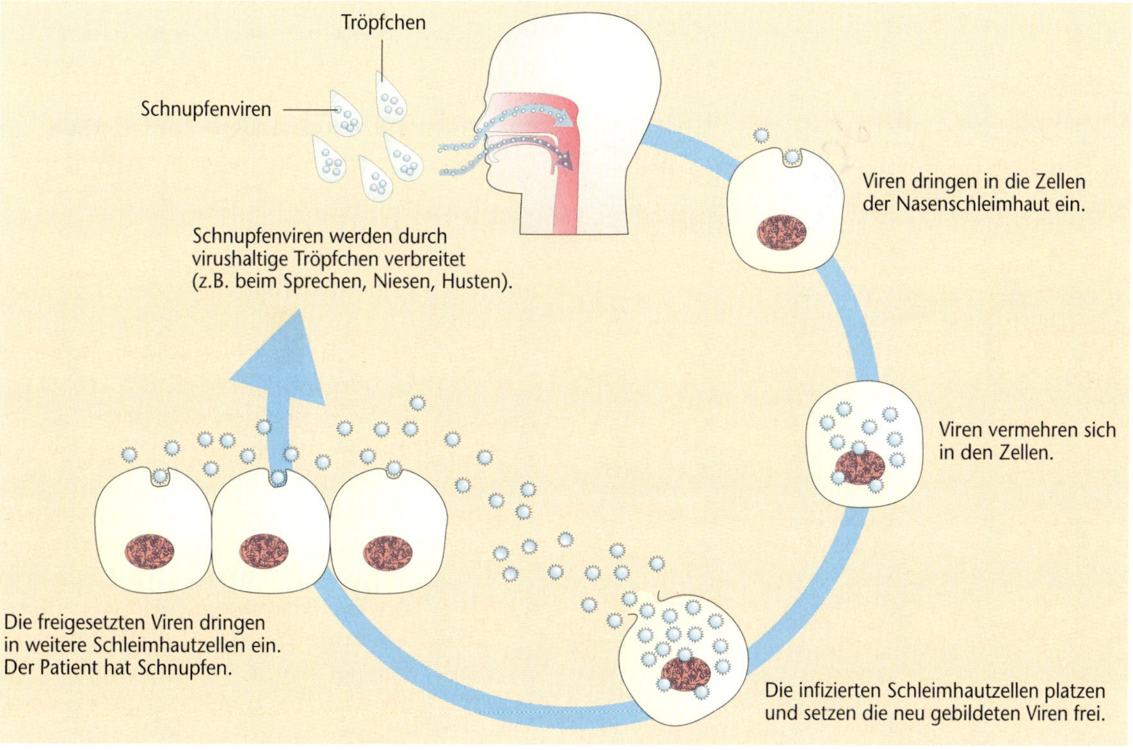

Abb. 4.52 Krankheitsverlauf bei Schnupfen (Rhinitis)

Der Schnupfen sollte nach 8–10 Tagen abgeklungen sein.

Der durch eine Überempfindlichkeit ausgelöste **allergische Schnupfen** wird in Kapitel 4.7 beschrieben. Er wird auch als **Heuschnupfen** bezeichnet, wenn Blütenpollen die Ursache sind. Die Symptome des allergischen Schnupfens gleichen zum Teil den Krankheitszeichen beim virusbedingten Schnupfen.

Nasennebenhöhlenentzündung (Sinusitis)

Eine Entzündung der Nasennebenhöhlen wird als **Sinusitis** bezeichnet. Sie entsteht häufig aus einer Rhinitis und kann im akuten Stadium heftige Schmerzen verursachen.

Bei einer chronischen Sinusitis kommt es teilweise zu erheblichen Schleimhautveränderungen in den Nasennebenhöhlen mit Ausbildung von **Polypen**. Dies sind stielartige Geschwülste, die von der Schleimhaut gebildet werden.

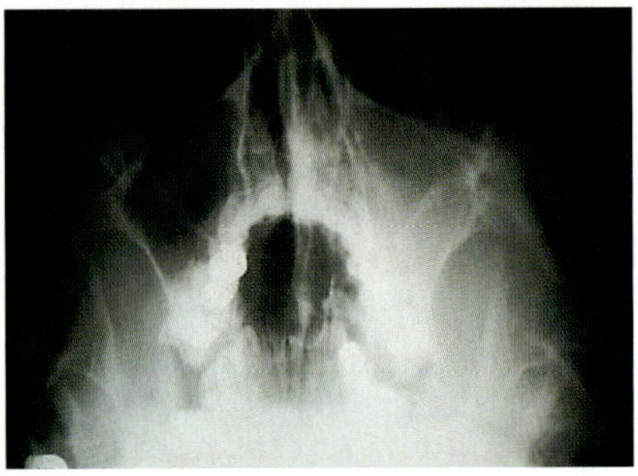

Abb. 4.53
Nasennebenhöhlenaufnahme (NNH) bei einer Sinusitis maxillaris – links

Sie können aus der häufig betroffenen Kieferhöhle sogar in die Nasenhaupthöhle hineinragen.

Krankheiten der Luftwege im Kopf- und Halsbereich	
Rhinitis	– (rhinos gr. – Nase) Schnupfen, Nasenkatarrh, Entzündung der Nasenschleimhaut
allergische Rhinitis	– durch eine Überempfindlichkeit ausgelöster Schnupfen
Katarrh	– (katarrhein gr. – herabfließen) Schleimhautentzündung mit meist reichlicher Schleimabsonderung
Sinusitis maxillaris	– Kieferhöhlenentzündung (Sinus maxillaris = Kieferhöhle)
Sinusitis frontalis	– Stirnhöhlenentzündung (Sinus frontalis = Stirnhöhle)
Tonsillitis	– Gaumenmandelentzündung
Angina	– andere Bezeichnung für eine Gaumenmandelentzündung (angere lat. – verengen)
Adenoide (Vegetationen)	– Vergrößerung der Rachenmandel, die vor allem im Kindesalter vorkommt; unpräzise auch als „Polypen" bezeichnet (adenoid – drüsenähnlich; vegetare lat. – beleben)
Pharyngitis	– Rachenentzündung
Laryngitis	– Kehlkopfentzündung
Tracheitis	– Luftröhrenentzündung
Krupp	– heiserer, bellender Husten, Fieber und zunehmende Atemnot durch entzündliche Schwellung der Kehlkopfschleimhaut und der Stimmbänder sowie starke Verschleimung der Luftröhre; echter Krupp: bei Diphtherie (s. Kap. 4.4.2) Pseudokrupp: durch unterschiedliche Ursachen (z.B. Luftverschmutzung)

Gaumenmandelentzündung (Tonsillitis, Angina)

Die akute Gaumenmandelentzündung wird vor allem bei Kindern und Jugendlichen durch bakterielle Infektionen hervorgerufen. Die geschwollenen Gaumenmandeln verursachen besonders beim Schlucken auftretende Halsschmerzen, Kopfschmerzen, Fieber, Abgeschlagenheit und Lymphknotenschwellungen im Kieferwinkelbereich.

4.9.2 Krankheiten der Lunge

Typische Symptome für Krankheiten der Lunge und des Bronchialsystems sind:

- Husten
- Auswurf (Sputum)
- Atemnot (Dyspnoe).

Der willkürlich oder unwillkürlich ausgelöste **Hustenstoß** reinigt die Atemwege. Husten mit Auswurf wird als produktiver Husten, Husten ohne Auswurf als unproduktiver Husten bezeichnet.

Auswurf (Sputum) kann durch seine Beschaffenheit (z.B. schleimig, eitrig, blutig) bereits wichtige Hinweise auf die Art der Erkrankung geben.

Atemnot (Dyspnoe) kann psychisch bedingt sein, ist im Allgemeinen aber vor allem bei Lungen- und Herzerkrankungen zu finden (siehe auch Kap. 4.8.1).

Bronchitis

Die Bronchitis ist eine Entzündung der Schleimhaut in den Bronchien.

Akute Bronchitis. Sie wird überwiegend durch Virusinfektionen bei Erkältungen hervorgerufen, kann aber auch durch chemische Reize ausgelöst werden oder im Rahmen anderer Infektionskrankheiten wie Keuchhusten oder Masern auftreten.

Symptome sind Hustenreiz, Schmerzen beim Husten, Auswurf (anfangs glasigschleimig, später schleimig-eitrig) und leichtes Fieber.

Zur Virusbronchitis kann bei der vorgeschädigten Schleimhaut noch eine bakterielle Infektion hinzukommen und die Bronchitis damit verschlimmern.

Chronische Bronchitis. Sie liegt bei monatelangem Husten mit Auswurf vor. Hauptursachen sind neben einer individuellen Disposition hauptsächlich **Rauchen** und **Schmutzbelastung der Luft**, z. B. am Arbeitsplatz. Zusätzlich kann eine chronische Bronchitis auch als Begleiterkrankung z. B. eines chronischen **Asthma bronchiale** oder einer **Silikose (Quarzstaublunge)** entstehen.

Im Rahmen einer chronischen Bronchitis kommt es zu einer immer stärkeren Einschränkung der Atemwege, vor allem bei der Ausatmung. Atemnot – zunächst nur bei Belastung, später auch in Ruhe – und Leistungsabfall sind die Folge.

Asthma bronchiale

Beim Asthma bronchiale (asthma gr. – Atemnot, Keuchen; bronchial – die Bronchien betreffend) besteht eine anfallsweise Atemnot durch plötzlich eintretende Verengung der Atemwege. Es kommt dabei vorwiegend zu einer Behinderung der Ausatmung, sodass eine Überblähung der Lunge **(Lungenemphysem)** die Folge ist.

Asthma bronchiale kann durch Überempfindlichkeitsreaktionen, Infektionen, chemische Substanzen und psychische Einflüsse ausgelöst werden (siehe Kap. 4.7). Die Atemwegseinengung erfolgt durch Spasmus der Bronchialmuskulatur (spasmos gr. – Krampf), Schwellung der Bronchialschleimhaut und vermehrte Schleimproduktion.

Vom Asthma bronchiale ist das **Asthma cardiale** (kardia gr. – Herz) zu unterscheiden. Beim Asthma cardiale liegt eine hauptsächlich nachts auftretende Atemnot durch eine Blutstauung in der Lunge bei Linksherzinsuffizienz vor.

Lungenemphysem

Bei einem Lungenemphysem (Lungenaufblähung) liegt eine Überdehnung des Lungengewebes mit gleichzeitiger Zerstörung der Alveolenwände vor. Eine Verminderung der Gasaustauschfläche in der Lunge und eine dadurch verminderte Sauerstoffsättigung des Blutes sind die Folge. So kommt es vor allem bei Belastung zu einer Atemnot der Patienten.

Die Überdehnung des Lungengewebes erfolgt durch eine ständige Überblähung der Lunge bei behinderter Ausatmung. Die Luft gelangt also besser in die Lunge hinein als wieder hinaus. Typische Krankheiten mit diesem Erscheinungsbild sind die **chronische Bronchitis** und das **Asthma bronchiale**.

Durch die erhebliche Ausdehnung der Lunge ist der Brustkorb bei Patienten mit ausgeprägtem Lungenemphysem oft fassförmig.

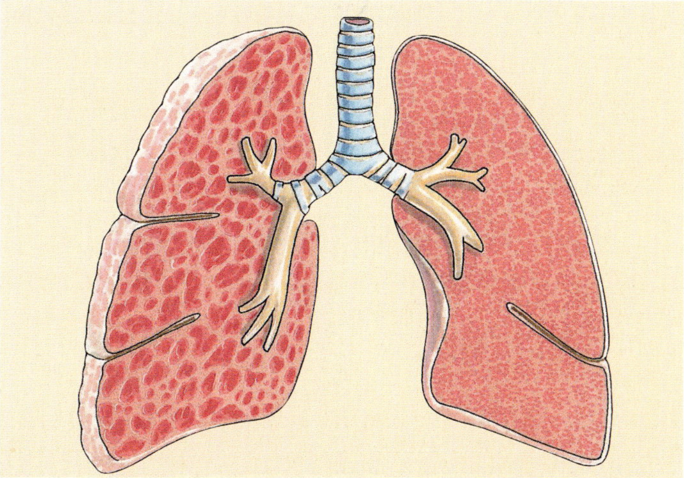

Abb. 4.54 Lungenemphysem (zum Vergleich linker Lungenflügel mit normalem Befund)

Pneumonie (Lungenentzündung)

Eine Pneumonie (pneumon gr. – Lunge) ist eine Entzündung des Lungengewebes. Sie kann durch verschiedene Erreger (z.B. Viren, Bakterien) verursacht werden, aber auch durch allergische Reaktionen, gesundheitsschädliche Dämpfe sowie Einatmen bzw. Eindringen von flüssigen oder festen Stoffen in die Luftwege (Aspiration, z. B. von Mageninhalt beim Bewusstlosen).

Typische Symptome einer bakteriellen Pneumonie sind Fieber, Husten, Auswurf und Brustschmerz.

Tuberkulose (Tbc)

Die Tuberkulose (früher als Schwindsucht bezeichnet) ist eine durch Tuberkelbakterien verursachte Infektionskrankheit.

Die Tuberkelbakterien wurden 1882 von Robert Koch (1843–1910) entdeckt. Die Tuberkulose wird daher auch als **Morbus Koch** (morbus lat. – Krankheit) bezeichnet. Hauptübertragungsweg ist die Tröpfcheninfektion über die Atemwege. Die Lunge ist in der Regel das erste betroffene Organ. Es kommt dort durch Ansiedlung von Tuberkelbakterien **(Primärinfektion)** zu einer entzündlichen Reaktion (Primärherd) mit Beteiligung der Lymphknoten im Bereich der Lungenwurzel.

Primärherd und beteiligte **Lymphknoten** werden zusammen auch als **Primärkomplex** bezeichnet.

Abb. 4.55 Primärkomplex der Tuberkulose

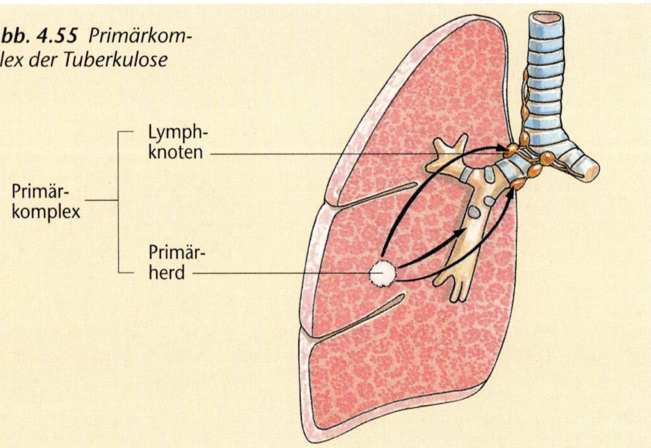

Durch Streuung von Tuberkelbakterien über die Bronchien, auf dem Lymphweg oder mit dem Blutstrom kann es zur **Ausbreitung** der Erkrankung kommen.

Der Primärkomplex verursacht in der Regel keine Symptome und heilt bei der überwiegenden Mehrzahl der Patienten spontan aus. Er ist später im Röntgenbild oft als kleiner, kalkdichter Schatten nachzuweisen.

Aus dem Primärkomplex kann sich jedoch auch das Krankheitsbild der Tuberkulose mit Husten, leichtem Fieber, Nachtschweiß und Abgeschlagenheit entwickeln. Bei ungünstigen Abwehrbedingungen kann es zu einer weiten Streuung der Tuberkelbakterien mit hohem Fieber und Atemnot kommen.

Von einer **offenen Tuberkulose** spricht man, wenn Tuberkelbakterien ausgeschieden und z. B. im Sputum nachgewiesen werden.

Silikose (Quarzstaublunge)

Die Silikose ist eine durch Quarzteilchen verursachte Lungenerkrankung (Siliziumdioxid SiO_2 = Quarz).

Bergleute und Beschäftigte in der Keramikindustrie sind neben anderen Berufsgruppen besonders gefährdet an Silikose zu erkranken. Durch Einatmung von Quarzteilchen kommt es dabei zur Bildung von bindegewebigen Knötchen in der Lunge.

Die Erkrankung entwickelt sich langsam über viele Jahre und kann schließlich zu erheblicher Atemnot führen.

Bronchialkarzinom

Das Bronchialkarzinom (so genannter **Lungenkrebs**) ist ein von den Bronchien ausgehender, bösartiger Tumor. Es ist bei Männern der häufigste bösartige Tumor und nimmt auch bei Frauen deutlich an Häufigkeit zu!

Hauptursache des Bronchialkarzinoms ist **Rauchen**. Es besteht eine direkte Beziehung zwischen der Anzahl der pro Tag gerauchten Zigaretten und der Sterblichkeit an Lungenkrebs. Je früher mit dem Rauchen begonnen und je mehr Jahre geraucht wurde, desto höher ist die Wahrscheinlichkeit an Lungenkrebs zu sterben!

Neben dem Rauchen stellen Verkehrs- und Industrieabgase sowie berufsbedingte Belastungen (z. B. bei Asbestkontakt) weitere Risikofaktoren dar.

Symptome sind im Anfangsstadium sehr spärlich und werden häufig als „Raucherbronchitis" fehlgedeutet.

Frühsymptome können trockener Reizhusten (besonders nachts), Schmerzen im Brustbereich und Fieber sein.

Die Schwierigkeit in der Behandlung des Bronchialkarzinoms liegt in der häufig erst späten Feststellung der Erkrankung bei oft frühzeitiger Metastasierung auf dem Blut- oder Lymphweg.

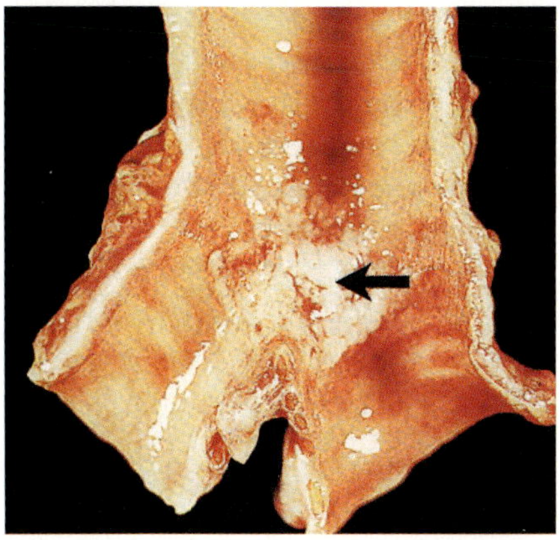

Abb. 4.56 *Bronchialkarzinom (Anfangsstadium)*

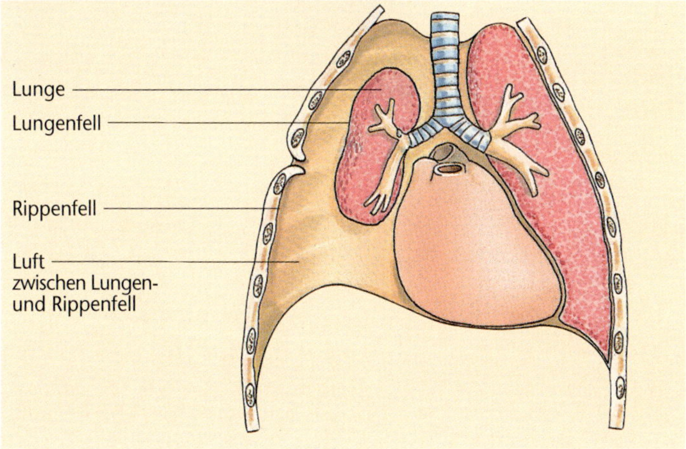

Abb. 4.57 *Pneumothorax*

Erkrankungen der Pleura

Die Pleura (Brustfell) besteht aus zwei Blättern: dem inneren, die Lunge umhüllenden **Lungenfell** und dem äußeren, die Brusthöhle auskleidenden **Rippenfell**.

Pleuritis (Brustfellentzündung). Eine Pleuritis kann z. B. durch eine Pneumonie (Lungenentzündung), eine Tuberkulose oder einen Lungeninfarkt ausgelöst werden.

Es kommt zu atemabhängigen Schmerzen. Bei der **trockenen Pleuritis** können dann häufig Reibegeräusche der dabei aufgerauten Brustfellblätter mit dem Stethoskop gehört werden.

Bei der **feuchten Pleuritis** bildet sich ein Flüssigkeitserguss im Brustfellraum, der auch als **Pleuraerguss** bezeichnet wird. Durch Vereiterung kann der Pleuraerguss zum **Pleuraempyem** werden.

Pneumothorax. Beim Pneumothorax besteht eine Luftansammlung zwischen Rippen- und Lungenfell z. B. durch eine Verletzung (siehe Abb. 4.57). Der im Pleuraspalt normalerweise herrschende Unterdruck wird dadurch aufgehoben, sodass die Lunge zusammensinkt. Der Patient erleidet dadurch eine oft mit Schmerzen verbundene plötzliche Atemnot.

Krankheiten der Lunge	
Entzündungen	
Bronchitis	– Entzündung der Bronchien
Pneumonie	– Lungenentzündung
Tuberkulose	– durch Tuberkelbakterien verursachte Infektionskrankheit, die bevorzugt im Lungenbereich auftritt, grundsätzlich aber alle Organe befallen kann
Pleuritis	– Brustfellentzündung
Asthma bronchiale	– anfallsweise auftretende Atemnot durch Verengung der Atemwege
Lungenemphysem	– Überdehnung des Lungengewebes mit Zerstörung der Alveolenwände
Silikose	– Quarzstaublunge; Einlagerung von Quarzstaub in das Lungengewebe
Pneumothorax	– Luft im Pleuraspalt; der Lungenflügel sinkt in sich zusammen
Bronchialkarzinom	– von den Bronchien ausgehender, bösartiger Tumor (so genannter Lungenkrebs); häufigster bösartiger Tumor beim Mann, zunehmend auch bei Frauen; Hauptursache ist Rauchen!
Lungenembolie	– Verschluss eines Lungenarterienasts durch einen Embolus (gefürchtete Komplikation bei einer tiefen Beinvenenthrombose; s. Abb. 4.47)

4.10 Krankheiten der Verdauungsorgane

4.10.1 Krankheiten im Mundhöhlenbereich

Erkrankungen der Zähne und des Zahnhalteapparats

Zahnverlust tritt vorwiegend durch fortschreitende Karies (Zahnfäule) und Zahnlockerung infolge von Erkrankungen des Zahnhalteapparats auf.

Zahnkaries (caries lat. – Fäulnis). Karies entsteht durch das Zusammenwirken von Bakterien und Kohlenhydraten (insbesondere Zucker).
Beim Kauen bleiben Nahrungsreste an den Zähnen und in den Zahnzwischenräumen haften. Werden sie nach den Mahlzeiten nicht durch Zähneputzen entfernt, so verwerten im Mund befindliche Bakterien die Kohlenhydrate aus diesen Nahrungsresten zur Energiegewinnung für den eigenen Stoffwechsel. Sie nutzen dabei vor allem Zucker, wie er z. B. in Süßigkeiten enthalten ist. Dabei entsteht Säure, die Zahnschmelz, Zahnbein und Zahnzement entkalkt. Der Zahn wird dadurch weich, er wird kariös.

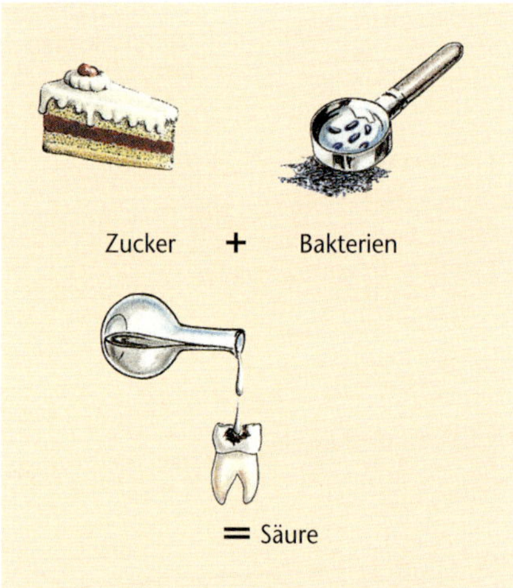

Abb. 4.58 Zucker und Speisereste werden durch Bakterien zu Säure abgebaut.

Zahnlockerung. Sie entsteht vorwiegend durch Entzündungen des Zahnhalteapparats. Hauptursache ist mangelnde Mundpflege.
Es kommt dabei zunächst zu einer einfachen **Zahnfleischentzündung (Gingivitis)** mit Rötung, Schwellung und leichter Blutungsneigung.
Bei weiterhin mangelhafter Mundpflege kann sich aus der einfachen Gingivitis eine **Parodontitis (Zahnhalteapparatentzündung)** mit Bildung von Zahnfleischtaschen entwickeln. Durch die Parodontitis wird der Zahnhalteapparat zerstört, der Zahn wird locker. Im Spätstadium tritt Zahnverlust ein.
Bei der Parodontitis handelt es sich um einen entzündlichen Schwund des Zahnhalteapparats. Die nicht entzündliche, reine **Parodontose** ist dagegen eine relativ seltene Erkrankung. In der Werbung für Zahnpflegemittel wird oft von Parodontose gesprochen, aber Parodontitis gemeint.

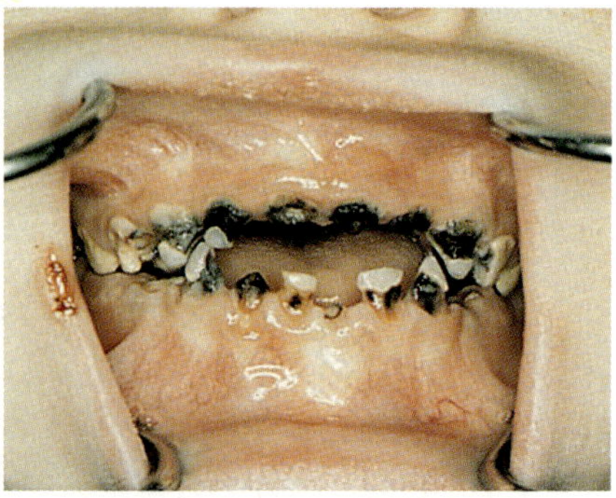

Abb. 4.59 Ausgeprägte Milchzahnkaries bei regelmäßiger Einnahme von gesüßtem Fertigtee

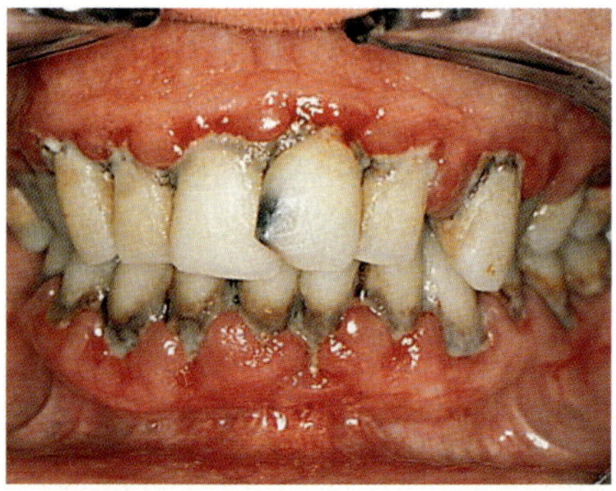

Abb. 4.60 Parodontitis mit Rötung und Schwellung des Zahnfleisches und deutlichen Zahnsteinablagerungen

Krankheiten im Mundhöhlenbereich	
Erkrankungen der Zähne und des Zahnhalteapparats	
Zahnkaries	– Zahnfäule; Erweichung der Zahnhartsubstanzen durch bakterielle Säureeinwirkung
Pulpitis	– Entzündung des Zahnmarks (Pulpa), z. B. durch tiefe Karies. Durch eine Pulpitis kann es zum Untergang des Pulpagewebes kommen. Der Zahn ist dann tot.
Gingivitis	– Zahnfleischentzündung
Parodontitis	– Zahnhalteapparatentzündung
Parodontose	– nicht entzündlicher Schwund des Zahnhalteapparats
Dentitio difficilis	– erschwerter Durchbruch eines Zahns; kommt vor allem bei den Weisheitszähnen im Unterkiefer vor.
Weitere Erkrankungen im Mundbereich	
Stomatitis	– Mundschleimhautentzündung
Glossitis	– Zungenentzündung
Parotitis	– Entzündung der Ohrspeicheldrüse (Glandula parotis = Ohrspeicheldrüse)
Mumps	– Parotitis epidemica, Ziegenpeter; Viruserkrankung der Ohrspeicheldrüse (siehe S. 208)

4.10.2 Krankheiten der Speiseröhre

Ösophagitis (Speiseröhrenentzündung)

Eine Speiseröhrenentzündung entsteht meist durch **Rückfluss (Reflux)** von saurem Mageninhalt in die Speiseröhre.

Ursache für den Rückfluss ist ein mangelhafter Verschlussmechanismus zwischen Speiseröhre und Magen.

Andere Ursachen einer Speiseröhrenentzündung können z. B. Infektionen, mechanische Verletzungen sowie Verätzungen durch heruntergeschluckte Säuren oder Laugen sein.

Die Patienten verspüren ein brennendes Gefühl in der Speiseröhre **(Sodbrennen)** und Schmerzen im Brustbereich.

Ösophagusvarizen

Ösophagusvarizen sind Erweiterungen der Speiseröhrenvenen, die hauptsächlich bei der **Leberzirrhose** (siehe Kap. 4.10.5) entstehen.

Bei der häufig durch chronischen Alkoholgenuss entstehenden Leberzirrhose kommt es zu einem Untergang des Lebergewebes mit bindegewebiger Narbenbildung. Dadurch wird der Blutstrom durch die Leber erheblich erschwert und es entsteht ein chronischer Blutstau in der Pfortader.

In der Folge kann sich ein Umgehungskreislauf durch die Speiseröhrenvenen bilden um das Blut an der Leber vorbei zum Herzen zurückzuführen. Die dabei überlasteten Speiseröhrenvenen erweitern sich, es bilden sich Ösophagusvarizen.

Große Gefahr droht den Patienten, wenn die überlasteten Ösophagusvarizen platzen und es zur abrupten Massenblutung in die Speiseröhre kommt. Die **Ösophagusvarizenblutung** ist eine typische Komplikation bei einer Leberzirrhose.

Ösophaguskarzinom (Speiseröhrenkrebs)

Das Ösophaguskarzinom tritt überwiegend bei Männern auf. Erstes Symptom ist häufig eine zunehmende Schluckstörung.

Rauchen und übermäßiger Alkoholkonsum sind Risikofaktoren für ein Ösophaguskarzinom!

4.10.3 Krankheiten des Magens

Gastritis (Magenschleimhautentzündung)

Die **akute Gastritis** wird vorwiegend durch äußere Faktoren hervorgerufen, wie übermäßigen Alkoholgenuss, Einnahme von Medikamenten mit schleimhautschädigender Wirkung (z. B. Schmerzmittel) und auch durch psychische Belastungen.

Schmerzen, Übelkeit, Erbrechen, Appetitlosigkeit und Druckgefühl im Oberbauch können typische Symptome sein. Innerhalb weniger Tage lassen die Beschwerden bei einer akuten Gastritis in der Regel wieder nach.

Bei einer **chronischen Gastritis** liegen oft keine Beschwerden vor, obwohl es dabei zu teilweise erheblichen Veränderungen der Schleimhaut kommt.

Nach der Ursache unterscheidet man 3 Hauptformen der chronischen Gastritis:

Typ A – Autoimmungastritis (ca. 5 % aller Fälle): Der Organismus bildet hierbei Antikörper gegen die **eigenen** (autos gr. – selbst) **Belegzellen** und den **Intrinsic Factor**.

Durch Schwund der Belegzellen wird daraufhin weniger Salzsäure gebildet. Durch Mangel an Intrinsic Factor kann sich eine Vitamin-B_{12}-Mangelanämie (perniziöse Anämie, siehe Seite 218) entwickeln.

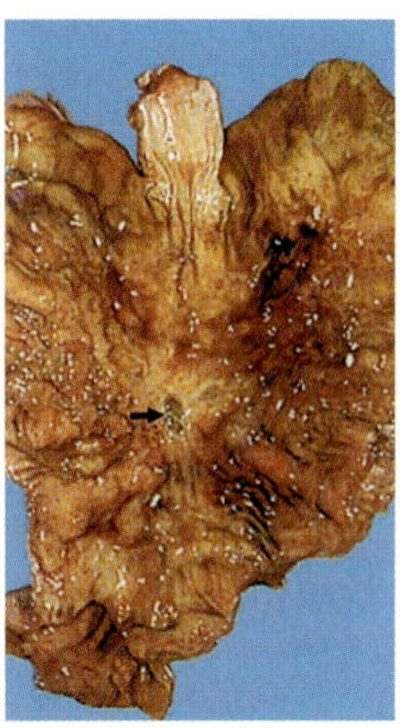

Abb. 4.61 Chronisches Magenulkus (Pfeil)

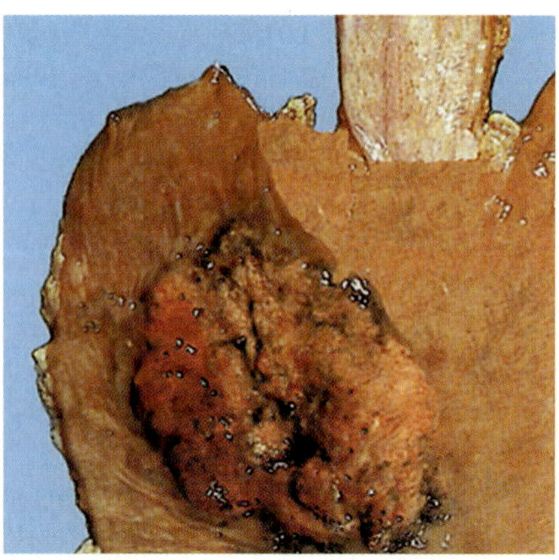

Abb. 4.62 Karzinom im Korpusbereich des Magens

Typ B – Gastritis durch Helicobacter pylori (ca. 85 % aller Fälle): Es liegt eine Infektion der Magenschleimhaut mit dem Bakterium Helicobacter pylori vor (siehe S. 45). Das Ausmaß der Entzündung hängt dabei vom Umfang der Schleimhautbesiedlung mit dem Bakterium ab.

In der Folge kann es durch Schwund der Belegzellen zu einem Salzsäuremangel kommen.

Als typische Komplikation kann sich ein Ulkus von Magen oder Zwölffingerdarm entwickeln. Weiterhin besteht ein erhöhtes Risiko für ein Magenkarzinom.

Typ C – chemisch verursachte Gastritis (ca. 10 % aller Fälle): Die Ursache sind Medikamente mit schleimhautschädigender Wirkung (z. B. Schmerzmittel, Rheumamittel) oder ein Rückfluss (Reflux) von Galle aus dem Zwölffingerdarm in den Magen.

Ulkuskrankheit

Beim Magen- bzw. Zwölffingerdarmulkus (ulcus lat. – Geschwür) liegt ein **örtlicher Schleimhautdefekt** vor. Dieser Defekt kommt durch ein gestörtes Gleichgewicht zwischen den aggressiven Substanzen im Magen bzw. Zwölffingerdarm (z. B. Salzsäure, Pepsin) und dem natürlichen Schutz der Schleimhäute zustande.

Das Ulkus ist häufig eine Folge einer bestehenden Gastritis durch das Bakterium **Helicobacter pylori**.

Weitere **Ursachen** können u. a. sein:

- schleimhautschädigende Medikamente (z. B. Schmerzmittel, Rheumamittel)
- Rauchen (ulkusbegünstigender Begleitfaktor)
- Stress (z. B. Stressulkus bei intensivmedizinischer Behandlung).

Nach der **Lokalisation** unterscheidet man:	
Ulcus ventriculi	– Magengeschwür
Ulcus duodeni	– Zwölffingerdarmgeschwür

Das Zwölffingerdarmgeschwür ist etwa dreimal häufiger als das Magengeschwür. Typische **Symptome** sind:
Zwölffingerdarmgeschwür – Schmerzen bei leerem Magen, Besserung nach Nahrungsaufnahme.
Magengeschwür – Schmerzen nach Nahrungsaufnahme oder unabhängig von der Nahrung.
Schwerwiegende **Komplikationen** eines Ulkus können u. a. starke **Blutung, Perforation** (perforare lat. – durchbohren, durchbrechen) oder **karzinomatöse Entartung** eines chronischen Magengeschwürs sein. Bei einer Perforation kommt es zu einem Durchbruch des Geschwürs durch sämtliche Wandschichten in die Bauchhöhle.

Magenkarzinom

Das häufig auftretende Magenkarzinom bereitet anfangs oft nur diskrete Oberbauchbeschwerden. Es wird deshalb in vielen Fällen erst spät festgestellt. Die Prognose hängt aber gerade von der frühen Erkennung des Karzinoms ab.

4.10.4 Krankheiten im Darmbereich

Bei Krankheiten im Darmbereich treten folgende Symptome häufig auf:

Diarrhö	– Durchfall; dünnflüssiger, reichlicher Stuhl (dia gr. – Vorsilbe: hindurch; rhoe gr. – Fluss)
Obstipation	– Stuhlverstopfung; verzögerte Kotentleerung (stipare lat. – stopfen)
Meteorismus	– Blähsucht; Luft- bzw. Gasansammlung (meteoros gr. – in der Luft befindlich)

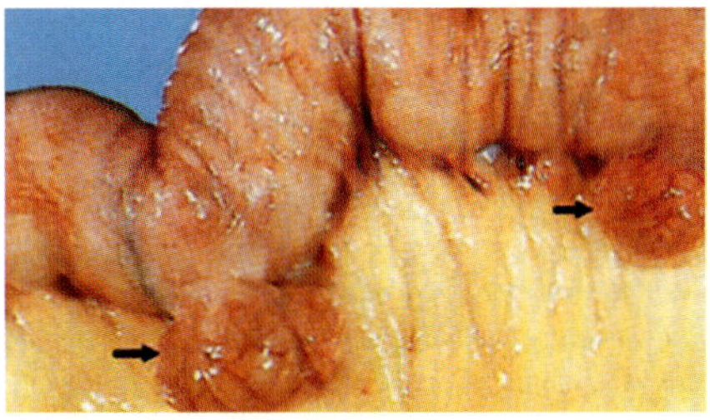

Abb. 4.63 Dünndarmdivertikel

Die wichtigsten Darmerkrankungen sind in der nachfolgenden Zusammenfassung aufgeführt.

Entzündliche Krankheiten im Darmbereich		
Enteritis	–	Entzündung des Dünndarms (enteron gr. – Darm), die vorwiegend durch Bakterien, Bakterientoxine oder Viren verursacht wird Hauptsymptome: Durchfälle mit teilweise großen Flüssigkeits- und Salzverlusten, krampfartige Bauchschmerzen, Fieber
Gastroenteritis	–	Magen-Darm-Entzündung; Ursachen und Symptome wie bei Enteritis, zusätzlich liegen häufig Übelkeit und Erbrechen vor.
Enteritis regionalis (Morbus Crohn)	–	Chronische, entzündliche Erkrankung, die im gesamten Verdauungstrakt auftreten kann, am häufigsten jedoch Dünn- und Dickdarm betrifft. Es sind stets nur einzelne Darmabschnitte (Segmente) betroffen. Die Ursache ist ungeklärt. Symptome: teilweise kolikartige Schmerzen, Durchfälle, Gewichtsverlust, Fieberschübe
Colitis (Kolitis)	–	Entzündung des Dickdarms; oft gemeinsam mit einer Dünndarmentzündung, dann als Enterokolitis bezeichnet
Enterokolitis	–	Entzündung des Dünn- und Dickdarms
Colitis ulcerosa	–	meist chronisch wiederkehrende Entzündung des Dickdarms mit Bildung von Geschwüren. Die Ursache ist ungeklärt. Hauptsymptom: schleimig-blutige Durchfälle.
Appendizitis	–	Wurmfortsatzentzündung („Blinddarmentzündung") Symptome: Schmerzen, Übelkeit, Druckempfindlichkeit im rechten Unterbauch, erhöhte Temperatur, Leukozytose Häufig muss der Wurmfortsatz durch einen operativen Eingriff, eine **Appendektomie**, entfernt werden.

Nicht entzündliche Krankheiten im Darmbereich		
Ileus	–	Darmverschluss (aber: Ileum = Krummdarm, Teil des Dünndarms!)
Zöliakie	–	(koilakos gr. – an der Verdauung leidend) Erkrankung der Dünndarmschleimhaut im Kindesalter, die durch eine Unverträglichkeit des im Getreide vorkommenden Proteins **Gluten** hervorgerufen wird. Bei glutenfreier Ernährung bessert sich der Zustand. Bei Erwachsenen nennt man die entsprechende Erkrankung **einheimische Sprue**.
Divertikel	–	Wandausstülpung (diverticulum lat. – Abweg, Abweichung)
Divertikulose	–	Auftreten zahlreicher Divertikel
Polyp	–	gutartige Vorwölbung aus der Schleimhautoberfläche in das Darminnere
Karzinom	–	Karzinome findet man vorwiegend im Bereich der Sigmaschleife und des Mastdarms (Rektum). Symptome: Blutbeimengungen im Stuhl, Störung der Darmfunktion mit Obstipation und/oder Diarrhö, Gewichtsabnahme

4.10.5 Krankheiten von Leber, Gallenblase und ableitenden Gallenwegen

Bei Erkrankungen im Bereich der Leber, der Gallenblase und der ableitenden Gallenwege kommt es häufig zu einer gelblichen Verfärbung der Haut, der Schleimhäute und – besonders frühzeitig – der Lederhaut der Augen (Sklera). Dieses Symptom wird als **Gelbsucht** bzw. **Ikterus** bezeichnet. Die Gelbfärbung entsteht durch einen erhöhten Blutspiegel des Gallenfarbstoffs Bilirubin.

Bilirubin entsteht vorwiegend beim Abbau des Blutfarbstoffs Hämoglobin. Da es wasserunlöslich ist, wird es in der Leber in eine wasserlösliche Verbindung überführt und über die Gallenwege in den Darm ausgeschieden.

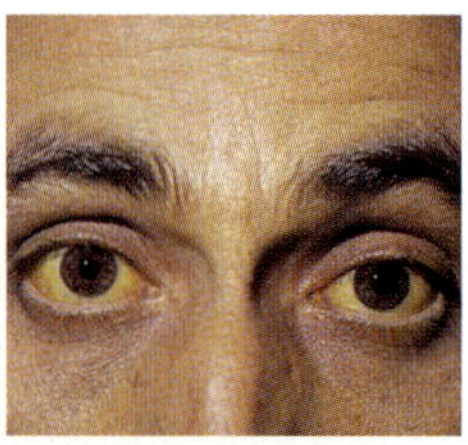

Abb. 4.64
Haut- und Sklerenikterus

Ein Bilirubinanstieg im Blut mit nachfolgendem Ikterus kann folgende Ursachen haben:

- **gesteigerte Hämolyse** (haima gr. – Blut; lysis gr. – Lösung, Auflösung), d.h. beschleunigter Abbau der Erythrozyten mit nachfolgendem Bilirubinanstieg
- **Leberzellschädigung** mit gestörter Überführung von Bilirubin in eine wasserlösliche Verbindung zur anschließenden Ausscheidung und dadurch bedingtem Rückstau im Blut
- **Verschluss des Gallenabflusses** mit dadurch gehemmter Ausscheidung von Bilirubin.

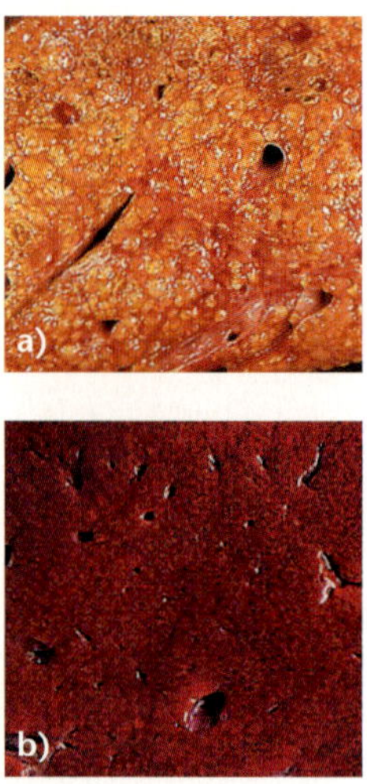

Abb. 4.65
a) Leberzirrhose mit fortgeschrittenem narbigem Umbau des Gewebes und Bildung kleiner Knoten
b) Normalbefund der Leber zum Vergleich

Hepatitis (Leberentzündung)

> Unter einer **Hepatitis** versteht man eine Entzündung der Leber (hepar gr. – Leber). Nach der **Verlaufsform** unterscheidet man:
> - **akute Hepatitis** (in den meisten Fällen durch Hepatitis-Viren hervorgerufen)
> - **chronische Hepatitis** (Hepatitis, die nach 6 Monaten nicht ausgeheilt ist)

Akute Hepatitis. Man unterscheidet verschiedene Ursachen:

- Hepatitis-Viren A bis E (häufigste Form)
- Mitbeteiligung bei anderen Infektionskrankheiten (z. B. infektiöse Mononukleose, Malaria)
- Medikamente, Alkohol
- Gallestauung
- andere Leberkrankheiten (z. B. Autoimmunhepatitis, Tumoren).

Da Hepatitis-Viren mit Abstand die häufigste Ursache sind, wird an dieser Stelle nur die **akute Virushepatitis** beschrieben.

Fünf Hepatitis-Virusarten, die nach dem Alphabet mit Großbuchstaben von A bis E bezeichnet werden, verursachen ca. 95 % aller Hepatitiserkrankungen. In den übrigen Fällen sind vermutlich bislang unbekannte Hepatitisviren verantwortlich. Welche Bedeutung das ebenfalls nachweisbare Hepatitis-G-Virus in diesem Zusammenhang hat, ist zurzeit noch unklar und Gegenstand von wissenschaftlichen Untersuchungen.

Während das klinische Bild bei den 5 Virushepatitisarten ähnlich ist, bestehen Unterschiede bei Übertragungsweise, Inkubationszeit und Verlauf (siehe Übersicht, Seite 239).

Die Mehrzahl der Infektionen verläuft **ohne Symptome**. Kommt es aber zu Symptomen, so sind leichtes Fieber, Kopfschmerzen und Abgeschlagenheit wie bei einem grippalen Infekt typisch. Weitere Symptome sind Appetitlosigkeit, Übelkeit und Druckschmerz im rechten Oberbauch.

Durch **Schädigung der Leberzellen** kann es zu einem Anstieg bestimmter Enzyme im Blut kommen (so genannte Transaminasen, s. Laborkundebuch).

Weiterhin kann der Bilirubinabbau in der Leber gestört sein. Der dadurch bedingte Bilirubinanstieg im Blut kann zu einem **Ikterus** führen (zuerst an den Skleren). Da dann vermehrt Bilirubin über die Nieren ausgeschieden wird, ist der Harn dunkel gefärbt, der Stuhl dagegen entfärbt.

Chronische Hepatitis. Die chronische Leberentzündung kann sich aus einer akuten Virushepatitis entwickeln. Die Symptome sind meistens diskret (ver-

	Hepatitis A	Hepatitis B	Hepatitis C	Hepatitis D	Hepatitis E
Erreger	Hepatitis-A-Virus (HAV)	Hepatitis-B-Virus (HBV)	Hepatitis-C-Virus (HCV)	Hepatitis-D-Virus (HDV)	Hepatitis-E-Virus (HEV)
Übertragungsweise	fäkal-oral, vor allem durch verunreinigtes Wasser und unzureichend gereinigte Nahrungsmittel (z.B. bei Urlaubsrückkehrern aus südlichen Ländern)	– Geschlechtsverkehr (50 % der Infektionen) – Blutkontakte (Drogenabhängige, Empfänger von Blutprodukten, med. Personal) – von der Mutter auf das Kind	– Blutkontakte (wie bei HBV) – Geschlechtsverkehr (seltener als bei HBV) – von der Mutter auf das Kind – oft unbekannt (45 % der Infektionen)	– Übertragung wie bei HBV – kommt **nur in Kombination** mit HBV vor (als Simultaninfektion gleichzeitig oder als Zweitinfektion später)	fäkal-oral, wie bei HAV (aber vor allem außerhalb Europas)
Inkubationszeit **Verlauf**	15–45 Tage – heilt in der Regel aus – wird nicht chronisch – lebenslange Immunität	30–180 Tage – meist ohne Symptome – akute Hepatitis mit Ausheilung möglich – selten schwerer akuter Verlauf (ca. 1 %) – bei ca. **10 %** der Infizierten Übergang in chronische Hepatitis **mögliche Folgen:** Leberzirrhose, Leberkarzinom	15–180 Tage – meist ohne Symptome – akute Hepatitis mit Ausheilung möglich – selten schwerer akuter Verlauf (ca. 1 %) – bei ca. **50–80 %** der Infizierten Übergang in chronische Hepatitis **mögliche Folgen:** Leberzirrhose, Leberkarzinom	30–180 Tage – als Simultaninfektion oft symptomlos – als Zweitinfektion schwerer akuter Verlauf bei ca. 20 %, fast immer chronisch **mögliche Folgen:** Leberzirrhose, Leberkarzinom	15–60 Tage – in den meisten Fällen wie bei HAV – während der Schwangerschaft schwerer akuter Verlauf bei ca. 20 %
allgemeine Vorsorge	– Nahrungsmittel- bzw. Trinkwasserhygiene – Händedesinfektion	– Schutz beim Geschlechtsverkehr – Hygieneregeln in der Praxis einhalten (z. B. Schutzhandschuhe bei allen Blutkontakten)	– Vorsorgemaßnahmen wie bei HBV	– Vorsorgemaßnahmen wie bei HBV	– Vorsorgemaßnahmen wie bei HAV
Impfung	– aktive und passive Impfung möglich	– aktive und passive Impfung möglich	– bisher keine Impfung möglich	– aktive und passive Impfung möglich	– bisher keine Impfung möglich

minderte Leistungsfähigkeit, Oberbauchbeschwerden). Es kann bei der chronischen Hepatitis noch nach Jahren zur Ausheilung kommen.
Bei ungünstigem Verlauf kann die chronische Hepatitis jedoch auch in eine **Leberzirrhose** übergehen oder es kann ein **Leberkarzinom** entstehen.

Leberzirrhose

Eine Leberzirrhose (kirros gr. – gelb) ist eine chronische Erkrankung, bei der es zum Untergang des Leberzellgewebes mit anschließender bindegewebiger Narbenbildung kommt.
Häufigste Ursache ist chronischer, übermäßiger Alkoholkonsum! Eine Leberzirrhose kann aber auch infolge einer Virushepatitis oder bei einer chronischen Gallenabflussbehinderung entstehen. Symptome sind u. a. Müdigkeit, Übelkeit, Völlegefühl und Unverträglichkeit fetthaltiger Speisen.
Bei Blutstauung in der Pfortader können **Ösophagusvarizen** (siehe Kap. 4.10.2) auftreten. Es kann auch zu einer Flüssigkeitsansammlung im Bauchraum kommen, die als **Aszites (Bauchwassersucht)** bezeichnet wird.
Durch Nachlassen der Stoffwechselfunktion kommt es bei einer Leberzirrhose zur Ansammlung ausscheidungspflichtiger Substanzen im Blut und zu Gerinnungsstörungen.
Bricht die Stoffwechselleistung der Leber ganz zusammen oder entstehen Blu-

tungen aus geplatzten Ösophagusvarizen, so kann die Erkrankung schließlich zum Tod führen.

Krankheiten der Gallenblase und der Gallenwege

Die **Cholelithiasis (Gallensteinleiden**; chole gr. – Galle; lithos gr. – Stein) ist die häufigste Erkrankung der Gallenblase und der Gallengänge. Die überwiegend aus Cholesterin aufgebauten Gallensteine entstehen dabei hauptsächlich bei zu hohem Cholesteringehalt der Galle sowie bei Entzündungen und bei Gallenstauung durch Auskristallisation.

Die meisten Gallensteinträger haben keine Beschwerden. Unspezifische Symptome können dagegen Fettunverträglichkeit (Galle wird zur Fettresorption im Darm benötigt!) und Druckgefühl im rechten Oberbauch sein. Behindert ein Gallenstein den Gallenabfluss, z.B. indem er in den Ausführungsgang gerät und dort stecken bleibt, so kann es zu heftigen, krampfartigen Schmerzen im Gallenblasenbereich mit Ausstrahlung z.B. in die rechte Schulter und den rechten Arm kommen. Diese Schmerzen werden als **Koliken** bezeichnet.

Kolik – anfallsartig auftretender, krampfhafter Schmerz

Durch den gestörten Gallenabfluss kann es bei einer Cholelithiasis zu einem Bilirubinanstieg im Blut mit nachfolgendem **Ikterus (Gelbsucht)** kommen.

Da eine Gallenstauung Infektionen begünstigt, kann sich zusätzlich eine **Cholezystitis (Gallenblasenentzündung**; kystis gr. – Blase) oder **Cholangitis (Gallenwegsentzündung**; angeion gr. – Gefäß) entwickeln. Kommt es dabei zu einer Eiteransammlung in der Gallenblase, so spricht man von einem **Gallenblasenempyem**.

Cholelithiasis – Gallensteinleiden
Cholezystitis – Gallenblasenentzündung
Cholangitis – Gallenwegsentzündung

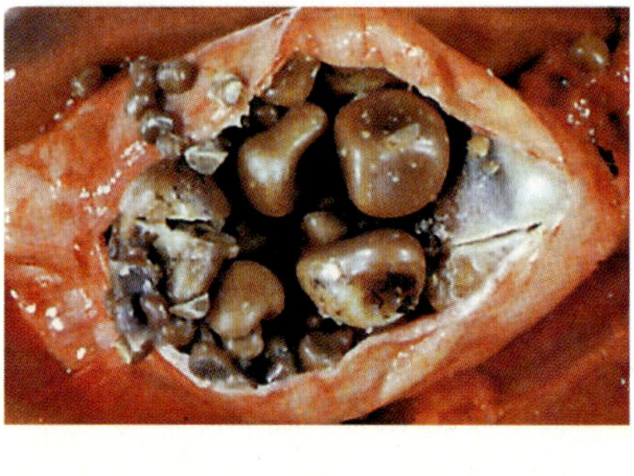

Abb. 4.66
Cholelithiasis (Gallensteinleiden): Gallensteine unterschiedlicher Größe liegen in der vernarbten Gallenblase.

4.10.6 Krankheiten der Bauchspeicheldrüse

Die Bauchspeicheldrüse hat eine wichtige Funktion für die Verdauung und für die Hormonbildung.

Durch Gallenwegserkrankungen (z.B. Gallensteine, die den Ausführungsgang der Bauchspeicheldrüse behindern), Alkoholeinwirkungen und Verletzungen kann es zu einer akuten Entzündung der Bauchspeicheldrüse **(Pankreatitis)** kommen. Es treten teilweise schwere Krankheitsbilder mit heftigen Schmerzen auf. Die in der Bauchspeicheldrüse befindlichen Enzyme können dabei zu einer Selbstandauung des Organs führen.

Die chronische Pankreatitis kann dagegen über viele Jahre symptomarm bestehen. Bei Störungen der Hormonbildung in der Bauchspeicheldrüse kann es durch Insulinmangel zum Diabetes mellitus (Zuckerkrankheit) kommen.

4.10.7 Diabetes mellitus (Zuckerkrankheit)

Diabetes mellitus ist eine durch **Insulinmangel** oder **verminderte Insulinwirkung** hervorgerufene Krankheit des Zuckerstoffwechsels mit erhöhten Blutzuckerwerten.

Ein Diabetes mellitus liegt vor, wenn die Zuckerwerte im **Kapillarblut** (aus der Fingerkuppe oder dem Ohrläppchen entnommen) beim nüchternen Patienten über 120 mg/dl (120 mg %) liegen und 2 Stunden nach oraler Zuckerbelastung mehr als 200 mg/dl betragen.

Beim Gesunden betragen die Nüchtern-Blutzuckerwerte 60–100 mg/dl.

Ein Diabetes mellitus kann durch verschiedene Krankheiten wie z. B. Verletzungen oder Entzündungen der Bauchspeicheldrüse verursacht werden. In der Regel kommt jedoch ein Diabetes mellitus ohne eine andere Erkrankung vor. Es wird dabei zwischen einem insulinabhängigen Diabetes Typ I und einem insulinunabhängigen Diabetes Typ II unterschieden.

Beim **Diabetes Typ I** liegt ein **Insulinmangel** durch verminderte oder sogar erloschene Hormonproduktion in der Bauchspeicheldrüse vor. Die Krankheit beginnt meist akut im jugendlichen Alter und wird deshalb auch als **juveniler Diabetes mellitus** (iuvenilis lat. – jugendlich) bezeichnet.

Weit häufiger ist der **Diabetes Typ II**, bei dem vor allem eine **Störung der Insulinwirkung** im Gewebe vorliegt. Dadurch kann die mit dem Blut transportierte Glukose nicht in die Zellen eingeschleust werden. Diese vor allem bei älteren Patienten mit Übergewicht vorkommende Erkrankung beginnt in der Regel langsam. Der Diabetes Typ II wird auch häufig als **Erwachsenen- oder Altersdiabetes** bezeichnet.

Frühsymptome. Beim Diabetes mellitus kommt es entweder durch Insulinmangel (Typ I) oder ungenügende Ansprechbarkeit des Gewebes (Typ II) zu einem **Blutzuckeranstieg**.

Bei Blutzuckerwerten über 180 mg/dl wird Glukose über die Nieren ausgeschieden. Der **Zucker** kann im **Harn** bereits mit einfachen Testmethoden (Teststreifen) nachgewiesen werden.

Frühsymptome bei Diabetes mellitus

- Blutzuckererhöhung
- Zuckerausscheidung im Harn
- Durst bei großen Harnmengen
- Gewichtsabnahme trotz gesteigerter Nahrungszufuhr
- Abgeschlagenheit
- erhöhte Infektanfälligkeit
- gehäuft entzündliche Hauterkrankungen
- schlechte Wundheilung

Mit der Glukose scheidet der Patient auch vermehrt Wasser aus. Die Folge ist eine **große Harnmenge (Polyurie)** mit teilweise **nächtlichem Harndrang** sowie einem **ständigen Durstgefühl** des Diabetikers durch den hohen Flüssigkeitsverlust.

In Blut und Harn ist die Glukosekonzentration bei Diabetes mellitus zwar erhöht, in den Zellen fehlt jedoch die Glukose zur Energiegewinnung. Es wird daher vermehrt Fett abgebaut. Die dabei entstehenden Abbauprodukte, die **Ketonkörper**, treten dann vermehrt im Harn auf. Der bekannteste Ketonkörper, das **Azeton**, kann den typischen obstartigen Geruch der Ausatmungsluft bei Diabetikern verursachen.

Diabetiker verlieren oft an Gewicht (obwohl sie viel essen!), da sie ständig Energie in Form von Glukose mit dem Harn abgeben. Sie fühlen sich gleichzeitig matt und kraftlos. Zusätzlich besteht bei Diabetikern eine erhöhte Infektanfälligkeit und eine schlechte Heilungstendenz bei Wunden. Weiterhin kommen bei Diabetikern gehäuft entzündliche Hauterkrankungen vor.

Bei Erwachsenen fehlen häufig die typischen Symptome, sodass bei ihnen oft erst der vermehrte Harnzuckergehalt bei Routineuntersuchungen auf einen Diabetes mellitus hinweist.

Diabetisches Koma (koma gr. – tiefer, fester Schlaf). Durch stark erhöhte Blutzuckerwerte kann sich ein diabetisches Koma entwickeln. Es wurden schon Werte bis zu 1000 mg/dl Blut gemessen. Es kommt zu schweren Stoffwechselstörungen, die früher häufig zum Tod führten. Durch die moderne medikamentöse Therapie konnte die Sterblichkeit beim diabetischen Koma jedoch deutlich gesenkt werden.

Späterkrankungen. Entscheidend für den langfristigen Krankheitsverlauf sind nicht die Frühsymptome, sondern die auftretenden späteren Gefäßveränderungen. Sie sind für viele Späterkrankungen der Diabetiker verantwortlich.

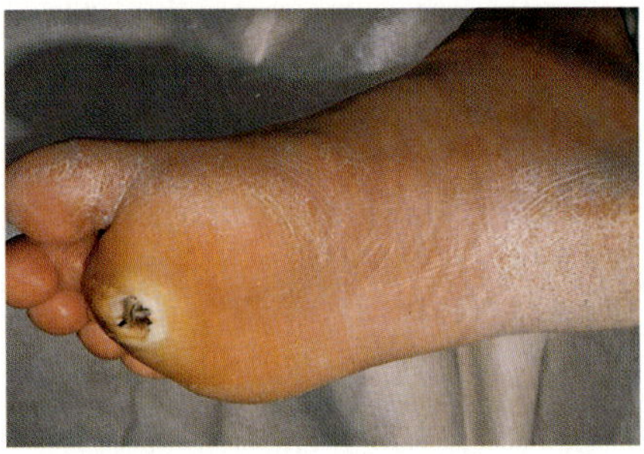

Abb. 4.67
Ulkus an der Fußsohle bei Diabetes mellitus

Durch die **Schädigung der Kapillaren** kommt es zu

- Netzhautveränderungen (bis zur Erblindung!)
- Nierenversagen
- Durchblutungsstörungen im Fußbereich
- Störungen des Nervensystems mit typischen Sensibilitätsstörungen vor allem im Bereich der Beine.

Neben den Kapillarschäden kommt es im Bereich der Arteriolen zu einer **Arteriolosklerose**. Dadurch wird die Durchblutung u. a. von Herz und Gehirn vermindert.

Therapie. Die Therapie des Diabetes mellitus soll Entgleisungen des Zuckerstoffwechsels (z. B. diabetisches Koma) verhüten und Gefäßveränderungen als Spätschäden verhindern bzw. verzögern.

Zur Verwirklichung dieser Ziele bilden **Diät, Gewichtsnormalisierung** und **regelmäßiges körperliches Training** die Grundlage. Hinzu kommt bei Bedarf die **Gabe von Medikamenten.**

Durch geeignete Diät kann der Blutzuckerspiegel gesenkt und eine größere Schwankung vermieden werden. Körperliches Training unterstützt die Diät und führt zum Abbau überschüssiger Glukose.

Bei vielen Patienten mit **Diabetes Typ II** reichen Diät und körperliche Betätigung zur Blutzuckereinstellung aus. Gelingt dadurch jedoch keine befriedigende Blutzuckerregulation, so können zusätzlich blutzuckersenkende Medikamente verabreicht werden.

Bei Patienten mit **Diabetes Typ I** (Insulinmangel-Diabetes) ist die Gabe von **Insulin** erforderlich. Die Patienten können sich das Insulin selbst täglich unter die Haut (subkutan) spritzen. Es besteht aber auch die Möglichkeit, das Insulin durch tragbare Pumpen unter die Haut zu verabreichen.

Grundsätze der Diät bei Diabetes mellitus

- verringerte Energiezufuhr bis zum Erreichen des Normal- oder Idealgewichts (das Zielgewicht ist vom Arzt festzulegen)
- aus langsam resorbierbaren Kohlenhydraten aufgebaute (stärke- und ballaststoffreiche), fettarme, nicht allzu eiweißreiche Kost
- genaue Festlegung der Höhe des Kohlenhydratanteils in Abhängigkeit von der Gesamtenergiezufuhr
  Berechnung in Broteinheiten (BE):
  1 Broteinheit (BE) ≙ 12 g Kohlenhydrate
  1 BE ist z. B. in 25 g Vollkornbrot enthalten.
- kein Zucker oder zuckerhaltige Speisen und Getränke; zum Süßen ist die Verwendung von Süßstoffen oder Zuckeraustauschstoffen möglich
- Verteilung der Nahrung auf 6–7 kleinere Mahlzeiten

4.10.8 Hypoglykämien (Unterzuckerungen)

Eine Hypoglykämie (hypo gr. – Vorsilbe: unter, unterhalb; glykys gr. – süß) liegt bei Blutzuckerwerten unter 50 mg/dl vor. Häufigste Ursache ist die Überdosierung von Insulin oder blutzuckersenkenden Tabletten beim Diabetiker. Andere Ursachen sind z. B. Insulin produzierende Tumoren und Leberfunktionsstörungen mit verminderter Glukosebildung. Symptome sind Hunger, Schwäche, Zittern, Schweißausbruch und Herzklopfen. Bei starkem Blutzuckerabfall tritt Bewusstlosigkeit ein. Man spricht dann von einem **hypoglykämischen Koma**. Die Therapie besteht in einer sofortigen Glukosegabe.

4.10.9 Hyperlipoproteinämien (Blutfetterhöhungen)

Fette (Lipide) sind nicht in Wasser löslich. Die Blutfette **(Blutlipide)** liegen deshalb in Form wasserlöslicher Fett-Eiweißverbindungen (**Lipoproteine**) vor. Eine Erhöhung der Blutfette wird entsprechend als **Hyperlipoproteinämie** bezeichnet (hyper gr. – Vorsilbe: über, oberhalb; lipos gr. – Fett).

Neben der Zunahme der Blutfette, die in einer Erhöhung der **Triglyzeride** und/oder des **Cholesterins** bestehen kann, ist eine ungünstige Verschiebung bei den einzelnen Lipoproteintypen möglich. Diese Veränderungen des Blutlipidspiegels können Risiken für die Entstehung einer **Arteriosklerose** darstellen, wobei sich aus einer **Hypercholesterinämie** (Erhöhung des Blutcholesterinspiegels) ein besonders großes Risiko ergibt.

Die **Diagnostik** einer Hyperlipoproteinämie beinhaltet entsprechend:
- Triglyzeridbestimmung
- Cholesterinbestimmung
- Bestimmung der Lipoproteinverteilung bei der Elektrophorese.

Die **Therapie** richtet sich nach dem Umfang der Blutfetterhöhung und der Hyperlipoproteinverteilung. Sie beinhaltet **Diät**, **Gewichtsnormalisierung** und eventuell die **Gabe von Medikamenten**.

Allein durch die Gewichtsreduzierung kann eine Blutfetterhöhung bei Übergewichtigen oft bereits wesentlich gemindert werden! Ist die Blutfetterhöhung Folge einer anderen Erkrankung (z. B. Hepatitis, Pankreatitis, Diabetes mellitus, Alkoholismus), so ist vorrangig diese Grunderkrankung zu behandeln.

4.10.10 Adipositas (Fettsucht)

Bei einer Adipositas liegt eine übermäßige Vermehrung oder Bildung von Fettgewebe mit teilweise erheblichem Übergewicht vor.

Hauptursache ist eine zu reichliche Nahrungsaufnahme. Es kommt dadurch zu vielfältigen Überbeanspruchungen des Organismus. Fettleibige leiden vermehrt an den in der Übersicht aufgeführten Krankheiten.

Gefäßkrankheiten	– Arteriosklerose, Varikose
Bluthochdruck	– Hypertonie
Diabetes mellitus	– ca. 90 % der Altersdiabetiker sind übergewichtig!
Gallensteinleiden	– Cholelithiasis
Gicht	– Hyperurikämie
Blutfetterhöhungen	– Hyperlipoproteinämien
Gelenkbeschwerden	– Arthrosen

Die **Therapie** besteht in der Normalisierung des Körpergewichts durch eine energieverminderte **Diät** und **körperliches Training**.

4.10.11 Gicht

Gicht ist eine **Erkrankung des Nukleinsäurestoffwechsels**, die durch eine **Erhöhung des Harnsäurespiegels (Hyperurikämie)** gekennzeichnet ist.

Wegen der begrenzten Löslichkeit von Harnsäure kommt es ab einer bestimmten Konzentration zur Ablagerung von Harnsäure bzw. Harnsäuresalzen an verschiedenen Körperstellen, vor allem in den Gelenken (**Arthritis urica**).

Gicht kann durch einen angeborenen Stoffwechseldefekt verursacht werden, wobei äußere Faktoren eine auslösende Wirkung haben können. Zu diesen äußeren Faktoren gehören der übermäßige Verzehr purinreicher Lebensmit-

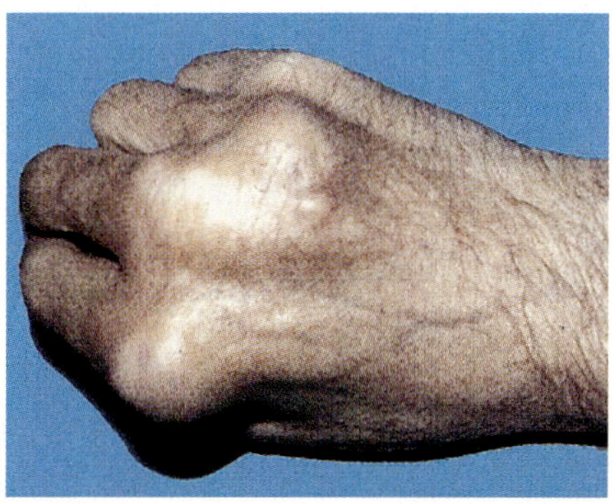

Abb. 4.68
Gicht mit Deformierung der Hand durch Gichtknoten unter der Haut

tel (z. B. Fleisch und Innereien), die zu einer Erhöhung des Harnsäurespiegels führen, sowie übermäßiger Alkoholgenuss, körperliche Anstrengung und Unterkühlung. Die Ursache kann aber auch in einer gestörten Harnsäureausscheidung der Nieren liegen.

Der **akute Gichtanfall** beginnt meist nachts mit einer akuten Gelenkentzündung vorwiegend im Großzehengrundgelenk. Es kommt dort zu deutlicher Rötung und Schwellung, starker Überwärmung und erheblicher Schmerzhaftigkeit. Am nächsten Morgen kann der akute Gichtanfall bereits wieder deutlich zurückgegangen sein. Durch wiederholte Anfälle kann es zu andauernder Bewegungseinschränkung der Gelenke bis zur Versteifung kommen.

Die **Therapie** besteht in der Gabe von Medikamenten zur Regulierung des Harnsäurespiegels, unterstützt durch eine Diät mit Normalisierung des Körpergewichts. Bei der Diät sind purinreiche Nahrungsmittel (z. B. Fleisch und Innereien) und fettreiche Nahrungsmittel zu meiden. Der Alkoholkonsum ist zu reduzieren.

4.11 Krankheiten der Harnorgane

4.11.1 Pyelonephritis

Die Pyelonephritis (nephros gr. – Niere) ist die häufigste Erkrankung der Nieren. Es handelt sich um eine bakterielle Entzündung des Nierenbeckens mit den Nierenkelchen und des Nierengewebes. Die Entzündung kann von den Harnwegen zum Nierenbecken und dem Nierengewebe aufsteigen oder über den Blutweg von anderen Infektionsquellen aus erfolgen. Die häufigen aufsteigenden Infektionen werden durch Harnstauung (z. B. bei Steinbildungen) und Kälteeinwirkung begünstigt.

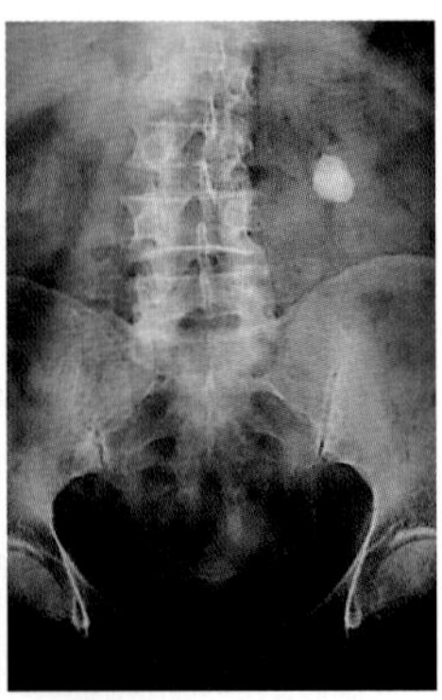

Abb. 4.69
Röntgenaufnahme des Abdomens mit einem Harnstein im Nierenbecken

Akute Pyelonephritis. Nach häufig vorausgehenden leichten Blasenbeschwerden (bei aufsteigenden Entzündungen) entwickelt der Patient Fieber, eventuell mit anfänglichem Schüttelfrost. Hinzu kommen Schmerzen in der Nierengegend und Abgeschlagenheit. Im Harn sind Leukozyten und Bakterien nachweisbar.

Die Therapie besteht in Bettruhe, guter Nierendurchspülung durch reichliches Trinken und Gabe antibakterieller Medikamente.

Chronische Pyelonephritis. Die Erkrankung entsteht oft aus einer nicht ausgeheilten akuten Pyelonephritis. Sie ist nahezu symptomlos. Häufig sind nur uncharakteristische Beschwerden wie Kopfschmerzen, Ermüdbarkeit oder Appetitlosigkeit vorhanden.

Im Spätstadium kann es jedoch durch Vernarbung des Nierengewebes zu einer Einschränkung der Nierenfunktion bis zur **Niereninsuffizienz** kommen.

Kommt es nur zu einer einseitigen Niereninsuffizienz, so übernimmt die gesunde Niere die Gesamtfunktion. Sind jedoch beide Nieren betroffen, so kommt es zur Ansammlung harnpflichtiger Substanzen im Blut. Daraus kann sich eine **Harnvergiftung** (**Urämie**; ouron gr. – Harn; haima gr. – Blut) mit schweren Störungen des Wasser- und Elektrolythaushalts entwickeln.

4.11.2 Glomerulonephritis

Die Glomerulonephritis ist ein Sammelbegriff verschiedener Nierenerkrankungen mit entzündlichen Veränderungen in den Nierenkörperchen (Glomerulus = Nierenkörperchen).

Bei einigen Formen der Glomerulonephritis konnten Immunvorgänge nachgewiesen werden. So kann eine Glomerulonephritis z. B. durch Immunreaktionen nach einer Infektion mit bestimmten Streptokokken (z. B. bei einer Angina) entstehen.

Die Symptome sind Schmerzen in der Nierengegend, Ödeme (Flüssigkeitsansammlungen in den Gewebespalten), Bluthochdruck, Erythrozyten (rote Harnfarbe) und Eiweiß im Harn sowie eine verminderte Harnmenge. Bei Nierenversagen besteht eine **Urämie**.

4.11.3 Nephrolithiasis (Nierensteinkrankheit)

Harnsteine entstehen durch das Zusammenwirken verschiedener Faktoren. Salze, die im Harn sonst in gelöster Form vorhanden sind, fallen dabei aus und bilden Kristalle. Nach dem Ort der Steinbildung unterscheidet man **Nierensteine**, **Harnleitersteine** und **Blasensteine**.

Ein mit dem Harnfluss wandernder Stein kann an einer Engstelle stecken bleiben und heftige, krampfartige Schmerzen verursachen, die als **Nierenkolik** bezeichnet werden. Es kann dabei zu Fieber, Erbrechen und blutigem Harn (Erythrozyten im Harn) kommen. Die Behandlung richtet sich im akuten Anfall vor allem gegen die oft äußerst heftigen Schmerzen.

Kleine Steine können spontan mit dem Harn ausgespült werden. Für größere Steine gibt es abhängig von Steinart und Steinlage die Möglichkeit der medikamentösen Steinauflösung, der Entfernung durch eine Schlinge, der Operation und der Zertrümmerung durch **Stoßwellen** (**Lithotripsie**; lithos gr. – Stein; trypsis gr. – Erweichung).

4.11.4 Zystitis (Harnblasenentzündung)

Eine Harnblasenentzündung (kystis gr. – Blase) entsteht meist durch aufsteigende bakterielle Infektionen aus der Harnröhre. Frauen sind wegen der kurzen Harnröhre häufiger betroffen als Männer.

Symptome sind häufiges Wasserlassen jeweils kleiner Mengen **(Pollakisurie)** und Schmerzen beim Wasserlassen, wobei die letzten Tropfen Blut enthalten können.

Die Therapie besteht in Bettruhe, Wärme, reichlichem Trinken zum Durchspülen der Harnorgane und Medikamenteneinahme nach Verordnung des Arztes, z. B. Schmerzmittel, antibakterielle Mittel.

Krankheiten der Nieren	
Nephritis	– Nierenentzündung
Pyelonephritis	– Entzündung des Nierenbeckens und des Nierengewebes
Glomerulonephritis	– entzündliche Erkrankung der Nierenkörperchen im Nierengewebe
Nephrolithiasis	– Nierensteinkrankheit
Niereninsuffizienz	– eingeschränkte Fähigkeit der Nieren, harnpflichtige Substanzen auszuscheiden
Urämie	– Harnvergiftung; Anhäufung harnpflichtiger Substanzen im Blut

Krankheiten der ableitenden Harnwege	
Zystitis	– Harnblasenentzündung
Urethritis	– Harnröhrenentzündung (Urethra = Harnröhre)

Symptome bei Krankheiten der Harnorgane	
Polyurie	– krankhafte Vermehrung der Harnmenge (bis auf 10–20 Liter/Tag)
Oligurie	– verminderte Harnausscheidung (unter 500 ml/Tag)
Anurie	– Harnmenge unter 100 ml/Tag
Nykturie	– vermehrtes nächtliches Wasserlassen
Pollakisurie	– häufiges Wasserlassen jeweils kleiner Mengen
Harninkontinenz	– Unvermögen, den Harn zurückzuhalten; unfreiwilliger Harnabgang
Proteinurie	– Eiweiß im Harn
Hämaturie	– Erythrozyten im Harn
Leukozyturie	– Leukozyten im Harn
Bakteriurie	– Bakterien im Harn

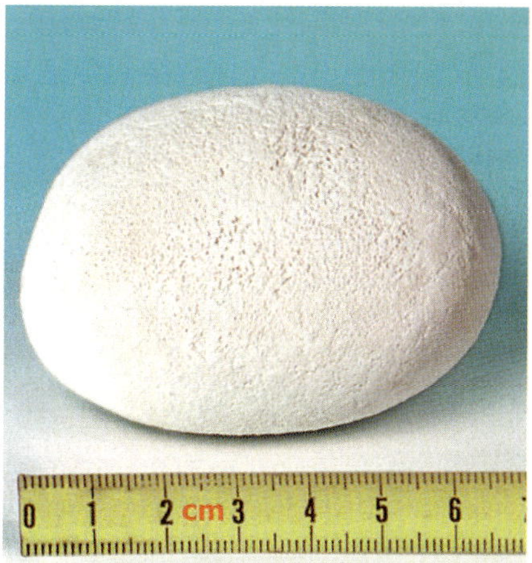

Abb. 4.70 *Ausgeprägter Harnblasenstein*

4.12 Hautkrankheiten

Grundlage der **Dermatologie** (Lehre von der Haut und den Hautkrankheiten) ist die genaue Betrachtung der Haut und die exakte Beschreibung auftretender Veränderungen. Allein die präzise Beobachtung von Sitz, Form und Farbe der verschiedenen Hautveränderungen führt häufig bereits zur Diagnose.

Im Rahmen dieses Buches können nur wenige ausgewählte Hautkrankheiten in Kurzform beschrieben werden.

Die mit Hautveränderungen einhergehenden Geschlechtskrankheiten werden in Kapitel 4.16 beschrieben.

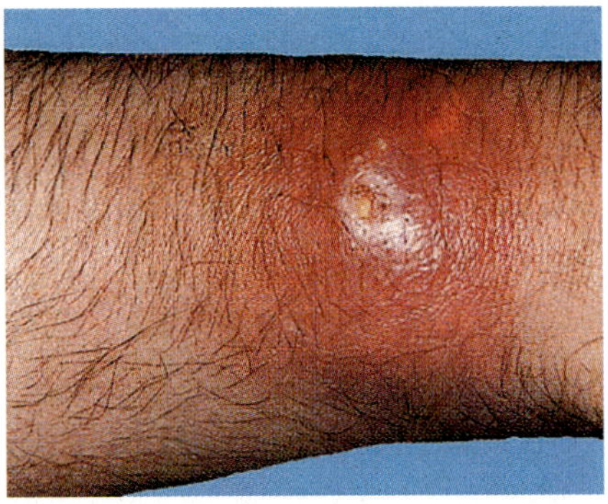

Abb. 4.71
Staphylokokkeninfektion: Furunkel am Unterarm

Krankhafte Hautveränderungen		
Fleck	– Macula	im Hautniveau gelegene Verfärbung
Knötchen	– Papel	feste Erhabenheit bis Erbsgröße
Knoten	– Nodus	feste Erhabenheit über Erbsgröße
Bläschen	– Vesicula	mit Flüssigkeit gefüllter Hohlraum bis Erbsgröße
Blase	– Bulla	mit Flüssigkeit gefüllter Hohlraum über Erbsgröße
Eiterbläschen	– Pustel	mit Eiter gefüllter Hohlraum
Quaddel	– Urtica	Erhabenheit durch ein Ödem im Bereich der Lederhaut nach Serumaustritt aus den Kapillaren
Schuppe	– Squama	Hornauflagerung, lose oder fest auf der Haut
Kruste	– Crusta	auf der Oberfläche eingetrocknetes Sekret (Blut, Serum, Eiter)
Narbe	– Cicatrix	bindegewebiger Ersatz nach einem tief greifenden Substanzverlust oder Gewebeuntergang
Erosion	– Erosio	oberflächlicher Gewebedefekt im Bereich der Oberhaut oder Schleimhaut
Geschwür	– Ulcus	tief greifender Gewebedefekt, der unter die Oberhaut oder Schleimhaut reicht
Exkoriation	– Excoriatio	Abschürfung, die bis zur Lederhaut reicht
Schrunde	– Rhagade	kleiner, oft sehr schmerzhafter, spaltförmiger Einriss in Oberhaut und Lederhaut

4.12.1 Eitrige Infektionen der Haut

Eitrige Infektionen werden meistens durch Staphylokokken oder Streptokokken hervorgerufen.

Staphylokokkeninfektionen. Sie treten vorwiegend im Bereich der Hautanhangsgebilde auf (Haarbalg, Nägel und Hautdrüsen).

Die Erkrankungen sind dabei in der Regel örtlich begrenzt, wie z. B.:

Follikulitis	– Haarbalgentzündung; umschriebene kleine Pustel mit zentralem Haar
Furunkel	– eitrige Entzündung eines Haarbalgs und seiner Talgdrüse; geröteter, schmerzhafter Knoten mit zentraler Eiteransammlung
Karbunkel	– mehrere ineinander übergehende Furunkel

Streptokokkeninfektionen. Sie sind in der Regel nicht örtlich auf den Bereich der Hautanhangsgebilde begrenzt. Ein klassisches Beispiel hierfür ist das **Erysipel (Wundrose)**, eine akute, mit hohem Fieber einhergehende Streptokokkeninfektion mit flächenhafter Ausbreitung im Bereich der Haut.

Die **Impetigo contagiosa** kann sowohl von Staphylokokken als auch von Streptokokken verursacht werden. Es handelt sich hierbei um eine eitrige Infektion mit Bildung von Pusteln, die vor allem bei Kindern im Gesicht auftritt. Wenn die Pusteln platzen, kommt es durch Eintrocknung des Eiters zur Bildung von gelben Krusten.

4.12.2 Viruskrankheiten der Haut

Herpes simplex. Hier liegt in der Regel ein örtlich begrenzter Bläschenausschlag der Haut oder Schleimhaut vor. Nach anfänglichem Juckreiz und Spannungsgefühl entwickeln sich gruppenweise angeordnete Bläschen auf geröte-

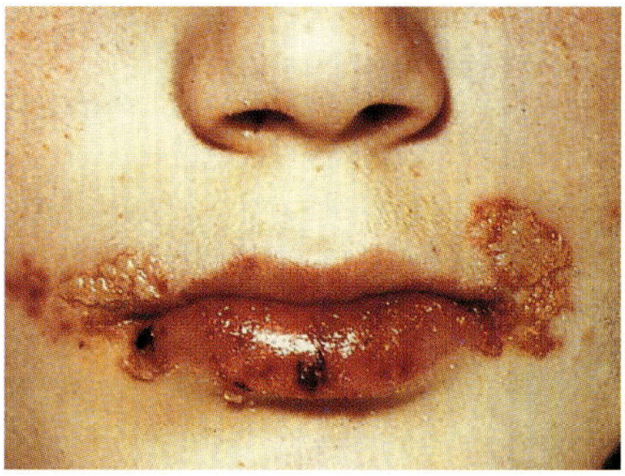

Abb. 4.72 Herpes simplex labialis mit bläschenförmigem Hautausschlag

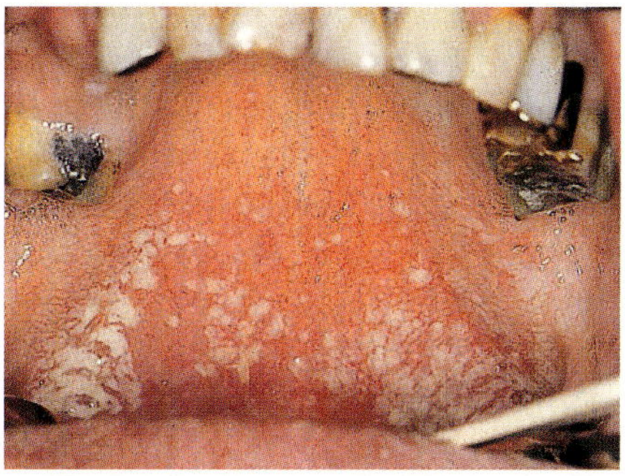

Abb. 4.73 Candidose (Soor) am Gaumen

tem Grund, die später eitrig eintrüben und zu Krusten eintrocknen können. Die Ausheilung erfolgt anschließend in der Regel ohne Narbenbildung.
Die Entzündung kehrt häufig wieder. Sie wird dabei z. B. durch UV-Strahlen (Sonnenstrahlen) oder fieberhafte Erkrankungen ausgelöst.
Man kann beim Herpes simplex zwei verschiedene Virusstämme unterscheiden. Stamm 1 liegt beim Herpes labialis im Bereich der Lippen, Stamm 2 beim Herpes genitalis im Bereich der Geschlechtsorgane vor.

Warzen (**Verrucae**; Einzahl: **Verruca**). Viren können fernerhin Warzen verursachen. Warzen können in Form zerklüfteter, verhornter Knötchen vorwiegend an Händen und Füßen oder als nicht stärker verhornte, flache Erhebungen vor allem im Gesicht und auf den Handrücken vorkommen. Die durch Viren hervorgerufenen **Feigwarzen** im Genitalbereich werden als **spitze Kondylome** bezeichnet. Sie können mächtige, oft blumenkohlartige Wucherungen bilden.

4.12.3 Pilzkrankheiten (Mykosen) der Haut

Pilze (mykes gr. – Pilz) sind häufige Erreger von Hauterkrankungen. Es sind vor allem Oberhaut, Kopfhaut und Nägel betroffen.
Gegenüber der gesunden Umgebung sind die erkrankten Hautpartien meist scharf begrenzt. Häufig sind es rote, kreisförmige Hautveränderungen, die am Rand Schuppen bilden und in der Mitte blasser werden können. Auch Pusteln sieht man bei Pilzbefall, z. B. im Bartbereich.
Generell findet ein Pilzbefall bevorzugt im feuchten Milieu von Hautfalten statt, wie z. B. in Zwischenzehenräumen, im Genitalbereich oder im Bereich der Achselhöhlen.
Die Patienten leiden oft unter Juckreiz, kosmetisch störenden Verfärbungen der Haut oder Brennen (vorwiegend bei Schleimhautbefall).
Häufige Pilzkrankheiten sind z. B. die **Tinea pedum (Fußpilz)** und die durch den Hefepilz Candida albicans (candidus lat. – glänzend weiß; albicare lat. – weißlich sein) verursachte **Candidose (Soor)**.
Die **Therapie** besteht bei Tinea pedum in der Regel in lokalen Maßnahmen, z. B. Fußbädern und Gabe antimykotischer (gegen Pilze gerichteter) Lösungen, Pasten oder Salben.
Der Candidose der Mundhöhle (siehe Abb. 4.73) liegt häufig eine Allgemeinerkrankung zugrunde (z. B. Diabetes mellitus), die bei der Therapie entsprechend zu berücksichtigen ist.
Wichtig ist die **Vorbeugung** der oft hartnäckigen Pilzerkrankungen durch hygienische Maßnahmen, wie z. B. Absprühen der Füße mit Desinfektionslösungen beim Baden in Badeanstalten.

4.12.4 Hautkrankheiten durch tierische Erreger

Hauterkrankungen durch tierische Erreger treten vor allem bei schlechten hygienischen Verhältnissen auf. Tierische Erreger sind u.a. die Krätzmilben, Zecken, Läuse, Flöhe und Wanzen.

Die durch **Milben** hervorgerufene **Krätze (Scabies)** ist durch oberflächliche Milbengänge in der Haut gekennzeichnet. Es kommt dadurch zu Entzündungserscheinungen mit teilweise starkem Juckreiz.

Neben starkem Juckreiz können z. B. die **Kopfläuse** zur Verfilzung der Kopfhaare, die **Kleiderläuse** durch Bisse zu stark juckenden Quaddeln und die **Filzläuse** zu Hautflecken führen.

Eine besondere Bedeutung haben die **Zecken** als Überträger der virusbedingten Frühsommer-Meningoenzephalitis (FSME) und der durch Bakterien verursachten Lyme-Borreliose (s. Kap. 4.4).

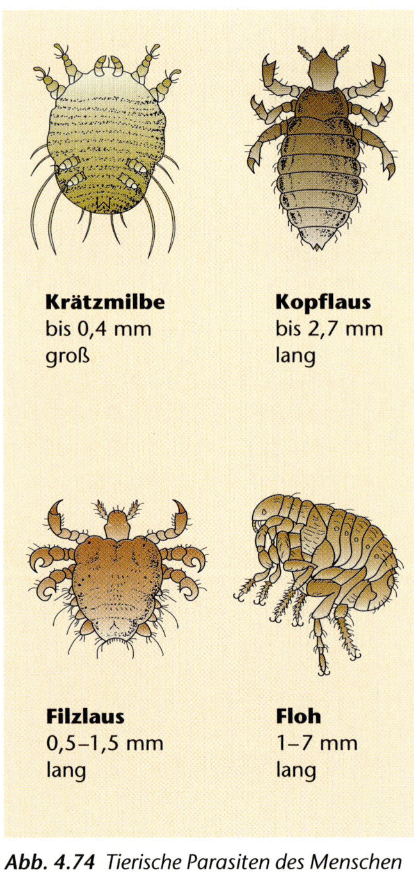

Abb. 4.74 *Tierische Parasiten des Menschen*

4.12.5 Neubildungen der Haut

Gutartige Neubildungen

Ein **Naevus (Mal, Muttermal)** ist eine angeborene oder erst im späteren Leben auftretende Fehlbildung der Haut. Typisches Kennzeichen ist eine scharf begrenzte, farbliche Veränderung zur Umgebung oder eine abnorme (z.B. warzige) Beschaffenheit, die im Allgemeinen unverändert bestehen bleibt. Besonders auffällig ist der durch Gefäßerweiterungen verursachte rote **Naevus flammeus (Feuermal).**

Atherome (Grützbeutel) sind mit ranzigem Inhalt gefüllte Zysten, die sich entzünden können.

Vom Bindegewebe ausgehende, gutartige Hauttumoren sind z. B.:

- Fibrom (Bindegewebetumor)
- Hämangiom (Blutgefäßtumor)
- Lipom (Fettgewebetumor; siehe auch Kap. 4.3.3).

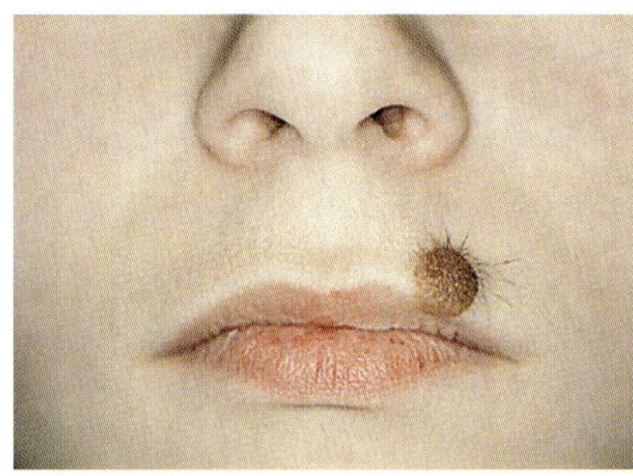

Abb. 4.75 *Naevus im Oberlippenbereich*

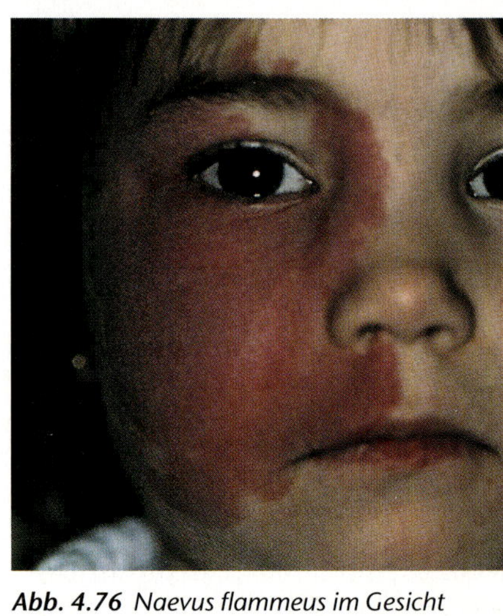

Abb. 4.76 *Naevus flammeus im Gesicht*

Bösartige Neubildungen

Neben Karzinomen kommen im Hautbereich unter den bösartigen Tumoren vor allem Basaliome und Melanome vor.
Karzinome sind bösartige Tumoren, die vom Epithelgewebe ausgehen, lokal zerstörend wachsen und Metastasen bilden.
Basaliome kommen vorwiegend im Gesichtsbereich mit örtlich zerstörendem Wachstum vor. Von ihnen gehen aber keine Metastasen aus. Basaliome werden deshalb häufig auch als semimaligne (halbbösartige) Tumoren bezeichnet.
Maligne Melanome (malignus lat. – bösartig, missgünstig) sind bösartige, von den Pigment bildenden Zellen (Melanozyten) ausgehende Tumoren mit meist bräunlich-schwarzer Farbe. Die Prognose dieser Tumoren hängt entscheidend von der Eindringtiefe in die Haut ab. Oberflächlich gelegene Melanome sind dabei grundsätzlich günstiger als tief reichende Melanome, die aufgrund einer frühen Metastasierung eine sehr schlechte Prognose haben.

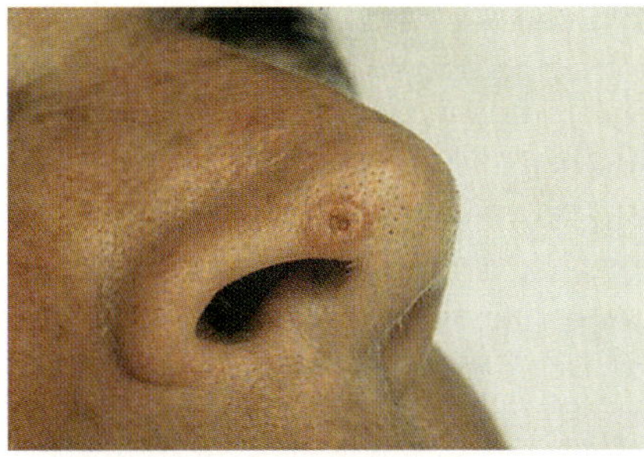

Abb. 4.77
Basaliom am Übergang der Nasenspitze zum rechten Nasenflügel
a) Befund vor operativer Entfernung

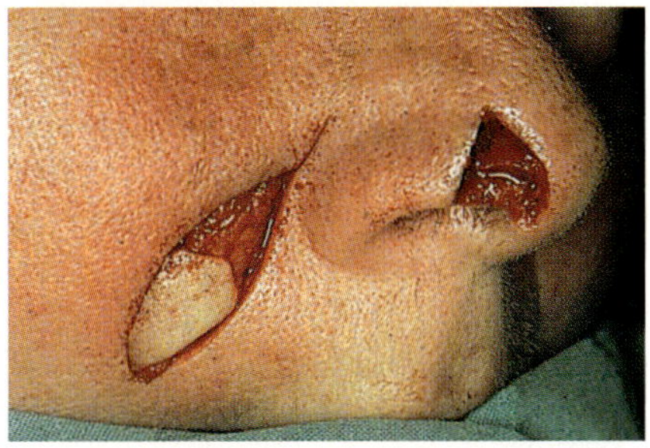

b) Operationsfoto nach Exzision (Herausschneiden) des Tumors. Am Übergang der Wange zur Oberlippe ist ein Hautbereich umschnitten worden, der an der Unterlage gestielt bleibt und zur Defektdeckung unter der Haut zur Nase geschwenkt wird.

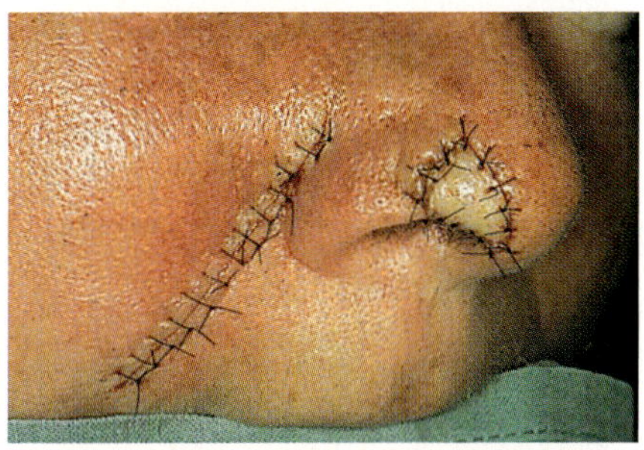

c) Zustand nach Rekonstruktion des Nasenflügels

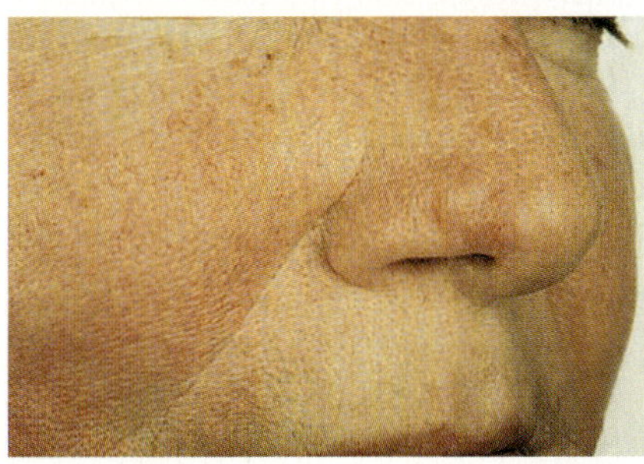

d) Ergebnis 6 Monate nach der Operation

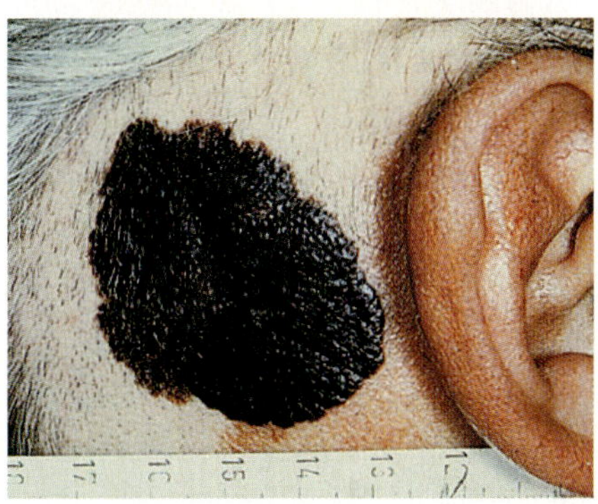

Abb. 4.78
Malignes Melanom

4.12.6 Weitere Hautkrankheiten

Akne vulgaris

Akne ist eine vorwiegend bis zum 25. Lebensjahr auftretende Erkrankung vor allem im Bereich von Gesicht, Nacken, Brust und Rücken. Bei gesteigerter und krankhaft veränderter Absonderung der Talgdrüsen kommt es durch Verstopfung der Haarfollikel zur Bildung von **Mitessern (Komedonen)**, die durch Entzündungen Knötchen, Pusteln und sogar Abszesse ergeben können.
Ursachen sind vor allem ein gestörtes Gleichgewicht der Geschlechtshormone in der Pubertät, aber auch erbliche und seelische Faktoren sowie Magen-Darm-Störungen, z. B. durch falsche Ernährung.
Die Therapie besteht in erster Linie in täglicher gründlicher Hautreinigung um den Abfluss der Follikel zu gewährleisten. In besonders schweren Fällen muss auch ein Antibiotikum zusätzlich zu einer speziellen äußeren Therapie einge-

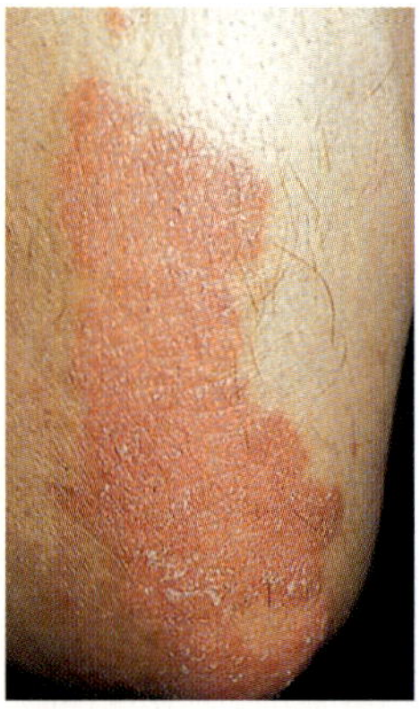

Abb. 4.79
Psoriasis am Ellenbogen

nommen werden. Die Behandlung ist langwierig und erfordert viel Geduld.

Psoriasis

Die **Psoriasis (Schuppenflechte)** ist durch scharf begrenzte Hautveränderungen mit silberweißen Schuppen gekennzeichnet. Bevorzugter Sitz ist der Bereich der Ellenbogen, der Kniegelenke, des behaarten Teils des Kopfes und des Kreuzbeins.

Die Krankheit ist mit Juckreiz verbunden. Durch Kratzen treten die Schuppen deutlicher hervor. Unter den Schuppen liegt ein dünnes Häutchen, dessen Entfernung zu punktförmigen Blutungen durch die direkt darunter gelegenen Kapillaren führt **(blutiger Tau)**.

Für die Psoriasis besteht eine erbliche Disposition (Veranlagung). Durch Infekte, Stress oder Verletzungen kann die Erkrankung ausgelöst werden. Die Psoriasis ist nicht heilbar. Akute Krankheitsschübe können jedoch durch sachgemäße Therapie vermieden werden.

Ekzem

Ein Ekzem ist eine juckende, flächenhafte Entzündung vorwiegend der Oberhaut. Typische Kennzeichen im akuten Stadium sind Juckreiz, Rötung, Bläschenbildung, Nässen und Krustenbildung. Bei chronischem Verlauf treten u. a. eine Schuppenbildung, übermäßige Verhornung und Vergröberung der Haut zum Vorschein.

Das **Kontaktekzem** wird durch direkten Kontakt mit einer von außen auf die Haut einwirkenden Substanz ausgelöst. Das Ekzem entsteht dabei vorwiegend durch allergische Reaktionen (siehe Kap. 4.7), weniger durch örtliche chemische Schädigung.

Beim **endogenen Ekzem (Neurodermitis atopica)** handelt es sich um eine erblich bedingte Erkrankung, die zu einer stark juckenden Hautveränderung führt. Der Krankheitsbeginn liegt in der Regel in der frühen Kindheit. Häufig tritt eine Kombination mit Heuschnupfen und/oder Asthma bronchiale auf.

4.13 Krankheiten des Nervensystems

4.13.1 Krankheiten des Zentralnervensystems (ZNS)

Meningitis (Hirnhautentzündung)

Eine Hirnhautentzündung (meninx gr. – Hirn- und Rückenmarkshaut) kann durch eine Vielzahl von Erregern verursacht werden.

Typische Symptome sind Kopfschmerzen, Nackensteifheit, Übelkeit und Erbrechen, plötzliches hohes Fieber (evtl. mit Schüttelfrost) und Bewusstseinsstörungen.

Nach den Erregern unterscheidet man:

Bakterielle Meningitis

- **eitrig**, z. B. bei Meningokokken, Pneumokokken oder Staphylokokken als Erreger
- **nicht eitrig**, z. B. durch Erreger der Syphilis oder Tuberkulose

Nicht bakterielle Meningitis

- durch **Viren**, z. B. bei Masern, Mumps oder Röteln
- durch **tierische Erreger**, z. B. Toxoplasmose
- durch **Pilze**

Die Therapie erfolgt nach dem Erregernachweis im Liquor (= Hirnwasser). Während Bakterien durch gezielte Gabe antibakterieller Medikamente bekämpft werden können, gibt es bei Virusinfekten keine spezifische Therapie. Es können dort nur symptomatische Maßnahmen erfolgen. Die Prognose hängt entscheidend vom Zeitpunkt des Behandlungsbeginns ab.

Schädel-Hirn-Verletzungen

Unter dem Begriff Schädel-Hirn-Verletzung (= **S**chädel-**H**irn-**T**rauma, **SHT**) werden Kopfverletzungen mit Hirnbeteiligung zusammengefasst. Nach der Stärke der Verletzungen unterscheidet man Schädel-Hirn-Traumen I. Grades (leichte Verletzungen) bis III. Grades (schwere Verletzungen). Wichtigstes Unterscheidungsmerkmal der verschie-

denen Schädel-Hirn-Verletzungen ist die Länge der bestehenden Bewusstlosigkeit.
Von besonderer Bedeutung ist zusätzlich die Unterscheidung zwischen offenen und gedeckten Schädel-Hirn-Verletzungen.
Bei einer **offenen Schädel-Hirn-Verletzung** liegt das Gehirn durch eine tief reichende Verletzung mit Eröffnung der harten Hirnhaut frei, sodass Keime eindringen und zu einer Entzündung führen können. Bei einer **geschlossenen Schädel-Hirn-Verletzung** ist die harte Hirnhaut dagegen noch intakt und stellt somit eine wirksame Barriere vor eindringenden Keimen dar.
Früher wurden statt des Begriffs Schädel-Hirn-Trauma je nach Schwere der Hirnverletzung die Begriffe Commotio cerebri, Contusio cerebri und Compressio cerebi verwendet.

Commotio cerebri (Gehirnerschütterung). Bei einer Gehirnerschütterung (commotio lat. – Bewegung, Erschütterung; cerebrum lat. – Gehirn) kommt es zu einer Beeinträchtigung der Gehirnfunktion durch äußere Gewalt, ohne dass eine Gewebeschädigung vorliegt. Die Ausheilung erfolgt stets vollständig.
Eine Gehirnerschütterung ist gekennzeichnet durch eine zeitlich begrenzte Erinnerungslücke **(Amnesie)**, Übelkeit und eventuell auch Erbrechen. Eine Bewusstseinstrübung kann noch hinzukommen.
Die Erinnerungslücke kann sowohl **rückwirkend** für einige Sekunden vor dem Verletzungsereignis **(retrograde Amnesie)** als auch von der Verletzung an für Minuten bis maximal 1–2 Stunden **nach der Verletzung (anterograde Amnesie)** bestehen.

Contusio cerebri (Hirnprellung). Ist das Verletzungsereignis so stark gewesen, dass es zu einer Gewebeschädigung im Hirnbereich gekommen ist, so liegt eine Contusio cerebri vor.

Compressio cerebri (Hirnquetschung). Kommt es durch Druckeinwirkung zu einer Hirnschädigung, so besteht eine Compressio cerebri. Eine typische Ursache hierfür ist eine verletzungsbedingte Blutung im Hirnbereich.

Apoplexie (Schlaganfall)

Der Schlaganfall (Apoplexie, apoplektischer Insult) kann durch eine **Hirnblutung** mit nachfolgender Zerstörung eines Hirngebiets oder einen **Hirninfarkt** mit nachfolgendem Gewebeuntergang durch mangelhafte Blut- und Sauerstoffversorgung hervorgerufen werden. Als Ursache findet sich dabei häufig eine Arteriosklerose (Arterienverkalkung), oft auf der Basis einer Hypertonie (Bluthochdruck).
Typische Symptome sind Bewusstseinsstörungen bis zum Koma, Lähmungen einer Körperseite (Halbseitenlähmung = Hemiplegie), Krampfanfälle, oft auch der Verlust der Sprache.
Eine Schädigung der rechten Hirnhälfte verursacht eine Halbseitenlähmung der linken Körperseite; bei einer Schädigung der linken Hirnhälfte ist die Halbseitenlähmung entsprechend auf der rechten Seite.

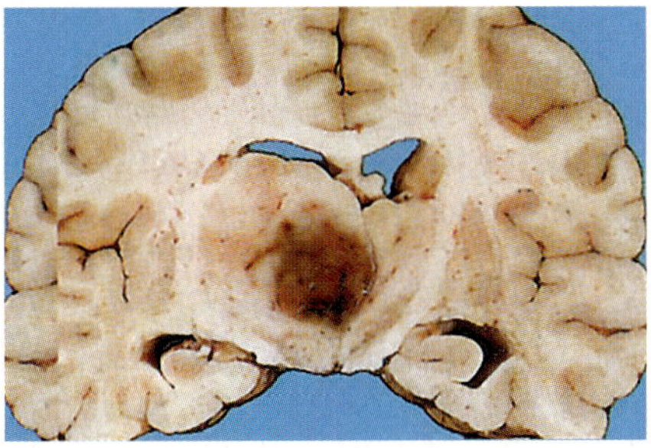

Abb. 4.80 Hirnblutung durch Bluthochdruck

Hirntumoren

Hirntumoren gehen von den Hirnhäuten, den Hirnnerven oder dem Hirngewebe mit seinen Nervenstützzellen aus. Durch Druck auf umliegendes Gewebe können Hirntumoren Allgemeinsymptome und je nach Lokalisation bestimmte Lokalsymptome verursachen.

Allgemeinsymptome

- Kopfschmerzen
- Erbrechen und Übelkeit
- Schwindel
- Krampfanfälle
- Wesensveränderungen
- Bewusstseinsstörungen

Lokalsymptome

- Halbseitenlähmungen
- Hirnnervenausfälle
- Sensibilitätsstörungen
- Gleichgewichtsstörungen
- Seh- und Sprachstörungen

Epilepsie (Zerebrales Anfallsleiden)

Unter dem Begriff Epilepsie (epilepsia gr. – Fallsucht) wird eine Gruppe von Krankheiten zusammengefasst, bei denen es meist zu anfallsartigen Bewusstseinsstörungen mit unwillkürlichen Bewegungsabläufen kommt.

Die Ursache liegt in einer gestörten Funktion der Gehirnzellen. Dazu kann es durch äußere Faktoren kommen, wie z. B. durch Tumor, Entzündung, Verletzung, Vergiftung oder Durchblutungsstörung. Epilepsien können aber auch auf der Basis einer vererbbaren Disposition ohne erkennbare Ursache auftreten.

Bekanntestes Beispiel einer Epilepsie ist der **große Krampfanfall (Grand mal)**, der in jedem Lebensalter auftreten kann. Der Patient wird dabei plötzlich bewusstlos und stürzt zu Boden. Es kommt zunächst zu einer starren Anspannung der Skelettmuskulatur, die auch die Atemmuskulatur betrifft, sodass der Patient eine Zyanose entwickelt, d. h., er läuft durch Sauerstoffmangel blau an. Anschließend kommt es zu rhythmischen Zuckungen der Gliedmaßen, verstärkter Speichelabsonderung und eventuell Urin- und/oder Stuhlabgang. Durch Krampf der Kaumuskulatur kann es zum Zungenbiss kommen. Nach dem ca. 2–4 Minuten andauernden Krampfanfall setzt das Bewusstsein langsam wieder ein, häufig jedoch gefolgt von einem Nachschlaf.

Während des Anfalls sollten Anwesende dafür sorgen, dass sich der Patient nicht verletzt (insbesondere Vorbeugung eines Zungenbisses durch einen Gummikeil).

Regelmäßig eingenommene Medikamente (Antiepileptika) können die Krampfbereitschaft herabsetzen und dadurch Anfällen vorbeugen.

Parkinson-Krankheit

Als Parkinsonismus bezeichnet man eine vom englischen Arzt James Parkinson (1755–1824) beschriebene Erkrankung im fortgeschrittenen Lebensalter, deren Ursache eine Funktionsstörung in einer Kernregion des Mittelhirns ist.

Die Parkinson-Krankheit ist vor allem mit folgenden drei Hauptsymptomen verbunden:

- **Bewegungsarmut:** Ausdrucksbewegungen des Gesichts und Mitbewegungen der Gliedmaßen sind spärlich, die Sprache ist leise und monoton, die Haltung ist gebückt, die Schritte sind klein und schlürfend.
- **Muskelstarre (Rigor):** Durch erhöhte Muskelspannung sind die Gliedmaßen passiv nur gegen einen Widerstand, ähnlich dem einer Wachskerze beim Umbiegen, zu bewegen. Die passiven Bewegungen können durch die Muskelanspannung teilweise auch ruckartig wie bei einem Zahnrad werden, bei dem der Widerstand jedes einzelnen Zahnes nacheinander überwunden werden muss **(Zahnradphänomen).**
- **Zittern (Tremor):** Die Patienten zittern in Ruhe; bei Bewegungen (z. B. beim Schreiben) verringert sich das Zittern oder lässt ganz nach.

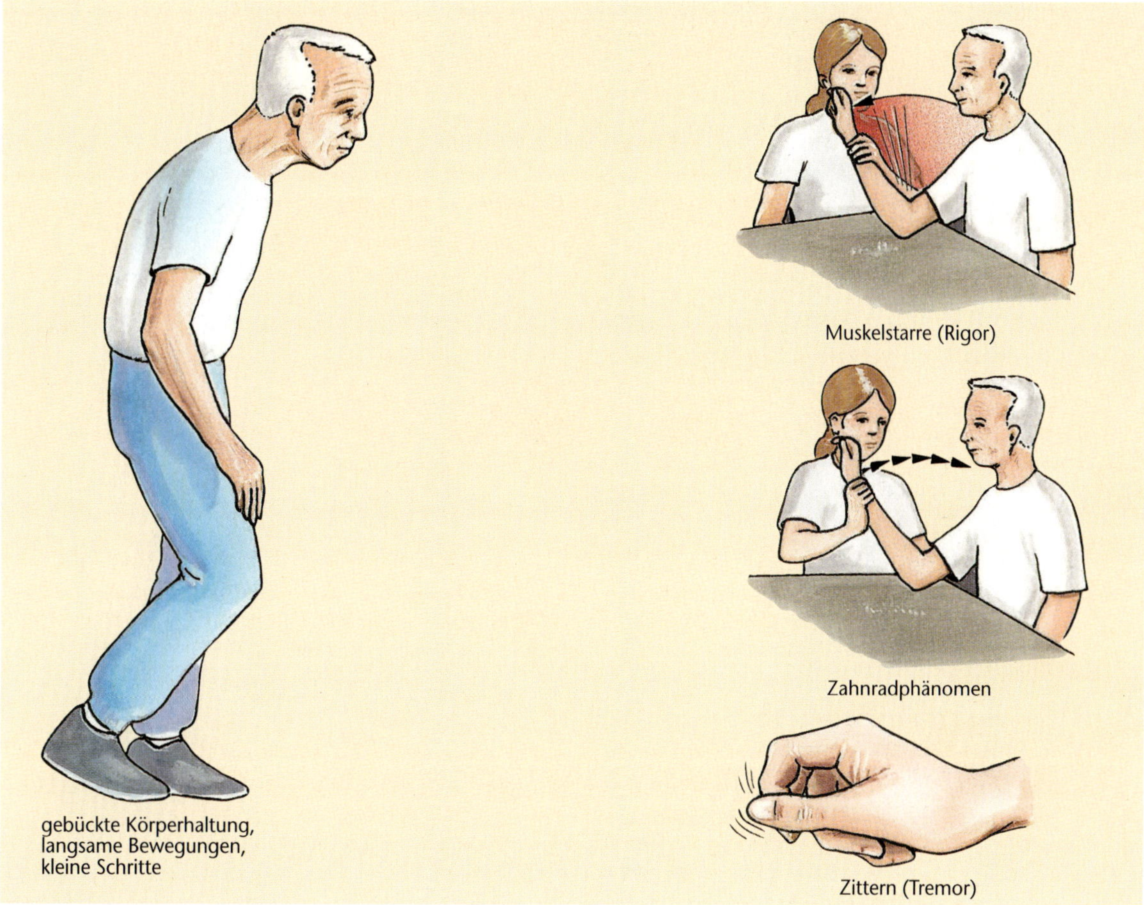

Abb. 4.81 *Parkinson-Krankheit*

Seelische Krankheiten
Die seelischen Krankheiten kann man in zwei Gruppen einteilen.

Die erste Gruppe beinhaltet seelische Störungen, die Abweichungen von der Norm darstellen. Beispiele hierfür sind Neurosen, sexuelle Verhaltensabweichungen (z.B. Exhibitionismus), Alkoholismus und Drogenabhängigkeit. Unter einer **Neurose** versteht man ein gestörtes, nicht normales Verhalten und Erleben ohne körperliche Ursache. Beispiele sind Platzangst, Angst vor Tieren, Waschzwang, zwanghaftes Stehlen.

Zur ersten Gruppe seelischer Krankheiten gehören auch Erkrankungen mit körperlichen Beeinträchtigungen wie Herzbeschwerden, Luftnot oder Magenbeschwerden, wenn sie durch seelische Störungen hervorgerufen werden. Körperliche Erkrankungen durch seelische Störungen bezeichnet man auch als **psychosomatische Krankheiten** (psyche gr. – Seele; soma gr. – Körper).

Zur zweiten Gruppe gehören die **Psychosen**, die Geistes- oder Nervenkrankheiten mit erheblichen seelischen Störungen. Sie können durch äußere Einflüsse bedingt sein (z.B. durch Alkohol, durch Unfälle oder Entzündungen), aber auch ohne äußere Einflüsse und ohne nachweisbare körperliche Störungen vorhanden sein.

Die **Schizophrenie** (schizein gr. – spalten; phren gr. – Geist, Seele) ist durch eine seelische Spaltung gekennzeichnet, bei der gesunde und krankhafte Verhaltensweisen und Empfindungen nebeneinander vorkommen.

Krankheiten des Zentralnervensystems (ZNS)	
Entzündungen	
Meningitis	– Hirnhautentzündung
Enzephalitis	– Hirnentzündung
Verletzungen	
Schädel-Hirn-Trauma (SHT)	– Schädel-Hirn-Verletzung
offenes Schädel-Hirn-Trauma	– Schädel-Hirn-Verletzung mit eröffneter harter Hirnhaut und dadurch bestehender Gefahr einer Entzündung im Hirnbereich durch eindringende Erreger
geschlossenes Schädel-Hirn-Trauma	– Schädel-Hirn-Verletzung mit geschlossener harter Hirnhaut und somit wirksamer Barriere vor eindringenden Erregern
Commotio cerebri	– Gehirnerschütterung
Contusio cerebri	– Hirnprellung
Compressio cerebri	– Hirnquetschung
epidurales Hämatom	– Bluterguss oberhalb der harten Hirnhaut (Dura), unterhalb der Schädelknochen
subdurales Hämatom	– Bluterguss unterhalb der harten Hirnhaut
intrazerebrales Hämatom	– Bluterguss innerhalb des Gehirns
Schädelbasisfraktur	– Bruch der Schädelbasisknochen; es können dabei Gefäß- und Hirnnervenverletzungen auftreten. Symptome sind häufig Blutungen aus Ohr, Nase oder Mund bzw. in die Augenhöhlen mit Bildung eines so genannten Brillenhämatoms.
Querschnittslähmung	– völlige oder teilweise Schädigung eines Rückenmarkquerschnitts mit Lähmung und Sensibilitätsstörung im Bereich der unteren Körperhälfte. Häufig sind von der Lähmung auch Blase und Mastdarm betroffen. Ursachen sind z. B. Verletzungen oder Tumoren.
Durchblutungsstörungen	
Zerebralsklerose	– Arteriosklerose (Arterienverkalkung) der Hirngefäße
Apoplexie	– apoplektischer Insult, Schlaganfall; durch Hirnblutung oder Hirninfarkt verursachter Ausfall einer Hirnregion
Hirninfarkt	– Untergang von Hirngewebe durch Minderversorgung mit Blut; Ursachen sind z. B. eine Thrombose oder Embolie.
Sonstige Krankheiten	
Epilepsie	– zerebrales Anfallsleiden; Zusammenfassung von Krankheiten mit meist anfallsartigen Bewusstseinsstörungen und abnormen Bewegungsabläufen. Ursache ist eine gestörte Funktion der Gehirnzellen.
Parkinson-Krankheit	– Erkrankung mit Störungen des Bewegungsablaufs, gekennzeichnet vor allem durch Bewegungsarmut, Muskelstarre und Zittern. Ursache ist eine Funktionsstörung in einer Kernregion des Mittelhirns.
multiple Sklerose (MS)	– Erkrankung vorwiegend der weißen Substanz von Gehirn und Rückenmark mit Zerfall der Markscheiden (= fetthaltige Umhüllung der Nervenfasern). Es kann dadurch zu vielfältigen Symptomen kommen, wie Seh- und Empfindungsstörungen sowie Lähmungen. Die Ursache ist wahrscheinlich eine Autoimmunkrankheit .
Poliomyelitis	– so genannte Kinderlähmung (siehe Kap. 4.4.3, Seite 209)
Hydrozephalus	– so genannter Wasserkopf; Erweiterung der Hirnventrikel, meist durch übermäßige Ansammlung von Hirnwasser in den Hirnventrikeln

Bezeichnungen für Lähmungen und Sensibilitätsstörungen	
Parese	– unvollständige Lähmung, Schwäche
Paralyse, Plegie	– vollständige Lähmung
Anästhesie	– Unempfindlichkeit gegen Schmerz-, Temperatur- und Berührungsreize
Hypästhesie	– herabgesetzte Empfindlichkeit
Hyperästhesie	– Überempfindlichkeit, insbesondere für Berührungsreize
Parästhesie	– krankhafte Empfindung (Missempfindung), z. B. Kribbeln bei „eingeschlafenem Fuß“
Neuralgie	– Schmerzempfinden im Ausbreitungsgebiet eines Nerven

4.13.2 Krankheiten des peripheren Nervensystems

Neuritis	– Nervenentzündung
Polyneuritis	– Entzündung mehrerer Nerven
Polyneuropathie	– Erkrankung mehrerer oder aller peripheren Nerven, z. B. als Spätsymptom bei Diabetes mellitus oder übermäßigem Alkoholkonsum
Neurinom	– Nervenfasergeschwulst
Trigeminusneuralgie	– anfallsartige Schmerzen im Ausbreitungsgebiet eines oder mehrerer Äste des sensiblen Gesichtsnerven (N. trigeminus, V. Hirnnerv)
Fazialisparese	– Lähmung des mimischen Gesichtsnerven (N. facialis, VII. Hirnnerv)
Brachialgie	– Armschmerz
Ischialgie	– Schmerzen im Bereich des Ischiasnerven; meistens anfallsweise vom Gesäß bis in die Fersen ausstrahlend

4.14 Krankheiten des Hormonsystems

Die Hypophyse (Hirnanhangsdrüse) ist die übergeordnete Schaltstation des Hormonsystems. Sie beeinflusst die Schilddrüse, die Nebennierenrinden und die Keimdrüsen. Zusätzlich gibt sie verschiedene weitere Hormone an den Körper ab, wie das Wachstumshormon (STH), das Prolaktin (LTH) und das Adiuretin (ADH). Über- und Unterfunktion der Hypophyse können entsprechend alle oben genannten Organe und Hormone beeinflussen.

Eine Störung des Hormonsystems kann im Bereich der Hypophyse, aber auch in jedem anderen Hormonorgan des Körpers vorliegen.

Krankheiten der Hypophyse

Hypophysenadenom	– aus Drüsengewebe aufgebauter Tumor der Hypophyse
Hypophysenvorderlappeninsuffizienz	– teilweiser oder vollständiger Ausfall der Hormonbildung im Hypophysenvorderlappen
hypophysärer Riesenwuchs	– Riesenwuchs (Gigantismus) durch Überschuss des Wachstumshormons STH während der Wachstumsphase
Akromegalie	– (megas gr. – groß) ausgeprägte Vergrößerung der Körperenden (Akren), wie Ohren, Nase, Unterkiefer, Hände und Füße, durch Überschuss des Wachstumshormons STH nach der Wachstumsphase
hypophysärer Zwergwuchs	– vermindertes Wachstum durch Mangel des Wachstumshormons STH während der Wachstumsphase
Diabetes insipidus	– vermehrte Urinausscheidung (Polyurie) durch unzureichende Harnkonzentration. Ursache kann ein Mangel des Hypophysenhormons Adiuretin (ADH), aber auch ein fehlendes Ansprechen der Niere auf ADH sein.

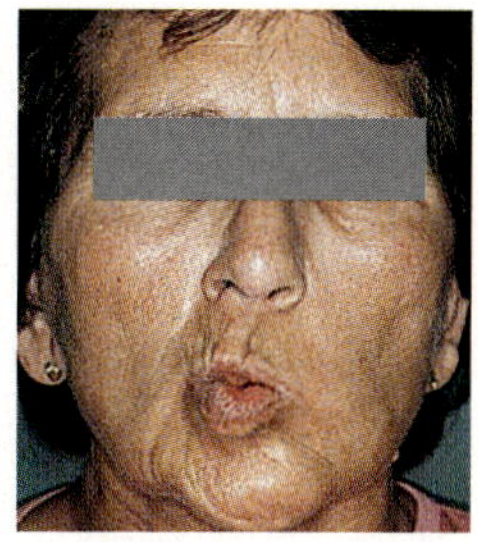

Abb. 4.82 Fazialisparese links: Der Mundwinkel weicht durch den Muskeltonus zur gesunden (rechten) Seite ab.

Krankheiten der Schilddrüse

Hyperthyreose (Schilddrüsenüberfunktion). Bei der Hyperthyreose liegt eine gesteigerte Bildung der Schilddrüsenhormone vor. Dadurch kommt es zu einer Beschleunigung des Stoffwechsels mit Tachykardie, Unruhe, Schweißneigung, Zittern und Gewichtsabnahme trotz gesteigerter Nahrungszufuhr. Auffällig kann ein starkes Hervortreten der Augäpfel (Exophthalmus) sein.

Beim bekannten **Morbus Basedow** liegt eine Hyperthyreose aufgrund von Immunvorgängen vor.

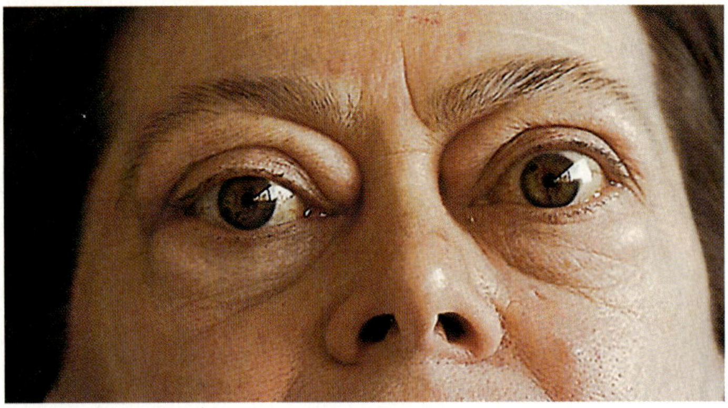

Abb. 4.83 Hervorstehen der Augen (Exophthalmus) und Lidödem beidseits bei Hyperthyreose

Hypothyreose (Schilddrüsenunterfunktion). Durch verminderte Bildung der Schilddrüsenhormone kommt es zu einer Verlangsamung des Stoffwechsels mit Leistungsabfall und Gewichtszunahme durch Wassereinlagerung mit typischer teigiger Haut **(Myxödem)**.
Eine Hypothyreose in der Kindheit führt zu Verzögerungen in der körperlichen und geistigen Entwicklung.
Ein Schilddrüsenhormonmangel bereits vor der Geburt führt zu schweren Entwicklungsstörungen der Sinnesorgane, der Haut und des Skeletts mit Intelligenzverminderungen bis zur Idiotie.

Bei einer Hyper- oder Hypothyreose, aber auch bei normaler (euthyreoter) Schilddrüsenfunktion kann es zu einer Vergrößerung der Schilddrüse kommen. Man nennt diese vom Funktionszustand des Organs unabhängige Vergrößerung eine **Struma**.

Krankheiten der Nebenschilddrüsen (Epithelkörperchen)

Hyperparathyreoidismus	– vermehrte Bildung von Parathormon; bewirkt eine Erhöhung des Blutkalziumspiegels
Hypoparathyreoidismus	– verminderte Bildung von Parathormon; bewirkt ein Absinken des Blutkalziumspiegels

Krankheiten der Nebennieren

Cushing-Syndrom (nach Harvey Cushing, 1869–1939). Beim Cushing-Syndrom liegt eine übermäßige Bildung vorwiegend von Glukokortikoiden in der Nebennierenrinde mit folgenden Auswirkungen auf den Stoffwechsel vor:
- **Fettstoffwechselstörungen** führen zu übermäßigen Fettansammlungen im Rumpf- und Kopfbereich (Stammfettsucht, Stiernacken, Vollmondgesicht).
- **Eiweißstoffwechselstörungen** führen zu Osteoporose und Muskelschwund.
- **Kohlenhydratstoffwechselstörungen** führen zu einer Erhöhung des Blutzuckerspiegels.

Weitere Symptome können Blutbildveränderungen, Bluthochdruck, Störungen der Geschlechtsfunktion und Neigung zu Infektionen, Geschwüren und typischen Hautstreifen sein.
Die häufigste Ursache eines Cushing-Syndroms ist heutzutage eine übermäßige Einnahme von Glukokortikoiden in Form von Medikamenten!

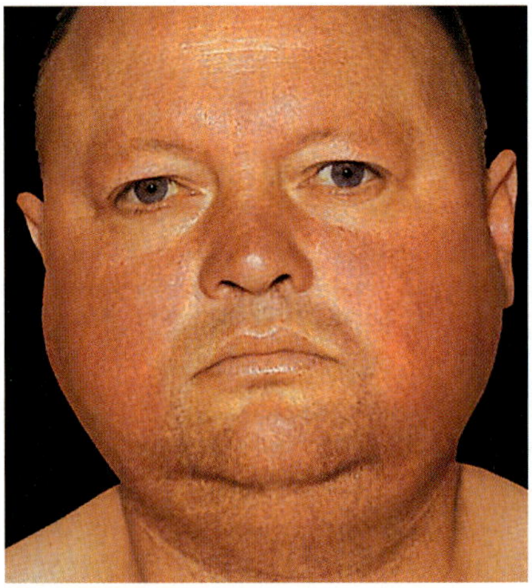

Abb. 4.84 Gesicht bei Cushing-Syndrom

Addison-Krankheit (nach Thomas Addison, 1793–1860). Durch unzureichende oder fehlende Bildung von **Glukokortikoiden** und **Mineralokortikoi-**

den in der Nebennierenrinde kommt es unter anderem zu Leistungsabfall, Gewichtsverlust und Braunfärbung von Haut und Schleimhäuten. Daher wird die Erkrankung auch als **Bronzehautkrankheit** bezeichnet.
Ursache hierfür ist eine weit reichende Gewebeschädigung in der Nebennierenrinde.

Phäochromozytom. Bei dieser Erkrankung liegt ein Tumor meist im Bereich des Nebennierenmarks vor, der hauptsächlich Adrenalin bildet.
In der Folge kommt es zu Bluthochdruck, hohen Blutzuckerwerten, Schwitzen, Herzklopfen und Gewichtsverlust.

Krankheiten des Inselorgans der Bauchspeicheldrüse

Die Langerhans-Inseln (nach Paul Langerhans, 1847–1888) der Bauchspeicheldrüse werden in ihrer Gesamtheit auch als **Inselorgan** bezeichnet. Durch Mangel oder Fehlen des dort gebildeten Hormons Insulin entwickelt sich ein Diabetes mellitus (Zuckerkrankheit). Der Diabetes mellitus ist ausführlich in Kapitel 4.10.7 beschrieben.

Störungen der Hormonbildung in den Keimdrüsen

Die Geschlechtshormone werden vorwiegend in den Keimdrüsen gebildet.
In den Hoden werden die männlichen Geschlechtshormone (Androgene, mit dem Hauptvertreter **Testosteron**), in den Eierstöcken die weiblichen Geschlechtshormone (**Östrogene** und **Gestagene**) produziert.
Bei Mangel oder Überschuss der Geschlechtshormone kommt es entsprechend zur Verminderung oder Verstärkung der männlichen bzw. weiblichen Geschlechtsmerkmale. Ein Überschuss der Geschlechtshormone in der Kindheit führt zu vorzeitiger geschlechtlicher Reife.
Bei der Frau können Störungen der Geschlechtshormonproduktion zu **Zyklusstörungen** führen.

4.15 Krankheiten der Sinnesorgane

4.15.1 Augenkrankheiten

Linsentrübung (Katarakt, grauer Star)

Bei einer Trübung der Augenlinse erscheint die Pupille grau. Entsprechend wird die Erkrankung auch als grauer Star bezeichnet, während der wissenschaftliche Name Katarakt ist.
Eine Linsentrübung kann angeboren, aber auch z. B. durch Verletzungen oder Stoffwechselkrankheiten (z. B. Diabetes mellitus) erworben sein. Häufig tritt ein Katarakt durch Degeneration als so genannter Altersstar um das 60. Lebensjahr auf.
Bei weit fortgeschrittener Trübung kann die Sehkraft durch Entfernung der Linse wieder verbessert werden. Die Brechkraft der Linse wird dann z. B. durch eine Starbrille oder eine entsprechende Kontaktlinse ersetzt. Auch das Einpflanzen einer Kunstlinse an die Stelle der eigenen getrübten Linse ist in vielen Fällen möglich.

Erhöhter Augeninnendruck (Glaukom, grüner Star)

Krankheiten des Auges mit erhöhtem Innendruck werden unter dem Begriff Glaukom zusammengefasst.
Der normale Augeninnendruck beträgt 10–22 mmHg. Liegt der Druck höher, so kann es durch eine **Durchblutungsminderung** zu einer Schädigung von Netzhaut oder Sehnerven mit allmählichem Nachlassen des Sehvermögens kommen.
Die Ursache für den erhöhten Augeninnendruck ist eine Überproduktion von Kammerwasser und/oder eine Abflussbehinderung des Kammerwassers im Schlemm-Kanal (siehe Kap. 3.15.1).
Ein Glaukom kann dem Patienten durch eine anfallsartige, starke Druckerhöhung erhebliche Schmerzen im Auge bereiten. Weitere Symptome können z. B. Kopfschmerzen, Übelkeit, Erbrechen, Augenrötung und eine mittelweite, lichtstarre Pupille sein.

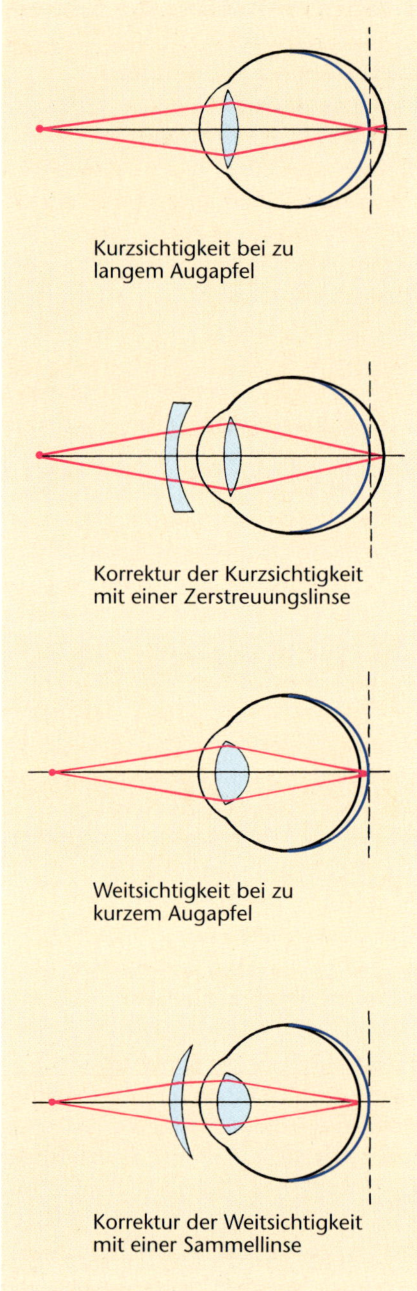

Abb. 4.85
Kurz- und Weitsichtigkeit im Schema: Die blaue Linie gibt jeweils den normalen Augapfel im Vergleich wieder.

Entzündungen	
Konjunktivitis	– Bindehautentzündung; Symptome einer akuten Bindehautentzündung sind Rötung, Schwellung und vermehrte Flüssigkeitsabsonderung der Bindehautdrüsen. Als Ursachen kommen Fremdkörper, Verletzungen, Überanstrengungen, Infektionen und Allergien infrage.
Keratitis	– Hornhautentzündung
Dakryozystitis	– Entzündung des Tränensacks (dakryon gr. – Träne)

Eine medikamentöse Senkung des Augeninnendrucks muss dann **schnellstens** durch einen Augenarzt erfolgen. Es kann sonst zur Erblindung kommen!

Aber auch ein nur mäßig erhöhter Augeninnendruck ist für den Patienten gefährlich. Es kommt zu einer langsamen, aber steten Schädigung des Sehvermögens mit Ausfällen von Gesichtsfeldern. Nur eine medikamentöse oder operative Druckregulierung kann den Patienten vor der Erblindung bewahren.

Fehlsichtigkeit

Weit verbreitet sind Minderungen der Sehleistung durch Kurz- oder Weitsichtigkeit sowie Astigmatismus. Durch Brillen, Kontaktlinsen, gegebenenfalls auch durch Lasertherapie können diese Fehlsichtigkeiten in den meisten Fällen korrigiert werden.

Myopie (Kurzsichtigkeit). Der Patient kann nah gelegene Gegenstände scharf, entfernte Gegenstände dagegen nur unscharf sehen. Physikalisch lässt sich dies dadurch erklären, dass die parallel einfallenden Lichtstrahlen entfernter Gegenstände sich nicht auf, sondern **vor** der Netzhaut vereinigen. Die Ursache hierfür ist meist ein zu langer Augapfel, seltener eine zu starke Brechung der Lichtstrahlen.

Die Korrektur erfolgt mit einer **Zerstreuungslinse**. Diese konkave Glaslinse (Minusglas) ist in der Mitte dünner als an den Rändern.

Hypermetropie (Weitsichtigkeit). Bei Weitsichtigkeit ist der Augapfel meist zu kurz, seltener ist die Brechung der Lichtstrahlen zu schwach.

Parallel einfallende Lichtstrahlen entfernter Gegenstände würden sich entsprechend hier erst **hinter** der Netzhaut vereinigen. Ein Patient mit einer Hypermetropie muss die Augenlinse deshalb stärker wölben um eine ausreichend starke Brechkraft zu erhalten. Nur bei verstärkter Linsenwölbung vereinigen sich die Lichtstrahlen auf der Netzhaut.

Ein Ausgleich kann mit einer **Sammellinse** erfolgen. Die konvexe Glaslinse

(Plusglas) ist in der Mitte dicker als an den Rändern.

Presbyopie (altersbedingte Weitsichtigkeit). Das Nahsehen (z. B. Lesen) ist durch Elastizitätsverlust der Linse erschwert. Die Korrektur erfolgt mit einer Sammellinse beim Nahsehen (z. B. als **Lesebrille**).

Astigmatismus (Stabsichtigkeit). Durch ungleichmäßige Krümmung der Hornhaut werden parallel einfallende Lichtstrahlen nicht punktförmig (stigma gr. – Punkt) vereinigt. Das Bild wird dadurch verzerrt. Die Korrektur erfolgt meist durch entsprechend geformte Zylindergläser.

Netzhautablösung (Ablatio retinae)

Bei einem Riss der Netzhaut kann verflüssigter Glaskörper hinter die Retina geraten und so zu ihrer Abhebung führen.

Netzhautrisse können in jedem Lebensalter auftreten. Begünstigende Faktoren sind z. B. ein langer Augapfel (Kurzsichtigkeit), altersbedingte Degeneration der Netzhaut und Unfälle mit Schlägen auf den Augapfel.

Typische Symptome sind Lichtblitze, Sehen von schwarzen Flocken, Verzerrtsehen und Gesichtsfeldausfälle. Häufig machen sich die Gesichtsfeldausfälle bei einer Netzhautablösung wie durch einen sich von oben senkenden Vorhang oder eine von unten aufsteigende Mauer bemerkbar.

Die Behandlung erfolgt durch einen operativen Eingriff, bei kleinen Netzhautrissen genügt manchmal eine Behandlung mit Laserstrahlen.

Netzhautveränderungen bei Bluthochdruck und Diabetes mellitus

Dauerhafte Gefäßveränderungen können in der Folge von Bluthochdruck und Diabetes mellitus auftreten (siehe Kap. 4.8.2 und 4.10.7). Im Bereich der Netzhaut sind diese Gefäßveränderungen durch augenärztliche Untersuchungen besonders gut und **häufig schon im Frühstadium** zu beobachten. Sie werden dabei in verschiedene Schweregrade eingeteilt.

Neben der Grunderkrankung müssen auch die Augenveränderungen behandelt werden (z. B. durch Laserstrahlen). Die Grunderkrankung gehört zum Fachgebiet der inneren Medizin.

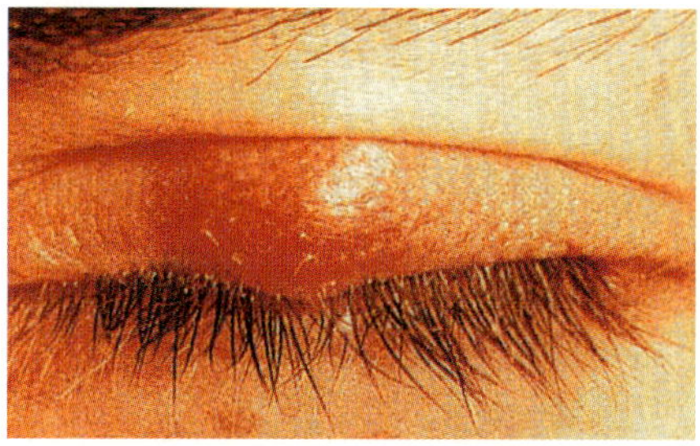

Abb. 4.86 *Hordeolum (Gerstenkorn): schmerzhafte akute Entzündung einer Liddrüse*

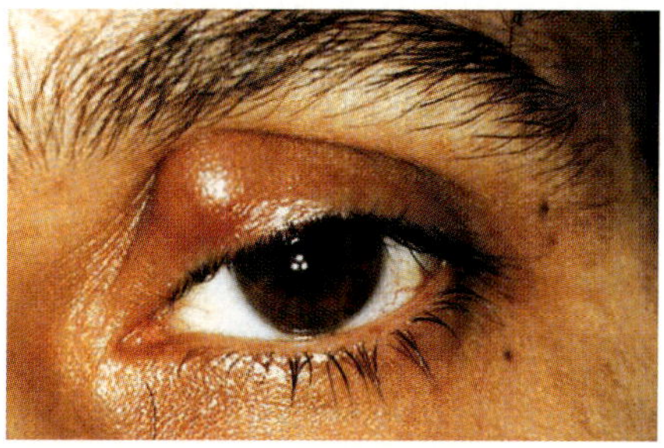

Abb. 4.87 *Chalazion (Hagelkorn): nicht oder nur gering schmerzhafter chronischer Sekretstau einer Talgdrüse des Augenlids*

Weitere Fachausdrücke aus dem Bereich der Augenheilkunde	
Miosis	– Pupillenverengung; normale Reaktion auf Lichteinfall, aber auch z. B. durch Medikamente auslösbar
Mydriasis	– Pupillenerweiterung; normale Reaktion bei Dunkelheit, aber auch z. B. durch Medikamente auslösbar
Exophthalmus	– krankhaftes Hervortreten des Augapfels aus der Augenhöhle; z. B. bei Verletzungen, Tumoren des Augapfels oder der Augenhöhle und bei Schilddrüsenfunktionsstörungen (siehe Abb. 4.83)
Strabismus	– Schielen; Fehlstellung der Augen durch ein Ungleichgewicht der Augenmuskeln. Die beim Blick in die Ferne normalerweise parallelen Augenachsen weichen dabei von der Parallelen ab.
Gerstenkorn (Hordeolum)	– akute eitrige Entzündung der Liddrüsen
Hagelkorn (Chalazion)	– durch Sekretstauung bedingte chronische Entzündung von Talgdrüsen in den Augenlidern

Erste Hilfe bei Verletzungen des Auges
Säuren führen zur Gerinnung (Koagulation), Laugen zur Verflüssigung (Kolliquation) des Zelleiweißes. Die Prognose einer Verätzung hängt dabei entscheidend von der sofortigen Hilfe ab!
Die **erste Hilfe** besteht grundsätzlich in **sofortiger Spülung mit viel Wasser**! Mit einem sauberen Augenverband (ohne Salbe) soll der Patient so schnell wie möglich zu einem Augenarzt gebracht werden!
In den Bindehautsack gelangte Fremdkörper können mit dem Zipfel eines sauberen Taschentuchs entfernt werden.

4.15.2 Ohrenkrankheiten

Die Ohren sind Hör- und Gleichgewichtsorgane. Ohrenkrankheiten können entsprechend nicht nur zu Hörstörungen, sondern auch zu Beeinträchtigungen des Gleichgewichtssinns führen.

Mittelohrentzündung

Akute Mittelohrentzündung (akute Otitis media). Sie entsteht meist durch aufsteigende Infektionen vom Nasenrachenraum über die Ohrtrompete zum Mittelohr. Symptome sind klopfender Schmerz, Schwerhörigkeit durch verminderte Schallleitung sowie Fieber.
Betrachtet man das Trommelfell mit einem Ohrtrichter, so ist im Anfangsstadium nur eine Rötung erkennbar. Mit zunehmender Schwere der Erkrankung kommt es durch Sekretansammlung im Mittelohr zusätzlich zu einer Vorwölbung des Trommelfells, die schließlich zum Gehörgang durchbrechen kann. Es kommt dann zum „Ohrenlaufen". Die Ohrenschmerzen vermindern sich dabei schlagartig durch die Druckentlastung nach dem Durchbruch des Sekrets. Die Entzündung geht anschließend in der Regel wieder langsam zurück.
Die Therapie besteht neben Bettruhe und örtlicher Wärmeanwendung (nicht bei Komplikationen!) in der Gabe von Antibiotika und abschwellenden Nasentropfen um die Belüftung des Mittelohrs über die Ohrtrompete zu verbessern.
Bei andauerndem Fieber und starker Vorwölbung des Trommelfells wird durch einen **Trommelfellschnitt (Parazentese)** für eine Entlastung des Mittelohrs gesorgt.
Eine gefürchtete Komplikation ist die Ausbreitung der Erkrankung mit Entzündung der lufthaltigen Zellen des Warzenfortsatzes **(Mastoiditis)**. Es kann dabei z. B. zur Einschmelzung der feinen Höhlenzellwände mit Bildung eines Abszesses kommen.

Chronische Mittelohrentzündung. Sie unterscheidet sich grundsätzlich von der akuten Entzündung.
Der Beginn erfolgt meist schleichend in der Kindheit. Es kommt dabei zu einer verminderten Ausbildung der lufthaltigen Zellen im Warzenfortsatz.
Kennzeichnend ist ein dauerhafter Trommelfelldefekt und eine unterschiedlich stark ausgeprägte Schwerhörigkeit durch Verminderung der Schallleitung.
Komplikationen können das Krankheitsbild weiter verschlechtern, z. B. durch Zerstörung der umliegenden Knochenstrukturen bei Knocheneiterung.

Schwerhörigkeit

Eine Schwerhörigkeit kann grundsätzlich durch eine Störung der Schallleitung, der Schallempfindung oder der Schallwahrnehmung bedingt sein:
- **Schallleitungsstörung** in der Regel durch eine Behinderung der Gehörknöchelchen (Mittelohrschwerhörigkeit), selten durch Verschluss des äußeren Gehörgangs (z. B. durch einen Ohrschmalzpfropf)
- **Schallempfindungsstörung** durch verminderte Reizaufnahme im Innenohr (Innenohrschwerhörigkeit)
- **Schallwahrnehmungsstörung** durch gestörte Wahrnehmung im Gehirn.

Weitere Ohrenkrankheiten	
Gehörgangsfurunkel	– eitrige Entzündung eines Haarbalgs und seiner Talgdrüse im Gehörgang
Ohrschmalzpfropf (Zeruminalpfropf)	– Verschluss des äußeren Gehörgangs durch Ohrenschmalz (= Zerumen)
Mastoiditis	– Entzündung der lufthaltigen Zellen des Warzenfortsatzes
Otosklerose	– Erkrankung der knöchernen Labyrinthkapsel, bei der es durch Knochenumbauprozesse im Bereich des ovalen Fensters zur Fixierung des Steigbügels kommt. Die Patienten werden schwerhörig.
Hörsturz	– hochgradige, meist einseitige Hörverminderung innerhalb von Minuten. Ursache ist wahrscheinlich eine Durchblutungsstörung im Innenohr.
Tinnitus	– Ohrgeräusch, bei gestörter Schallleitung (Zerumen, Otitis media), bei Erkrankungen von Innenohr, Hörnerv, Hörzentrum oder z. B. bei Durchblutungsstörungen,Hypertonie

4.16 Krankheiten der Geschlechtsorgane

4.16.1 Sexuell übertragene Krankheiten (STD–Sexually Transmitted Diseases)

Beim **Geschlechtsverkehr** liegen durch den direkten Schleimhautkontakt gute Bedingungen auch für die Übertragung empfindlicher Keime vor. Kleine Verletzungen der Schleimhaut begünstigen dabei die Keimübertragung.

Die **Venerologie** (Venus – römische Liebesgöttin, logos gr. – Lehre) ist die Lehre von den sexuell übertragenen Krankheiten.

Die **klassischen Geschlechtskrankheiten** wurden im früheren Gesetz zur Bekämpfung der Geschlechtskrankheiten zusammengefasst.

Klassische Geschlechtskrankheiten	
Syphilis	– Lues, harter Schanker
Gonorrhö	– Tripper
Ulcus molle	– weicher Schanker
Lymphogranuloma venereum	– venerische Lymphknotenentzündung

Auf die vorwiegend in tropischen Ländern vorkommende venerische Lymphknotenentzündung wird im Rahmen dieses Buches nicht weiter eingegangen.

Zu den **sexuell übertragenen Krankheiten** werden **im weiteren Sinn** u. a. auch folgende Krankheiten gezählt:

Infektionen durch Bakterien:
- z. B. unspezifische Genitalentzündung durch Chlamydia trachomatis (siehe Kap. 2.3.2, S. 45).

Infektionen durch Viren:
- Kondylome (Feigwarzen) durch **h**umane **P**apilloma-**V**iren (HPV)
- Herpes genitalis
- HIV-Erkrankung (AIDS, s. Kap. 4.4.3)
- Hepatitis B und C (s. Kap. 4.10.5)

Infektionen durch Pilze:
- z. B. Candida-Mykose

Infektionen durch Protozoen:
- z. B. Trichomoniasis durch Trichomonaden (siehe Kap. 2.3.5 und 4.4.5)

Infektionen durch tierische Erreger:
- z. B. Scabies (Krätze, s. Kap. 4.12.4).

Syphilis (Lues, harter Schanker)

Die chronisch verlaufende Syphilis wird durch das spiralförmige Bakterium **Treponema pallidum** hervorgerufen.

Die Erkrankung verläuft in mehreren Stadien.

Stadium I: Durchschnittlich 3 Wochen nach der Ansteckung entwickelt sich an der Eintrittsstelle der Erreger ein etwa **münzgroßes, schmerzloses Geschwür mit derbem Randwall** (= Primäraffekt). Nach weiteren 3 Wochen sind die zugehörigen Lymphknoten zusätzlich zum Primäraffekt derb und schmerzlos angeschwollen.

Die angeschwollenen Lymphknoten bilden gemeinsam mit dem Geschwür (= Primäraffekt) den Primärkomplex.

Stadium II: Ca. 8 Wochen nach der Ansteckung beginnt das Sekundärstadium. Es kommt zunächst zu fleckigen, später knötchenförmigen Hauterscheinungen und Lymphknotenschwellungen. Durch Ausbreitung der Erreger kann es zur Mitbeteiligung innerer Organe kommen, z. B. Leberentzündung, Nierenentzündung oder Hirnhautreizung.
Auch ohne Behandlung klingen alle klinischen Symptome in der Regel nach Monaten ab. Die Erkrankung besteht aber weiter und ist z. B. durch Blutuntersuchungen nachweisbar.

Stadium III: Nach jahrelanger Beschwerdefreiheit kann es an Haut, Schleimhaut, Knochen und inneren Organen zur Ausbildung einer Tertiärsyphilis kommen. Typisch sind dabei gummiartige Geschwülste (so genannte **Gummen**).
Gefürchtete Komplikationen sind:
- Wandaussackungen der Aorta bei Befall der Körperschlagader mit der Gefahr des Platzens **(Aortenaneurysma)**
- Veränderungen des Gehirns (**progressive Paralyse** mit fortschreitendem Befall der Hirnsubstanz) und des Rückenmarks (**Tabes dorsalis** = Rückenmarkschwindsucht).

Durch die moderne Antibiotikatherapie sind Spätformen der Syphilis heutzutage selten geworden.
Schädigungen des werdenden Kindes im Mutterleib durch Übertragung der Syphilis sind in Kapitel 4.3.1 beschrieben.

Gonorrhö (Tripper)

Die durch Gonokokken hervorgerufene Gonorrhö (abgekürzt: Go) ist die häufigste Geschlechtskrankheit. Die Zeit zwischen Ansteckung und ersten Symptomen beträgt durchschnittlich drei Tage.
Bei **Männern** ist vorwiegend die Harnröhre betroffen, wobei es zu Schmerzen beim Wasserlassen und zunächst rahmigem, später eitrigem Ausfluss aus der Harnröhre kommt.
Bei Frauen sind hauptsächlich Harnröhre und Gebärmutterhals betroffen. Hauptanzeichen sind entsprechend Brennen beim Wasserlassen und grünlich gelber Ausfluss. Die Symptome sind bei **Frauen** aber meistens wesentlich geringer als bei Männern, sodass bei ihnen eine Gonorrhö anfangs unbemerkt bleiben kann!
Komplikationen können durch Ausbreitung der Erkrankung entstehen.
Bei Männern kann es zur Entzündung der Nebenhoden, bei Frauen zur Entzündung von Eileiter und Eierstock **(Adnexitis)** kommen. Spätfolge kann **Infertilität (Unfruchtbarkeit)** sein. Die Therapie erfolgt mit Antibiotika.

Ulcus molle (weicher Schanker)

Das Ulcus molle, eine Geschlechtskrankheit, die in Mitteleuropa selten vorkommt, wird durch das stäbchenförmige Bakterium Haemophilus ducreyi hervorgerufen.
Ein bis drei Tage nach der Ansteckung entstehen am Ort der Infektion meist mehrere **weiche, schmerzhafte Geschwüre**. In der Regel kommt es dabei zu einer Mitbeteiligung der zugehörigen Lymphknoten, die schmerzhaft anschwellen. Die Therapie erfolgt mit Antibiotika.

4.16.2 Krankheiten der männlichen Geschlechtsorgane

Prostata-Adenom

Mehr als die Hälfte aller Männer über 50 Jahre entwickelt ein Prostata-Adenom. Durch Wachstum des Drüsengewebes im hinteren Bereich der Harnröhre kommt es bei dieser gutartigen Neubildung zu einer Einengung des Harnwegs. Symptome sind abgeschwächter Harnstrahl, häufiges Wasserlassen jeweils nur geringer Harnmengen sowie Harnrückstau im fortgeschrittenen Stadium.

Prostatakarzinom

Das Prostatakarzinom ist nach Lungen- und Magen-Darm-Karzinom der dritthäufigste Krebs beim Mann.

Das Prostatakarzinom entsteht vorwiegend im harnröhrenfernen hinteren Bereich der Vorsteherdrüse. Im Anfangsstadium treten deshalb in der Regel keine Symptome auf. Eine **Früherkennung** ist aus diesem Grunde **nur durch regelmäßige ärztliche Untersuchung** möglich! Grundlage ist dabei die Austastung des Mastdarms (rektale Untersuchung) mit Beurteilung der Vorsteherdrüse (siehe Kap. 2.1.4).

Kryptorchismus (Hodenhochstand)

Die Hodenentwicklung beginnt in der Bauchhöhle! Erst kurz vor der Geburt gelangen die Hoden durch den Leistenkanal in den Hodensack.

Verbleiben die Hoden in der Bauchhöhle, so kommt es zur **Infertilität (Unfruchtbarkeit)**.

Die Behandlung des Hodenhochstands erfolgt durch eine Operation.

4.16.3 Krankheiten der weiblichen Geschlechtsorgane

Endometritis und Adnexitis

Entzündungen der Gebärmutterschleimhaut (Endometrium) sowie der Eileiter und Eierstöcke (Adnexe) können durch aufsteigende Infektionen aus der Scheide oder auf dem Blutweg erfolgen. Der mechanische Scheidenverschluss, die saure Scheidenflüssigkeit und ein im Gebärmutterhals befindlicher Schleimpfropf bieten normalerweise genügend Schutz vor aufsteigenden Infektionen. Günstige Bedingungen für das Eindringen von Keimen bestehen dagegen während der Regelblutung, nach Geburten, Fehlgeburten und nach geburtshilflichen Eingriffen.

Eine zunächst entstehende Entzündung der Gebärmutterschleimhaut **(Endometritis)** kann durch Übergreifen auf die Eileiter und Eierstöcke zur **Adnexitis** führen. Im akuten Stadium bestehen dabei erhebliche Unterleibsschmerzen und Fieber.

Krankheiten der männlichen Geschlechtsorgane	
Entzündungen	
Urethritis	– Harnröhrenentzündung
Balanitis	– Entzündung der Eichel und/oder der Vorhaut (balanos gr. – Eichel)
Prostatitis	– Entzündung der Vorsteherdrüse (Prostata)
Epididymitis	– Entzündung des Nebenhodens
Orchitis	– Hodenentzündung
Neubildungen	
Prostata-Adenom	– Prostatavergrößerung durch Wachstum von Drüsengewebe im hinteren Bereich der Harnröhre (wird irreführend auch als Prostatahypertrophie bezeichnet)
Prostatakarzinom	– Prostatakrebs
Hydrozele	– Flüssigkeitsansammlung um den Hoden
Varikozele	– krankhafte Erweiterung von Venen, die den Hoden umgeben
Kryptorchismus	– Hodenhochstand (kryptos gr. – verborgen, versteckt)
Phimose	– Vorhautverengung

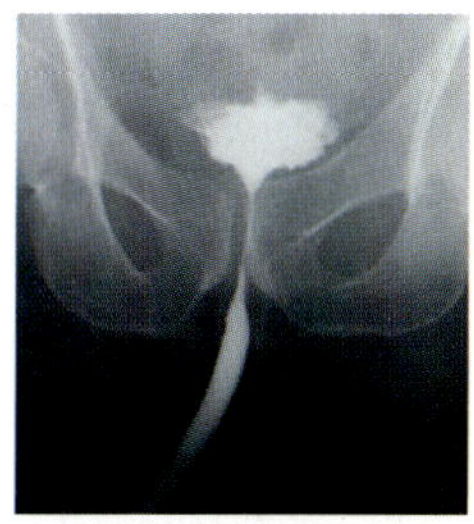

Abb. 4.88 *Röntgenkontrastdarstellung der Harnröhre (Urethrogramm): Die Harnröhre ist durch ein Prostata-Adenom verengt.*

Kolpitis (Scheidenentzündung)

Entzündungen der Scheide werden häufig durch Trichomonaden (gehören zur Gruppe der Protozoen) oder Pilzbefall (z.B. Candidose durch den Hefepilz Candida albicans) hervorgerufen. Begünstigend wirken dabei Störungen des normalerweise sauren Scheidenmilieus z.B. durch Östrogenmangel bei älteren Frauen.

Typische Symptome sind Ausfluss (Fluor), brennende Schmerzen und Juckreiz.

Uterusmyom

Uterusmyome sind gutartige Muskelgeschwülste der Gebärmutter, die vorwiegend erst nach dem 35. Lebensjahr auftreten. Sie wachsen vor allem unter Östrogeneinfluss, sodass sie mit nachlassender Östrogenproduktion nach der Menopause nicht mehr größer werden. Hauptsymptome sind Blutungsstörungen (verstärkte und verlängerte Blutungen, vom Zyklus unabhängige Blutungen), die durch Blutverlust zu einer Anämie führen können. Druckgefühl,

Schmerzen und Blasenentleerungsstörungen sowie Darmbeschwerden bei Verdrängung der Nachbarorgane können hinzukommen.

Uteruskarzinom (Gebärmutterkrebs)

Beim Gebärmutterkrebs unterscheidet man nach der Lokalisation zwischen dem Zervixkarzinom (Gebärmutterhalskrebs) und dem Korpuskarzinom (Gebärmutterkörperkrebs).

Das **Zervixkarzinom** ist das häufigste Karzinom im Bereich der weiblichen Genitalien. Frühstadien sind symptomlos, größere Karzinome führen dagegen zu unregelmäßigen Blutabgängen und blutigem Ausfluss aus der Scheide. Schmerzen treten erst sehr spät auf.

Die Prognose der Erkrankung hängt entscheidend von der frühzeitigen Entdeckung ab. Da es keine für die Patientinnen erkennbaren Frühsymptome gibt, ist eine **Früherkennung** nur durch **regelmäßige gynäkologische Untersuchungen** mit zytologischer Diagnostik möglich (siehe Kap. 2.1.4)!

Das **Korpuskarzinom** ist das zweithäufigste Karzinom im Bereich der weiblichen Genitalien. Es tritt vorwiegend nach der Menopause auf. Hauptsymptome sind **Blutungen außerhalb der Regel** und vor allem **Blutungen nach der Menopause**.

Endometriose

Bei einer Endometriose liegt Gebärmutterschleimhaut außerhalb der Gebärmutterhöhle vor (z. B. im Eierstock, im Eileiter, in der Harnblase oder im Bauchfell hinter der Gebärmutter).

Die ortsfremde Gebärmutterschleimhaut unterliegt dabei den Hormoneinflüssen und vollzieht entsprechend zyklusabhängige Veränderungen.

Hauptsymptom ist eine schmerzhafte Regelblutung.

4.16.4 Krankheiten der weiblichen Brust

Mastitis (Brustdrüsenentzündung)

Akute Entzündungen der Brustdrüse können während der Stillzeit auftreten. Sie entstehen durch Eindringen von Krankheitserregern im Brustwarzenbereich und werden durch Milchstauung begünstigt.

Symptome sind Fieber und lokale Entzündungszeichen (Rötung, Überwärmung, Schwellung, Schmerzen). Zur Vorbeugung ist eine einwandfreie Stillhygiene erforderlich!

Mastopathie

Eine Mastopathie ist eine Brustveränderung während der Geschlechtsreife durch eine gestörte Hormonfunktion. Typische Symptome sind Schmerzen und teilweise auch Knotenbildungen in der Brust. Bei leichten Formen sind nur geringgradige Gewebeveränderungen

Krankheiten der weiblichen Geschlechtsorgane	
Entzündungen	
Endometritis	– Entzündung der Gebärmutterschleimhaut
Adnexitis	– Entzündung der Adnexe (Eierstöcke und Eileiter)
Salpingitis	– Eileiterentzündung
Kolpitis	– Vaginitis; Scheidenentzündung
Vulvitis	– Entzündung der äußeren Geschlechtsorgane
Neubildungen	
Uterusmyom	– gutartiger Tumor der Gebärmuttermuskulatur; häufigste gutartige Neubildung der weiblichen Geschlechtsorgane
Zervixkarzinom	– Krebs im Gebärmutterhalsbereich
Korpuskarzinom	– Krebs im Gebärmutterkörperbereich
Ovarialtumor	– Geschwulst des Eierstocks
Descensus uteri	– Gebärmuttersenkung (descendere lat. – hinabsteigen)
Endometriose	– zyklusabhängige, außerhalb der Gebärmutterhöhle gelegene Gebärmutterschleimhaut

Symptome bei Krankheiten der weiblichen Geschlechtsorgane	
Fluor (vaginalis)	– Ausfluss (aus der Scheide); Flüssigkeitsabsonderung aus der Scheide
Amenorrhö	– Ausbleiben der monatlichen Regelblutung
Hypomenorrhö	– zu schwache Regelblutung
Hypermenorrhö	– zu starke Regelblutung
Dysmenorrhö	– schmerzhafte Regelblutung
Menorrhagie	– verstärkte und verlängerte Regelblutung
Metrorrhagie	– Gebärmutterblutung unabhängig vom Zyklus

feststellbar, bei stärkeren Formen kommt es jedoch zur Vermehrung des Drüsengewebes und auch zur Bildung von Zysten.

Mammakarzinom (Brustkrebs)

Das Mammakarzinom ist der häufigste bösartige Tumor der Frau.

Hauptsymptom ist ein einseitiger **Knoten in der Brust**, insbesondere wenn er derb, schlecht verschiebbar oder mit der Haut verwachsen ist. In den meisten Fällen ist dabei der obere äußere Quadrant der Brust betroffen.

Die Prognose der Erkrankung hängt wesentlich vom Zeitpunkt der Erkennung des Tumors ab. **Krebsfrüherkennungsuntersuchungen** durch den Arzt und vor allem auch die **regelmäßige Selbstuntersuchung** der Frau ermöglichen dabei die frühzeitige Erkennung eines Mammakarzinoms.

Die Bildung von Metastasen erfolgt vorwiegend auf dem Lymphweg. Bei Tumoren im oberen äußeren Quadranten sind vor allem die Lymphknoten in der Achselhöhle befallen.

4.16.5 Krankheiten während und nach der Schwangerschaft

Schwangerschaft (Gravidität) und Geburt sind natürliche Vorgänge.

Zur Beratung der Schwangeren und Überwachung der Schwangerschaft werden Vorsorgeuntersuchungen durchgeführt, damit Abweichungen vom normalen Schwangerschaftsverlauf frühzeitig erkannt und entsprechende Behandlungsmaßnahmen eingeleitet werden können (siehe Kap. 2.1.3).

Extrauteringravidität

Unter einer Extra**uterin**gravidität versteht man eine Schwangerschaft außerhalb der Gebärmutter, wenn das befruchtete Ei z.B. durch entzündliche Verklebungen nicht zum Uterus gelangt ist.

Da die Befruchtung normalerweise im oberen Bereich der Eileiter erfolgt, kommt eine Extrauteringravidität entsprechend am häufigsten in den Eileitern als so genannte **Eileiterschwangerschaft (= Tubargravidität)** vor.

Sehr selten sind Eierstock- oder Bauchhöhlenschwangerschaften.

Bei anfangs beschwerdefreiem Verlauf kommt es aufgrund der unzureichenden Lebensbedingungen fast stets zum Fruchttod in den ersten Schwangerschaftsmonaten. Anhaltende Blutungen sind die Folge, die langsam, bei Zerreißen eines Gefäßes in der Eileiterwand aber auch plötzlich eintreten und lebensbedrohlich werden können.

Plötzliche Schmerzen im Unterbauch und Schmierblutungen 6–8 Wochen nach der letzten Regel können erste Symptome sein.

Gestosen (Schwangerschaftserkrankungen)

Krankheiten, die in unmittelbarem Zusammenhang mit der Schwangerschaft stehen, werden als Gestosen bezeichnet.

Hyperemesis gravidarum. Morgendliche Übelkeit und gelegentliches Erbrechen (Emesis; emein gr. – sich erbrechen) sind häufige, nicht krankhafte Begleiterscheinungen in der Frühschwangerschaft.

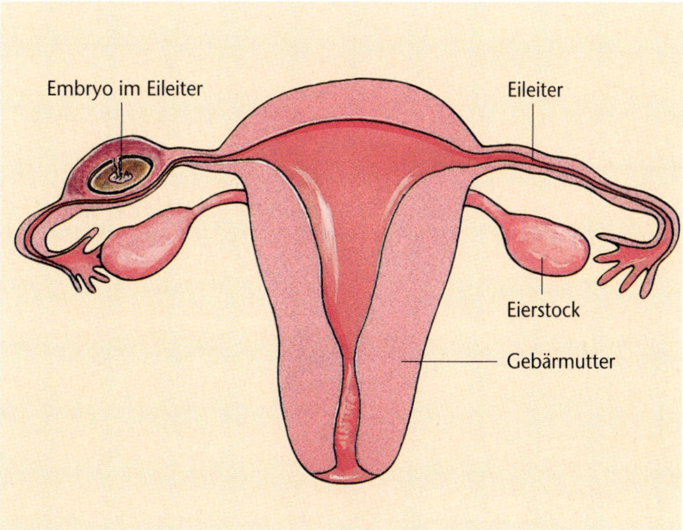

Abb. 4.89
Eileiterschwangerschaft

Entwickelt sich aus dem morgendlichen Erbrechen jedoch ein übermäßiges Erbrechen mehrmals am Tage (auch bei nüchternem Magen!), so liegt eine Hyperemesis gravidarum vor. Durch starke Flüssigkeits- und Salzverluste sowie unzureichende Nahrungszufuhr kann es dabei zu schweren Stoffwechselveränderungen kommen. Die Therapie besteht in der Ausschaltung psychischer Belastungen, dem Ausgleich der Stoffwechselstörungen und vorsichtigem Aufbau einer normalen Ernährung mit Linderung des Brechreizes.

EPH-Gestose (Präeklampsie). Während die Hyperemesis gravidarum in der Frühschwangerschaft auftritt, kommt eine EPH-Gestose vor allem in den letzten Schwangerschaftsmonaten vor. Kennzeichen sind:

- Ödeme (engl. **e**dema): Sie lassen sich am einfachsten bei regelmäßigen Gewichtskontrollen durch übermäßige Gewichtszunahme nachweisen.
- **P**roteinurie: Eiweißausscheidung im Harn, die durch Teststäbchen einfach nachzuweisen ist.
- **H**ypertonie (Bluthochdruck).

Durch die EPH-Gestose bestehen Gefahren für Mutter und Kind. Der Bluthochdruck kann dabei zu einer **Plazentainsuffizienz** (Funktionseinschränkung der Plazenta) führen. Dies bewirkt eine unzureichende Versorgung des Kindes mit Aufbaustoffen und Sauerstoff. In der Folge kann es zu Entwicklungsstörungen des Kindes und sogar zum Fruchttod kommen.

Bei Fortschreiten der EPH-Gestose besteht die Gefahr einer **Eklampsie.** Es kommt dabei zu Krampfanfällen der Mutter mit oder ohne Bewusstseinsverlust.

Krankheiten während und nach der Schwangerschaft	
Extrauteringravidität	– Schwangerschaft außerhalb der Gebärmutter
Plazentainsuffizienz	– eingeschränkte Plazentafunktion mit der Folge einer verminderten Versorgung des Kindes mit Aufbaustoffen und Sauerstoff
Gestosen	– zusammenfassende Bezeichnung für Erkrankungen, die durch eine Schwangerschaft bedingt sind
Hyperemesis gravidarum	– übermäßiges Schwangerschaftserbrechen (Emesis = Erbrechen)
EPH-Gestose (Präeklampsie)	– Auftreten von → Ödemen (engl. edema) → Proteinurie → Hypertonie während der Schwangerschaft; kann Vorbote einer Eklampsie sein
Eklampsie	– Krämpfe mit oder ohne Bewusstlosigkeit; schwerste Form der Gestosen
Abort	– Fehlgeburt; Ausstoßung der Frucht in den ersten 28 Schwangerschaftswochen (also bis zum Ende des 7. Schwangerschaftsmonats)
Frühgeburt	– Geburt nach mehr als 28 Schwangerschaftswochen und vor Ende der 37. Schwangerschaftswoche
Wochenbettfieber	– (Kindbettfieber, Puerperalfieber; puerpera lat. – Wöchnerin); mit Fieber einhergehende Infektion im Wochenbett, die von den Geburtswunden ausgeht

Wochenbettfieber (Kindbettfieber)

Wochenbettfieber ist die Bezeichnung für fieberhafte Infektionen im Wochenbett, die von den Geburtswunden ausgehen. Die Infektionen erfolgen meist während der Geburt durch unzureichende Hygiene (siehe Kap. 2.4.4).

Durch die großflächige Wunde in der Gebärmutter kann es zur Keimaussaat in die Blutbahn mit schwerer Allgemeininfektion **(Sepsis)** kommen.

Der nach der Geburt auftretende **Wochenfluss (Lochien)** kann getrübt und übel riechend sein.

Sepsis (Blutvergiftung)	– schwere Allgemeininfektion durch Keimaussaat von einem Krankheitsherd in die Blutbahn

5 Diagnose und Therapie

5.1 Anamnese

Die **Anamnese** (anamnesis gr. – Erinnerung) ist die Vorgeschichte des Kranken und seiner Krankheit.

In der Regel erhebt der Arzt die Anamnese vor der Untersuchung. Durch Anamnese und Untersuchung versucht er zur Diagnose einer Erkrankung zu gelangen um daraufhin eine Behandlung (Therapie) einleiten zu können.

Die Anamnese gliedert sich in:

Jetzige Anamnese. Der Patient berichtet, weshalb er den Arzt aufsucht. Die jetzigen Beschwerden werden genau in ihrer Entwicklung aufgezeichnet. Bisherige ärztliche Untersuchungen und Behandlungen dieser Beschwerden werden ermittelt.

Persönliche Anamnese. Frühere Erkrankungen, Krankenhausaufenthalte, ärztliche Untersuchungen und Operationen werden erfragt. Von besonderer Bedeutung sind dabei frühere allergische Reaktionen.
Ferner werden Fragen zu wichtigen Körperfunktionen gestellt. Gefragt wird unter anderem nach der körperlichen und geistigen Leistungsfähigkeit, nach Appetit, Durst, Gewicht, Stuhlgang, Wasserlassen, Husten, Auswurf, Schlaf, Sexualität, bei Frauen nach Dauer, Stärke und Abständen der Regelblutungen sowie früheren Schwangerschaften.
Zur persönlichen Anamnese gehört zusätzlich noch Art und Menge eingenommener Genussmittel wie Alkohol und Nikotin. Weiterhin wird festgestellt, welche Medikamente der Patient einnimmt.

Familienanamnese. Alter, Gesundheitszustand und Krankheiten der Eltern und anderer naher Verwandter werden erfragt. So können unter anderem Erb- und Stoffwechselkrankheiten in der Familie ermittelt werden.

Soziale Anamnese. Zur Abrundung des Gesamtbildes kann nach beruflicher Situation, Familienstand und familiären Verhältnissen, Freizeitverhalten sowie individuellen Lebensgewohnheiten gefragt werden.
Beantwortet der Patient die Fragen selbst, so spricht man auch von einer **Eigenanamnese**. Kann der Patient jedoch selber nicht antworten, muss also ein anderer die Fragen für ihn beantworten, so spricht man von einer **Fremdanamnese**. Eine Fremdanamnese kann z. B. bei Kindern oder psychisch Kranken erforderlich sein.

5.2 Untersuchung

5.2.1 Allgemeinuntersuchung

Grundlagen

Die Allgemeinuntersuchung wird mit wenigen technischen Hilfsmitteln durchgeführt. Wichtiger als die viel gepriesene Apparatemedizin ist die eingehende körperliche Untersuchung durch den Arzt, der allein mit seinen Sinnen unter Zuhilfenahme weniger Hilfsmittel bereits wesentliche Befunde erheben kann. Zusätzlich werden bei der Allgemeinuntersuchung Körpergröße, Körpergewicht, Körpertemperatur, Puls und Blutdruck gemessen.
Hilfsmittel bei der Allgemeinuntersuchung sind: Taschenlampe, Stethoskop, Blutdruckmessgerät, Reflexhammer, Bandmaß, Holzspatel, Einmalhandschuhe, Watteträger, Thermometer und Waage.

Grundlegende Untersuchungsmethoden des Arztes:

Betrachten (Inspektion). Allgemein- und Ernährungszustand, Körperbau, Haltung, Gesichtsausdruck, Hautbeschaffenheit, Narben und eventuelle Verletzungen werden betrachtet. Durch Seitenvergleich lässt sich dabei das Ausmaß einer Veränderung abschätzen.

Tasten (Palpation). Durch Betasten mit der Hand können Spannung und

Elastizität von Haut und Unterhautgewebe, Größe und Lage in der Tiefe liegender Organe, Pulsationen von Arterien und Temperaturunterschiede der Haut festgestellt werden. Die Palpation hat insbesondere große Bedeutung bei der Untersuchung der Bauchorgane (z. B. Leber, Milz). Zusätzlich können weitere Befunde durch Austasten der Körperöffnungen (Mund, Rektum, Vagina) erhoben werden.

Beklopfen (Perkussion). Durch Beklopfen der Hautoberfläche können aus dem Schall Rückschlüsse auf die Beschaffenheit innerer Organe gezogen werden. Die Perkussion wird im Brust- und Bauchbereich angewendet um Organgrenzen (z. B. Ausdehnung der Lunge oder der Leber) und krankhafte Veränderungen (z. B. Flüssigkeitsansammlungen) festzustellen.

Hören (Auskultation). Durch die Tätigkeit von Herz, Lunge und Darm entstehen charakteristische Töne und Geräusche, die direkt durch Anlegen des Ohres oder mithilfe eines Stethoskops abgehorcht werden können. Veränderungen können auf Erkrankungen hinweisen.

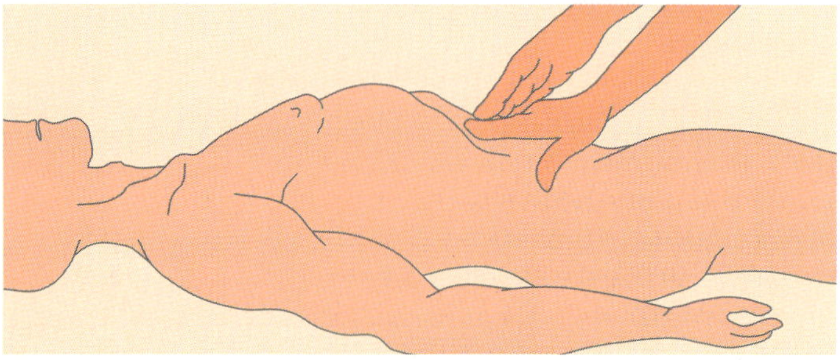

Abb. 5.1 *Tasten – Palpation des Bauchraums mit zwei Händen*

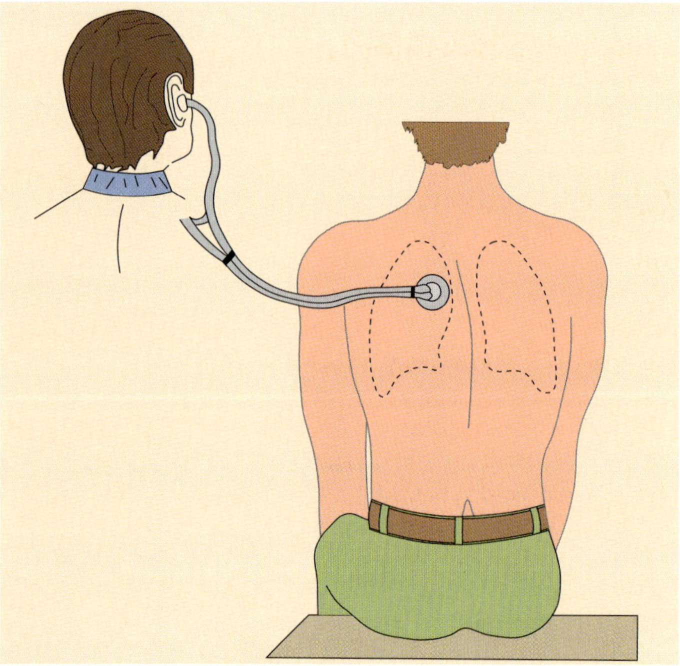

Abb. 5.2 *Hören – Auskultation der Lunge*

Körpergröße und Körpergewicht

Körpergröße. Es wird die Länge vom Scheitel bis zur Sohle bei aufrechter Haltung ohne Schuhe gemessen.

Körpergewicht. Der Patient wird ohne Schuhe am besten morgens nüchtern gewogen. Es ist zu notieren, ob der Patient ganz oder teilweise bekleidet ist. Bei Kontrolluntersuchungen ist später auf gleiche Untersuchungsbedingungen (Kleidung, Tageszeit) zu achten.

Kleinkinder lassen sich oft nur schwer wiegen, wenn sie auf der Waage nicht still stehen bleiben. Man wiegt dann am besten zunächst das Kind auf dem Arm der Mutter und anschließend die Mutter ohne Kind. Die Differenz beider Messungen ergibt das Gewicht des Kindes.

Säuglinge werden in der Waagschale einer speziellen Säuglingswaage gewogen, die mit einer Unterlage ausgepolstert wird. Das Gewicht der Polsterung muss natürlich vom Messergebnis abgezogen werden.

Zur **Beurteilung von Körpergröße und Körpergewicht** gibt es Normwerttabellen unter Berücksichtigung von Lebensalter, Geschlecht und Körperbau. Individuelle Abweichungen hiervon sind jedoch häufig.

Bei Erwachsenen ist der **Body-Mass-Index (BMI)** ein guter Anhalt zur Beurteilung des Körpergewichts. Er wird nach folgender Formel berechnet:

$$\text{BMI} = \frac{\text{Körpergewicht (kg)}}{\text{Körpergröße}^2\ (\text{m}^2)}$$

Eine Person mit 58 kg Körpergewicht und 1,65 m Körpergröße hat somit folgenden Body-Mass-Index:

BMI = 58 kg / 1,65 m × 1,65 m

BMI = 58 kg / 2,7225 m²

BMI ≈ 21,3 kg/m²

Der Normalbereich beträgt bei Erwachsenen 20–25 kg/m².

Körpertemperatur

Die Körpertemperatur unterliegt durch körperliche Betätigung, Außentemperatur, Tageszeit und Hormonhaushalt (z.B. beim Menstruationszyklus) geringgradigen Schwankungen.

Morgens ist die Körpertemperatur am niedrigsten, nachmittags und abends am höchsten. Nach körperlicher Anstrengung oder nach einem heißen Bad kann die Temperatur zeitweise 38 °C übersteigen.

Die Körpertemperatur wird mit einem Fieberthermometer gemessen:
- axillar (in der Achselhöhle)
- oral (im Mund)
- rektal (im Mastdarm)
- aurikulär (im Ohr)

Die **axillare Messung** erfolgt in der geschlossenen Achselhöhle. Die Haut muss dazu trocken sein, da das Ergebnis durch Verdunstungskälte von Schweiß verfälscht werden kann. Die axillare Messung ist einfach. Es kann aber leicht zu Messfehlern kommen, wenn z.B. das Thermometer verrutscht ist und nicht mehr richtig in der Achselhöhle liegt.

rektale Temperatur = axillare Temperatur + 0,5 °C

Beurteilung der rektal gemessenen Körpertemperatur	
unter 36,5 °C	Untertemperatur
36,5–37,5 °C	Normaltemperatur
37,5–38,0 °C	subfebrile* Temperatur
38,0–39,0 °C	mäßiges Fieber
39,0–40,5 °C	hohes Fieber
über 40,5 °C	sehr hohes Fieber

* sub lat. – unterhalb; febris lat. – Fieber

Die **orale Messung** wird im Mund unter der Zunge durchgeführt. Die Lippen sind während der Messung geschlossen. Diese Methode ist genau. Bei unruhigen Patienten und Kindern kann sie jedoch nicht angewendet werden, da die Gefahr besteht, dass sie auf das Thermometer beißen.

Die **rektale Messung** erfolgt im Mastdarm. Das Thermometer wird dazu in eine Schutzfolie gesteckt, die mit etwas Salbe gleitfähig gemacht wird. Das Thermometer wird dann mit einer leichten Drehbewegung in den After eingeführt. Der Patient liegt dabei in Seitenlage oder mit angewinkelten Beinen in Rückenlage.

Die rektale Messung ist am genauesten. Bei unruhigen Patienten und Kindern muss das Thermometer wegen der Verletzungsgefahr bis zum Ende der Messung festgehalten werden.

Die **aurikuläre Messung** erfolgt im Ohr mit einem Infrarotsensor. Die Messung ist einfach durchzuführen und dauert nur wenige Sekunden.

Als **Fieberthermometer** können Quecksilberthermometer oder moderne Digitalthermometer bzw. elektronische Thermometer verwendet werden.

Bei **Quecksilberthermometern** dauert es einige Minuten, bis man das Ergebnis ablesen kann. Nach der Messung muss das Quecksilber wieder mit der Hand heruntergeschlagen werden.

Digitalthermometer bzw. elektronische Thermometer zeigen erheblich schneller die Körpertemperatur an und sind weniger bruchgefährdet als Quecksilberthermometer.

Die **normale Körpertemperatur** beträgt bei rektaler Messung vormittags zwischen 36,5 und 37,0 °C, nachmittags und abends bis 37,5 °C. Axillar gemessene Werte liegen durchschnittlich 0,5 °C niedriger.

Pulsmessung (siehe auch Kap. 3.8.5)

Der Puls kann an den Körperstellen getastet werden, wo eine Arterie oberflächlich verläuft und durch Druck der

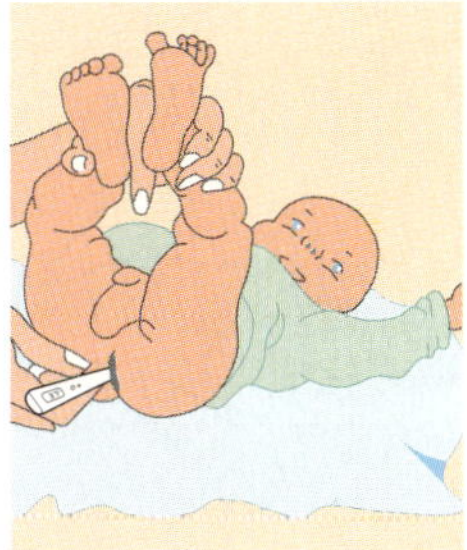

Abb. 5.3
Rektale Fiebermessung bei Säuglingen und Kleinkindern: Mit der linken Hand werden die Beine des Kindes hochgehoben, während das Thermometer mit der rechten Hand eingeführt und bis zum Ende der Messung festgehalten wird.

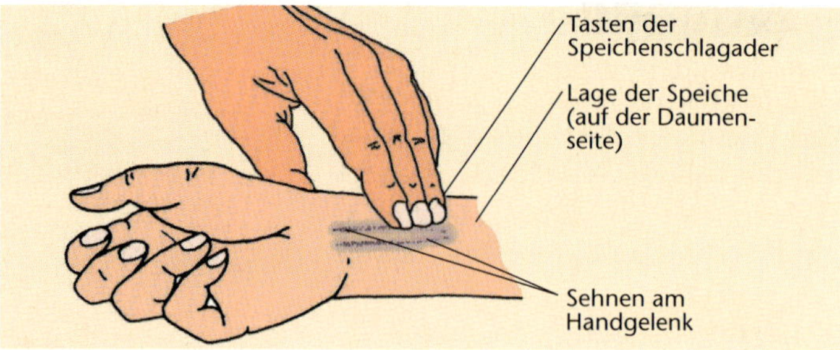

***Abb. 5.4** Pulsmessung am Handgelenk*

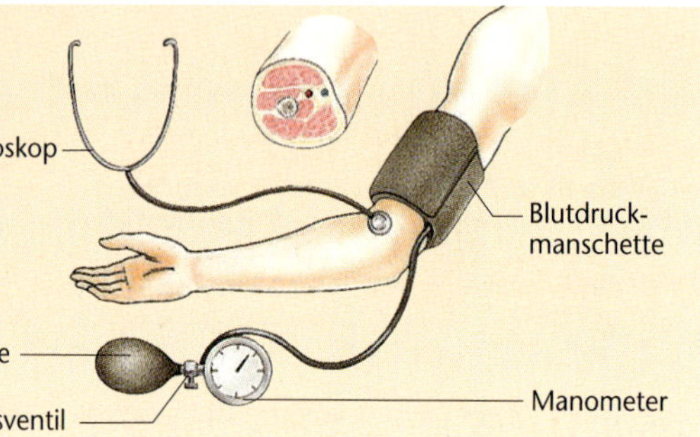

***Abb. 5.5** Blutdruckmessung*

Fingerkuppen gegen eine Unterlage gepresst werden kann.

Geeignete Arterien sind z. B.:

Speichenschlagader	– A. radialis
Halsschlagader	– A. carotis
Leistenschlagader	– A. femoralis.

In der Regel wird die Speichenschlagader auf der Daumenseite des Unterarms oberhalb des Handgelenks zur Pulsmessung aufgesucht. Die Schlagader liegt dort zwischen der Speiche und den Sehnen, die zur Hand ziehen. Man tastet stets mit den Fingerkuppen, während der Daumen sich auf der Rückseite des Unterarms abstützen kann.

Zum Pulsmessen wird eine Uhr mit Sekundenzeiger verwendet.

Üblicherweise zählt man die Pulsschläge in einer Viertelminute und multipliziert das Ergebnis mit vier. Bei langsamem und unregelmäßigem Puls zählt man dagegen eine ganze Minute. Unregelmäßigkeiten sind dabei zu notieren.

Beurteilung der Pulsschläge/Min.	
Normalwert	
beim Säugling	ca. 120/Min.
beim Kind	90–120/Min.
beim Erwachsenen	60– 80/Min.
Pulsverlangsamung	– Bradykardie
Pulsbeschleunigung	– Tachykardie

Blutdruckmessung (s. Kap. 3.8.5)

Der Blutdruck wird in der Regel mit dem Apparat nach **Riva-Rocci** (Arzt aus Pavia, 1863–1937) gemessen. Dazu wird eine Oberarmmanschette verwendet, die über ein Schlauchsystem mit einer Pumpe aufgeblasen wird. An einem Manometer wird der Manschettendruck abgelesen (siehe Abb. 5.5).

Die Blutdruckmanschette wird eng um den Oberarm des Patienten gelegt. Wird nun Luft in die Manschette gepumpt, so drückt sie mit steigendem Luftdruck immer stärker auf den Oberarm.

Ab einem bestimmten Druck wird die Oberarmarterie vollständig zusammengedrückt, sodass kein Blut mehr hindurchströmen kann. Es ist jetzt kein Puls mehr an der Speichenarterie zu tasten, mit dem Stethoskop ist kein Geräusch in der Ellenbeuge zu hören. Nun lässt man langsam Luft aus der Manschette entweichen, sodass der Druck auf die Arterie sinkt. Sobald der Luftdruck in der Armmanschette den systolischen Druck in der Armarterie unterschreitet, strömt wieder Blut durch die Arterie. Dies ist als Puls an der Speichenarterie tastbar. Außerdem entstehen unterhalb der durch die Manschette verengten Arterie Strömungsgeräusche (so genannte **Korotkow-Geräusche**), die mit einem Stethoskop wahrgenommen werden können. Sobald das erste Geräusch zu hören ist, wird der **obere (systolische) Blutdruckwert** abgelesen.

Lässt man nun weiter Luft aus der Manschette entweichen, so wird die Oberarmarterie immer weniger eingeengt. Die Strömungsgeräusche werden dabei leiser und sind in der Regel nicht mehr zu hören, sobald der Luftdruck in der Armmanschette dem diastolischen Druck entspricht. Das Gefäß ist dann nicht mehr eingeengt. Beim letzten hörbaren Korotkow-Geräusch oder bei deutlich nachlassendem Geräusch wird der **untere (diastolische) Wert** abgelesen.

systolischer Blutdruckwert	– oberer Grenzwert der Korotkow-Geräusche

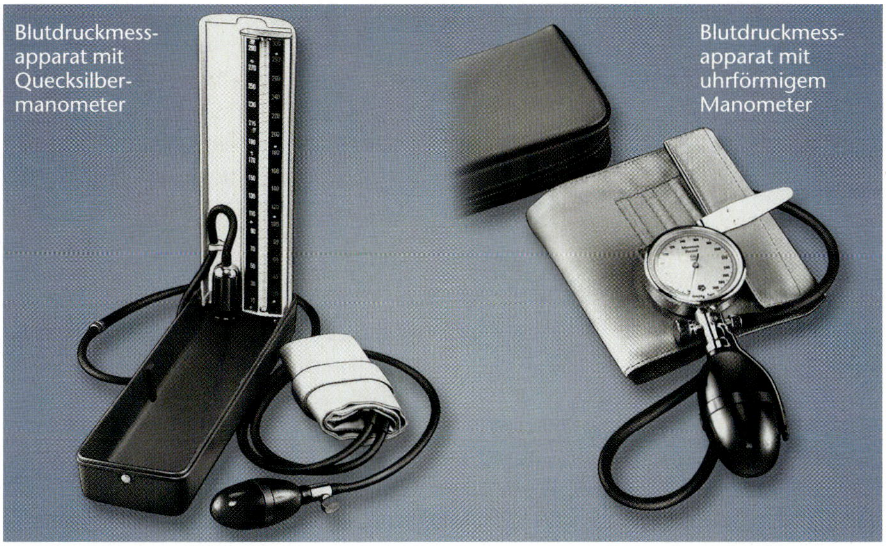

Abb. 5.6 *Blutdruckmessapparate*

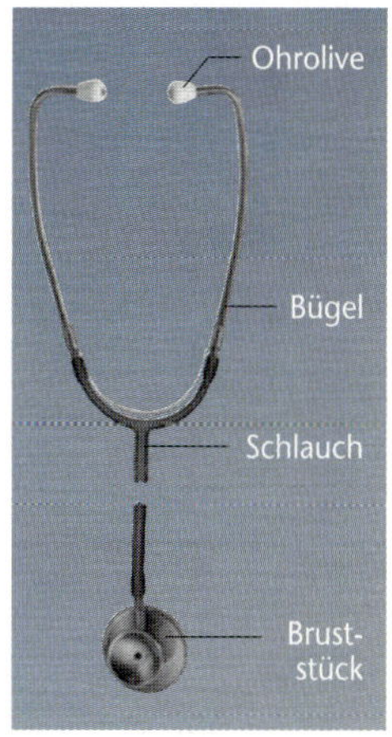

Abb. 5.7 *Stethoskop mit drehbarem Bruststück (eine Seite Membran-, andere Seite Trichter-Stethoskop)*

diastolischer Blutdruckwert	– unterer Grenzwert der Korotkow-Geräusche

Die Blutdruckwerte werden in Erinnerung an **Riva-Rocci** mit der Abkürzung **RR** versehen. Als erster Wert wird stets der systolische Wert, als zweiter nach einem Schrägstrich der diastolische Wert angegeben. Ein Blutdruck von systolisch 120 mmHg und diastolisch 80 mmHg wird somit abgekürzt RR 120/80 mmHg geschrieben. Da der Blutdruck stark von Belastungen abhängt, sollte stets bei körperlicher Entspannung im Liegen oder Sitzen gemessen werden.
Beachte: Die Werte im Liegen, Sitzen und Stehen weichen voneinander ab!

Stethoskop: Man unterscheidet Schlauchstethoskope und die älteren Holzstethoskope. Schlauchstethoskope bestehen aus einem Bügel mit den Ohroliven und einem Bruststück mit einer Membran und/oder einem Trichter.

Umfang-, Längen- und Winkelmessung

Zur genauen Diagnostik werden Umfang-, Längen- und Winkelmessungen durchgeführt. Bei den Gliedmaßen ist dabei vor allem ein Vergleich mit der Gegenseite wichtig.

Beurteilung der Blutdruckwerte	systolisch	diastolisch
beim Mann		
Hypotonie	unter 110 mmHg	unter 60 mmHg
Normalwert	110–140 mmHg	60–90 mmHg
Grenzwert zur Hypertonie	140–160 mmHg	90–95 mmHg
Hypertonie	über 160 mmHg	über 95 mmHg
bei der Frau		
Hypotonie	unter 100 mmHg	unter 60 mmHg
Normalwert	100–140 mmHg	60–90 mmHg
Grenzwert zur Hypertonie	140–160 mmHg	90–95 mmHg
Hypertonie	über 160 mmHg	über 95 mmHg

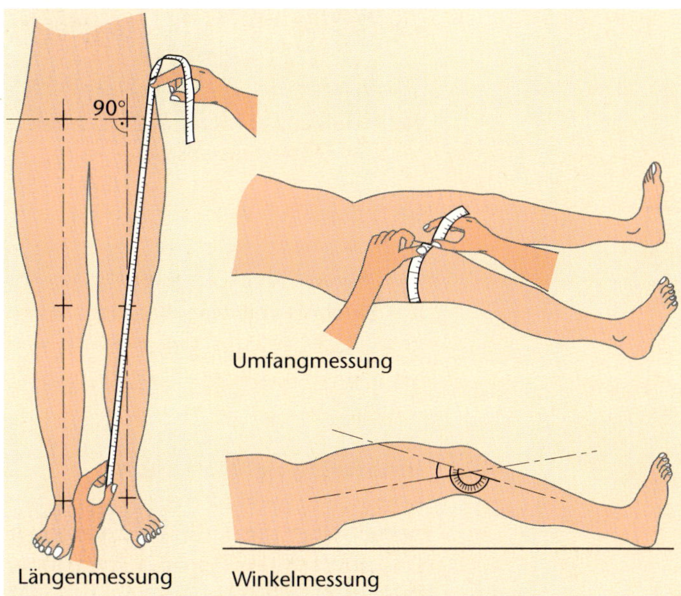

Abb. 5.8 *Umfang-, Längen- und Winkelmessung*

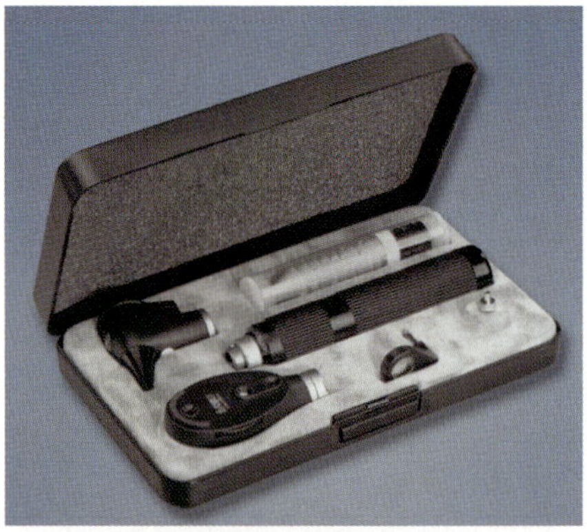

Abb. 5.9 Ophthalmoskopie-Besteck mit Zusatz zur Ohrenuntersuchung

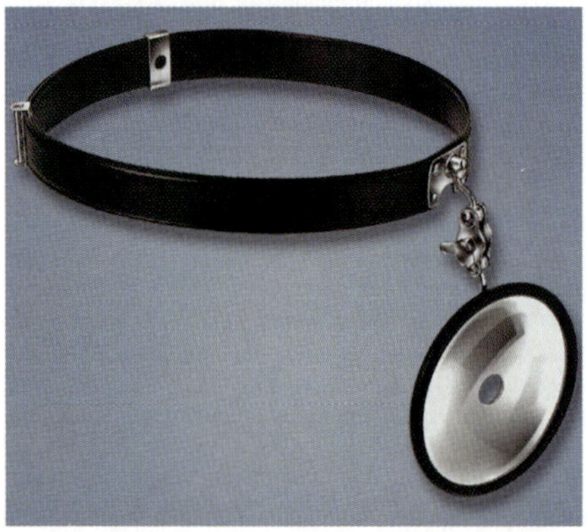

Abb. 5.10 Stirnspiegel

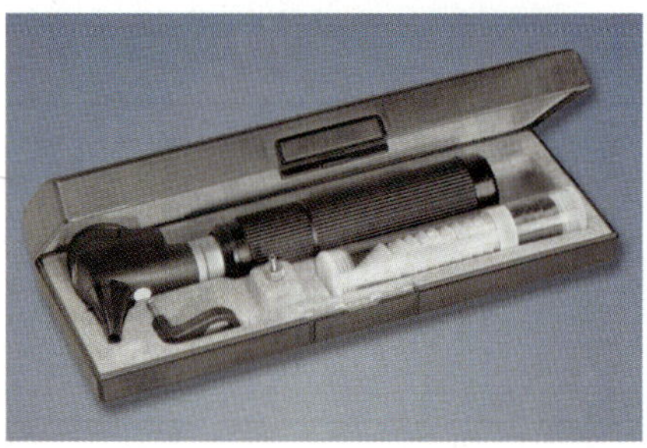

Abb. 5.11 Otoskop

Bei Unfällen mit Verletzungen im Bauchraum können größer werdende Werte bei wiederholten Umfangmessungen des Bauches auf eine innere Blutung hinweisen. Wichtig ist dabei, dass die Messungen stets an der gleichen Stelle durchgeführt werden.

Untersuchung der Augen

Bei der Allgemeinuntersuchung werden neben einer Inspektion verschiedene Funktionsteste der Augen durchgeführt. So wird die Augenbeweglichkeit in allen Blickrichtungen sowie die Pupillenreaktion auf Licht geprüft. Dazu wird eine Taschenlampe verwendet. Wird damit ein Auge angestrahlt, so verengt sich automatisch die Pupille, um sich dem vermehrten Lichteinfall anzupassen.

Weitere Untersuchungen können durchgeführt werden, um das **Gesichtsfeld** zu bestimmen, den **Augeninnendruck** zu prüfen oder das Augeninnere zu betrachten. Zur Betrachtung des Augenhintergrunds wird ein **Augenspiegel (Ophthalmoskop)** benutzt.

Gesichtsfeld	–	Wahrnehmungsgebiet bei unbewegtem Blick geradeaus
Augeninnendruck	–	Druck im Innern des Auges (ist z. B. bei einem Glaukom erhöht)

Untersuchung der Ohren

Die Ohren können entweder mit einem von einer Lichtquelle angestrahlten **Stirnspiegel** oder mit einem elektrischen **Ohrenspiegel (Otoskop)** untersucht werden.

In den Gehörgang wird ein Ohrtrichter eingeführt, sodass der Blick direkt auf das Trommelfell gerichtet wird. **Ohrenschmalz (Zerumen)** kann vorher mit einer stumpfen Ohrkürette oder durch Ohrspülung entfernt werden.

Zur Ohrspülung wird lauwarmes Wasser in das Ohr gespritzt, das anschließend mit einer Nierenschale wieder aufgefangen wird. Bei Trommelfellverletzungen darf jedoch keine Ohrspülung durchgeführt werden, da sonst eine große Infektionsgefahr für das Mittelohr besteht.

Otoskopie	– Ohrenspiegelung
Ophthalmoskopie	– Augenspiegelung

Untersuchung von Nase, Mund, Rachen und Kehlkopf

Nase. Der vordere Nasenbereich wird mithilfe eines **Nasenspekulums** eingesehen. Dies ist ein einfaches Spreizinstrument für die Nasenflügel.

Der hintere Nasenbereich kann zusammen mit einer **Kehlkopfspiegelung** untersucht werden.

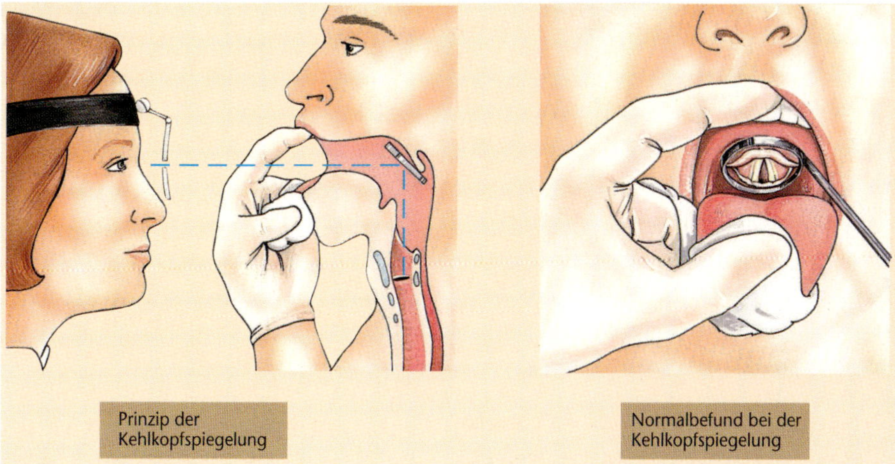

Abb. 5.12 Kehlkopfspiegelung

Mund und Rachen. Eine orientierende Untersuchung kann mit Einmalspateln aus Holz oder Metallspateln erfolgen. Mit dem Spatel wird die Zunge heruntergedrückt, während Mund und Rachen ausgeleuchtet werden. Dazu reicht bereits eine einfache Taschenlampe aus.

Kehlkopfspiegelung (Laryngoskopie). Bei der Kehlkopfspiegelung wird normalerweise ein Stirnspiegel zur Ausleuchtung verwendet. Während der Arzt mit der linken Hand die Zunge des Patienten mit einem Mulltupfer nach vorne zieht, untersucht er den Kehlkopf mit einem vorher angewärmten speziellen Kehlkopfspiegel in der rechten Hand. Durch das Anwärmen wird verhindert, dass der Kehlkopfspiegel im Rachen beschlägt. Mit einem besonders kleinen Spiegel kann mit dieser Technik auch der Nasenrachen mit dem hinteren Anteil der Nase eingesehen werden, wenn man den Spiegel nach oben dreht.

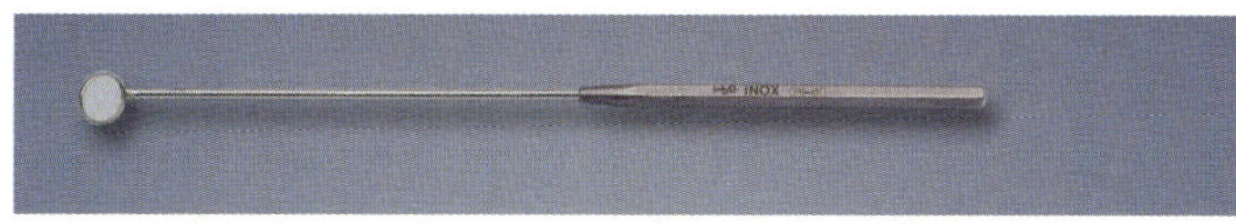

Abb. 5.13 *Kehlkopfspiegel*

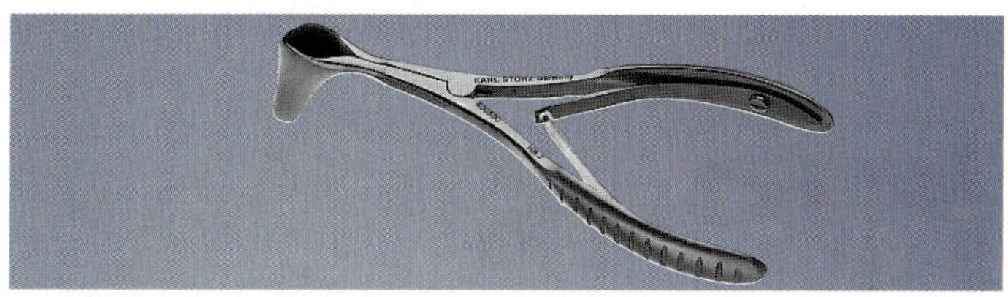

Abb. 5.14 *Nasenspekulum*

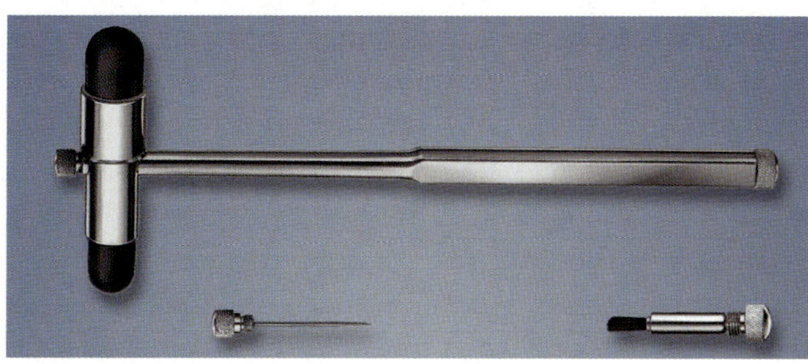

Abb. 5.15 *Reflexhammer mit Nadel und Pinsel*

Untersuchung des Nervensystems

Bei der Untersuchung des Nervensystems **(neurologische Untersuchung)** werden u. a. Bewusstsein, Hirnnerven, Motorik (Bewegung), Sensibilität (Empfindung), Reflexe (z.B. Kniesehnenreflex, siehe Kap. 3.13.2), Koordination und Sprache geprüft.
Klassisches Untersuchungsinstrument ist der **Reflexhammer**, der als Zusatzinstrumente eine Nadel und einen Pinsel zur Prüfung der Sensibilität enthalten kann.

Rektale Untersuchung

Bei der rektalen Untersuchung werden der Mastdarm und die benachbarten Organe beurteilt, soweit sie mit dem Finger zu tasten sind. Beim Mann lässt sich vom Mastdarm aus die Prostata

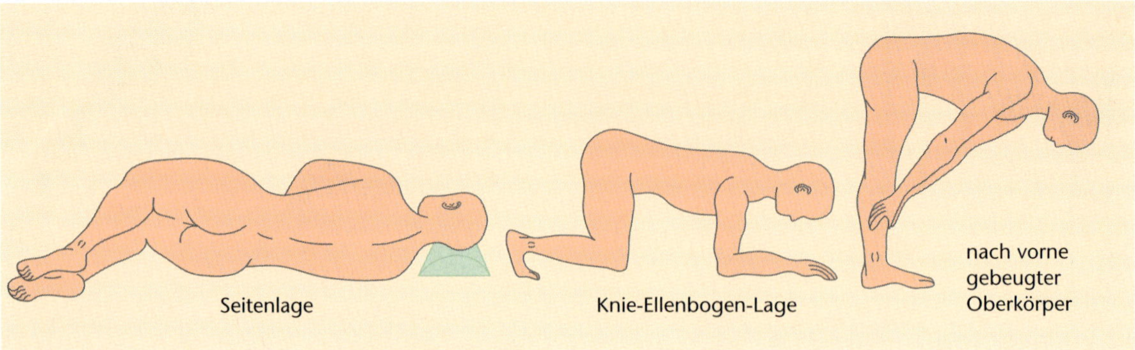

***Abb. 5.16** Lagerung zur rektalen Untersuchung*

(Vorsteherdrüse) beurteilen, bei der Frau lassen sich von der rektalen Untersuchung aus auch Rückschlüsse auf die weiblichen Genitalorgane ziehen.

Besonders große Bedeutung hat die rektale Untersuchung bei der **Krebsfrüherkennung**, weshalb Männer und Frauen ab dem 45. Lebensjahr einen versicherungsrechtlichen Anspruch auf eine jährliche rektale Untersuchung haben.

Die Untersuchung erfolgt mit dem Zeigefinger und übergezogenem Einmalhandschuh, der mit einem Gleitmittel (z. B. Vaseline) bestrichen wird.

Der Patient befindet sich bei der Untersuchung in Seitenlage, Knie-Ellenbogen-Lage oder er steht mit nach vorn gebeugtem Oberkörper (s. Abb. 5.16).

Katheterisierung

Zur Harnuntersuchung wird normalerweise **Mittelstrahlurin** verwendet. Dazu wird die mittlere Harnportion bei der Harnentleerung aufgefangen, während die erste und letzte Harnportion verworfen werden. Vor der Harnentleerung wird der Genitalbereich gründlich mit Wasser und Seife gewaschen.

Zur exakten Diagnostik kann der Harn auch unter sterilen Bedingungen durch eine Katheterisierung der Harnblase gewonnen werden. Besonders wichtig ist dabei die vorherige sorgfältige Reinigung des Genitalbereichs sowie die Sterilität der verwendeten Katheter und Auffanggefäße.

Neben den Kathetern zur einmaligen Harngewinnung unterscheidet man **Dauer- oder Verweilkatheter**, die meist in der Ausführung als **Ballonkatheter** benutzt werden. Diese Katheter sind an der Spitze mit einer aufpumpbaren, ballonähnlichen Manschette versehen. Dadurch erhalten die Katheter einen Halt in der Blase.

Der Durchmesser der Katheter wird in Charrière (Instrumentenmacher aus Paris, 1803–1876) gemessen.

1 Charrière (Ch.) = $^1/_3$ mm Durchmesser

Ein Katheter von 18 Charrière hat somit 6 mm Durchmesser.

5.2.2 Elektrokardiographie (EKG) Grundlagen

Bei der Herztätigkeit laufen elektrische Vorgänge ab, die in Form eines Elektrokardiogramms (kardia – gr. Herz; graphein gr. – schreiben) aufgezeichnet werden können.

Es werden dabei Spannungen im Bereich weniger Millivolt (mV) gemessen. Da sich die Spannungen im Zeitablauf der Herztätigkeit ändern, werden die Spannungswerte fortlaufend in Abhängigkeit von der Zeit auf einem Papierstreifen aufgezeichnet. Man erhält somit eine **Spannungs-Zeit-Kurve**, das **Elektrokardiogramm**.

Im Elektrokardiogramm lassen sich Wellen und Zacken erkennen. Aus dem Kur-

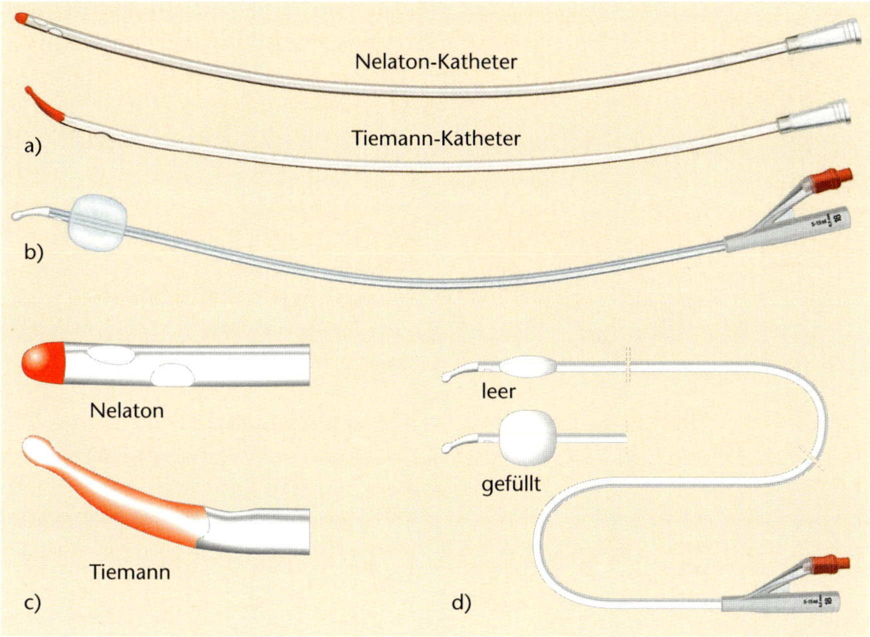

Abb. 5.17
a) Blasenkatheter ohne Ballon
b) Blasenkatheter mit Ballon – Verweilkatheter
c) Katheterspitzen
d) Funktion der Ballonkatheter

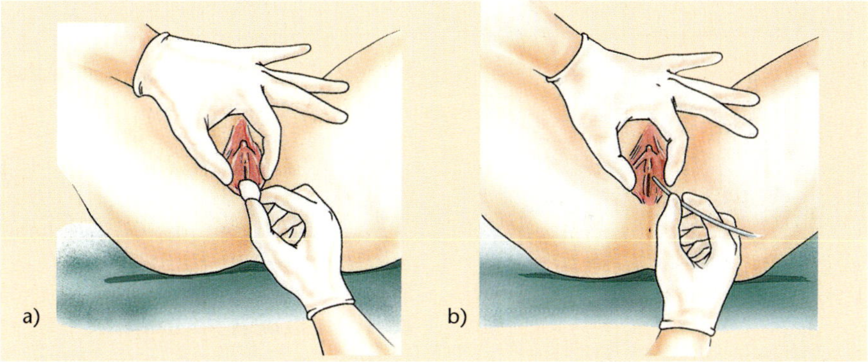

Abb. 5.18
Katheterisierung bei der Frau
a) Säuberung und Desinfektion
b) Katheterisierung

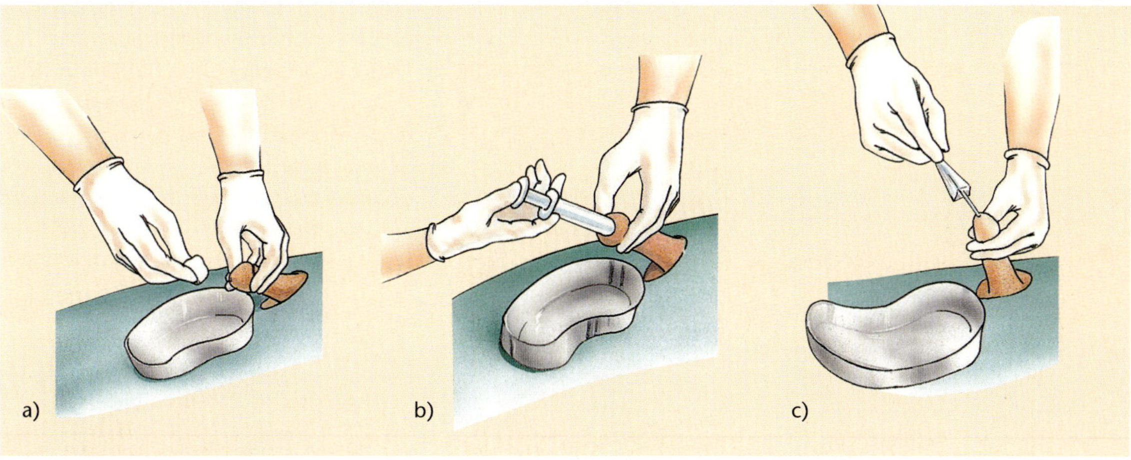

Abb. 5.19 *Katheterisierung beim Mann:*
a) Säuberung und Desinfektion
b) Gabe eines Gleitmittels mit einem Schleimhautanästhetikum
c) Katheterisierung

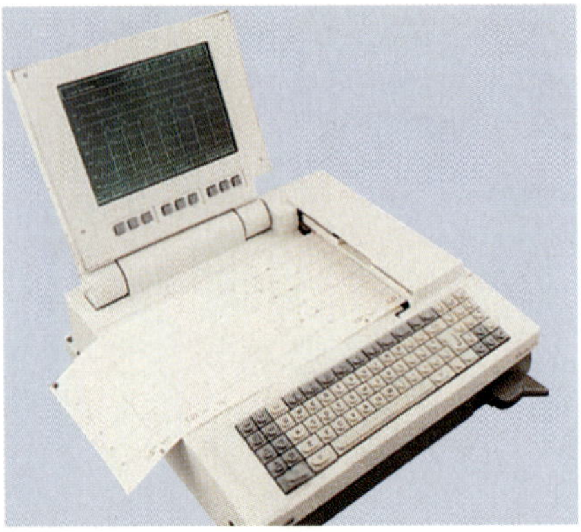

Abb. 5.20
EKG-Gerät

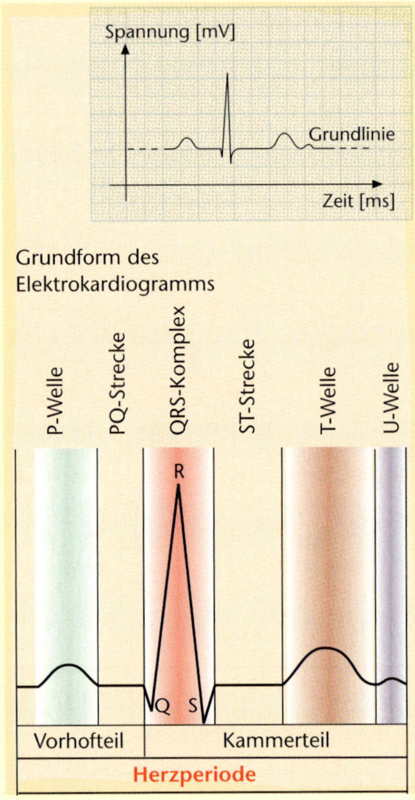

Abb. 5.21
Elektrokardiogramm: Die Spannungswerte werden in mV (Millivolt) auf der vertikalen Achse in Abhängigkeit von der Zeit in ms (Millisekunden) auf der horizontalen Achse aufgezeichnet.

venverlauf lassen sich unter anderem Herzrhythmusstörungen und Schädigungen des Herzmuskels – etwa bei einem Herzinfarkt – feststellen.
Die Kurven und Zacken werden in alphabetischer Reihenfolge mit den Buchstaben P, Q, R, S, T und U versehen. Dazwischenliegende Strecken werden mit Anfangs- und Endpunkt als PQ-Strecke sowie ST-Strecke bezeichnet. Die Q-, R- und S-Zacke werden als QRS-Komplex zusammengefasst.

Zusammenhang zwischen EKG und Herztätigkeit

P-Welle	– Erregungsausbreitung in den Vorhöfen
PQ-Strecke	– Überleitungszeit von den Vorhöfen zu den Kammern
QRS-Komplex	– Kammerkomplex, Erregungsausbreitung in den Kammern
ST-Strecke	– Zeit zwischen dem Ende der Erregungsausbreitung und dem Beginn der Erregungsrückbildung
T-Welle	– Erregungsrückbildung in den Kammern
U-Welle	– Nachschwankung, letzter Ausdruck der Kammererregung

EKG-Ableitungen

Die elektrischen Vorgänge während der Herztätigkeit können zur Aufzeichnung im EKG-Gerät durch Metallplatten (Elektroden) abgeleitet werden. In der Praxis werden vor allem Extremitätenableitungen und Brustwandableitungen angewendet. Die EKG-Kurve verändert sich dabei in Abhängigkeit von der gewählten Ableitung.
Bereits 1903 hat der Physiologe Einthoven (1860–1927) die nach ihm benannten Standardableitungen I bis III durchgeführt. Ergänzend werden in der ärztlichen Praxis meist noch die Extremitätenableitungen nach Goldberger und die Brustwandableitungen nach Wilson gewählt.

Extremitätenableitungen. Hierbei werden die Elektroden an den Unterarmen oberhalb der Handgelenke und an beiden Unterschenkeln oberhalb der Knöchel befestigt. Zum besseren Kontakt werden die Metallflächen dabei mit einem Kontaktgel versehen oder mit angefeuchtetem Stoff oder Papier überzogen. Die Elektroden sollen fest anliegen, jedoch Arme und Beine nicht abschnüren. Die Elektroden werden durch farbig gekennzeichnete Kabel mit dem EKG-Gerät verbunden.

Es gilt folgender Farbcode:

rotes Kabel	– **rechter** Arm
gelbes Kabel	– linker Arm
grünes Kabel	– linkes Bein
schwarzes Kabel	– rechtes Bein

im Uhrzeigersinn:
Rot – Gelb – Grün – Schwarz

Mit diesen vier Elektroden können die **Standardableitungen nach Einthoven** und **nach Goldberger** durch jeweils verschiedene Schaltungen im EKG-Gerät aufgezeichnet werden. Die Kabel dürfen nicht vertauscht werden, da sich sonst falsche Aufzeichnungen ergeben.

Brustwandableitungen nach Wilson. Zusätzlich zu den Extremitätenkabeln werden sechs Elektroden an der Brustwand befestigt. Man verwendet dazu z.B. Saug- oder Klebeelektroden (siehe Abb. 5.23).

Die sechs Abnahmestellen sind auf der Brustwand wie folgt vorgeschrieben:

- V_1 4. Zwischenrippenraum am rechten Brustbeinrand
- V_2 4. Zwischenrippenraum am linken Brustbeinrand
- V_3 auf der 5. Rippe zwischen V_2 und V_4
- V_4 5. Zwischenrippenraum in der gedachten Verlängerung der Mitte des linken Schlüsselbeins
- V_5 in gleicher Höhe wie V_4 im Schnittpunkt mit der gedachten Verlängerung der linken vorderen Begrenzung der Achselhöhle
- V_6 in gleicher Höhe wie V_4 im Schnittpunkt mit der gedachten Verlängerung der Mitte der linken Achselhöhle

Zählt man die Zwischenrippenräume ab, so ist zu beachten, dass die 1. Rippe unterhalb des Schlüsselbeins in der Regel nicht zu tasten ist. Der 1. Zwischenrippenraum befindet sich also über der ersten tastbaren Rippe!

Die Extremitätenableitungen bleiben bei den Ableitungen nach Wilson angeschlossen, da sie im EKG-Gerät zusammen als Gegenelektrode benötigt werden.

EKG-Aufzeichnung

Technik der EKG-Aufzeichnung. Der Untersuchungsraum muss ausreichend warm sein, damit der Patient ruhig und entspannt liegen kann. Der Patient soll kein Metall am Körper tragen. Er darf nicht sprechen und soll sich nicht bewegen. Zittert der Patient, so stört dieses Muskelzittern das Elektrokardiogramm.

Extremitätenableitungen nach Einthoven

Ableitung I	zwischen rechtem und linkem Arm
Ableitung II	zwischen rechtem Arm und linkem Bein
Ableitung III	zwischen linkem Arm und linkem Bein

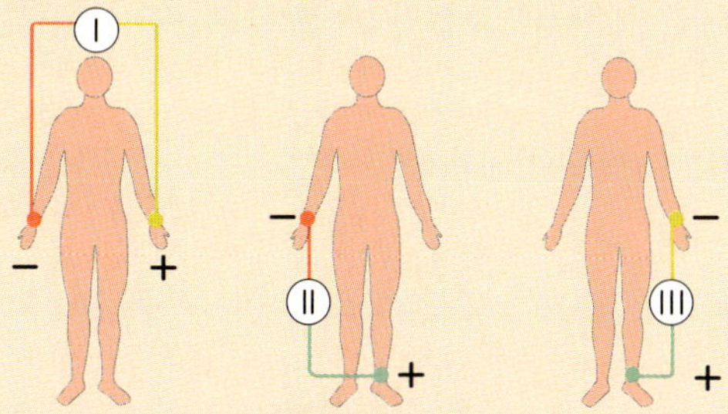

Extremitätenableitungen nach Goldberger

Ableitung aVR	zwischen rechtem Arm und den zusammengeschalteten Elektroden von linkem Arm und linkem Bein
Ableitung aVL	zwischen linkem Arm und den zusammengeschalteten Elektroden von rechtem Arm und linkem Bein
Ableitung aVF	zwischen linkem Fuß und den zusammengeschalteten Elektroden von beiden Armen

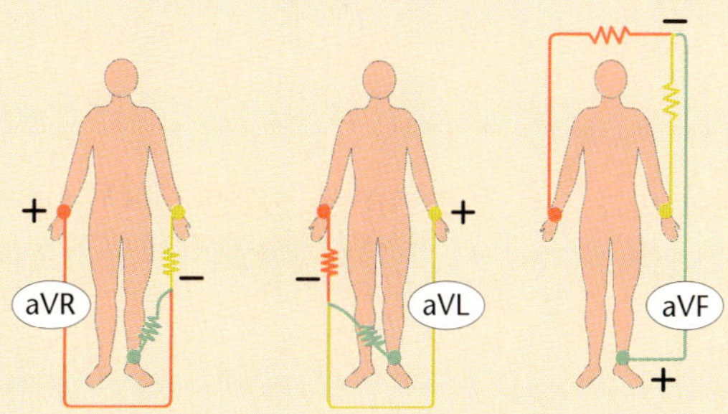

Die Ableitungen erfolgen jeweils zwischen den verschiedenen Elektroden. Die Elektrode am rechten Bein dient als Erdung.

Abb. 5.22 *Elektrische Schaltungen bei den Extremitätenableitungen*

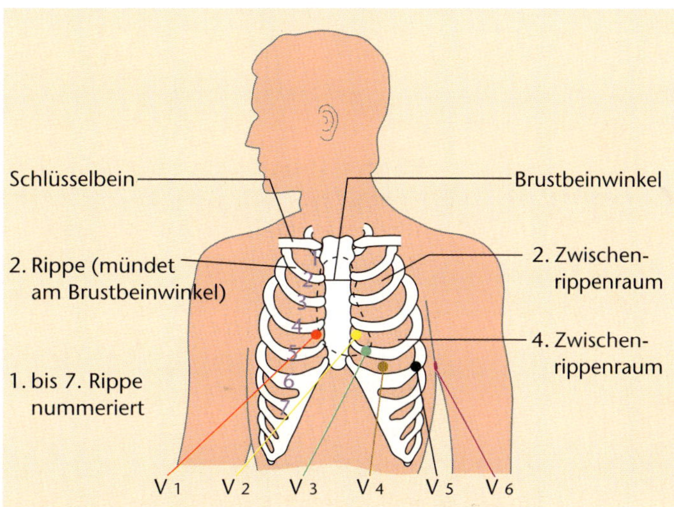

Abb. 5.23 *Lage der Brustwandableitungen nach Wilson*

Am Anfang jeder Aufzeichnung wird die Empfindlichkeit des Gerätes mit einer Eichzacke geprüft. Dabei soll 1 mV üblicherweise einem Ausschlag von 10 mm entsprechen. Durch Vergleich mit der Eichzacke kann der Arzt das EKG später exakt auswerten und ausmessen.

Arbeitsschritte bei der EKG-Aufzeichnung

- Gerät einschalten
- Ableitungsprogramm wählen (z. B. I, II, III)
- Registriergeschwindigkeit wählen (25 oder 50 mm/s nach Anweisung des Arztes)
- Eichtaste drücken (vor jeder Ableitung!)
- Ableitung aufzeichnen
- zum Schluss: Gerät ausschalten; Untersuchungsdatum, Ableitungsprogramm, Registriergeschwindigkeit, Name und Geburtsdatum des Patienten auf dem EKG-Streifen notieren

Störungen der EKG-Aufzeichnung.
Muskelzittern: Durch Frieren, Muskelanspannung oder Zittern des Patienten bei Aufregung wird das EKG infolge elektrischer Vorgänge in der Muskulatur überlagert. Das EKG weist dann eine unregelmäßige Verzitterung auf.
Maßnahmen: Patienten beruhigen, Raumtemperatur erhöhen, Gliedmaßen mit Polstern abstützen.

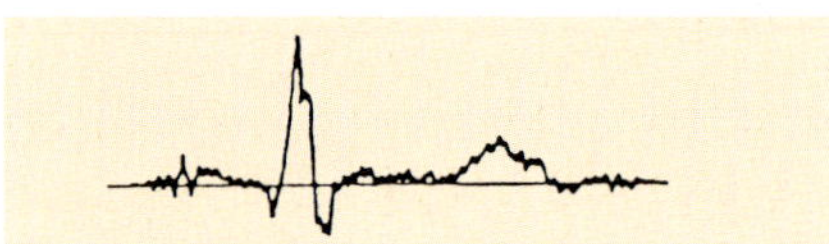

Wechselstrom: Durch Wechselstromspannungen von Geräten oder Strom führenden Kabeln in der Nähe kann es zu einer sägezahnähnlichen Überlagerung des EKG kommen.
Maßnahmen: Fremdgeräte ausschalten, Liege von der Wand abrücken, Elektroden fester anziehen.

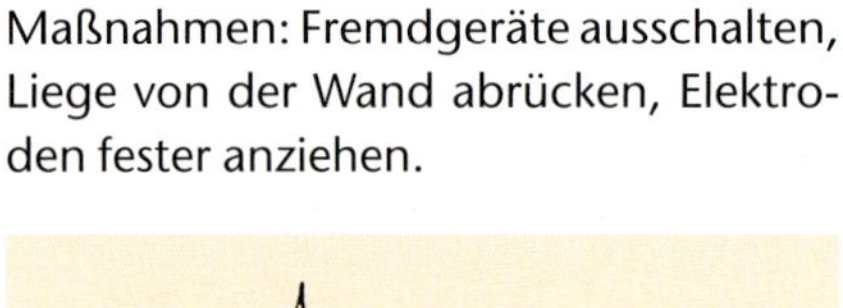

Schwankungen der Grundlinie:
Schwankt die Grundlinie der EKG-Kurve auf und ab, so kann dies an zu lockeren oder trockenen Elektroden sowie Bewegungen des Patienten liegen.
Maßnahmen: Elektroden überprüfen, Patienten beruhigen.

Belastungs-EKG
Zur Beurteilung der Leistungsfähigkeit des Herzens wird ein EKG vor, während und nach einer körperlichen Belastung durchgeführt. In der Praxis wird dazu in der Regel ein Standfahrrad mit einstellbarem Widerstand (Fahrradergometer) verwendet.
Das Belastungs-EKG darf nur im Beisein eines Arztes durchgeführt werden, der die Untersuchung bei drohender Überlastung des Patienten abbrechen und bei Zwischenfällen sofort eine Behandlung einleiten kann.

5.2.3 Sonographie (Ultraschalldiagnostik)

Grundlagen
Die Sonographie (sonus lat. – Laut, Ton; graphein gr. – schreiben) wird in der Diagnostik zur Darstellung von Strukturen im Innern des Körpers eingesetzt. Es werden dabei Schallwellen mit Frequenzen oberhalb des Hörbereichs **(Ultraschallwellen)** verwendet. Das Verfahren ist für den Patienten vollkommen ungefährlich und kann sogar bei Schwangeren angewendet werden.

hörbarer Schallbereich	16 – 20 000 Hz (Hertz)
üblicher Schallbereich in der Sonographie	ca. 3,5–10 MHz (Megahertz) (1 MHz = 1 000 000 Hz)

Man unterscheidet das Impulsechoverfahren und das Dauerschallverfahren (Doppler-Verfahren).

Impulsechoverfahren
Bei der Untersuchung werden kurze Ultraschallimpulse von einem Schallkopf ausgesendet und mithilfe einer Ankopp-

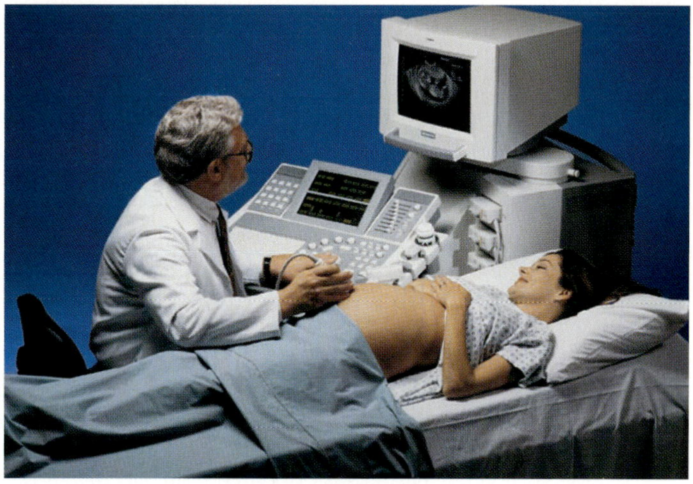

Abb. 5.24 Ultraschalluntersuchung bei der Mutterschaftsvorsorge

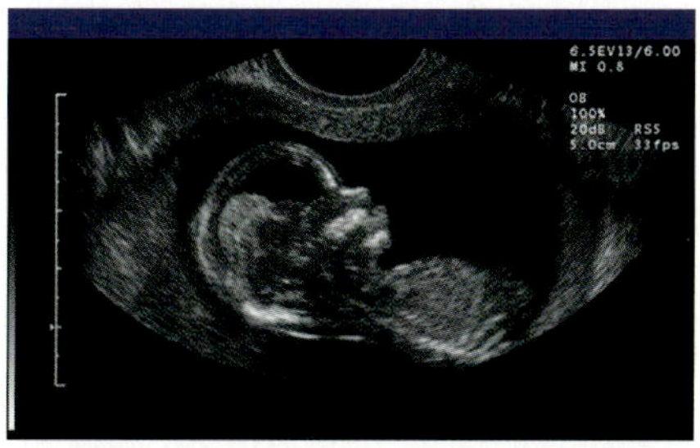

Abb. 5.25 Ultraschallbild bei der Mutterschaftsvorsorge

lungssubstanz (z. B. Gel) in den menschlichen Körper geleitet. Dort werden die Schallwellen von den Körperstrukturen unterschiedlich stark reflektiert und zum Schallkopf zurückgeleitet. Der Schallkopf ist somit Sender und Empfänger der Schallwellen.
Die reflektierten Schallwellen werden im Schallkopf in elektrische Impulse umgewandelt, im **Sonographiegerät** verstärkt und auf einer Bildröhre dargestellt. Mit einer Sofortbildkamera kann das Echobild dabei als Dokument festgehalten werden.

Man unterscheidet zwei verschiedene Impulsechoverfahren:

A-Bild (A-Scan, Amplituden-Scan; scan engl. – abtasten). Der Ultraschall dringt förmlich wie ein Messstab in das Gewebe ein und ergibt je nach Stärke der Reflexion unterschiedlich große Zacken auf einer Geraden im Bildschirm.
Die Abstände der Zacken sind dabei ein Maß für die Entfernung der reflektierenden Flächen vom Schallkopf, während die Größe der Zacken (Amplitude) ein Maß für die Stärke der Echos ist und Rückschlüsse auf die Gewebestrukturen erlaubt. Es liegt somit ein **eindimensionales Bild** vor, mit dem Lage und Größe von Körperstrukturen ausgemessen werden können.
B-Bild (B-Scan, Brightness-Scan, Helligkeits-Scan; brightness engl. – Helligkeit). Beim B-Scan wird mit dem Ultraschall jeweils eine Schnittfläche des Körpers abgetastet. Die Echos werden auf einem Monitor als Lichtpunkte abgebildet, wobei die Helligkeit der Lichtpunkte ein Maß für die Stärke der Echos ist.
Wird mehrmals in der Sekunde immer wieder ein neues Bild erzeugt, so können mit dieser Methode sogar Bewegungen (z. B. Herzbewegungen) sichtbar gemacht werden. Diese Methode wird auch als **Real-time-Verfahren** bezeichnet.
Es liegt stets ein **zweidimensionales Bild** vor, mit dem Lage und Größe von Körperstrukturen festgestellt und sogar Bewegungen dargestellt werden können. Das B-Bild wird deshalb vielseitig in der medizinischen Diagnostik angewendet.

Dauerschallverfahren (Doppler-Verfahren)

Es wird ein Dauerschall vom Schallkopf ausgesendet. Trifft dieser Dauerschall auf sich bewegende Grenzflächen (z. B. Pulswelle), so wird ein Teil des Schalls mit geringfügig geänderter Frequenz (Doppler-Effekt; nach Christian Doppler, Physiker, 1803–1853) reflektiert. Durch die Differenz von ausgesandter und reflektierter Schallfrequenz entsteht ein hörbares Geräusch. Trifft der Dauerschall z. B. auf eine Arterie, so ist durch die Pulswellen ein charakteristisches, peitschendes Geräusch zu hören.
Das Doppler-Verfahren wird u. a. zur Feststellung von Gefäßkrankheiten sowie zur Überwachung kindlicher Herztöne in der Schwangerschaft verwendet.

Praxis der Sonographie

Der Bauchraum (Abdomen) wird routinemäßig mit dem B-Bildverfahren untersucht. Der Patient muss dazu nüchtern sein. Am Vortag dürfen keine blähenden Speisen eingenommen werden, da Luft im Schallweg zu unerwünschten Störungen führt.

Die Untersuchungen erfolgen meist im Liegen. Bei Untersuchungen des Halses, z. B. zur Schilddrüsendiagnostik, wird der Kopf überstreckt. Unter die Schulter wird dazu ein Polster gelegt.

5.2.4 Endoskopie

Grundlagen

Durch eine Endoskopie (endon gr. – innen; skopein gr. – betrachten) können Innenflächen von Hohlräumen untersucht werden, wobei durch das Endoskop gleichzeitig kleine operative Eingriffe durchgeführt werden können.

Mit einem Endoskop können heute Körperbereiche eingesehen werden, die früher gar nicht oder nur unter großem operativem Aufwand zugänglich waren. So ist mit modernen Endoskopen z. B. eine Untersuchung des Magen-Darm-Traktes vom Mund bis zum After möglich.

Beispiele endoskopischer Untersuchungen	
Magen-Darm-Trakt	
Ösophagoskopie	– Speiseröhrenspiegelung
Gastroskopie	– Magenspiegelung
Duodenoskopie	– Zwölffingerdarmspiegelung
Gastroduodenoskopie	– Magen-Zwölffingerdarm-Spiegelung
Enteroskopie	– Darmspiegelung
Koloskopie	– Dickdarmspiegelung
Rektoskopie	– Mastdarmspiegelung
Luftwege	
Tracheoskopie	– Luftröhrenspiegelung
Bronchoskopie	– Spiegelung des Bronchialsystems
Urogenitalsystem	
Urethroskopie	– Harnröhrenspiegelung
Zystoskopie	– Blasenspiegelung
Gelenke	
Arthroskopie	– Gelenkspiegelung
Körperhöhlen	
Thorakoskopie	– Brusthöhlenspiegelung
Laparoskopie	– Bauchhöhlenspiegelung
Antroskopie (Sinuskopie)	– Kieferhöhlenspiegelung

Abb. 5.26
Fiberskop zur Untersuchung von Magen, Zwölffingerdarm und Speiseröhre

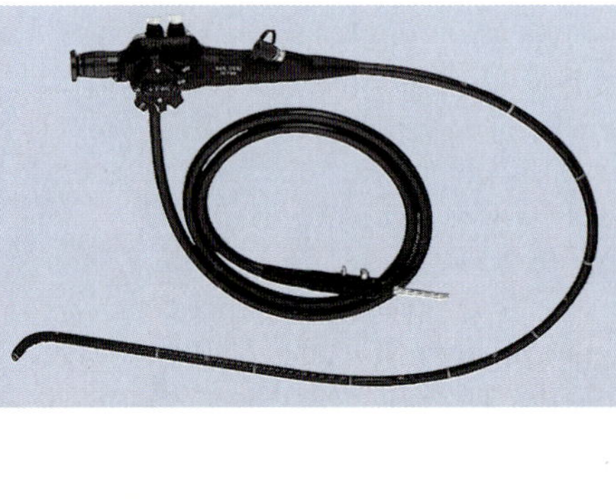

Starre und flexible Endoskope

Man unterscheidet **starre** und **flexible Endoskope**. Mit der Entwicklung flexibler Geräte konnte das Einsatzgebiet der Endoskope gegenüber den starren Instrumenten erheblich erweitert werden, z. B. zur Durchführung von Magen- und Zwölffingerdarmspiegelungen.

Moderne flexible Endoskope haben eine Glasfaseroptik. Gebündelte, leicht bewegliche Glasfasern dienen dabei als Lichtleiter. Dadurch haben diese Endoskope eine große Beweglichkeit. Aufgrund der Faseroptik nennt man sie auch **Fiberendoskope** oder **Fiberskope** (fibra lat. – Faser).

An der Spitze des Endoskops kann sich eine gerade Optik mit Blick nach vorn oder eine Seitenblickoptik befinden. Mit Drehknöpfen kann die Spitze bei hochwertigen flexiblen Endoskopen zusätzlich abgewinkelt werden, sodass alle Bereiche (z. B. der Magenschleimhaut) einsehbar sind. Spül- und Absaugvorrichtungen sorgen beim Endoskop für freie Sicht. Zusätzlich kann ein Seitenkanal zum Einführen von chirurgischen Instrumenten vorhanden sein, um operative Eingriffe unter Sicht durchführen zu können, wie z. B. eine Polypenentfernung, Fremdkörperentfernung oder Gewebeentnahme zu diagnostischen Zwecken **(Biopsie)**.

Bestandteile eines Endoskops

- Lichtquelle
- Lichtleiter
- Optik
- Arbeitsgeräte (z. B. Biopsiezange, Metallschlinge)

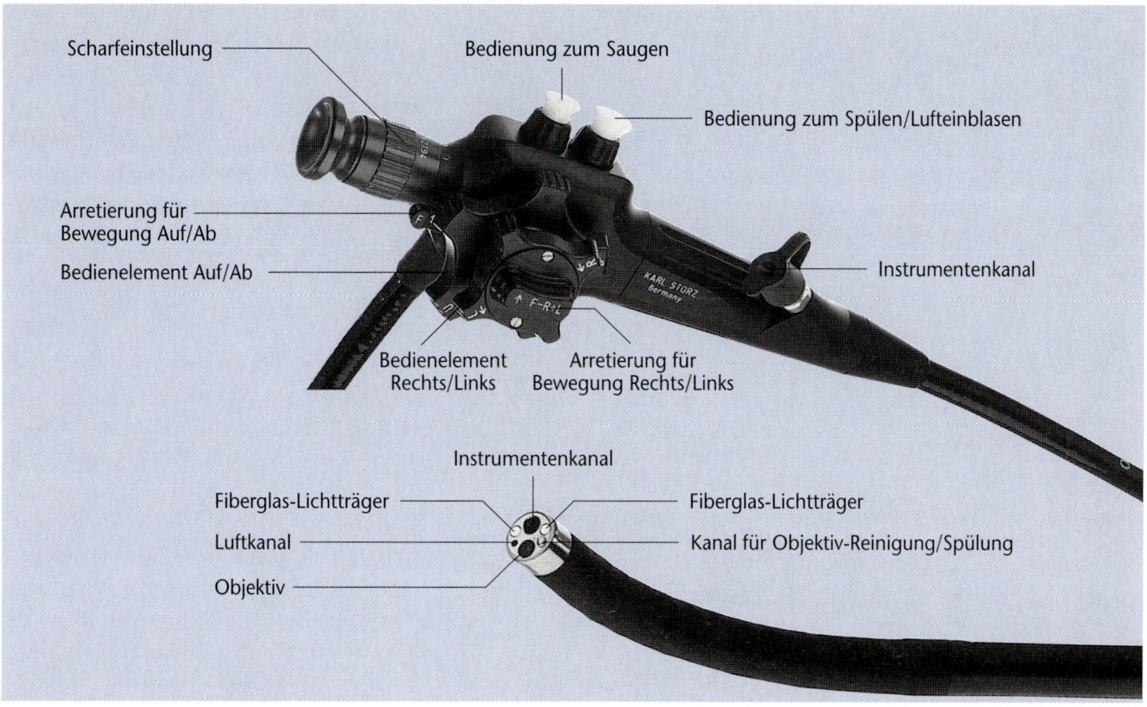

Abb. 5.27 *Details des Fiberskops von Abb. 5.26*

5.2.5 Röntgendiagnostik

Geschichte

Die Röntgenstrahlen wurden 1895 von Wilhelm Conrad Röntgen (Physiker, 1845–1923) entdeckt und von ihm **X-Strahlen** genannt. Er untersuchte eingehend ihre Eigenschaften und erhielt für seine Arbeit 1901 als Erster den Nobelpreis für Physik.

Seit ihrer Entdeckung werden mit Röntgenstrahlen auch Aufnahmen von inneren Strukturen des menschlichen Körpers gemacht. So hat Wilhelm Röntgen bereits 1895 eine Röntgenaufnahme der Hand seiner Ehefrau angefertigt.

Nach anfangs sorglosem Umgang mit diesen neuen Strahlen wurden bald erste schädliche Wirkungen bekannt, die mit zunehmendem Wissen zu den heutigen Strahlenschutzbestimmungen geführt haben.

Eigenschaften der Röntgenstrahlen

Röntgenstrahlen entsprechen in ihren Eigenschaften grundsätzlich den Lichtstrahlen: Sie breiten sich wie die Lichtstrahlen aus, sie können reflektiert, gebeugt und gebrochen werden und haben auch dieselbe Ausbreitungsgeschwindigkeit wie Licht (in Luft ca. 300 000 km/s).

Im Vergleich zu den Lichtstrahlen haben sie jedoch eine viel geringere Wellenlänge, woraus sich Unterschiede zu den Lichtstrahlen ergeben.

Eigenschaften der Röntgenstrahlen

- Röntgenstrahlen sind unsichtbar.
- Röntgenstrahlen breiten sich geradlinig aus.
- Röntgenstrahlen durchdringen Körper und Stoffe unabhängig von ihren optischen Eigenschaften.
- Röntgenstrahlen können durch Schutzwände und Schutzhüllen abgeschirmt werden.
- Röntgenstrahlen belichten fotografische Filme. Man kann also mit Röntgenstrahlen fotografieren.
- Röntgenstrahlen lassen fluoreszierende Substanzen aufleuchten.
- Röntgenstrahlen ionisieren Gase und machen sie elektrisch leitend.
- Röntgenstrahlen haben eine biologische Wirkung. Sie hemmen die Zellvermehrung und zerstören Gewebe.

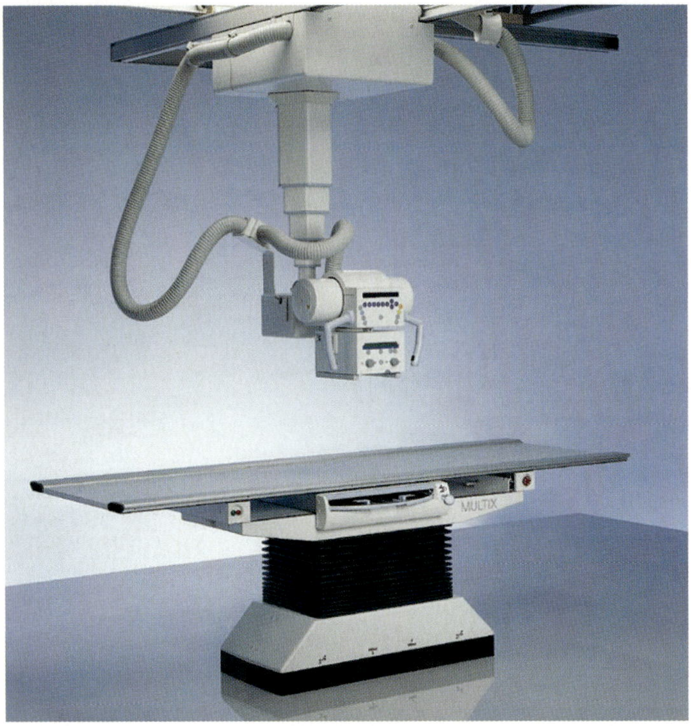

Abb. 5.28 *Röntgengerät mit Aufnahmetisch*

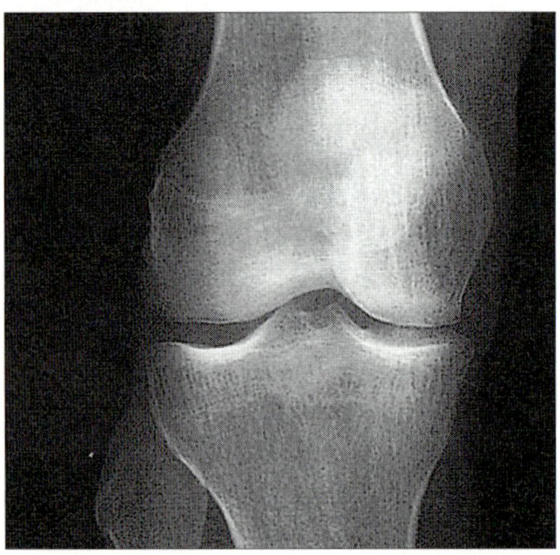

Abb. 5.29 *Röntgenaufnahme vom Knie*

Erzeugung von Röntgenstrahlen

Röntgenstrahlen werden in Röntgenröhren erzeugt, an die eine Hochspannung angelegt wird. Diese befindet sich zwischen **Kathode** ⊖ und **Anode** ⊕ (auch als Antikathode = Gegenkathode bezeichnet) in einem luftleeren Raum (siehe Abb. 5.30).
Heizt man nun die Kathode durch einen separaten Stromkreis auf **(Glühkathode)**, so tritt ein Elektronenstrom aus der aufgeheizten Kathode aus.

Die Elektronen werden durch die Hochspannung gebündelt in Richtung Anode beschleunigt, wo sie mit hoher Geschwindigkeit aufprallen. Beim plötzlichen Abbremsen der Elektronen auf der Anode entsteht eine völlig neue Strahlenart – die Röntgenstrahlung.

Röntgenstrahlen entstehen, wenn energiereiche Elektronen mit hoher Geschwindigkeit auf ein Metall prallen.

Der Großteil der Bewegungsenergie der Elektronen wird beim Aufprall auf die Anode jedoch nicht in Röntgenstrahlung, sondern in Wärme umgewandelt. Nur aus einem Bruchteil der Energie entstehen Röntgenstrahlen, wovon nur ein geringer Teil aus dem Austrittsfenster des röntgendichten Schutzmantels gelangt. Die übrigen Röntgenstrahlen sind als **Streustrahlung** im Gerät nicht nutzbar. Insgesamt werden nur ca. 0,1 % der Bewegungsenergie der Elektronen beim Aufprall auf die Anode zur Röntgendiagnostik genutzt.
Die auf der Anode frei werdende Energie kann Temperaturen bis zu 2000 °C erzeugen, weshalb die Anode zur Schonung des Materials ständig gedreht wird **(Drehanode)**. Zusätzlich besteht die Anode wie die Glühkathode aus dem hitzebeständigen Metall Wolfram.

Röntgenstrahlen in der medizinischen Diagnostik

Röntgenstrahlen werden in der medizinischen Diagnostik zur Untersuchung innerer Körperstrukturen angewendet. Die Durchdringungsfähigkeit der Röntgenstrahlen (Härte) ist dabei umso größer, je höher die Spannung (in kV = Kilovolt) an der Röntgenröhre gewählt wird.
Weiche Strahlen können in der Röntgendiagnostik nur für Weichteilaufnahmen benutzt werden, da sie nur wenig in den Körper eindringen können. Zu harte Strahlen ergeben dagegen kaum noch Kontraste auf den Röntgenaufnahmen, da sie den Körper fast ungehindert durchdringen.

Es werden deshalb je nach Untersuchung bestimmte Ober- und Untergrenzen der Hochspannung in der Röntgenröhre eingehalten.
Nicht zu verwertende, vor allem die Haut belastende weiche Strahlen können herausgefiltert werden.

Röntgenaufnahmen

Bei Röntgenaufnahmen wird die fotografische Schicht eines Röntgenfilms in Abhängigkeit von den Körperstrukturen im Strahlengang unterschiedlich stark belichtet. Mineralreiche Körpersubstanzen (Knochen, Zähne) sind dabei für Röntgenstrahlen schwerer zu durchdringen als mineralarmes Weichgewebe. Entsprechend wird der Röntgenfilm hinter Knochengewebe weniger durch Röntgenstrahlen belichtet als hinter Weichgewebe.
Bei der Entwicklung der Röntgenfilme werden die belichteten Flächen geschwärzt. Im entstehenden **Röntgennegativ** erscheinen Knochen aufgrund der geringen Belichtung dabei hell (geringe Schwärzung), Weichgewebe grau (mittlere Schwärzung) und lufthaltige Räume aufgrund des ungehinderten Strahlendurchgangs schwarz (starke Schwärzung).
Wird nun ein **Röntgenpositiv** hergestellt, so werden Knochen dort dunkel, Weichgewebe grau und lufthaltige Räume hell dargestellt.
Üblicherweise wird in der Praxis nur mit Röntgennegativen gearbeitet. Erkennt man nun im Röntgennegativ eine dunkel erscheinende Veränderung, so wird diese im Hinblick auf das Bild im Röntgenpositiv als Aufhellung, eine helle Veränderung entsprechend als Verschattung bezeichnet.

Aufhellung	– im Röntgennegativ dunkel erscheinende Veränderung
Verschattung	– im Röntgennegativ hell erscheinende Veränderung

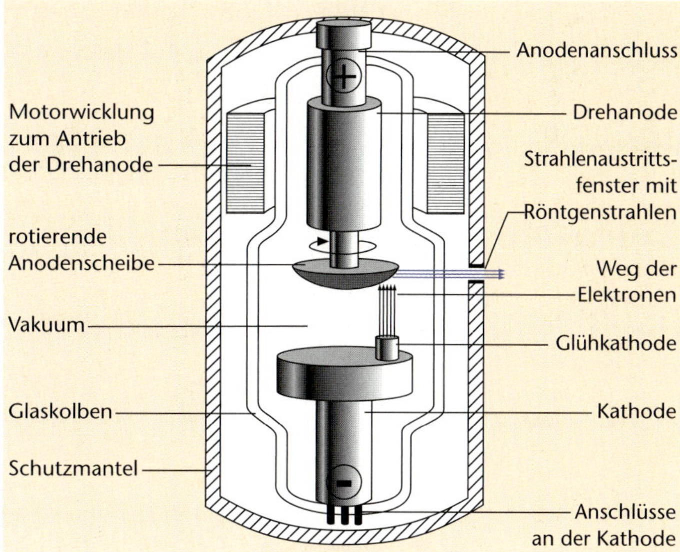

Abb. 5.30 Schematischer Aufbau einer Röntgenröhre

Zur technischen Durchführung werden die zu benutzenden Röntgenfilme in lichtabgeschlossene, jedoch für Röntgenstrahlen durchlässige Röntgenkassetten gelegt. Dadurch wird eine unerwünschte Belichtung der Röntgenfilme durch das natürliche Licht verhindert.
In den Röntgenkassetten befinden sich zusätzlich so genannte **Verstärkerfolien**. Dadurch wird die Belichtung der Röntgenfilme verstärkt, sodass man bereits mit geringeren Strahlendosen röntgen kann.

Röntgendurchleuchtung

Röntgenstrahlen können nicht nur durch Schwärzung einer fotografischen Schicht, sondern in der klassischen Technik der Röntgendurchleuchtung auch direkt auf einem strahlenempfindlichen Schirm sichtbar gemacht und beurteilt werden.
Aus Strahlenschutzgründen wird zur Röntgendurchleuchtung jedoch heute ein **Röntgenbildverstärker** benutzt und das Bild mit einer Kamera auf einen Monitor übertragen (siehe Abb. 5.31).
Mithilfe einer Röntgendurchleuchtung können diagnostische und therapeutische Eingriffe direkt kontrolliert und bei Bedarf auch dokumentiert werden.

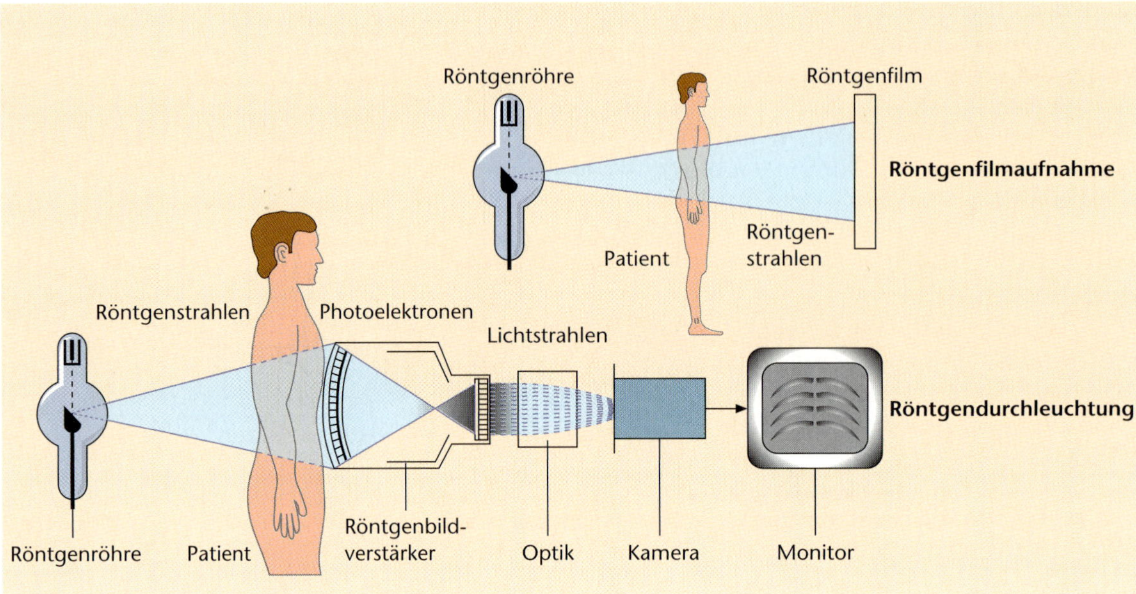

Abb. 5.31 Röntgenstrahlen in der medizinischen Diagnostik

Spezielle Röntgenaufnahmen

Kontrastmitteldarstellungen. Zur Untersuchung von Körperhöhlen, Hohlorganen und Gefäßen kann man dem Patienten ein **Kontrastmittel** verabreichen.

Zur Darstellung von Magen und Darm kann der Patient das Kontrastmittel trinken (z. B. Bariumbrei), zur Darstellung von Gelenken kann das Kontrastmittel in den Gelenkspalt gespritzt werden, bei anderen Untersuchungen wiederum wird das Kontrastmittel in eine Vene gespritzt. Bei Kontrastmitteln ist stets besondere Vorsicht zu wahren, da sie teilweise – insbesondere bei Injektionen in eine Vene – zu lebensbedrohlichen allergischen Reaktionen führen können!

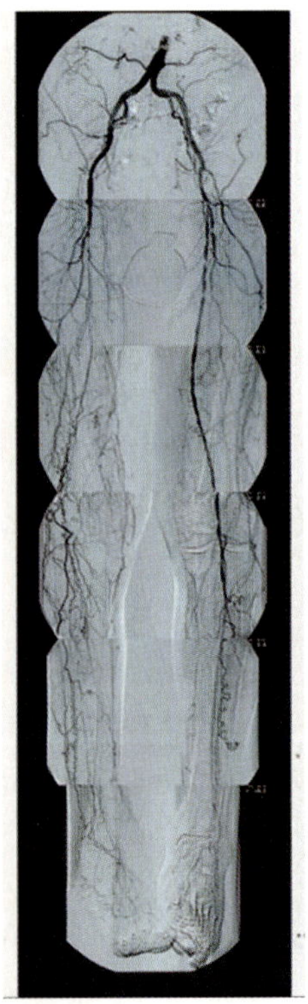

Abb. 5.32 Angiographie der unteren Extremitäten nach Kontrastmittelinjektion

Kontrastmitteldarstellungen

Bezeichnung	Untersuchungsobjekt
Magen-Darm-Passage	Magen und Darm
Cholezystographie	Gallenblase
Urographie	Nierenkelche, Nierenbecken, Harnleiter und Blase
Angiographie	Gefäße (Arterien, Venen oder Lymphgefäße)

Mammographie (mamma lat. – weibl. Brust, graphein gr. – schreiben, aufzeichnen). Dies ist eine spezielle Röntgenaufnahme der weiblichen Brust zur Krebsfrüherkennung und Abklärung von krankhaften Tastbefunden. Dabei werden immer beide Seiten untersucht, da es individuell große Variationen der normalen Gewebestruktur gibt.

Tomographie (tomé gr. – Schnitt). Zur weitergehenden Röntgendiagnostik besteht die Möglichkeit spezielle **Schichtaufnahmen (Tomographien)** anzufertigen. Dazu werden z. B. Röntgenröhre und Film während der Aufnahme gegensinnig gedreht. Es wird dann nur die Schicht in der Drehachse scharf abgebildet, während alle Schichten davor und dahinter durch die Bewegung verwischt werden.

Computertomographie (CT). Durch kombinierte Anwendung eines Computers mit der Schichtaufnahmetechnik (Tomographie) wurde das aussagekräftige Röntgenverfahren der **Computertomographie (CT)** entwickelt.

Im Gegensatz zur konventionellen Tomographie wird hierbei durch die Rönt-

genstrahlung kein Röntgenfilm belichtet, sondern die Strahlung wird von Detektoren als Signal empfangen, elektronisch aufbereitet und einem Computer zugeführt. Dort werden die Daten dann zu einem Bild verarbeitet.
Die Computertomographie wird insbesondere zur Diagnostik im Kopfbereich und zur Abklärung unklarer Befunde im Brust- und Bauchbereich eingesetzt.

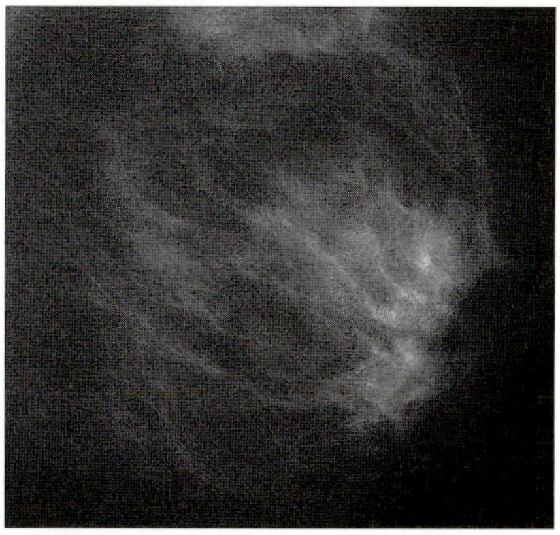

Abb. 5.33
Mammographie (Normalbefund)

Entwicklung und Fixierung

Bei der konventionellen Röntgentechnik müssen die Röntgenfilme entwickelt und fixiert werden. Dies erfolgt in einer Dunkelkammer oder in einem Automaten.
Die Röntgenfilme werden dazu aus der Kassette genommen und die belichteten Stellen in einem Entwicklungsbad durch eine chemische Umwandlung geschwärzt. Der Grad der Schwärzung entspricht dabei der Stärke der Belichtung.
Anschließend muss das Bild noch fixiert werden. Dadurch wird verhindert, dass bislang unbelichtete Stellen durch Lichteinwirkung nachbelichtet werden.
Zum Schluss wird der Röntgenfilm in einem Wasserbad von Chemikalienresten gereinigt und dann getrocknet.

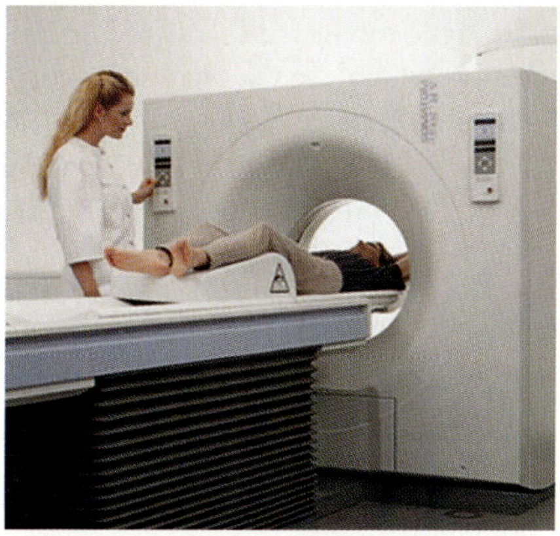

Abb. 5.34
Computertomograph

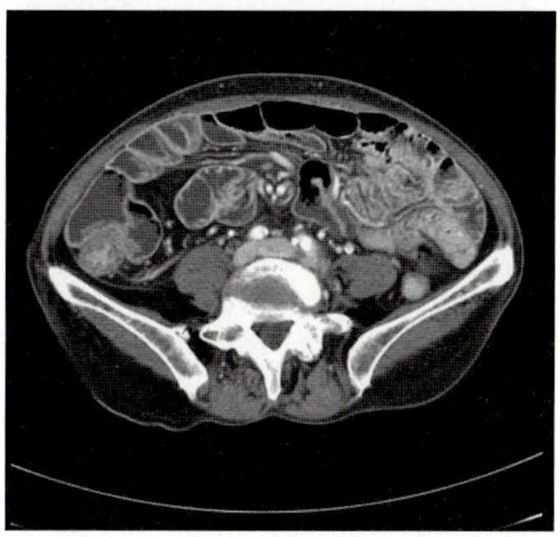

Abb. 5.35
Computertomogramm vom Abdomen (Normalbefund)

Digitale Bildverarbeitung

Die konventionelle Röntgentechnik mit Röntgenfilmen und chemischer Filmverarbeitung kann durch digitale Röntgensysteme ersetzt werden. Dabei trifft die Röntgenstrahlung auf Detektoren, wo sie als Signal empfangen, elektronisch aufbereitet und dann in einem Computer zu einem Bild verarbeitet wird.
Das Bild ist sofort verfügbar und kann auf einem Bildschirm ausgewertet werden. Es kann aber auch noch weiter im Computer bearbeitet werden, z.B. zur Verstärkung von Kontrasten oder Vergrößerung von Details.

Röntgenverordnung (RöV)

Die Röntgenverordnung regelt den Betrieb von Röntgeneinrichtungen und gibt Anweisungen zur Anwendung von Röntgenstrahlen beim Menschen mit genau festgelegten Schutzbestimmungen. Sie ist im vollen Wortlaut in Arztpraxen mit Röntgeneinrichtungen auszulegen.

Arzthelferinnen dürfen nur unter ständiger Aufsicht und Verantwortung eines Arztes (oder Zahnarztes) Röntgenstrahlen anwenden, wenn sie die entsprechenden Kenntnisse im **Strahlenschutz** haben. Seit 1991 benötigen Arzthelferinnen darüber hinaus eine spezielle Bescheinigung über die erforderlichen Strahlenschutzkenntnisse um röntgen zu dürfen.

Bei Röntgenuntersuchungen ist die **Strahlenbelastung** stets so gering wie möglich zu halten! Körperbereiche, die nicht geröntgt werden sollen, sind stets so weit wie möglich zu schützen. In der Praxis geschieht dies in der Regel durch Bleischürzen, insbesondere zum Schutz der strahlenempfindlichen Keimdrüsen.

Vor der Anwendung von Röntgenstrahlen sind in jedem Fall aufzuzeichnen:

- frühere Anwendungen von Strahlen, soweit sie für die vorgesehene Röntgenuntersuchung von Bedeutung sind
- Angaben über das Bestehen einer Schwangerschaft bei Frauen im gebärfähigen Alter.

Bei jeder Anwendung von Röntgenstrahlen sind Zeitpunkt, Art der Anwendung, Körperregion sowie technische Daten zur Ermittlung der Strahlendosis zu notieren.

Aufzeichnungen über Röntgenuntersuchungen sind 10 Jahre aufzubewahren, Aufzeichnungen über Röntgenbehandlungen (Strahlentherapie) 30 Jahre!

Röntgenaufnahmen und Röntgenaufzeichnungen sind zur Vermeidung von Doppelaufnahmen anderen untersuchenden und behandelnden Ärzten und Zahnärzten auf Verlangen vorübergehend zur Verfügung zu stellen. Die Unterlagen können dabei den Patienten mitgegeben werden.

Der Patient hat Anspruch auf eine Abschrift oder Ablichtung der Röntgenaufzeichnungen. Wird ein **Röntgennachweisheft (Röntgenpass)** vorgelegt, so sind die darin vorgesehenen Eintragungen vorzunehmen!

Die Röntgeneinrichtung selbst wird zu Beginn des Röntgenbetriebs gründlich geprüft. Dabei werden auch Aufnahmen von Prüfkörpern durchgeführt. Die Aufnahmen des Prüfkörpers sind zur **Qualitätssicherung** monatlich in der Arztpraxis zu wiederholen und mit der Ursprungsaufnahme zu vergleichen!

Der Bereich mit höherer Strahlengefährdung ist ab einem bestimmten Strahlenwert als **Kontrollbereich** deutlich abzugrenzen. Er muss während der Einschaltzeit gekennzeichnet sein. Dabei muss deutlich zu lesen sein: „Kein Zutritt – Röntgen".

Neben dem Kontrollbereich wird ein **betrieblicher Überwachungsbereich** mit geringerer Strahlenbelastung für jede Arztpraxis festgelegt.

Röntgenaufnahmen dürfen – von wenigen Ausnahmen abgesehen – nur in einem abgeschlossenen Raum (Rönt-

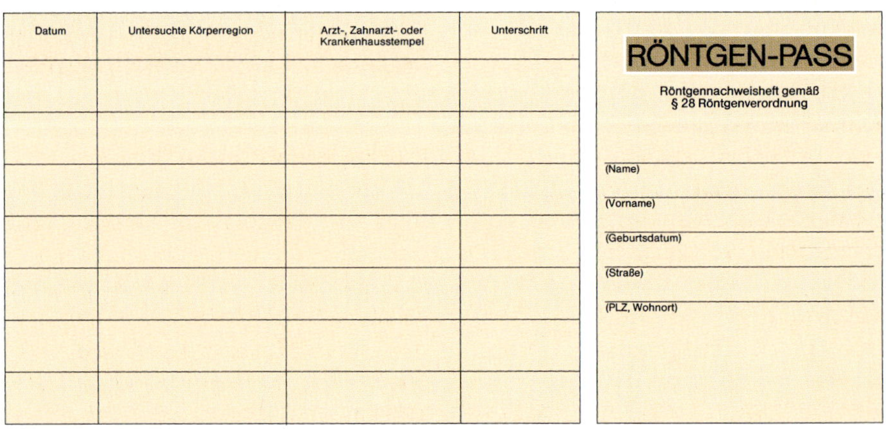

Abb. 5.36
Röntgenpass

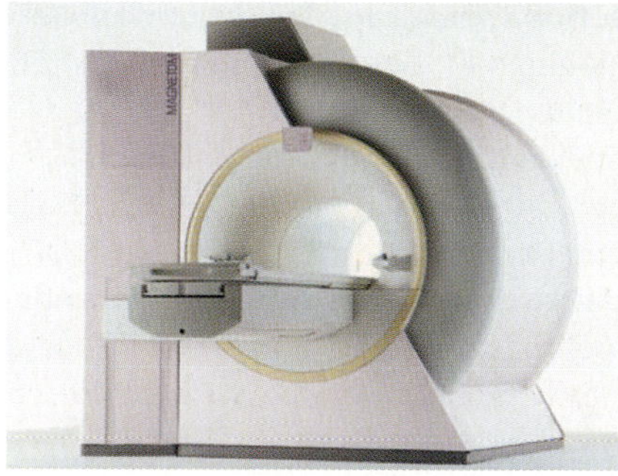

Abb. 5.37 Magnetresonanztomograph

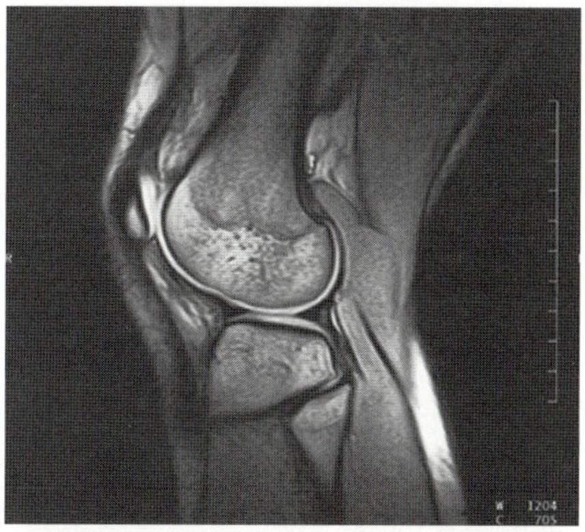

Abb. 5.38 Magnetresonanztomogramm vom Knie

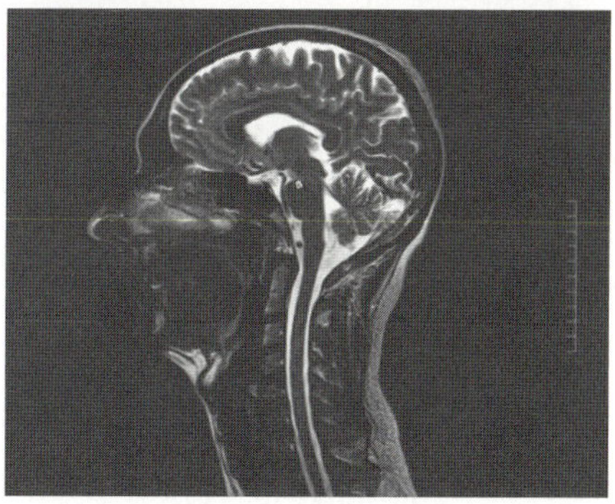

Abb. 5.39 Magnetresonanztomogramm von Kopf und Hals

genraum) durchgeführt werden. Alle Personen haben im Kontrollbereich eine ausreichende **Schutzkleidung** zu tragen, soweit nicht durch die Einrichtung ein ausreichender Schutz besteht.

Schwangeren Frauen und Personen unter 18 Jahren ist der Zutritt zum Kontrollbereich einer Röntgeneinrichtung nur erlaubt, wenn sie untersucht oder behandelt werden. Zu Ausbildungszwecken dürfen sich jedoch Personen zwischen 16 und 18 Jahren unter ständiger Aufsicht im Kontrollbereich aufhalten, wenn dies zur Erreichung des Ausbildungsziels notwendig ist. Dies gilt nicht für schwangere Frauen.

Die Röntgenverordnung legt **höchstzulässige Strahlendosen** fest. Zur Ermittlung der Strahlenbelastung trägt das Personal im Kontrollbereich **Strahlenmessgeräte (Dosimeter)**.

Personen, die Zutritt zum Kontrollbereich haben, und Personen, die Röntgenstrahlen anwenden, sind vorher über die Arbeitsmethoden, die möglichen Gefahren, die anzuwendenden Schutzmaßnahmen, den für ihre Tätigkeit wesentlichen Inhalt der Röntgenverordnung und erteilte Genehmigungen zu belehren. Die **Belehrung** ist dabei halbjährlich zu wiederholen. Über Inhalt und Zeitpunkt der Belehrung sind Aufzeichnungen zu führen, die von den belehrten Personen zu unterzeichnen sind. Die Aufzeichnungen sind 5 Jahre aufzubewahren.

Für das Personal im Kontrollbereich sind zusätzlich gesundheitliche Untersuchungen bei dazu gesondert ermächtigten Ärzten vorgeschrieben.

5.2.6 Sonstige technische Untersuchungen

Magnetresonanztomographie (MRT). Dieses Verfahren wird auch als **Kernspintomographie** (**NMR** engl. – **n**uclear **m**agnetic **r**esonance) bezeichnet. Es arbeitet mit einem starken Magnetfeld und kurzen Impulsen von Radiowellen im Megahertz-Bereich (siehe Abb. 5.83). Die Auswirkungen des Magnetfelds auf den Körper werden gemessen und mithilfe eines Computers zu einem Bild verarbeitet.

Anwendung: Diagnostik z. B. bei Erkrankungen des Nervensystems, Gelenk- und Muskeldarstellung.

Phonokardiographie (phone gr. – Stimme; kardia gr. – Herz). Aufzeichnung der Herztöne und eventuell entstehender Herzgeräusche mit einem Mikrofon und einem Verstärker, meist in Kombination mit einem EKG.

Anwendung: Diagnostik z. B. bei Erkrankungen der Herzklappen und bei Herzscheidewanddefekten.

Echokardiographie (Ultraschall-Kardiographie). Spezielle Ultraschalluntersuchung des Herzens.
Anwendung: Diagnostik bei Erkrankungen der Herzklappen, des Herzmuskels und Herzbeutels.

Vektorkardiographie. Ergänzungsmethode zum EKG, mit deren Hilfe auf Herzlage und Herzmasse geschlossen werden kann.
Anwendung: Unklare EKG-Befunde können in bestimmten Fällen durch die Vektorkardiographie ergänzt und weiter geklärt werden.

Elektroenzephalographie (EEG) (enkephalos gr. – Gehirn). Aufzeichnung der Hirnstromwellen mit Elektroden auf der Kopfhaut und einem Verstärker.
Anwendung: Diagnostik bei Funktionsstörungen des Gehirns, z. B. bei zerebralen Krampfleiden (Epilepsie), Hirnblutungen, Hirninfarkten und Tumoren.

Thermographie (therme gr. – Wärme). Verfahren, das die Wärmestrahlung des Körpers als Farb- oder Schwarzweißbild sichtbar macht.
Anwendung: Diagnostik insbesondere zur Feststellung von Brustkrebs bei der Frau (von der Mammographie zu unterscheiden, die eine spezielle Röntgendarstellung der weiblichen Brust ebenfalls zur Krebsdiagnostik ist).

Szintigraphie (scintillare lat. – funkeln, flimmern). Verfahren, bei dem zunächst spezielle radioaktive Substanzen dem Körper über eine Vene oder den Mund zugeführt werden. Anschließend wird die Verteilung dieser Substanzen aufgrund ihrer Strahlung registriert. Die Bilddarstellung erfolgt dabei häufig als so genanntes Strichrasterbild, bei dem die Höhe der ermittelten Strahlung durch die Anzahl bzw. Färbung kleiner Striche wiedergegeben wird.
Anwendung: Untersuchung von Tumoren oder Entzündungen, bei denen es z. B. zu einer Mehranreicherung der radioaktiven Substanzen kommen kann; Funktionsdiagnostik z. B. der Schilddrüse.

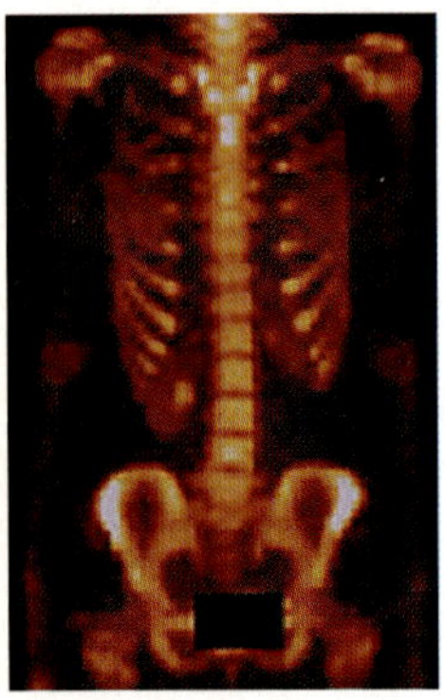

Abb. 5.40
Skelettszintigraphie

5.3 Behandlung

5.3.1 Instrumente

Spritzen und Kanülen

Mit Spritzen und Kanülen können sowohl **Injektionen (Einspritzungen)** von Flüssigkeiten oder Gasen als auch **Punktionen (Einstiche)** zur Entnahme von Körperflüssigkeiten oder Geweben vorgenommen werden.
Für die verschiedenen Anwendungsbereiche gibt es jeweils dazu passende Spritzen- und Kanülenformen.

Spritzen. Eine Spritze setzt sich aus einem Gehäuse und einem darin beweglichen Stempel (Kolben) zusammen. Auf das vordere Ende der Spritze, den Spritzenkonus, können Kanülen aufgesetzt werden.
Auf dem **Spritzengehäuse** befindet sich eine Stricheinteilung mit Zahlen zur Volumenbestimmung. Diese Stricheinteilung ist umso genauer, je kleiner das Volumen der Spritze ist.
Der **Spritzenkonus** kann zentrisch (in der Mitte) oder exzentrisch (am Rand) angebracht sein.
Es gibt zwei Standardformen für den Spritzenkonus, den schmalen **Rekord-Konus** und den breiteren **Luer-Konus**. Heutzutage wird vor allem der breitere Luer-Konus verwendet, da er der Kanüle einen besseren Halt gibt als der Rekord-Konus. Der spezielle **Luer-Lock-Ansatz** hat zusätzlich eine Schließvorrichtung um den Halt der Kanüle zu sichern.

Man unterscheidet Spritzen nach den Materialien:
- **Glasspritzen:** Gehäuse und Stempel bestehen aus Glas.
- **Metall-/Glasspritzen:** Das Gehäuse ist aus Glas; Konus und Stempel mit Kolbenstange, Griff und Verschlusskappe sind aus Metall (siehe Abb. 5.41).
- **Kunststoffspritzen:** Die Spritzen bestehen komplett aus Kunststoff. Sie sind preiswert und werden daher in der Regel als Einmalartikel verwendet.

Einmalspritzen aus Kunststoff haben den großen Vorteil, dass die zeitraubende Sterilisation in der Praxis entfällt. Benutzt man Metall-/Glasspritzen, so müssen sie in üblicher Reihenfolge desinfiziert, gereinigt und sterilisiert werden. Glasartikel dürfen jedoch nur dann mit Heißluft sterilisiert werden, wenn sie den Aufdruck 200 °C aufweisen. Aufgrund der unterschiedlichen Wärmeausdehnung sind die Metallteile der Spritzen bei der Sterilisation von den Glasbestandteilen zu trennen. Sonst könnte es unter der Sterilisationshitze zum Bruch der Instrumente kommen.

Spezielle Spritzen:
- **Insulinspritzen** enthalten 1 oder 2 ml Volumen. Ihre Stricheinteilung ermöglicht sowohl das Flüssigkeitsvolumen in ml als auch die Insulinmenge in Insulineinheiten (I. E.) exakt abzulesen.

1 ml Volumen = 40 I. E.
0,1 ml Volumen = 4 I. E.

- **Tuberkulinspritzen** sind besonders lang und schmal. Sie enthalten 1 ml mit einer besonders feinen Stricheinteilung. Ein Teilstrich entspricht dabei 0,01 ml.

Kanülen. Eine Kanüle ist eine metallische Hohlnadel mit einem Spritzenansatz und einer geschliffenen Spitze. Kanülen gibt es je nach Anwendungsgebiet in verschiedenen Formen, Stärken und Längen.
Für die alltäglichen Blutentnahmen und Injektionen werden heutzutage in der Regel Einmalkanülen verwendet. Wieder verwendbare Kanülen werden immer weniger eingesetzt.
Die häufig benutzten **Injektionskanülen** sind standardisiert in verschiedene Stärken eingeteilt. Die dickste Kanüle hat die Stärke 1 (0,9 mm). Es folgen mit abnehmender Dicke die Kanülenstärke 2 (0,8 mm), 12 (0,7 mm), 14 (0,65 mm), 16 (0,6 mm), 18 (0,5 mm) und 20 (0,45 mm).

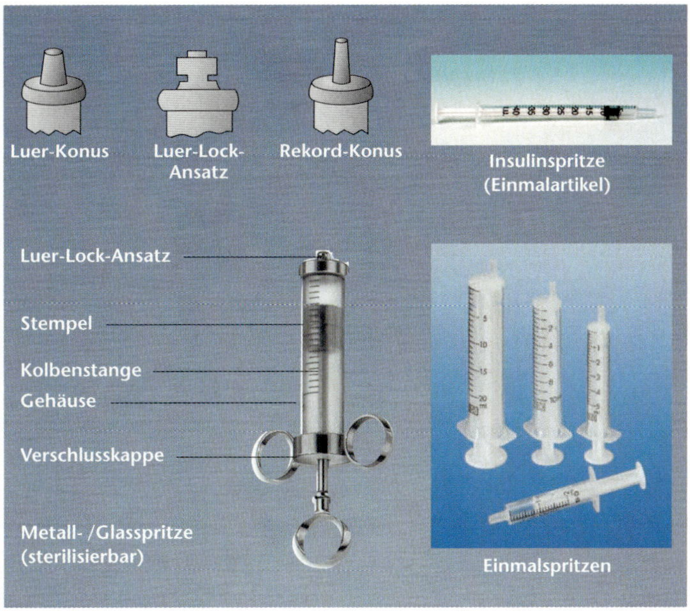

Abb. 5.41 *Spritzen*

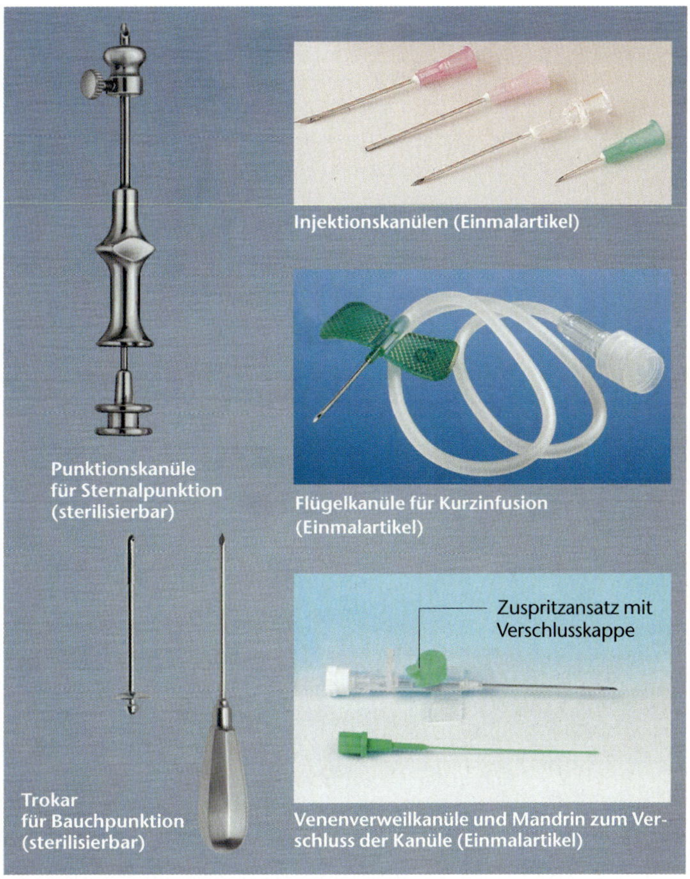

Abb. 5.42 *Kanülen*

Werden Kanülen wieder verwendet, so muss in üblicher Reihenfolge eine Desinfektion, Reinigung und Sterilisation erfolgen. Werden die Kanülen weggeworfen, so muss gewährleistet sein, dass sich niemand daran verletzen kann. Kanülen gehören deshalb in einen stabilen Abfallbehälter (siehe Kap. 2.2.6).

Venenverweilkanülen (Braunülen) enthalten eine dünne Metallkanüle in einem Kunststoffröhrchen. Nach Punktion der Vene wird die Metallkanüle zurückgezogen, während das Kunststoffröhrchen in der Vene bleibt. Durch seitlich angebrachte Flügel lässt sich die Verweilkanüle gut auf der Haut fixieren. Verweilkanülen bieten einen sicheren venösen Zugang. Sie können in der Regel mehrere Tage belassen werden, sodass dem Patienten dadurch unter Umständen später erneute Punktionen erspart bleiben.

Punktionsnadeln bestehen aus einer Kanüle mit einem darin befindlichen, genau passenden Stab **(Mandrin)**. Zur Punktion (Einstich) bleibt der scharf geschliffene Mandrin in der Kanüle. Ist das betreffende Organ punktiert, wird der Mandrin entfernt und der Zugang zum punktierten Organ liegt frei.

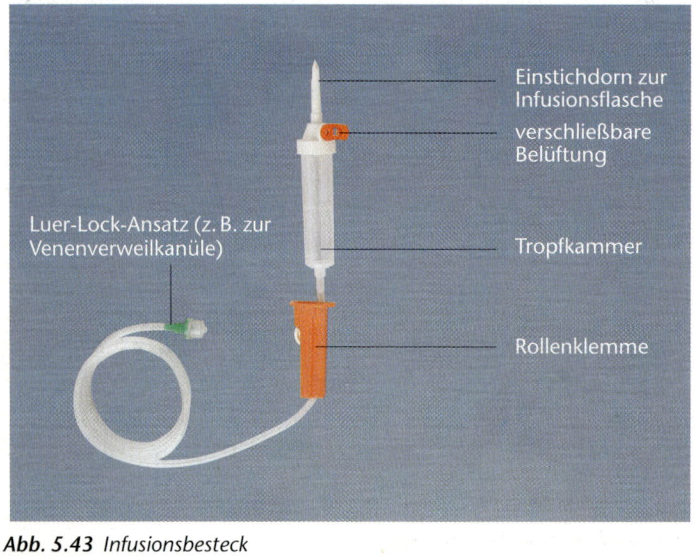

***Abb. 5.43** Infusionsbesteck*

Punktionskanülen werden u. a. für Sternalpunktionen (Brustbeinpunktionen), Lumbalpunktionen (Punktionen des Lendenwirbelkanals), Bauchpunktionen und Gelenkpunktionen eingesetzt.
Eine besondere Form hat der **Trokar** (trois quarts frz. – dreikantig). Es handelt sich dabei um eine kräftige Nadel mit Griff und dreikantiger Spitze in einem Röhrchen. Damit kann z. B. eine Bauchpunktion durchgeführt werden. Die kräftige Nadel wird nach der Punktion aus dem Röhrchen gezogen.

Schneidende Instrumente

Skalpelle. Chirurgische Messer werden Skalpelle genannt (scalpellum lat. – chirurgisches Messer). Man unterscheidet Skalpelle mit Metallgriff zum mehrfachen Gebrauch und Einmalskalpelle mit Kunststoffgriff. Die Metallskalpelle können eine fest sitzende oder eine auswechselbare Klinge haben. Für die einzelnen chirurgischen Eingriffe gibt es dabei eine Fülle verschiedener Klingenformen.

Scheren. Für die verschiedenen Einsatzgebiete gibt es jeweils spezielle Scheren. Sie können gerade oder gebogen sein und vorne spitz oder stumpf enden.
Scheren, mit denen der Arzt anatomische Strukturen bei Operationen sauber freilegen (freipräparieren) kann, werden **Präparierscheren** genannt.

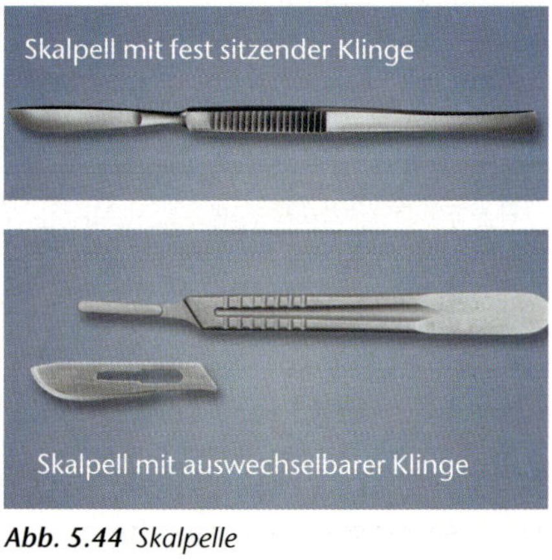

***Abb. 5.44** Skalpelle*

Verbandscheren sind meist in Höhe des Scherengelenks abgeknickt. Die Branchen sind dabei unterschiedlich lang und am vorderen Ende abgestumpft. Zum Hautschutz kann die längere Branche mit einer flachen, knopfartigen Verdickung enden.

Scheren sollen nur für die vorgesehenen Zwecke eingesetzt werden. Operationsscheren dürfen z.B. nicht gebraucht werden um Pflaster zu schneiden oder Mull zu durchtrennen. Sie würden sonst schnell stumpf werden!

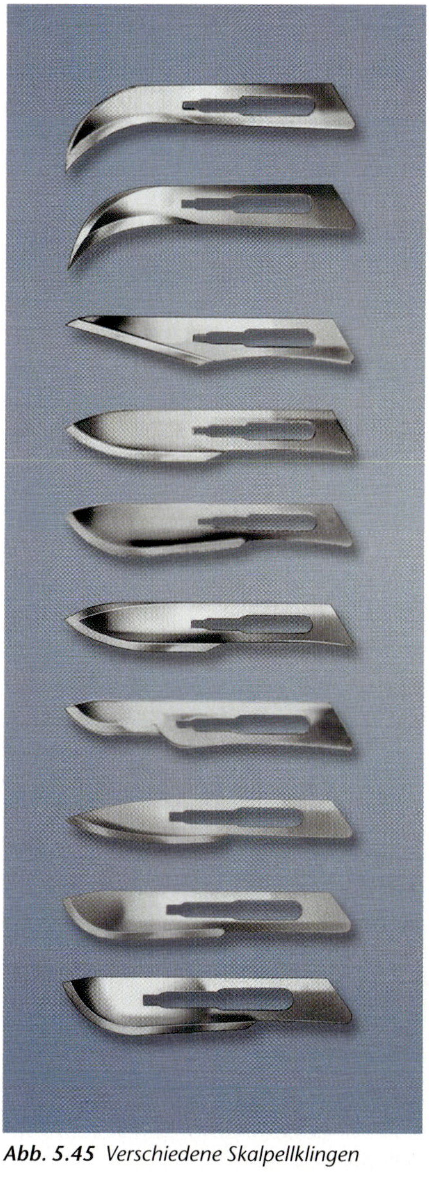

Abb. 5.45 *Verschiedene Skalpellklingen*

Schabende Instrumente

Raspatorien. Instrumente zum Abschaben der Knochenhaut vom Knochen (Einzahl: Raspatorium).

Scharfe Löffel. Löffelartige Instrumente mit scharfen Rändern zum Auskratzen von Gewebe.

Küretten. Instrumente zum Ausschaben. Die Uteruskürette zur Ausschabung der Gebärmutter (Uterus) hat einen langen Handgriff mit einer Metallschlaufe am Arbeitsende.

Fassende Instrumente

Pinzetten. Man unterscheidet grundsätzlich zwischen anatomischen und chirurgischen Pinzetten.

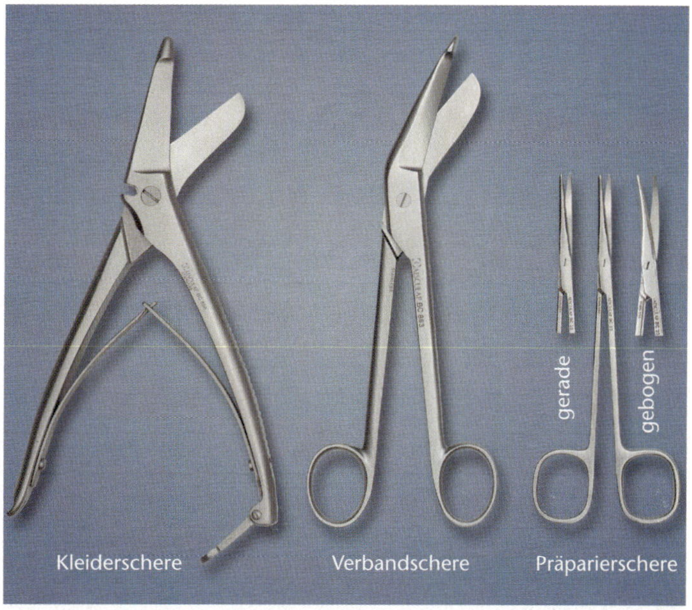

Abb. 5.46 *Scheren*

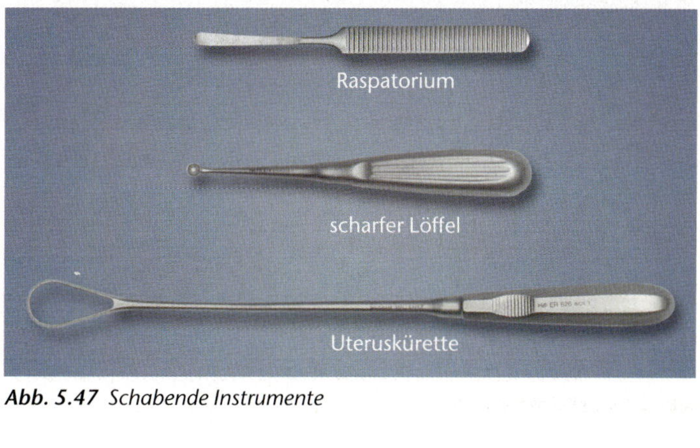

Abb. 5.47 *Schabende Instrumente*

- Anatomische Pinzetten sind stumpf. Sie haben feine Rillen am Arbeitsende.
- Chirurgische Pinzetten sind scharf. Sie haben am Arbeitsende kleine, spitze Haken, die beim Zusammendrücken zahnartig ineinander greifen.

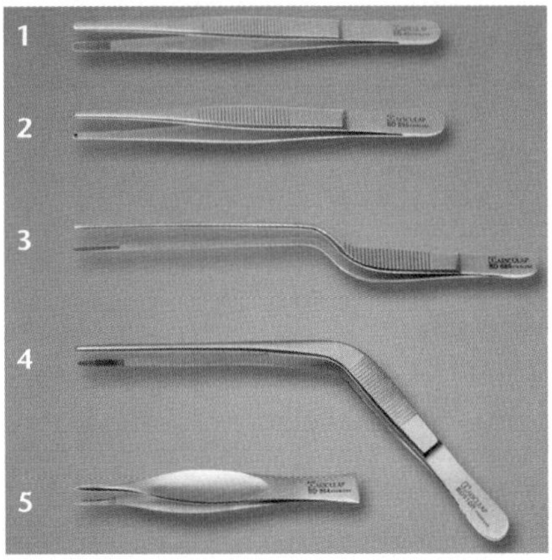

Abb. 5.48 *Pinzetten*
1 anatomische Pinzette
2 chirurgische Pinzette
3 bajonettförmig gebogene anatomische Pinzette
4 kniegebogene anatomische Pinzette
5 Splitterpinzette

Nach der Form unterscheidet man z. B. bajonettförmig abgewinkelte und kniegebogene Pinzetten. Nach dem Aufgabengebiet unterscheidet man u. a.:
- Splitterpinzetten: vorne spitz zulaufende Pinzetten zur Splitterentfernung
- Klammerpinzetten: zum Anlegen und/oder Abnehmen von Wundklammern. (Wundklammern werden zum Wundverschluss anstelle von Nähten verwendet.)

Zangen. Man unterscheidet:
- Kornzange: Fasszange mit Kerben auf den Innenseiten der Branchen. Sie kann u. a. benutzt werden um Tupfer zu fassen und damit z. B. Körperhöhlen auszuwischen oder um Instrumente steril zu fassen.

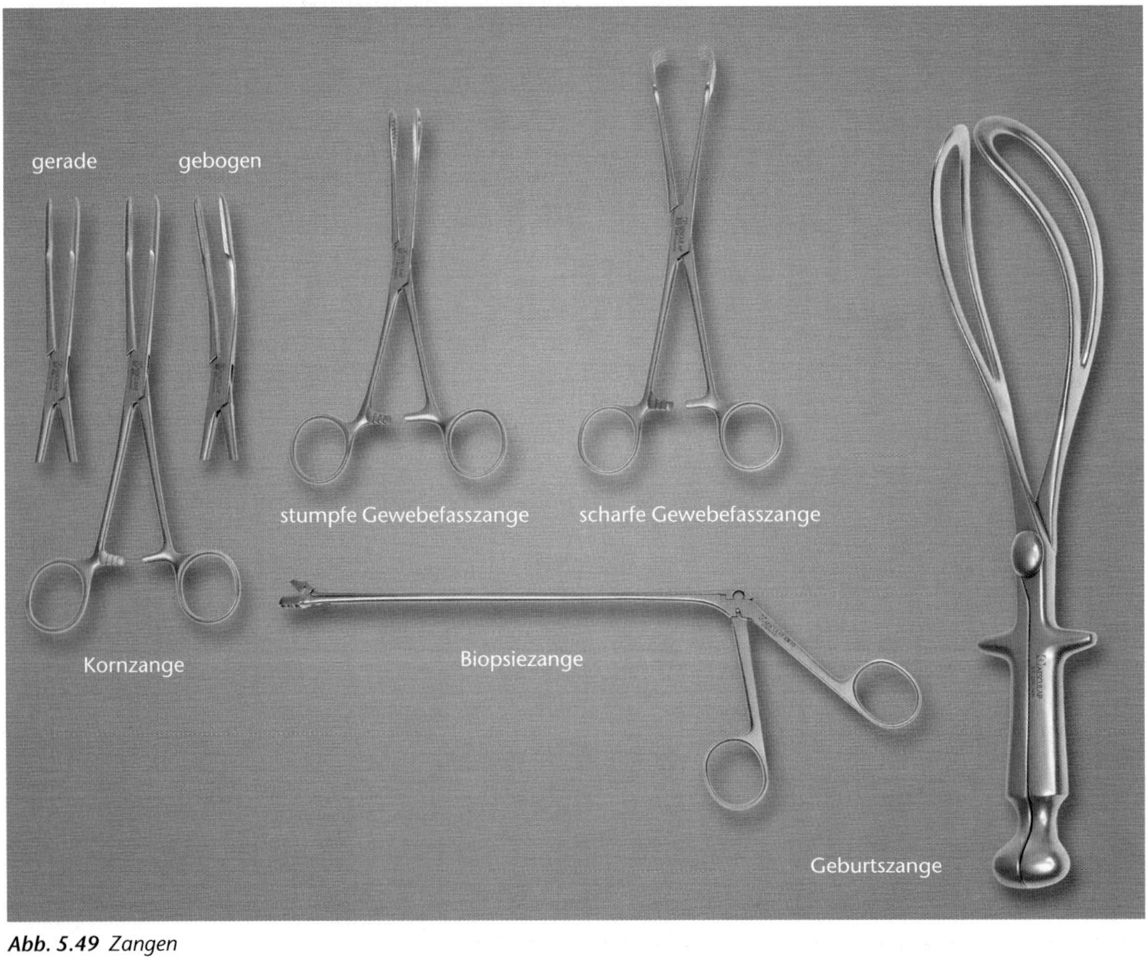

Abb. 5.49 *Zangen*

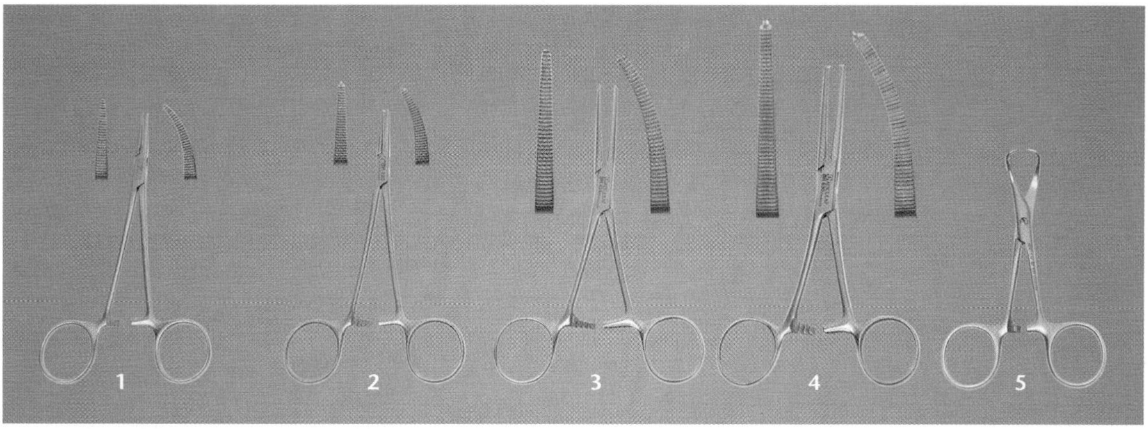

Abb. 5.50 *Klemmen*
1 anatomische Mosquito-Klemme nach Halstead; 2 chirurgische Mosquito-Klemme nach Halstead; 3 Péan-Klemme;
4 Kocher-Klemme; 5 Backhaus-Klemme

- Gewebefasszange: Man unterscheidet stumpfe und scharfe Gewebefasszangen. Sie werden vor allem in der großen Chirurgie verwendet.
- Biopsiezange: Zange zum Entnehmen von Gewebe (Biopsie) aus einem Hohlraum.
- Geburtszange: Instrument in der Geburtshilfe, das um den Kopf des Kindes gelegt wird, um es herauszuziehen.

Klemmen. Man unterscheidet:
- Tuchklemme: zur Befestigung von Operationstüchern. Besonders bekannt ist die Backhaus-Klemme.
- Gefäßklemme: zum Abklemmen blutender Gefäße.
  Weit verbreitet sind die Mosquito-Klemmen nach Halstead (anatomisch oder chirurgisch), die Péan-Klemmen (anatomisch) und die Kocher-Klemmen (chirurgisch).

Haltende Instrumente

Spatel. Flächige Halteinstrumente. Sie werden z. B. als Zungenspatel bei Untersuchungen oder Behandlungen im Mund verwendet.

Haken. Abgebogene Halteinstrumente. Scharfe Haken haben ein oder mehrere vorne spitz zulaufende Zinken. Stumpfe Haken sind abgerundet.

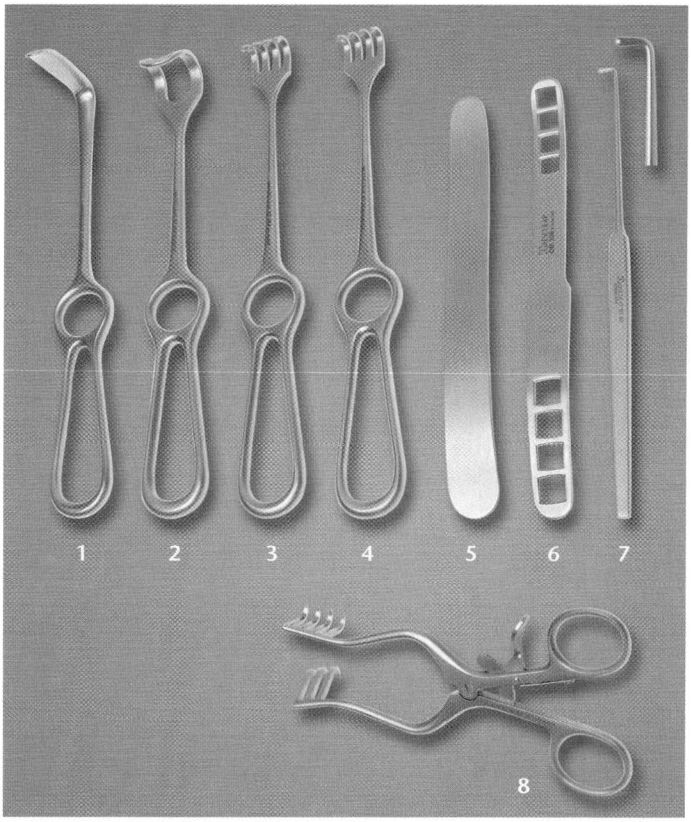

Abb. 5.51 *Haltende Instrumente*
1 Langenbeck-Haken; 2 Middeldorpf-Haken (stumpfer, gefensterter Wundhaken); 3 stumpfer, mehrzinkiger Wundhaken; 4 scharfer, mehrzinkiger Wundhaken; 5 glatter Zungenspatel; 6 perforierter Zungenspatel; 7 Nervhäkchen; 8 Wundspreizer

Wundspreizer. Selbsthaltende Instrumente zum Spreizen von Wunden bei operativen Eingriffen.

Instrumente zum Nähen

Für die verschiedenen chirurgischen Aufgaben gibt es eine Fülle unterschiedlicher Nadelhalter, Nadeln und Nahtmaterialien.

Nadeln. Man unterscheidet:

scharfe Nadeln	– dreikantige Nadeln für festes Gewebe
runde Nadeln	– für empfindliches Gewebe
Öhrnadeln	– mit geschlossenem Fädelöhr oder offenem Federöhr
öhrlose Nadeln (atraumatische Nadeln)	– Der Faden ist direkt am Nadelende befestigt, sodass eine Schädigung des Gewebes durch ein Öhr entfällt.

Die Nadeln gibt es jeweils in verschiedenen Größen und Biegungen. Zur Aufbewahrung dienen spezielle Nadeldosen, die zur Sterilisation durchlöchert sind.

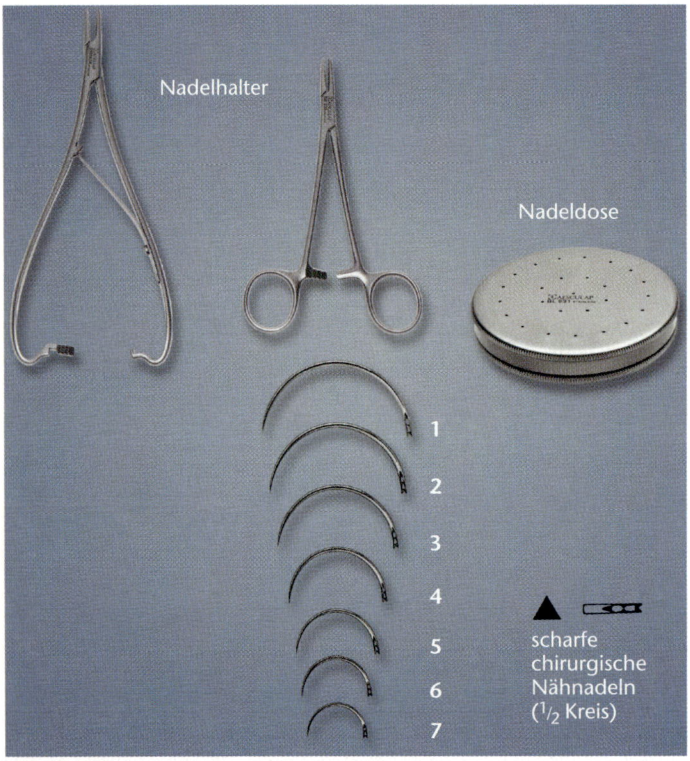

Abb. 5.52 *Instrumentezum Nähen*

Chirurgisches Nahtmaterial (mit Beispielen aus dem Handel)		
	resorbierbar	nicht resorbierbar
pflanzlicher Herkunft	–	Zwirn
tierischer Herkunft	Catgut	Seide
synthetische Kunststoffe	Dexon, Vicryl	Supramid, Mersilene
Stahl	–	chir. Stahldraht

Nahtmaterial. Die Industrie liefert gebrauchsfertiges, in sterilen Einzelpackungen zugeschnittenes Nahtmaterial. Es kann nach verschiedenen Gesichtspunkten eingeteilt werden.

Man unterscheidet:

- resorbierbare Fäden: Die Fäden werden vom Körper aufgenommen und brauchen deshalb nicht entfernt zu werden.
- nicht resorbierbare Fäden: Die Fäden können vom Körper nicht aufgenommen werden. Sie werden deshalb in der Regel entfernt.
- geflochtene Fäden: Die Fäden setzen sich aus mehreren miteinander verflochtenen Einzelfäden zusammen.
- monofile Fäden: Die Fäden bestehen nur aus einem einzelnen Faden und sind dadurch in der Regel besonders glatt.

Weitere Instrumente

Sonden. Starre oder elastische Instrumente in Stab- oder Röhrenform.
Sie können in Hohlorgane eingeführt werden und dienen z.B. in Form von stumpfen Knopfsonden zum Aufspüren von Fisteln.

Gipsinstrumente. Man kann u.a. Gipsmesser, Gipsscheren und Gipssägen unterscheiden. Diese Instrumente dienen zur Gipsbearbeitung und auch zur Gipsentfernung.

Behälter. Hierzu gehören Sterilisierbehälter für Instrumente sowie Tupfertrommeln. Weiterhin kann man zu dieser Gruppe auch die nach ihrer Form benannten Nierenschalen zählen, die in vielfacher Weise als Ablagebehälter zu benutzen sind.

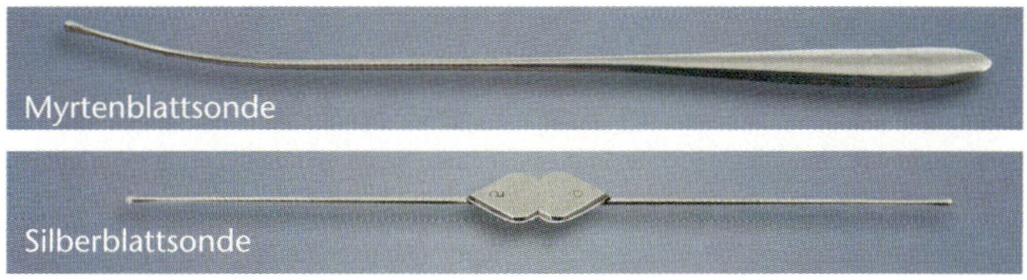

***Abb. 5.53** Sonden*

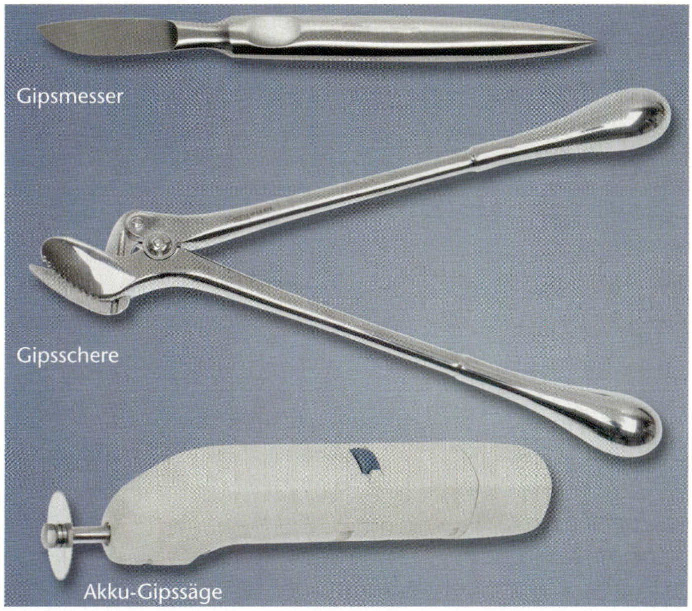

***Abb. 5.54** Gipsinstrumente*

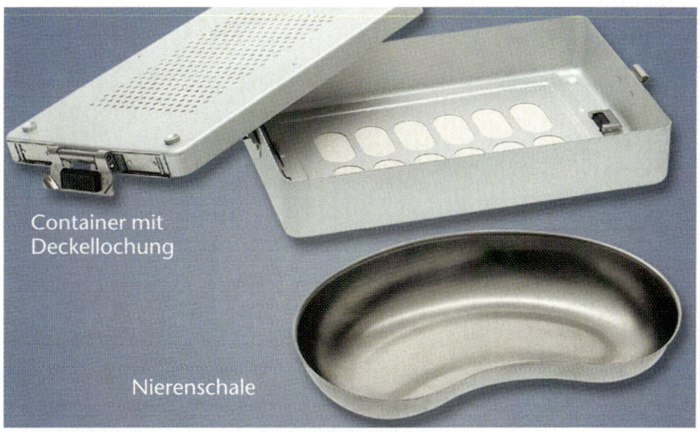

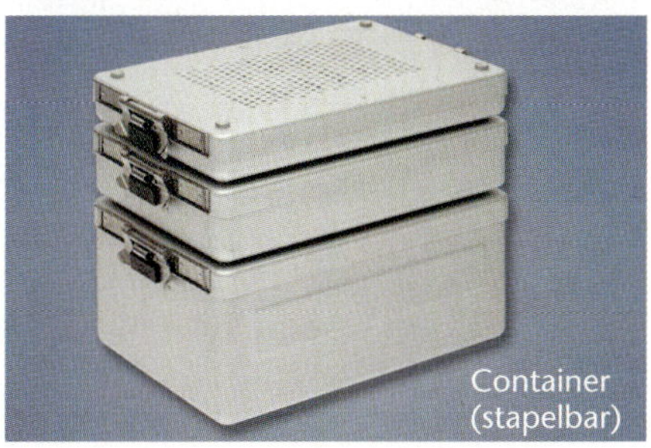

***Abb. 5.55** Behälter*

5.3.2 Injektionen

Injektionen werden durchgeführt um flüssige Arzneimittel unter Umgehung des Magen-Darm-Traktes für Untersuchungen oder Behandlungen in den Körper zu bringen. Die meisten Injektionen erfolgen in die Haut (intrakutan), unter die Haut (subkutan), in einen Muskel (intramuskulär) oder in eine Vene (intravenös) (Abb. 5.56).

Injektionsarten	
intrakutan (intracutan)	– in die Haut
subkutan (s.c.) (subcutan)	– unter die Haut
intramuskulär (i.m.)	– in einen Muskel
intravenös (i.v.)	– in eine Vene
submukös	– unter die Schleimhaut
intraartikulär	– in ein Gelenk
intraarteriell	– in eine Arterie
intrakardial	– in das Herz
intratracheal	– in die Luftröhre

Intrakutane Injektion

Die intrakutane Injektion erfolgt **in** die Haut. Sie wird vor allem zur Testung von allergischen Reaktionen durchgeführt.

Hilfsmittel: Kleine Spritzen (1 ml), dünne, kurze Kanüle, Tupfer, Desinfektionsmittel, Heftpflaster.

Technik: Nach der Hautdesinfektion wird die Kanüle annähernd parallel zur Oberfläche in die Haut eingestochen. Das Medikament wird anschließend langsam injiziert, wobei sich bei richtiger Lage der Kanüle eine blasse, leicht erhabene Quaddel mit vergrößertem Hautrelief bildet.

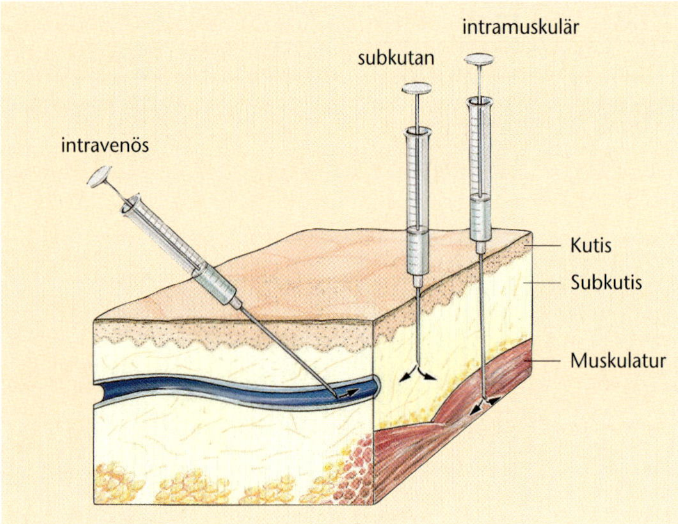

Abb. 5.56 Subkutane, intramuskuläre und intravenöse Injektion

Subkutane Injektion (s.c.)

Die subkutane Injektion erfolgt **unter** die Haut in das Unterhautfettgewebe. Sie ist einfach durchzuführen und wird z.B. von blutzuckerkranken Patienten selbst zur Injektion von Insulin angewendet. Die subkutane Injektion ist nicht für gewebereizende Mittel geeignet.

Hilfsmittel: kleine Spritze (1–2 ml), dünne Kanüle, Tupfer, Desinfektionsmittel, Heftpflaster.

Technik: Nach der Hautdesinfektion wird eine Hautfalte mit Daumen und Zeigefinger der linken Hand angehoben. Darauf wird die Kanüle mit der rechten Hand im Winkel von annähernd 45° zur Oberfläche eingestochen.

Durch kurzes Ziehen am Spritzenkolben **(Aspirationsprobe)** prüft man, dass die Kanüle nicht in einer Vene liegt. Dann erfolgt die langsame subkutane Injektion.

Bevorzugte Injektionsstellen sind Oberarme, Oberschenkel und Bauchhaut.

Gefahren: Nicht alle injizierbaren Medikamente dürfen auch subkutan verabreicht werden! Durch gewebeschädigende Medikamente kann es zur Entzündung des empfindlichen Unterhautfettgewebes und sogar zum Absterben von Gewebe kommen. Man achte deshalb stets genau auf die Packungsangaben, ob auch eine subkutane Injektion möglich ist!

Intramuskuläre Injektion (i.m.)

Die intramuskuläre Injektion erfolgt **in** die gut durchblutete Muskulatur.

Durch die vielen Muskelgefäße wird ein injiziertes Medikament schnell in den Blutkreislauf aufgenommen. Der Wirkungseintritt von Arzneimitteln ist dabei zwar langsamer als bei intravenöser Injektion, jedoch deutlich schneller als bei subkutaner Verabreichung.

Hilfsmittel: Spritzen (1–10 ml), größere Kanülen (normalerweise 6 cm lang, bei Fettleibigen 8–10 cm lang), Tupfer, Desinfektionsmittel, Heftpflaster.

Technik: Die intramuskuläre Injektion erfolgt am häufigsten in die Gesäßmuskulatur. Der Patient legt sich mit leicht angezogenen Beinen auf die Seite, damit die Muskeln entspannt sind.

Um keine großen Nerven oder Gefäße zu treffen, wird die **Technik nach v. Hochstetter** durchgeführt. Dazu tastet man den Beckenkamm mit gespreiztem Zeige- und Mittelfinger der linken Hand wie in Abb. 5.57. Die Spitze des vorderen Fingers (bei Injektionen auf der linken Körperseite der Mittelfinger, auf der rechten Körperseite der Zeigefinger) tastet den vorderen Darmbeinstachel (spina iliaca anterior superior); der abgespreizte, hintere Finger tastet den Darmbeinhöcker am Beckenkamm. Durch Zeige- und Mittelfinger wird nun ein Hautdreieck begrenzt, in dessen untere Spitze injiziert wird.

Nach Hautdesinfektion wird dazu die Spritze leicht nach oben geneigt, senkrecht auf den Beckenknochen zu in den Muskel eingestochen. Falls der Knochen getroffen wird, zieht man die Kanüle ca. 1 cm zurück.

Vor der Injektion überzeugt man sich durch kurzes Zurückziehen des Spritzenkolbens **(Aspirationsprobe)**, dass kein Gefäß getroffen wurde. Man injiziert langsam und zieht die Kanüle nach der Injektion schnell heraus.

Gefahren: Bei der Technik nach v. Hochstetter ist kaum mit Komplikationen zu rechnen. Injiziert man jedoch zu schnell, so sind kurzzeitig Schmerzen möglich. Injiziert man nicht nach der oben beschriebenen Methode, so kann es bei der intramuskulären Injektion in den Gesäßmuskel zu einer **Schädigung des Ischiasnerven** mit der Gefahr einer Lähmung der Beinmuskulatur kommen.

Ist der Einstich nicht tief genug, so erfolgt die Injektion irrtümlich in das Unterhautfettgewerbe. Bei gewebeschädigenden Substanzen kann es dabei zum Absterben von Gewebe kommen.

Injiziert man versehentlich ölige Substanzen in ein Blutgefäß, so kann es zu einer Thrombose kommen. Man macht also stets eine Aspirationsprobe vor der Injektion!

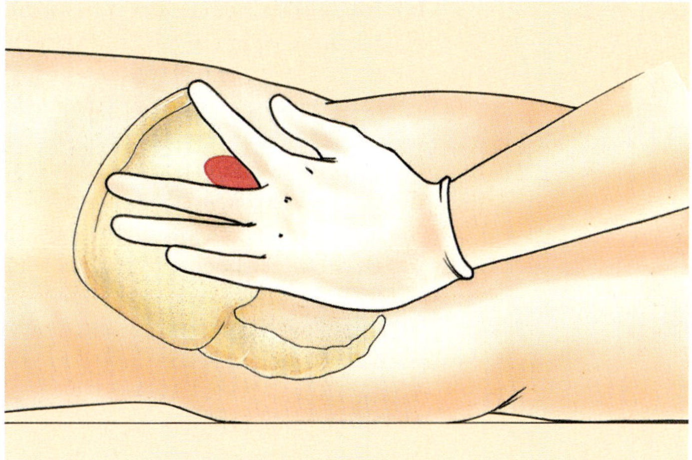

Abb. 5.57
Handhaltung bei der intramuskulären Injektion nach v. Hochstetter

Intravenöse Injektion (i.v.)

Die intravenöse Injektion erfolgt **in** eine Vene. Dadurch ist ein Medikament sofort im Kreislauf verfügbar und kann seine Wirkung rasch entfalten.

Es sind jedoch nicht alle Medikamente für eine intravenöse Gabe geeignet. Es ist deshalb stets sorgfältig auf die Packungshinweise zu achten, ob ein Medikament auch in eine Vene injiziert werden darf. Die Injektion erfolgt durch einen Arzt.

Hilfsmittel: Spritzen (2–20 ml), Kanülen verschiedenen Durchmessers, Staubinde, Tupfer, Desinfektionsmittel, Heftpflaster.

Technik: Die intravenöse Injektion kann an vielen Venen durchgeführt werden. Im Allgemeinen werden jedoch die Venen im Bereich der Arme bevorzugt. Bei empfindlichen oder kollapsgefährdeten Patienten führt man die Injektion im Liegen durch, ansonsten kann sie auch im Sitzen erfolgen.

Man legt zunächst am Oberarm eine Staubinde an, sodass der Blutrückstrom über die Venen gedrosselt, der Arterienstrom jedoch nicht behindert wird. Der Staudruck muss also zwischen systolischem und diastolischem Druck liegen. Der Puls muss dabei am Handgelenk noch tastbar sein.

Damit sich die Venen gut füllen, wird der Patient zusätzlich aufgefordert, die Faust kräftig zu schließen. Dadurch werden die Venen in der Regel gut sichtbar oder zumindest tastbar. Bei schlecht auffindbaren Venen kann man zusätzlich mit der flachen Hand auf die vorgesehene Einstichstelle klopfen, sodass die Venen besser zum Vorschein kommen.

Nach Desinfektion der Einstichstelle wird die Haut über der Vene mit der linken Hand gespannt, sodass das Blutgefäß fixiert ist und der Kanüle nicht entweichen kann. Darauf wird im spitzen Winkel zur Hautoberfläche in Richtung auf die Vene eingestochen. Der Anschliff der Kanülenspitze soll dabei nach oben zeigen. Ist die Vene getroffen, so zieht man den Spritzenkolben kurz zurück **(Aspirationsprobe)**. Bei intravenöser Lage zieht man dabei etwas Blut in die Spritze. Falls gewünscht kann nun auch eine **Blutentnahme** zu diagnostischen Zwecken erfolgen. Zur Injektion löst man die Staubinde.

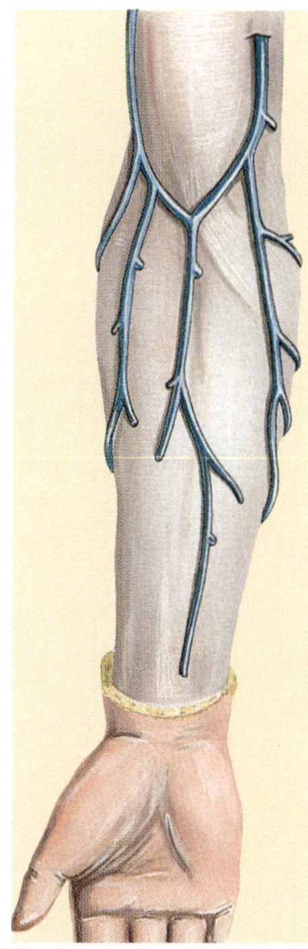

Abb. 5.58
Oberflächliche Armvenen

Mit der linken Hand wird die Spritze festgehalten, während das Medikament mit der rechten Hand eingespritzt wird. Selbstverständlich darf neben dem Medikament keine Luft in der Spritze enthalten sein, da es sonst zu einer Luftembolie kommen kann. Hochwirksame Medikamente werden nur sehr langsam unter dauernder Beobachtung der Wirkung eingespritzt. Nach der Injektion zieht man die Kanüle heraus und drückt zur Blutstillung mit einem Tupfer auf die Einstichstelle.

Gefahren: Injiziert man versehentlich neben eine Vene **(paravenös)**, so kann es dort zu einer Gewebeschädigung mit teilweise heftigen Schmerzen kommen. Es können dadurch sogar Gewebenekrosen hervorgerufen werden!

Besondere Gefahr besteht auch bei versehentlicher Injektion in eine Arterie **(intraarterielle Injektion)**. Es kann dadurch bei bestimmten Medikamenten sogar zum Absterben des Unterarms kommen! Das Durchstechen der Vene beim Einstich ist dagegen weit harmloser und führt in der Regel nur zu einem kleinen **Bluterguss (Hämatom)**.

Nach Injektion venenreizender Medikamente kann es weiterhin zu einer **Venenentzündung (Thrombophlebitis)** kommen, die sich durch die typischen Entzündungszeichen Rötung, Schwellung, örtliche Überwärmung, Schmerz und eingeschränkte Funktionsfähigkeit bemerkbar machen kann.

Bei zu schneller Injektion kann es kurzfristig zu Übelkeit und Schwindel kommen, was jedoch in der Regel schnell wieder nachlässt. Besonders gefährlich sind dagegen **Unverträglichkeitsreaktionen (Allergien)**, die lebensbedrohlich sein können und sofortiges Handeln durch den Arzt erfordern!

Blutentnahme

Die Technik der Blutentnahme entspricht im Wesentlichen der intravenösen Injektion. Die Staubinde bleibt dabei zum Blutentnehmen gespannt und wird erst anschließend gelöst.

5.3.3 Assistenz bei ärztlichen Untersuchungen und Behandlungen

Anästhesie

Unter **Anästhesie** versteht man die Unempfindlichkeit gegen Schmerz-, Temperatur- und Berührungsreize (anaisthesia gr. – Unempfindlichkeit).

Die künstlich herbeigeführte Anästhesie erst ermöglicht viele sonst schmerzhafte Untersuchungen und Behandlungen. Man unterscheidet zwischen Allgemeinanästhesie (Narkose) und Lokalanästhesie (örtliche Betäubung).

Bedenkt man, dass erst 1842 die erste Narkose und 1884 die erste Lokalanästhesie durchgeführt wurden, so kann man hier einen segensreichen Fortschritt bis zu den heutigen modernen Anästhesieformen erkennen. Chirurgische Eingriffe mussten vor 150 Jahren noch grundsätzlich ohne Anästhesie durchgeführt werden!

Lokalanästhesie. Man unterscheidet drei Arten von örtlichen Betäubungen:

- Oberflächenanästhesie
- Infiltrationsanästhesie
- Leitungsanästhesie.

Mithilfe der **Oberflächenanästhesie** können die Schleimhäute des Magen-Darm-Traktes, der Atemwege und des Urogenitaltrakts sowie die Horn- und Bindehäute der Augen flächenhaft betäubt werden. Durch Auftragung des örtlichen Betäubungsmittels (Lokalanästhetikum) wird der entsprechende Bereich unempfindlich gemacht, sodass Untersuchungen und kleinere Eingriffe möglich werden.

Bei der **Infiltrationsanästhesie** wird das Operationsgebiet umspritzt oder unterspritzt, damit das Lokalanästhetikum in das Gewebe eindringen (infiltrieren) kann. Dadurch werden kleinere chirurgische Eingriffe und Wundversorgungen schmerzfrei möglich.

Bei der **Leitungsanästhesie** wird ein Lokalanästhetikum im Bereich eines Nerven injiziert um die Erregungsleitung im

Nerven zu blockieren. In der Folge kommt es zu einer Unempfindlichkeit des Körperbereichs, für den dieser Nerv zuständig ist.

In der ambulanten Chirurgie wird häufig die **Oberst-Leitungsanästhesie** durchgeführt. Dies ist eine Leitungsanästhesie im Bereich der Finger- oder Zehenbasis um chirurgische Eingriffe schmerzfrei an den Fingern oder Zehen durchzuführen (siehe Abb. 5.59).

Zur Gruppe der Leitungsanästhesien gehören auch die rückenmarksnahen Anästhesien **(Spinalanästhesie, Epiduralanästhesie)**. Die Ausdehnung der Anästhesie hängt dabei von der Zahl der blockierten Rückenmarksnerven ab.

Allgemeinanästhesie. Bei der Allgemeinanästhesie **(Narkose)** werden das Bewusstsein und das Schmerzempfinden durch Narkosemittel ausgeschaltet. Die Narkose wird häufig durch eine Injektion in eine Armvene eingeleitet **(Injektionsnarkose)** und durch Einatmung eines Narkosegases fortgeführt **(Inhalationsnarkose)**. Daneben gibt es jedoch auch alleinige Injektionsnarkosen oder Inhalationsnarkosen.

Für die Narkosetiefe gibt es vier klassische Narkosestadien:

Stadium I, Schmerzlosigkeit – Analgesie: Es kommt zu einem allmählichen Bewusstseinsschwund mit zunehmender Schmerzlosigkeit.

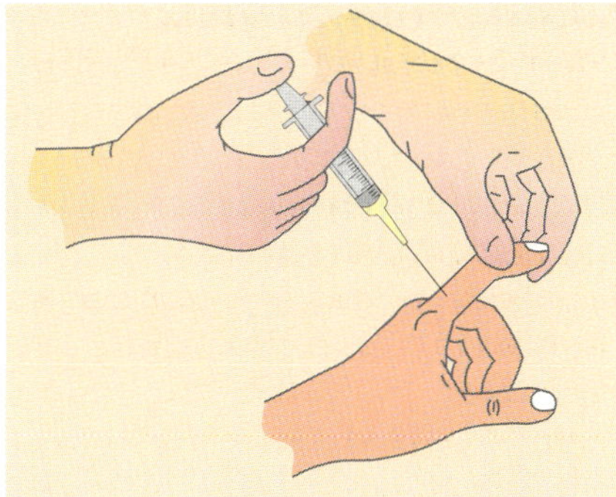

Abb. 5.59
Oberst-Leitungsanästhesie am Finger

Stadium II, Erregung – Exzitation: Die Reflexe sind gesteigert. Teilweise kommt es zu heftigen Abwehrreaktionen. Die Atmung ist unregelmäßig und verstärkt. Bei modernen Narkosen wird dieses Stadium rasch überwunden.

Stadium III, Toleranzstadium – Stadium, in dem operiert wird: Die Reflexe sind abgeschwächt oder ausgelöscht, der Muskeltonus ist herabgesetzt. In diesem Stadium kann der entspannte Patient schmerzfrei operiert werden.

Stadium IV, Atemstillstand – Asphyxie: Durch Lähmung lebenswichtiger Hirnzentren kommt es zunächst zum Atemstillstand und anschließend auch zum Kreislaufstillstand. In diesem Stadium sind sofortige Wiederbelebungsmaßnahmen erforderlich!

In der ärztlichen Praxis werden **Allgemeinanästhesien** z.B. bei **ambulanten Operationen** durch niedergelassene Anästhesisten durchgeführt.

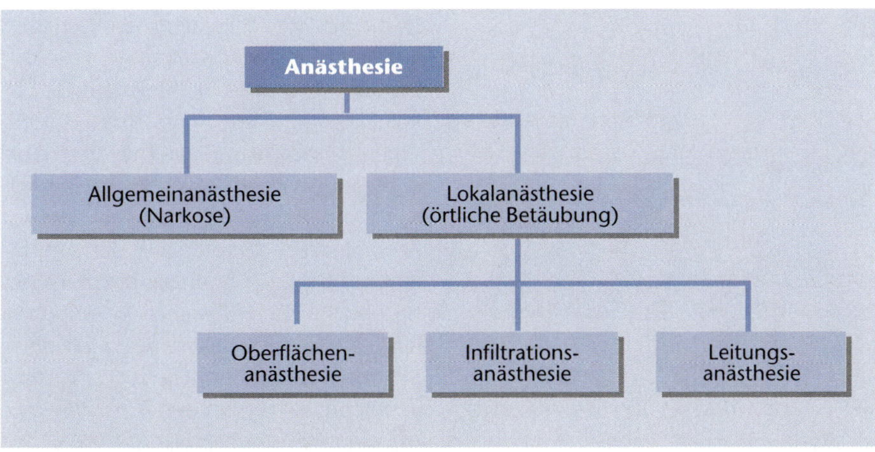

Assistenz in der Chirurgie

Wundversorgung. Zur chirurgischen Wundversorgung gehört in der Regel eine Säuberung der Wunde mit Blutstillung und anschließendem Wundverschluss und Wundverband.

Die Wundversorgung erfolgt in der Praxis vor allem in Lokalanästhesie.

Hilfsmittel:

- Spritzen und Kanülen für die örtliche Betäubung
- Hautdesinfektionsmittel
- Mulltupfer und Mullplatten
- eventuell Einmalrasiermesser
- sterile Handschuhe
- sterile Abdecktücher (z.B. Schlitztuch)
- physiologische Kochsalzlösung zur Wundspülung
- Skalpell
- chirurgische Schere
- anatomische Pinzette
- chirurgische Pinzette
- eventuell Splitterpinzette
- Wundhaken
- chirurgische Klemme
- Nadelhalter
- Nahtmaterial
- Fadenschere
- Verbandmaterial
- eventuell Klammern und Klammerpinzette anstelle des Nahtmaterials.

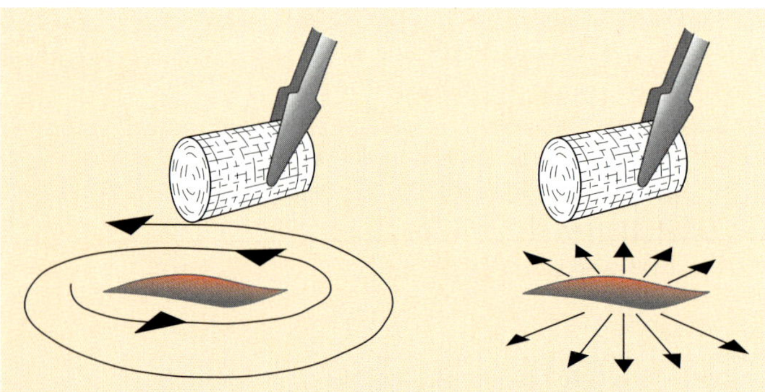

Abb. 5.60 Hautdesinfektion zur Wundversorgung von innen nach außen

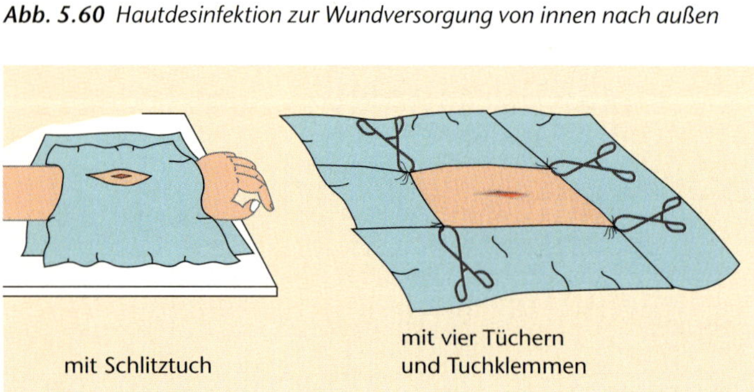

Abb. 5.61 Sterile Abdeckung zur Wundversorgung

Die Instrumente müssen selbstverständlich steril sein. Vor der Wundversorgung hat man seine eigenen Hände gründlich zu reinigen und zu desinfizieren. Die Wunde wird nur mit sterilen Handschuhen angefasst!

Ist keine weitere Arzthelferin vorhanden, so hat man alle für die Wundversorgung benötigten Instrumente vorher bereitzustellen und auch die Anästhesielösung vorher aufzuziehen um den sterilen Arbeitsgang anschließend nicht zu unterbrechen.

Am Anfang erfolgt eine Säuberung der Wunde mit **Desinfektion der Haut**. Das Wundgebiet wird dabei mit einem sterilen Mulltupfer abgewischt, wobei man von der Wunde nach außen hin wischt, damit nicht zusätzlich Keime beim Abwischen in die Wunde gelangen (siehe Abb. 5.60). Störende Haare können im Wundgebiet mit einem Einmalrasierer entfernt werden, mit Ausnahme der kosmetisch wichtigen Augenbrauen bei Wundversorgungen im Gesichtsbereich.

Zur anschließenden Abdeckung im Randbereich der Wunde kann bei kleineren Verletzungen ein einfaches **Schlitztuch** verwendet werden. Bei größeren Verletzungen kann das Wundgebiet auch mit vier Tüchern umgeben werden, die mit Tuchklemmen gehalten werden (siehe Abb. 5.61).

Darauf erfolgt die **Lokalanästhesie**. Das Lokalanästhetikum muss dazu häufig erst aus einer **Ampulle** aufgezogen werden. Dabei wird die Ampulle im Bereich des Ampullenhalses mit einer kleinen Ampullensäge angesägt um den Ampullenkopf anschließend abzubrechen (siehe Abb. 5.62). Bei manchen Ampullen lässt sich der Ampullenkopf auch ohne Ansägen abbrechen. Um sich nicht zu verletzen, kann man den Ampullenkopf mit einem Mulltupfer anfassen.

Die **Anästhesielösung** wird mithilfe einer Kanüle in die Spritze aufgezogen (siehe Abb. 5.63). Dabei wird meist auch etwas Luft mit aufgezogen, die anschließend bei nach oben gehaltener Spritze wieder herausgedrückt wird. Auf keinen Fall darf die Luft in das Gewebe eingespritzt werden!
Wird die Lokalanästhesie nicht sofort durchgeführt , so legt man die leere Ampulle neben die aufgezogene Spritze, sodass man sofort erkennen kann, welche Lösung die Spritze enthält.
Erst nach der örtlichen Betäubung können verdreckte, offene Wunden schmerzfrei gesäubert werden. Dies wird gründlich durchgeführt, da verbliebene Schmutzreste wie Tätowierungsstoffe wirken können. Die Wunden würden sonst später durch die Schmutzreste stets deutlich sichtbar bleiben.
Blutungen können bei der Wundversorgung durch Nähte oder **elektrische Verschorfung (Elektrokoagulation)** gestillt werden, flächige Blutungen auch durch einfache Drucktamponade.

Der **Wundverschluss** erfolgt von innen nach außen. Zuerst werden die tiefen Schichten mit resorbierbarem Nahtmaterial (siehe S. 294) verschlossen. Zum Schluss erfolgt die Hautnaht in der Regel durch nicht resorbierbare Fäden, die wieder entfernt werden müssen. Statt Fäden können auch Klammern und bei nicht zu großen Wunden auch Klammerpflaster zum Wundverschluss verwendet werden.
Die Hautnähte können im Gesichtsbereich in der Regel bereits innerhalb einer Woche wieder entfernt werden, im Bereich der Kopfhaut, des Rumpfes und der Gliedmaßen in der Regel innerhalb der zweiten Woche, in seltenen Fällen erst nach mehr als zwei Wochen. Die Nähte werden dabei mit einer anatomischen Pinzette gefasst, um die Fadenschlinge hochzuziehen und unmittelbar über der Haut auf einer Seite mit einer Schere oder einem Skalpell zu durchtrennen (siehe Abb. 5.66).

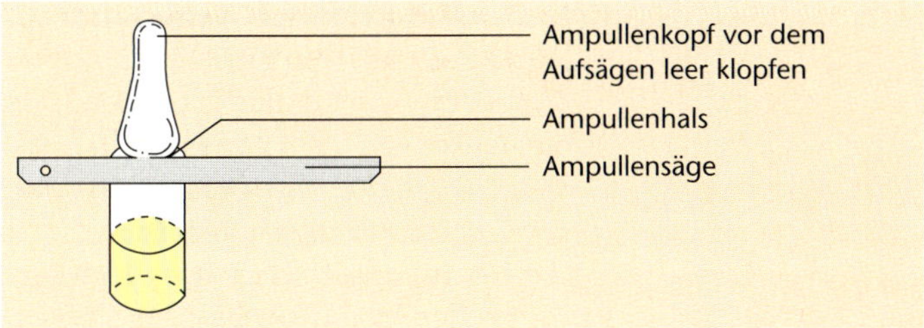

Abb. 5.62 Öffnen einer Ampulle

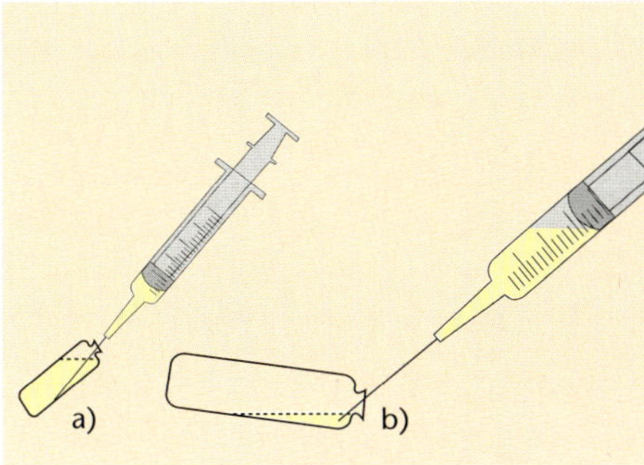

Abb. 5.63 Aufziehen einer Spritze
a) Aufziehen aus einer kleinen Ampulle
b) Aufziehen des Medikamentenrestes aus einer großen Ampulle

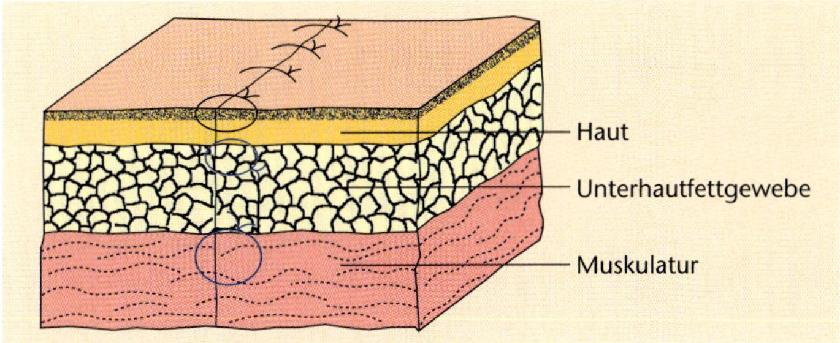

Abb. 5.64 Schichtweiser Wundverschluss:
blau = resorbierbare Fäden
schwarz = nicht resorbierbare Fäden

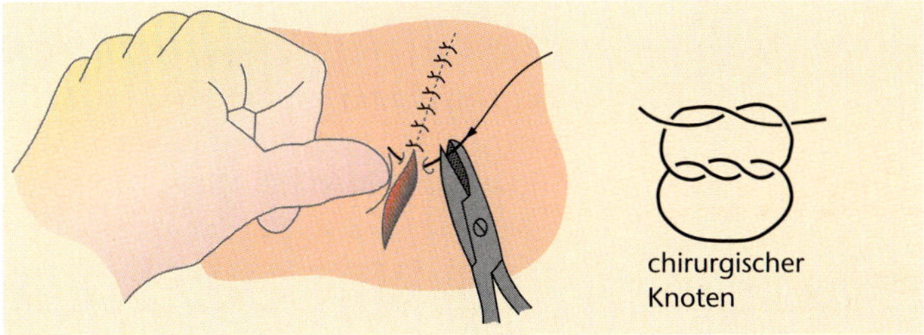

Abb. 5.65 Hautnaht

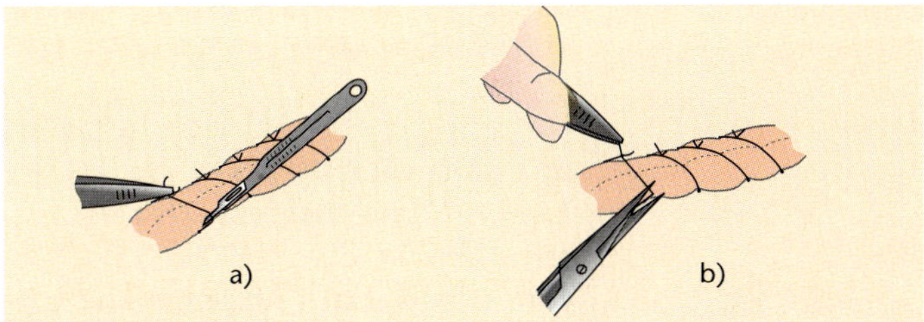

Abb. 5.66 Fadenentfernung
a) mit einem Skalpell; b) mit einer Schere

Entfernung kleiner Hauttumoren. Kleine Hauttumoren können gut in örtlicher Betäubung entfernt werden. Um das Risiko von Infektionen zu vermindern ist steriles Arbeiten dazu eine selbstverständliche Voraussetzung.

Die Hauttumoren werden in der Regel spindelförmig umschnitten und einem Pathologen anschließend zur feingeweblichen Untersuchung zugeschickt. Das Herausschneiden des Hauttumors wird dabei als **Exzision** bezeichnet.

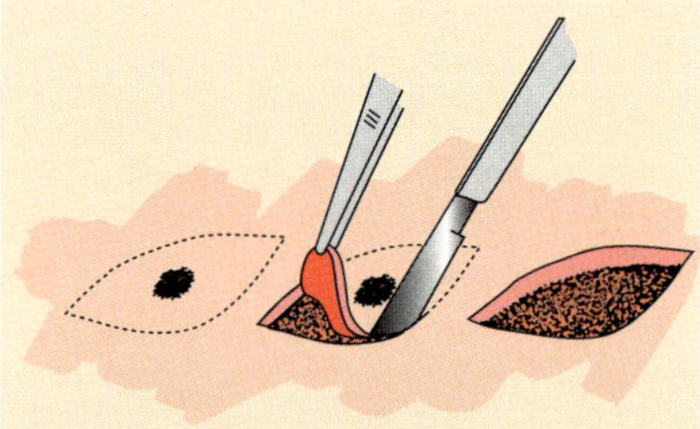

Spindelförmige Entnahme eines kleinen Hauttumors

Entfernung eines Atheroms. Atherome – im Volksmund auch als **Grützbeutel** bezeichnet – sind abgegrenzte, in der Regel gut verschiebbare Weichteilzysten im Hautbereich mit einem breiigen Inhalt. Sie neigen häufig zu Entzündungen, wobei es zu Eiteransammlungen kommen kann.

Kleinere Atherome können gut in örtlicher Betäubung entfernt werden. Es ist dabei wichtig, das Atherom vollständig mit der angrenzenden Haut zu entfernen, da es sonst zu einem erneuten Atherom (Rezidiv) kommen kann. Das Atherom wird dazu nach spindelförmigem Hautschnitt aus dem umgebenden Gewebe herausgelöst und möglichst ohne Eröffnung der Zystenwand entfernt.

Hat sich ein Atherom jedoch infiziert und ist es dabei zu einem Abszess gekommen, so erfolgt zunächst eine Eiterentleerung durch einen Schnitt in den Abszess. Nach Abklingen der Entzündung wird dann das Atherom vollständig entfernt.

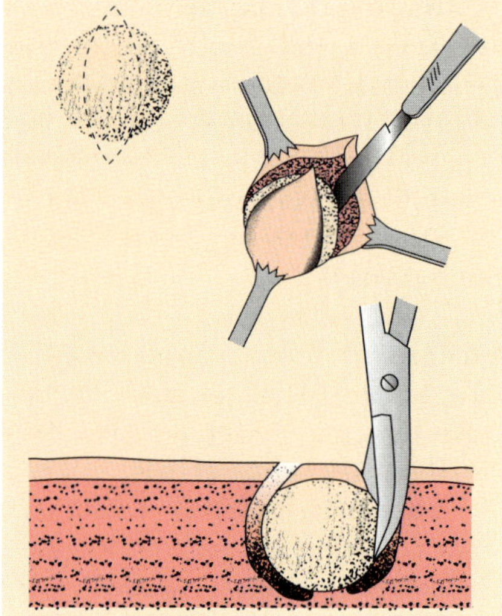

Entfernung eines Atheroms

Abszessinzision. Ein Abszess ist eine abgekapselte Eiteransammlung. Es kann sich dabei z.B. um ein **Furunkel**, **Karbunkel** oder **infiziertes Atherom** handeln.

Zur Behandlung eröffnet man den Abszess durch einen Schnitt **(Inzision)**, sodass der Eiter abfließen kann. Die Abszesshöhle wird gründlich gespült. Anschließend sorgt man z.B. mit einer Gummilasche oder einem Kunststoffröhrchen für einen Abfluss **(Drainage)** aus der Abszesshöhle, sodass sich kein neuer Eiter ansammeln kann. Der Schnitt darf nicht vernäht werden, da es sonst zu einer erneuten Eiteransammlung kommen kann.

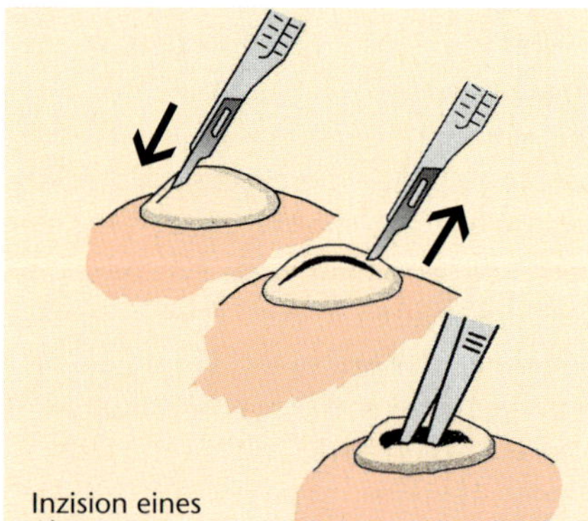

Inzision eines Abszesses

Inzision – Einschnitt
Exzision – Herausschneiden von Gewebe

Assistenz in der Gynäkologie

Die Arzthelferin hat in der gynäkologischen Praxis neben der reinen Hilfeleistung auch große psychologische und juristische Bedeutung bei Untersuchungen und Behandlungen. Durch sachliche Mitarbeit wird sie dabei zu einer wichtigen Stütze für Arzt und Patientin.

Die Arzthelferin kann der Patientin beim An- und Auskleiden helfen und durch bequeme Einstellung des gynäkologischen Untersuchungsstuhls sowie eine vertrauensvolle Hilfe bei der Untersuchung für eine entkrampfte Lage der Patientin sorgen.

Die Patientin ist zur Untersuchung bis zur Nabelhöhe entkleidet. Der Oberkörper wird etwas erhöht gelagert, während die Beine in den Hüft- und Kniegelenken gebeugt abgespreizt sind. Diese Lagerung auf dem Rücken wird auch als **Steinschnittlage** bezeichnet.

Zur **gynäkologischen Untersuchung** gehört zunächst eine Inspektion (Betrachten) und Palpation (Tasten) des Bauch- und äußeren Genitalbereichs. Anschließend erfolgt die **Spekulumuntersuchung** der inneren Geschlechtsorgane. Dabei können Scheidenspekula mit getrennten Blättern oder so genannte Selbsthaltespekula mit einer Vorrichtung zur Arretierung verwendet werden.

Zur **Krebsfrüherkennung** (siehe Kap. 2.1.4) wird bei der Spekulumuntersuchung mit je einem Watteträger ein **Abstrich** von der Portiooberfläche und vom Gebärmutterhals genommen. Dabei werden oberflächliche Schleimhautzellen mit den Watteträgern abgestrichen. Die Watteträger werden anschließend sorgfältig auf Objektträgern ausgerollt. Diese mit dem Patientennamen versehenen Objektträger werden darauf in eine Fixierlösung gelegt. Die so vorbereiteten Objektträger können anschließend zur Zelluntersuchung an ein **zytologisches Labor** versandt werden, falls der Frauenarzt kein eigenes zytologisches Praxislabor hat. Dort werden die Zellen unter dem Mikroskop nach vorheriger spezieller Anfärbung auf Veränderungen untersucht. Krebsvorstadien und Krebszellen, aber auch entzündliche Veränderungen können dabei einfach und sicher festgestellt werden. Die Zelluntersuchungen sind daher Bestandteil jeder Vorsorgeuntersuchung zur Krebsfrüherkennung bei Frauen!

Um zusätzlich die Bakterien in der Scheide sowie die Schleimhautzellen der Scheide beurteilen zu können, wird mit einer Öse aus Platin **Scheidensekret** entnommen und mit einem Tropfen einer 0,9 %igen Kochsalzlösung auf einen Objektträger gebracht. Unter dem Mikroskop kann diese Entnahme sofort untersucht werden. Dadurch können u. a. auch Infektionen der Scheide schnell erkannt und entsprechende Behandlungen eingeleitet werden. Die Platinöse kann anschließend durch einfaches Ausglühen über einer Flamme schnell und sicher sterilisiert werden. Ansonsten werden die Instrumente nach Abschluss der Untersuchung in üblicher Weise desinfiziert, gereinigt und sterilisiert.

Zur weiteren Untersuchung tastet der Arzt die Scheide mit einem Finger aus, wobei er mit der anderen Hand auf der Bauchdecke gegendrückt. Es folgen eine Austastung des Mastdarms **(rektale Untersuchung)** und eine Untersuchung der Brust mit dem Lymphabflussgebiet in den Achselhöhlen und über den Schlüsselbeinen.

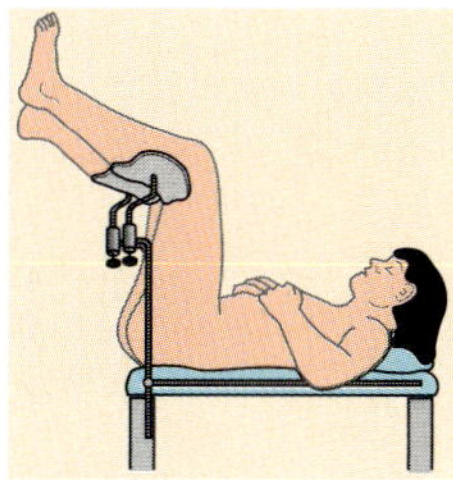

Abb. 5.67 *Steinschnittlage*

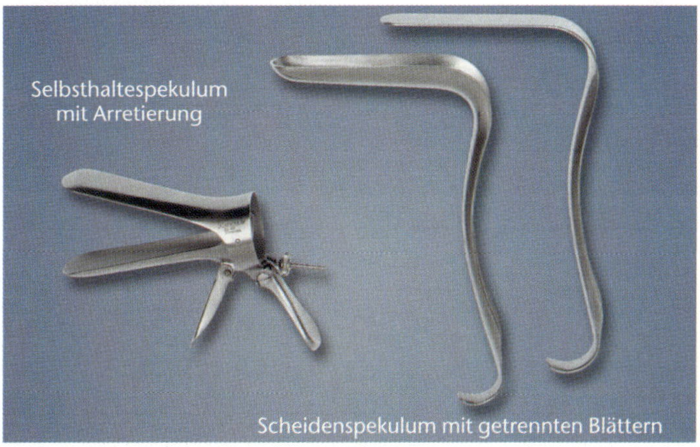

Abb. 5.68 *Scheidenspekula*

5.3.4 Verbandlehre

Verbandstoffe

Verbandstoffe bestehen in der Regel aus Fasermaterial. Sie dienen dazu, Wunden abzudecken, Blutungen zu stillen, Sekrete aufzusaugen, Arzneimittel zu verabreichen oder Körperteile zu stützen oder zu schienen.
Die Textilgrundlage der Verbandstoffe lässt sich in 3 Hauptgruppen unterteilen:

- **natürliche Fasern:**
  Baumwolle und Zellstoff
- **halbsynthetische Fasern:**
  Zellwolle
- **synthetische Fasern:**
  Polyamide, Polyester, Polyurethane.

Zu dieser Grundlage können je nach Anwendungsbereich noch verschiedene Stoffe hinzukommen, wie Gips für Stützverbände und Zinkoxid für Zinkleimverbände.

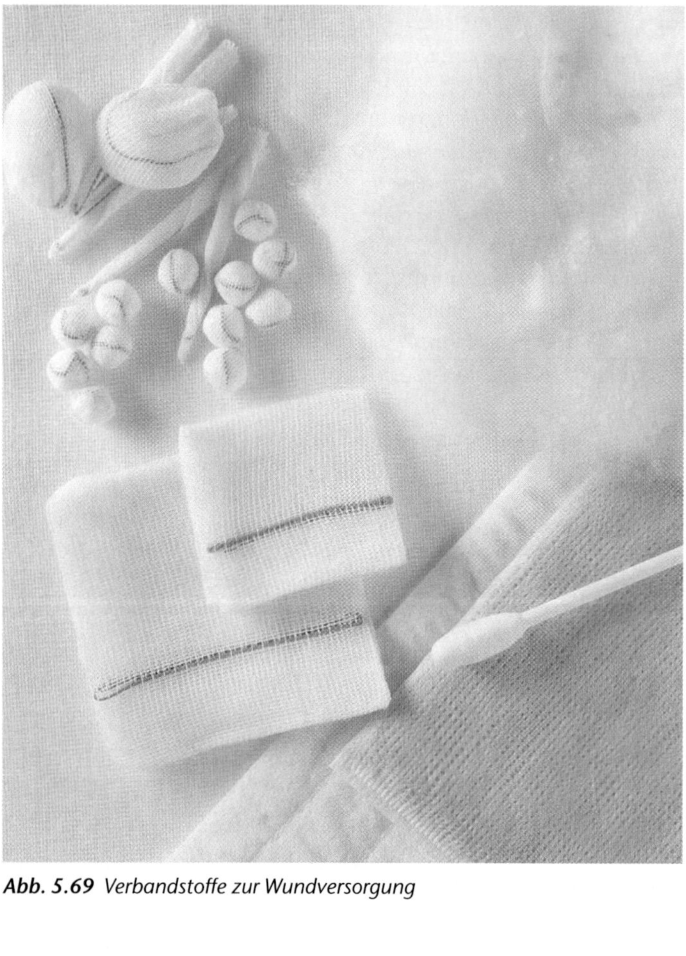

Abb. 5.69 *Verbandstoffe zur Wundversorgung*

Eine Sonderstellung bei den Verbandstoffen nehmen die Sprühpflaster ein, die eine wertvolle Ergänzung zu den üblichen Fasermaterialien sind.

Verbandmull wird aus Baumwolle oder Zellwolle hergestellt. Baumwollmull wird wegen seiner hohen Saugfähigkeit, Reinheit und vielfältigen Verwendungsmöglichkeit bevorzugt.
Mull wird unter anderem in Form von Kompressen, Tupfern, Binden und Tamponaden verwendet. Für Operationen wird Mull mit einem eingewebten Röntgenkontrastfaden benutzt um versehentlich bei einer Operation im Körper belassenes Material im Röntgenbild erkennen zu können.
Verbandwatte wird aus Baumwolle, Zellwolle oder einem Gemisch von beiden Stoffen hergestellt. Watte wird als Augenwatte, Polsterwatte und Watte für Kosmetik und Hygiene z. B. in Form von Wattestäbchen verwendet.
Zellstoff wird aus Holz hergestellt. Aufgrund seiner Saugfähigkeit, einfachen Handhabung und des niedrigen Preises wird Zellstoff vielfältig z. B. in Form von Tupfern, Kompressen, Windeln, Damenbinden und Vorlagen verwendet.
Zellwolle entsteht durch ein chemisches Verfahren aus Zellstoff. Nach dem Herstellungsprozess wird Zellwolle auch als **Viskose** oder **Cupro** bezeichnet.
Zellwolle hat ähnliche Eigenschaften und Anwendungsgebiete wie Baumwolle, sie hat jedoch eine geringere Saugfähigkeit und weniger Elastizität.
Synthetische Fasern zeichnen sich in der Regel durch hohe Zugfestigkeit und Beständigkeit gegen Pilze und Bakterien aus. Sie werden als dauerhaft elastische Binden, Polstermaterial und Wundauflagen verwendet.
Vliesstoffe sind nicht gewebte Textilien aus Baumwolle, Zellwolle oder synthetischen Fasern. Sie sind in der Herstellung billiger als gewebte Stoffe. Vliesstoffe werden z. B. als Wundauflagen, OP-Hauben und -Masken, Einmaltücher und Einmalunterlagen verwendet.

Wundauflagen

Der Wundverband hat großen Einfluss auf die Wundheilung. Die Wundauflage soll dabei nicht allein der Blutstillung und dem Schutz der Wunde dienen, sondern sie soll auch die Heilung durch ihre **Saugfähigkeit** und **Luftdurchlässigkeit** unterstützen.

In jeder Wunde sammelt sich anfangs Sekret. Es enthält für die Heilung wichtige Zellen, kann aber auch mit abgestoßenen Zellen, Schmutz und Keimen durchsetzt sein. Überschüssiges Wundsekret soll zusammen mit Bakterien und abgestoßenen Zellen durch den Verband aufgesaugt werden. Gleichzeitig muss der Verband eine genügende Luftdurchlässigkeit haben, da eine ausreichende Sauerstoffzufuhr entscheidend für die Wundheilung ist. Auf der Wunde verbleibendes Sekret kann dagegen bei mangelhafter Luftzufuhr zu einer so genannten **feuchten Kammer** führen, die bei der Körpertemperatur von 37 °C ideale Wachstumsbedingungen für Bakterien bietet.

Wichtig für die Wundheilung ist zudem ein gleichmäßiger, flächenhafter Druck durch die Wundauflage, um die Haut auf die Unterlage zu pressen und somit eine Flüssigkeitsansammlung im Wundgebiet **(Wundödem)** zu vermindern. Der Verband muss ausreichend fixiert sein um schädliche Bewegungsreize auf die Wunde durch das Verbandmaterial zu vermeiden.

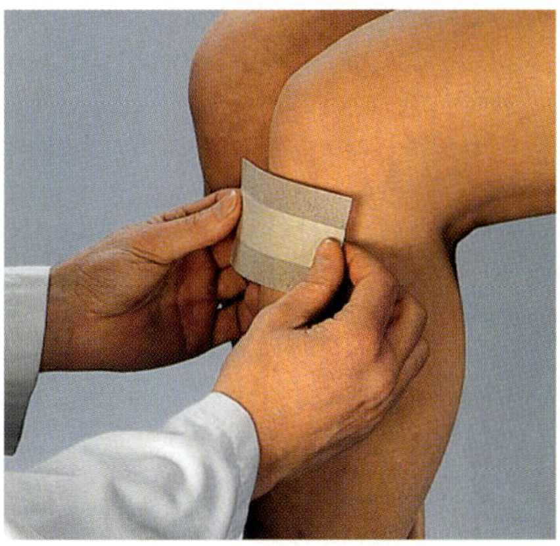

Abb. 5.70 *Wundschnellverband*

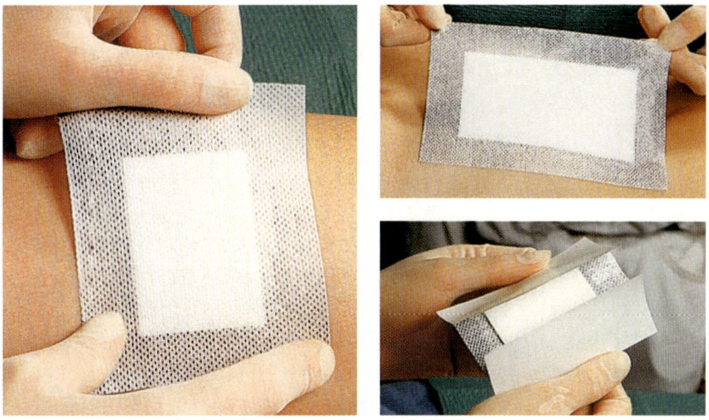

Abb. 5.71 *Steriler Wundverband*

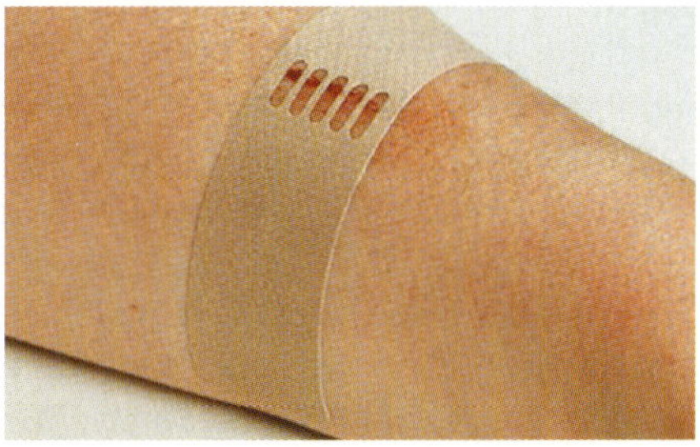

Abb. 5.72 *Klammerpflaster*

Um die Wundheilung durch den Verband nicht zu stören, darf der Verband nicht mit der Wunde verkleben. Sonst besteht beim Verbandwechsel die Gefahr, dass frische Gewebeteile von der Wunde abgerissen werden.

Selbstverständlich muss die Wundauflage steril sein, damit durch den Verband nicht zusätzlich Keime in die Wunde gelangen. Die von der Industrie angebotenen Wundauflagen werden daher in der Regel gebrauchsfertig steril geliefert.

Anforderungen an eine Wundauflage

- Saugfähigkeit
- Luftdurchlässigkeit
- flächenhafter Druck
- Vermeidung von Bewegungsreizen
- keine Verklebung mit der Wunde
- Sterilität

Trockene, chirurgisch versorgte Wunden sowie oberflächliche Schürfwunden brauchen häufig überhaupt keine Wundabdeckung. Kleinere Verletzungen können jedoch zum Schutz auch mit Pflastern oder Sprühverbänden abgedeckt werden. **Klammerpflaster**

können dabei die Wundränder anstelle einer Naht zusammenhalten oder als Zusatz zur Entlastung von Nähten verwendet werden.

Nässende Wunden werden mit Sekret aufsaugenden, nicht verklebenden Verbänden versorgt. Dabei ist zu bedenken, dass jeder saugende Verbandstoff dazu neigt, mit der Wunde zu verkleben. Deshalb soll zwischen Wunde und Saugschicht des Verbands eine Wasser abweisende Schicht liegen, die das Sekret jedoch zur Saugauflage durchlässt.

Derartige Wasser abweisende Wundauflagen können aus Kunstfasern (z. B. Polyamid), aluminiumbedampften Vliesstoffen (z. B. Metalline) oder mit Salben imprägnierten Verbandstoffen (z. B. Adaptic, Branolind) bestehen. Durch Imprägnierung mit Salben verlieren Kompressen ihre Saugfähigkeit, lassen aber Sekrete und Luft gut durch ihre Zwischenräume hindurch, sodass Sekretstauungen vermieden werden. Zur Förderung der Wundheilung und Behandlung von Infektionen können noch Arzneimittel nach Maßgabe des Arztes hinzugesetzt werden. Man sollte dabei jedoch beachten, dass ein zusammenhängender Salbenauftrag den Sekretabfluss behindern und durch Luftabschluss zu einer feuchten Kammer führen kann!

Eine Wundauflage mit imprägnierten Salbenkompressen besteht in der Regel aus drei Schichten:

- salbenimprägnierte, nicht verklebende Wundauflage
- Sekret aufsaugende mittlere Schicht
- befestigende äußere Schicht.

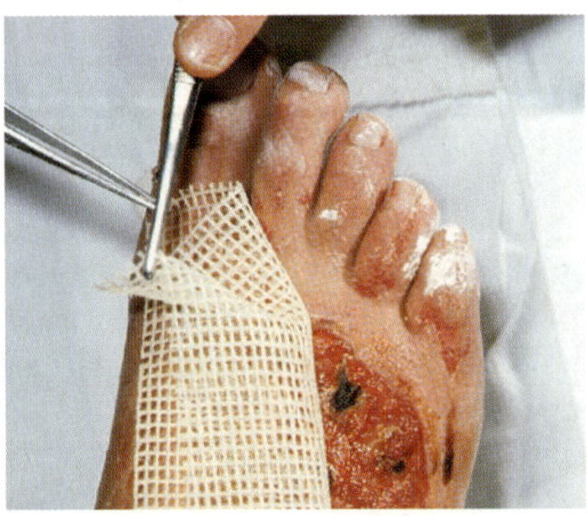

Abb. 5.73
Salbenkompresse als Wundauflage

Befestigungsverbände

Durch einen Befestigungsverband **(Fixierverband)** soll ein Verrutschen der Wundauflage verhindert werden, sodass keine die Heilung störenden Bewegungsreize für die Wunde entstehen.

Während kleinere Wunden durch Pflaster in verschiedenen Ausführungen versorgt werden können, erfolgt der klassische Befestigungsverband durch Mullbinden oder **elastische Fixierbinden**. Eine wesentliche Ergänzung dazu stellen die elastischen Schlauchverbände dar, die in der Regel einfach und schnell angelegt werden können. Tuchverbände, z. B. mit einem Dreiecktuch, werden dagegen heutzutage meist nur noch als Notverbände in der ersten Hilfe eingesetzt.

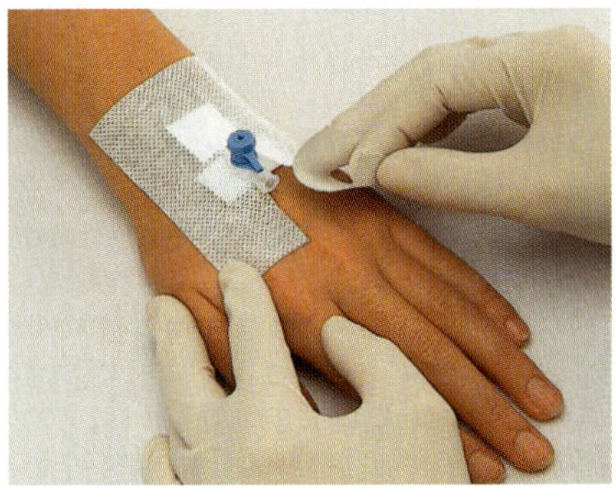

Abb. 5.74
Fixierverband für eine Venenverweilkanüle

Bindenverbände. Man unterscheidet einfache Mullbinden und elastische Binden zum Befestigen von Wundauflagen.

Mullbinden bestehen aus Zellwolle oder Baumwolle. Sie werden meist in einer Länge von 4 m und einer Breite zwischen 4 cm und 20 cm angeboten. Sie sind nicht elastisch und können daher leicht rutschen.

Elastische Binden passen sich dagegen durch ihre Dehnbarkeit leichter auch unterschiedlichen Körperformen an als einfache Mullbinden, sodass sie nicht so schnell rutschen. Je nach Material lassen sie sich um 60–200 % dehnen.

An einer Binde unterscheidet man den zusammengerollten Bindenkopf vom freien Bindenende.

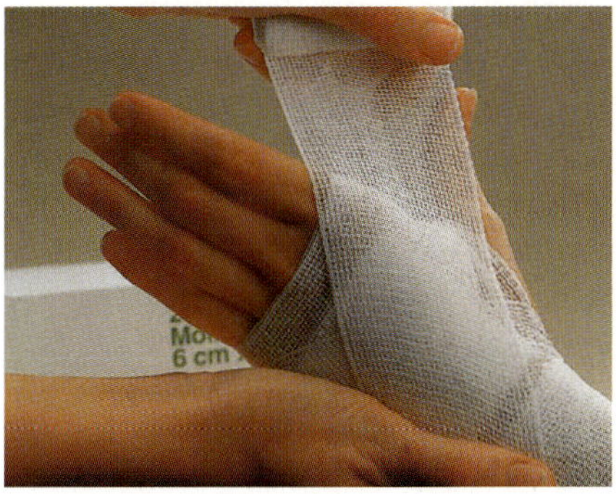

Abb. 5.75 *Elastische Binde zum Fixieren einer Wundauflage*

Zum Anwickeln des Bindenverbands nimmt man den Bindenkopf im Allgemeinen in die rechte und das freie Bindenende in die linke Hand und rollt den Bindenkopf unter leichtem, gleichmäßigen Zug dicht auf dem Körper ab. Der Bindenverband wird dabei in der Regel von links nach rechts und vom Körperende zur Körpermitte hin angelegt, also z. B. am Bein vom Fuß zum Oberschenkel hin. Dadurch wird das Blut herzwärts gepresst und ein Blutstau am Körperende vermieden. Die Breite der Binde soll den Durchmesser des zu verbindenden Körperteils im Allgemeinen nicht überschreiten.

Am Anfang eines Verbands werden zur Verankerung zunächst **Kreistouren** durchgeführt, wobei jede Tour die vorhergehende vollständig bedeckt.

Zum besseren Halt wird ein Zipfel des Bindenendes über der ersten Tour eingeschlagen und mit einer zweiten Kreistour befestigt.

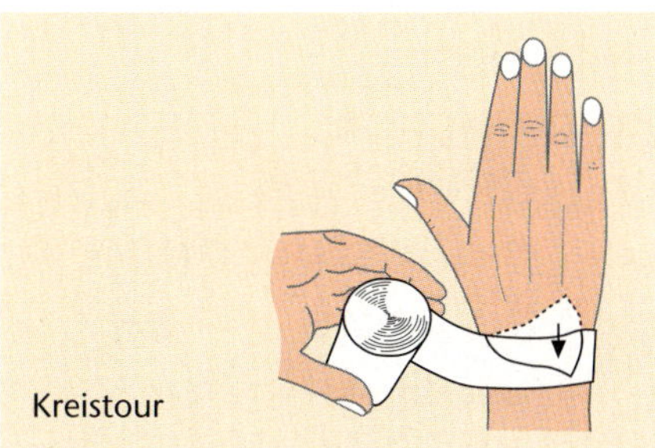

Kreistour

Durch **Schrauben- bzw. Spiraltouren** können größere Körperabschnitte verbunden werden. Dabei wird die Binde spiralförmig gewickelt, wobei sich die einzelnen Touren jeweils um etwa die Hälfte überdecken. Zum Schluss erfolgt wieder eine Kreistour, damit der Verband nach oben und unten einen sicheren Halt hat. Das Bindenende kann durch Pflaster oder Verbandklammern befestigt werden.

An Körperabschnitten, die rasch an Dicke zunehmen, wie etwa am Unterschenkel vom Knöchel zur Wade, ist bei Verwendung starrer Binden mit der Schraubentour oft kein sicherer Halt zu finden. Die einzelnen Touren lassen sich nicht glatt und faltenfrei der Körperoberfläche anschmiegen und es ergeben sich so genannte Tüten oder Nasen.

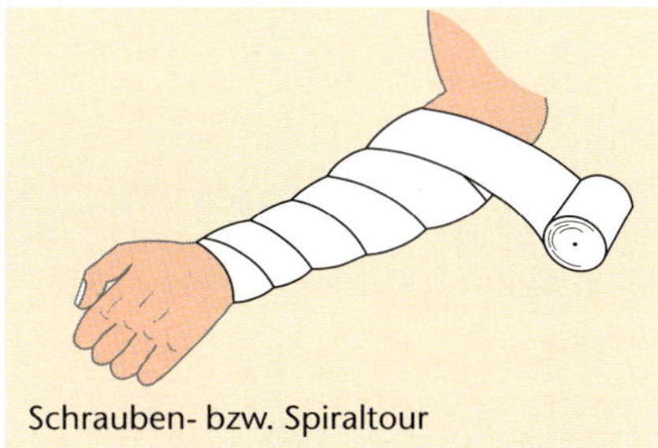

Schrauben- bzw. Spiraltour

Man behilft sich dann mit **Umschlagtouren**. Dabei wird die Binde bei jeder Tour umgeschlagen, sodass sich die Bindenrichtung jeweils ändert. Die Binde wird dazu mit dem Zeigefinger oder Daumen der linken Hand an der oberen Bindenkante festgehalten, während der Bindenkopf mit der rechten Hand gedreht wird. Die einzelnen Umschläge sollen dabei ordentlich in einer Linie übereinander liegen.

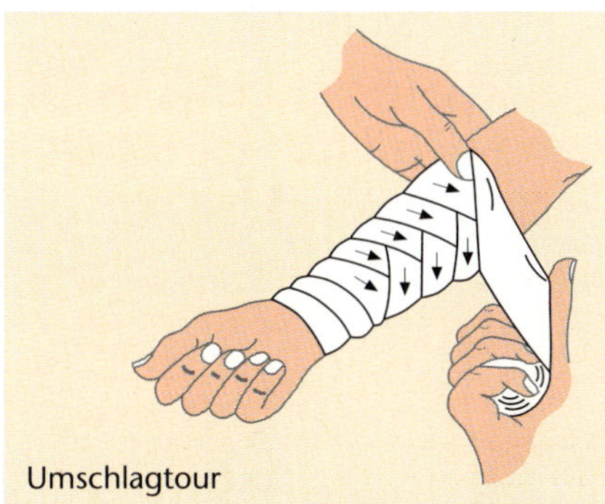

Umschlagtour

Bei der **Schlangen- bzw. Serpentinentour** wird die Binde der Körperform folgend, ohne Rücksicht auf Deckung der einzelnen Touren in weiten Windungen angewickelt. Dadurch können großflächige Wundauflagen schnell befestigt werden. Stets müssen die entstehenden Lücken jedoch anschließend durch weitere Bindentouren verschlossen werden. Das Bindenende wird mit Pflastern oder Verbandklammern fixiert.

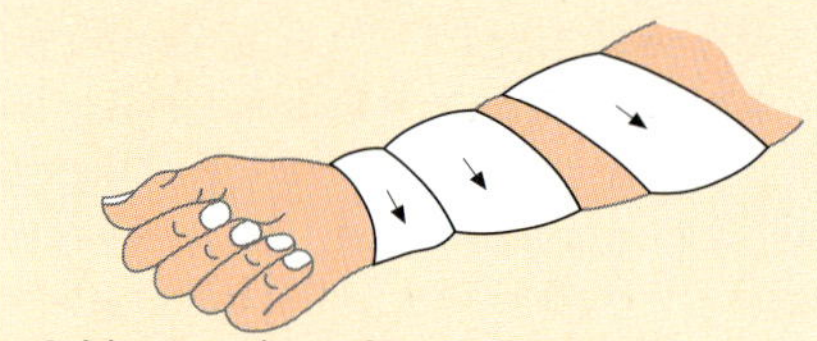

Schlangen- bzw. Serpentinentour

Im Bereich von Gelenken werden **Achtertouren** durchgeführt. Wie der Name bereits sagt, wird die Binde in Form einer Acht angelegt. Man unterscheidet dabei den **Schildkröten-** und den **Kornährenverband**.

Schildkrötenverband

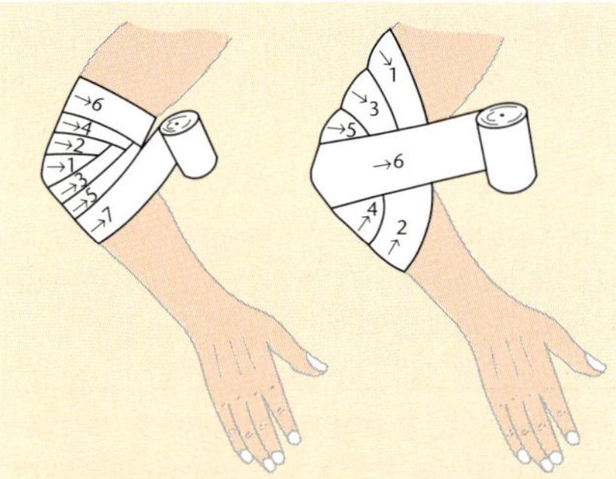

von innen nach außen gewickelt

von außen nach innen gewickelt

Kornährenverband

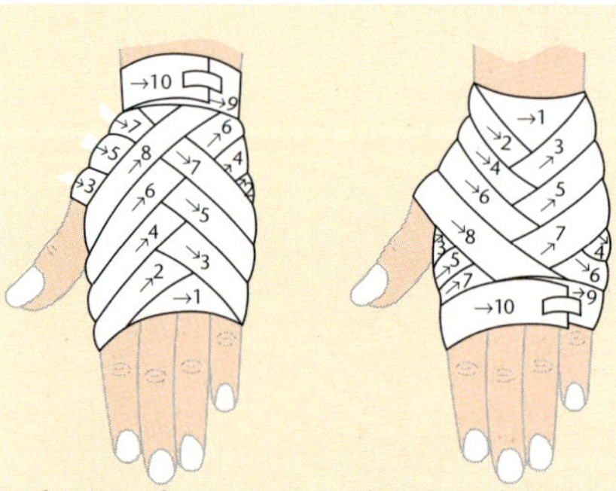

aufsteigend gewickelt

absteigend gewickelt

Schlauchverbände. Eine einfache und schnelle Methode zur Befestigung von Wundauflagen sind Schlauchverbände. Dazu werden rund gestrickte, elastische Schläuche verwendet, die über die Wundauflage gestülpt werden. Der Schlauchmull weitet sich dabei durch Dehnen und verengt sich durch Strecken. Als Hilfe beim Anlegen der Schlauchverbände werden von der Industrie kleine Trommeln, so genannte **Applikatoren**, angeboten.
Für die verschiedenen Körperbereiche stehen Schlauchverbände in unterschiedlichen Breiten zur Verfügung.

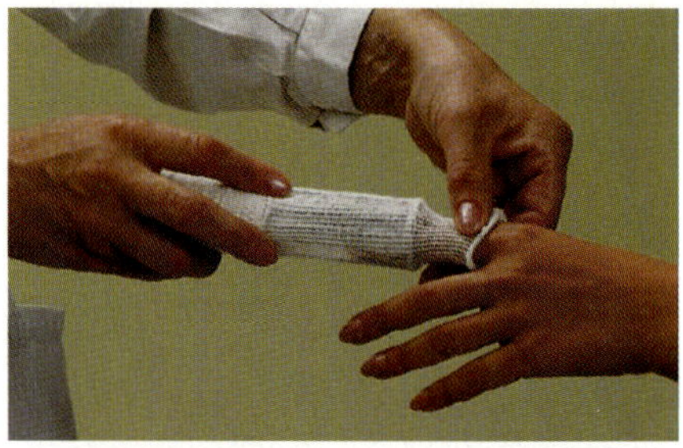

Der Applikator wird mit dem Schlauchmull über den Finger geschoben.

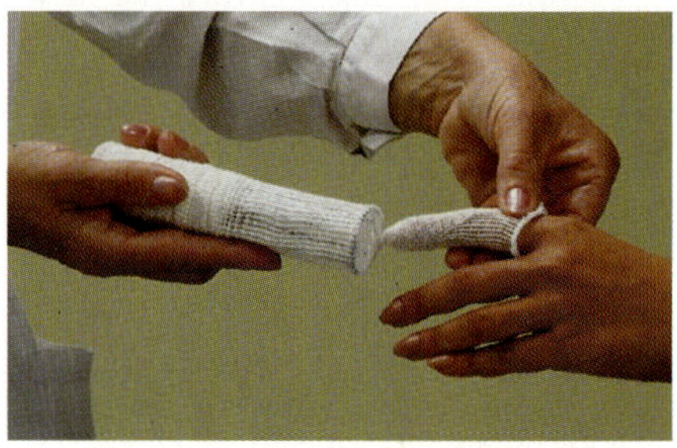

Der Schlauchmull wird an der Fingerbasis festgehalten, während der Applikator wieder zurückgezogen wird. Durch Drehung des Applikators wird der Verband über der Fingerkuppe geschlossen.

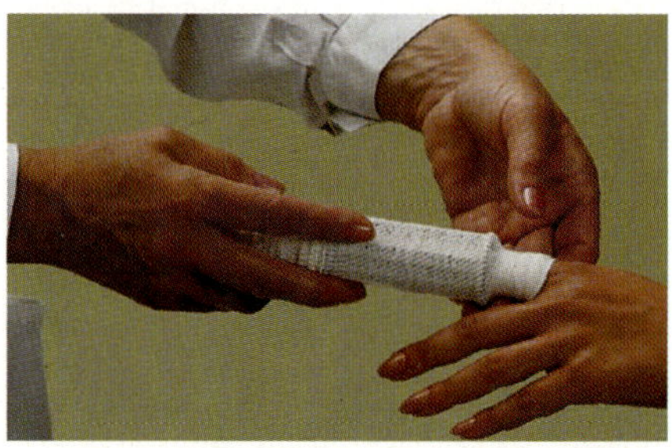

Der Applikator wird erneut zur Fingerbasis geschoben und nach Drehung wieder zurückgezogen.

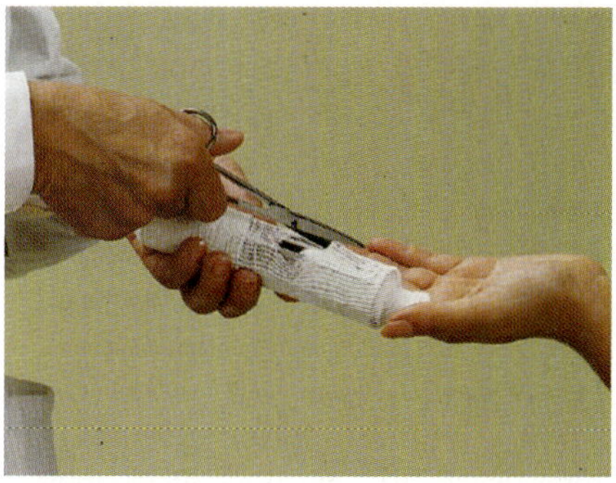

Die letzte Schlauchmulllage wird an der Beugeseite längs eingeschnitten.

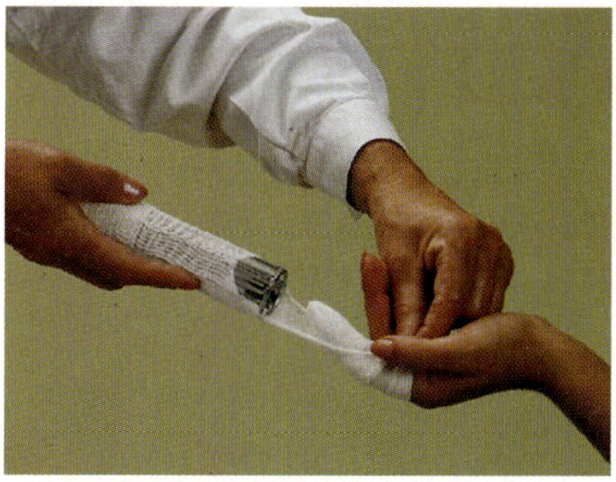

Der Finger wird nun durch den gebildeten Schlitz herausgeführt.

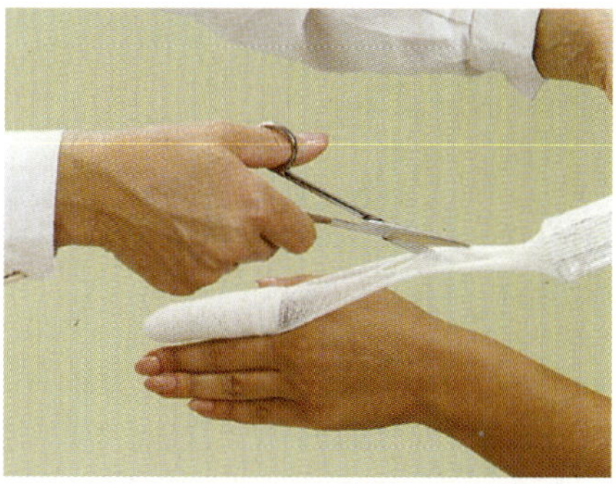

Der Schlauchmull wird über das Handgelenk geführt und dort gespalten, sodass 2 Bänder entstehen.

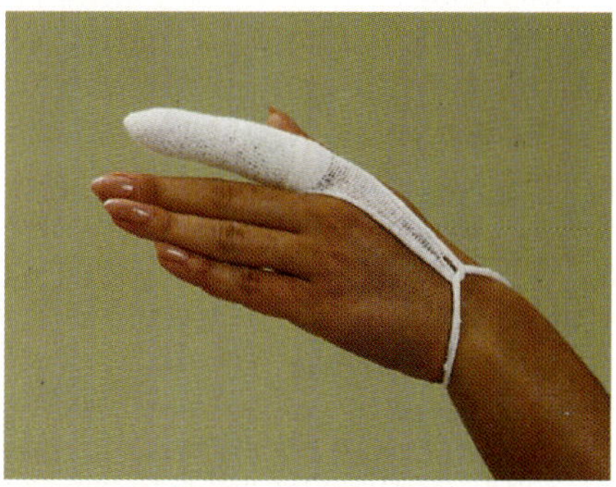

Die Bänder des Schlauchmulls werden über dem Handgelenk miteinander verknotet.

Grundzüge der Verbandtechnik

Die Verbände müssen **sicher befestigt** sein und dürfen nicht rutschen um den Wundbereich sauber abzudecken. Die Verbände dürfen dabei **jedoch nicht zu stramm** sitzen um einen Blutstau unterhalb des Verbands zu vermeiden. Keinesfalls darf sich der Körperbereich unterhalb des Verbands bläulich oder gar weißlich verfärben. Der Verband sitzt dann zu stramm und muss gelockert werden.
Der Verband muss luftdurchlässig sein und soll einen **flächenhaften Druck auf die Wundauflage** ausüben. Die Wundauflage muss steril sein und darf nicht mit der Wunde verkleben. Durchgeblutete Verbände werden gewechselt.

Kompressionsverbände

Während Befestigungsverbände dazu dienen, Wundauflagen zu fixieren und vor dem Verrutschen zu sichern, werden Kompressionsverbände vor allem zur Behandlung von Venenleiden im Beinbereich, Verletzungen des Halte- und Bewegungsapparats und stark blutenden Wunden angelegt.

Kompressionsverband bei Erkrankungen der Beinvenen. Im Bereich der Beine unterscheidet man ein tiefes und ein oberflächliches Venensystem (siehe Kap. 4.8.3). Die häufigste Erkrankung ist hierbei die **Krampfaderbildung (Varikose)** der oberflächlichen Beinvenen, wobei sack- oder schlauchförmig überdehnte, deutlich geschlängelte Venen sichtbar werden. Diese Krampfaderbildung wird durch einen ererbten oder altersbedingten Elastizitätsschwund der Venenwände verursacht, der durch Bewegungsmangel, Entzündungen und Hormoneinfluss in der Schwangerschaft begünstigt sein kann.
Da die oberflächlichen Venen nur etwa 10 % des Venenblutes zum Herzen zurücktransportieren, kann ein Ausfall einzelner Venen dort in der Regel ohne Probleme verkraftet werden. Sind jedoch auch die tiefen Beinvenen betroffen, so kann es zu einer deutlichen Verlangsamung des Blutrückflusses kom-

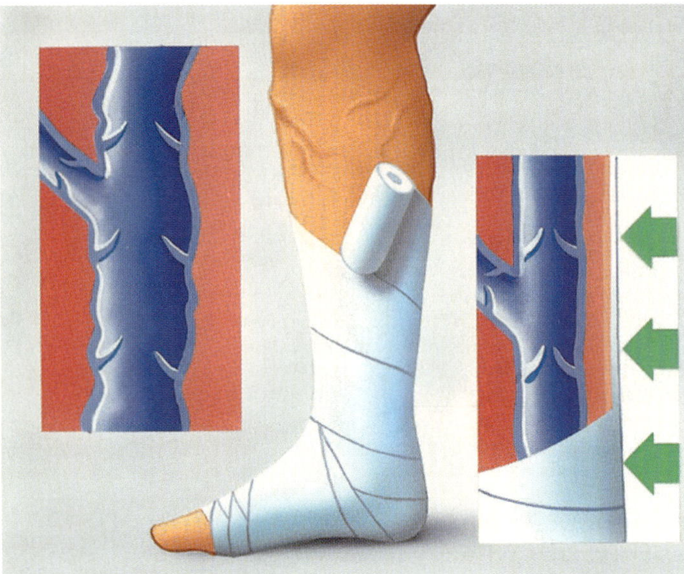

Abb. 5.76 Wirkung eines Kompressionsverbands bei Krampfaderleiden
Links: Überdehnte Beinvene, bei der die Venenklappen nicht mehr schließen können
Rechts: Dieselbe Beinvene mit angelegtem Kompressionsverband und dadurch wieder schließenden Venenklappen

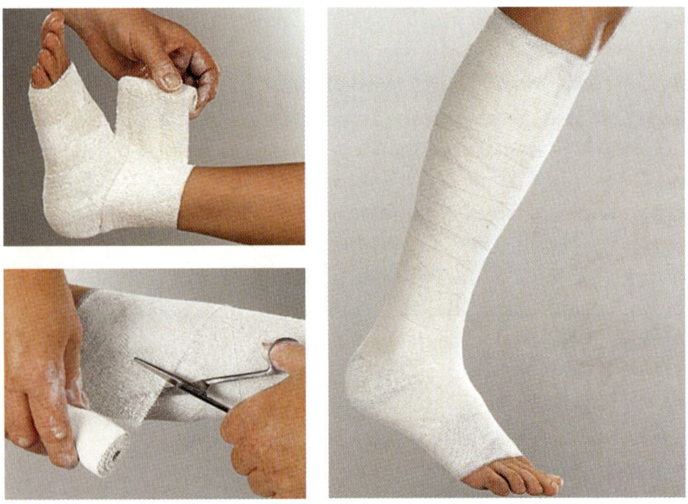

Abb. 5.77 Anlegen einer Zinkleimbinde

Abb. 5.78 Anlegen eines Kompressionsverbands mit kurzem Zug

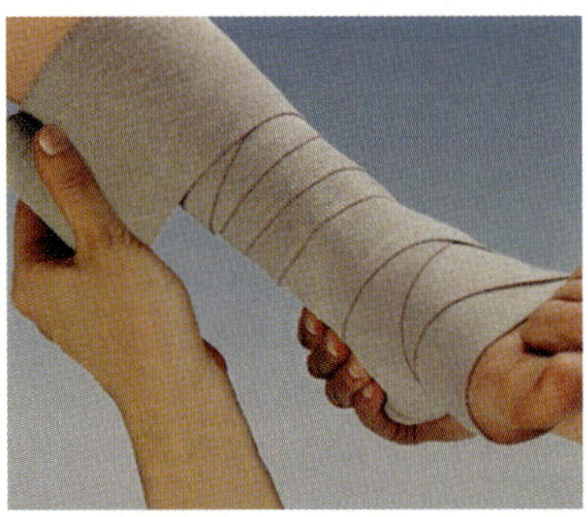

men. Dadurch wird das gesamte Gefäßsystem im Beinbereich überlastet und der Stoffaustausch im Gewebe vor allem im Bereich der Haut und Unterhaut beeinträchtigt. Es kommt zu Hautveränderungen und schließlich zum Unterschenkelgeschwür **(Ulcus cruris)**.
Der Kompressionsverband hat für die Behandlung dieser Beinvenenleiden große Bedeutung. Er übt einen allseitigen Druck auf das Bein aus, sodass krankhaft erweiterte Venen verengt werden. Dadurch können die **Venenklappen** wieder schließen und zusammen mit der **Muskelpumpe** (siehe S.123) für den Rücktransport des Blutes sorgen.
Der Kompressionsverband bringt somit in Verbindung mit Bewegung eine deutliche Besserung des Blutrückflusses und dadurch auch der Stoffwechselbedingungen im Bein.
Man unterscheidet:
- unnachgiebige Verbände aus Zinkleimbinden
- wenig dehnbare Verbände aus Binden mit kurzem Zug
- gut dehnbare Verbände aus Binden mit langem Zug.

Die unnachgiebigen **Zinkleimbinden** und die wenig dehnbaren **Binden mit kurzem Zug** werden bevorzugt, da sie der Muskulatur bei ihrer Tätigkeit den größten Widerstand entgegensetzen, sodass die Muskelpumpe hierbei sehr effektiv für einen raschen Blutrückfluss sorgen kann. Im Ruhezustand ist der Druck auf das Bein dagegen gerade bei den Zinkleimbinden gering, da sie keinen elastischen Druck ausüben, sodass das Bein dann eine deutliche Entlastung zur neuen Versorgung mit arteriellem Blut erfährt.
Binden mit langem Zug werden eher für die langfristige Nachbehandlung und Vorbeugung von Beinvenenleiden eingesetzt. Sie bieten der Muskulatur bei ihrer Tätigkeit nur einen geringen Widerstand, üben durch ihren elastischen Zug jedoch einen beständigen Druck auf das Bein aus.

Verband bei Verletzungen des Halte- und Bewegungsapparats. Die häufigsten Schädigungen des Halte- und Bewegungsapparats sind stumpfe Gewalteinwirkungen, wie Stöße und Schläge, sowie Überdehnungen der Gelenke. Typische stumpfe Verletzungen des Halte- und Bewegungsapparats sind Kontusionen, Distorsionen und Luxationen (siehe Kap. 4.5.1).

Durch diese Gewalteinwirkungen zerreißen kleine Gefäße, sodass sich in der Folge ein **Bluterguss (Hämatom)** bildet. Dadurch kommt es zu Stoffwechselveränderungen, die zu den klassischen Entzündungszeichen Rötung, Überwärmung, Schwellung, Schmerz und Funktionseinschränkung führen können.

Ein komprimierender und stützender Verband kann die Bildung eines Hämatoms verringern, eine Entstauung der geschädigten Körperregion bewirken und den Bewegungsapparat dabei führen und entlasten. Somit ist der Kompressionsverband eine wichtige Hilfe bei vielen Sportverletzungen.

Druckverband zur Blutstillung. Stärkere Blutungen können durch einen Druckverband gestillt werden. Dazu wird auf die Wunde zunächst eine sterile Wundauflage gelegt. Darauf kommt ein Druckpolster aus Mull, das durch eine elastische Binde fest angewickelt wird. Das Druckpolster soll dabei zur Blutstillung direkt auf die Wunde drücken.

Heilmittelverbände

Verbände können auch dazu verwendet werden, Heilmittel zu verabreichen. So kann z. B. ein **Alkoholverband** bei flächigen Hautentzündungen, Sehnenscheidenentzündungen und Entzündungen der Lymphwege verwendet werden. Der Verband hat eine desinfizierende und kühlende Wirkung. Einzelne alkoholgetränkte Mullplatten werden dazu mit einer Mullbinde auf der zu behandelnden Körperregion fixiert.

Anstelle von Flüssigkeiten können auch **Salben** aufgebracht werden. Dazu wird die Haut mit der verordneten Salbe bestrichen und anschließend mit Mullplatten und Mullbinden abgedeckt.

Eine Sonderform nehmen die modernen **Medikamentenpflaster** ein, wie sie z. B. als Nitroglyzerin-Pflaster zur Vorbeugung einer Angina pectoris verwendet werden (siehe Abb. 8.5).

Gips- und Kunststoffverbände

Gips- und Kunststoffverbände werden zur Ruhigstellung des Halte- und Bewegungsapparats nicht nur bei Knochenbrüchen (Frakturen), sondern auch bei Entzündungen, Weichteilverletzungen, Gelenkverletzungen und nach operativen Eingriffen eingesetzt.

Neben den bewährten Gipsverbänden werden auch Kunststoffverbände verwendet, die in der Regel leichter, jedoch auch teurer als Gipsverbände sind.

Gipstechnik. Gipsverbände werden grundsätzlich vom Arzt angelegt. Die Arzthelferin assistiert, indem sie die Gipsbinden vorbereitet und das einzugipsende Körperteil in der angewiesenen Position hält.

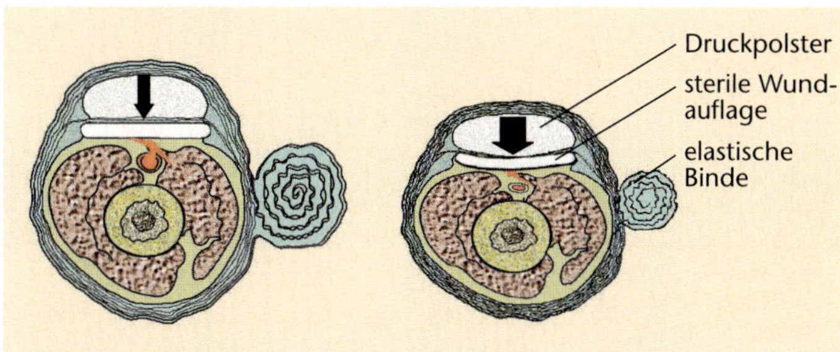

Abb. 5.79 Druckverband

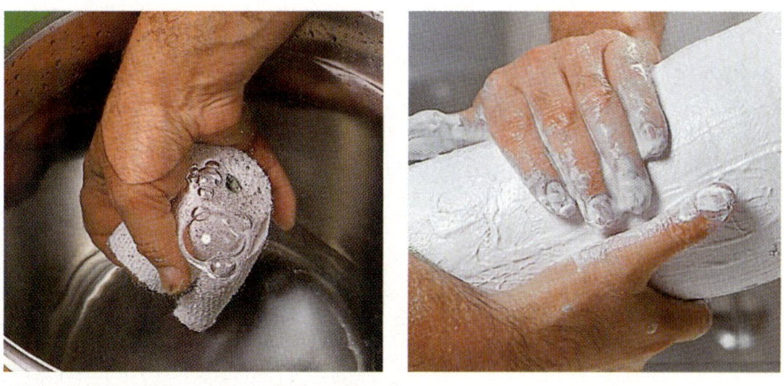

Abb. 5.80 Anlegen eines Gipsverbands

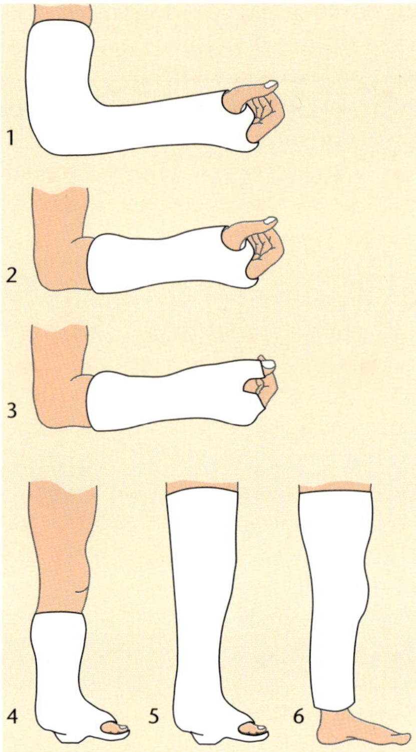

Abb. 5.81 *Häufige Gipsverbände*
1 Oberarmgips
2 Unterarmgips
3 Unterarmgips bei Kahnbeinbruch (so genannter Navikulargips)
4 Unterschenkelgehgips
5 Oberschenkelgehgips
6 Gipstutor bei Kniegelenkverletzungen

Grundregeln für Gipsverbände
(analog auch für Kunststoffverbände)

- Gelenke in der Nachbarschaft von Verletzungen werden bis auf wenige Ausnahmen in **Funktionsstellung** in den Gipsverband einbezogen.
- Druckempfindliche Stellen, wie Knochenvorsprünge, Sehnen und Nerven, werden sorgfältig gepolstert.
- Der Gipsverband wird immer mit der flachen Hand gehalten und modelliert, da Fingerabdrücke nach Aushärtung des Verbands Druckstellen verursachen können.
- Bei frischen Verletzungen und Entzündungen wird der Gipsverband immer **bis zur letzten Faser** gespalten, da es sonst zu Durchblutungsstörungen bei der noch zu erwartenden Anschwellung der Körperregion kommen kann.
- Es werden regelmäßig die Empfindlichkeit **(Sensibilität)**, Beweglichkeit **(Motorik)** und **Durchblutung** geprüft um Druckschäden durch den Gips rechtzeitig zu erkennen.
- Nach Abschwellung einer frischen Verletzung ist ein neuer Gipsverband erforderlich um eine ausreichende Stabilität zu erhalten.

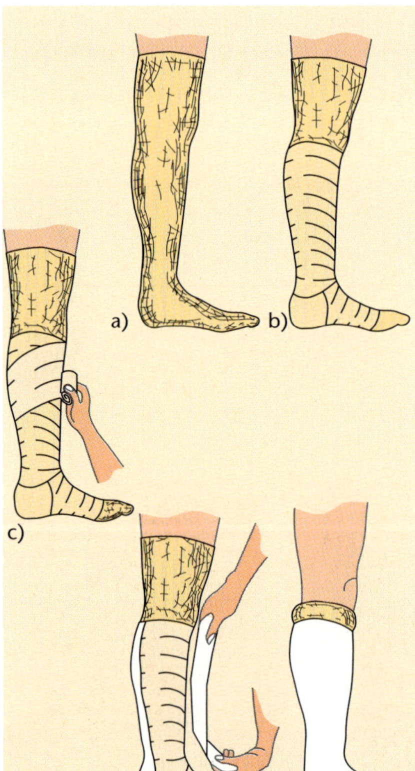

Abb. 5.82
Arbeitsschritte bei einem Gipsverband
a) Überstreifen eines elastischen Strumpfs über die Haut
b) Polsterung mit Watte (insbesondere im Fersenbereich)
c) Anwickeln der ersten Gipsbinden vom Fußende zur Körpermitte
d) Verstärkung des Gipsverbands im vorderen und hinteren Bereich
e) Anwickeln der abschließenden Gipsbinden und Umschlagen der Enden des elastischen Strumpfs

Die Gipsbinden werden unmittelbar vor Gebrauch in Wasser getaucht, bis keine Luftblasen mehr aufsteigen. Anschließend werden sie aus dem Wasser genommen und leicht ausgepresst, bevor sie an dem vorher abgepolsterten Körperteil angewickelt werden. Die einzelnen Arbeitsschritte bei einem Gipsverband sind in Abb. 5.82 wiedergegeben.

Gipsentfernung. Wurde nur eine einfache Gipsschiene auf einem Körperteil angebracht (z. B. auf der Rückseite von Hand und Unterarm), so lässt sich der Gips leicht abheben. Umschließt der Gips jedoch das Körperteil vollständig, so muss der Gips mit einer Gipsschere oder elektrischen Gipssäge aufgetrennt werden (siehe Abb. 5.54).
Ein Gipsmesser soll bei der Gipsentfernung wegen der damit verbundenen hohen Verletzungsgefahr nicht benutzt werden. Das Gipsmesser wird vielmehr nur beim frischen Gipsverband zur Bearbeitung von eventuell vorhandenen scharfen Ecken und Kanten verwendet.

5.3.5 Physikalische Therapie Grundlagen

Unter physikalischer Therapie – auch **Physiotherapie** genannt – versteht man die Anwendung physikalischer Mittel, wie Wärme, Kälte, Wasser, Luft, Licht, Elektrizität, und die Anwendung mechanischer Hilfen.

Ionisierende Strahlen, z.B. Röntgen- und Gammastrahlen, gehören nicht zur physikalischen Therapie.

Zum Verständnis der verschiedenen Strahlenanwendungen in der physikalischen Therapie ist die Kenntnis der elektromagnetischen Wellen wichtig. Hierzu gehören u.a. die Radiowellen, aber auch Wärmewellen, Lichtwellen und Wellen der Röntgen- und Gammastrahlung.

Elektromagnetische Wellen breiten sich mit Lichtgeschwindigkeit aus. Dies sind in Luft ca. 300 000 km/s. Wesentliche Kennzeichen der elektromagnetischen Wellen sind ihre **Frequenz** (= Zahl der Schwingungen pro Sekunde), ihre **Wellenlänge** und ihre **Energie**. Zwischen der Frequenz einer Welle und ihrer Wellenlänge besteht folgende Beziehung:

$$\text{Wellenlänge} \times \text{Frequenz} = \text{Lichtgeschwinkeit}$$

Ist die Wellenlänge gering, so liegt also eine hohe Frequenz vor! Mit steigender Frequenz wiederum nimmt die Energie einer elektromagnetischen Welle zu. **Hochfrequente Strahlen** wie UV-Strahlen oder Röntgenstrahlen sind somit energiereicher als die Strahlung des sichtbaren Lichts mit ihrer niedrigeren Frequenz.

Entsprechend können diese Strahlen besonders schnell zu Gesundheitsschäden führen.

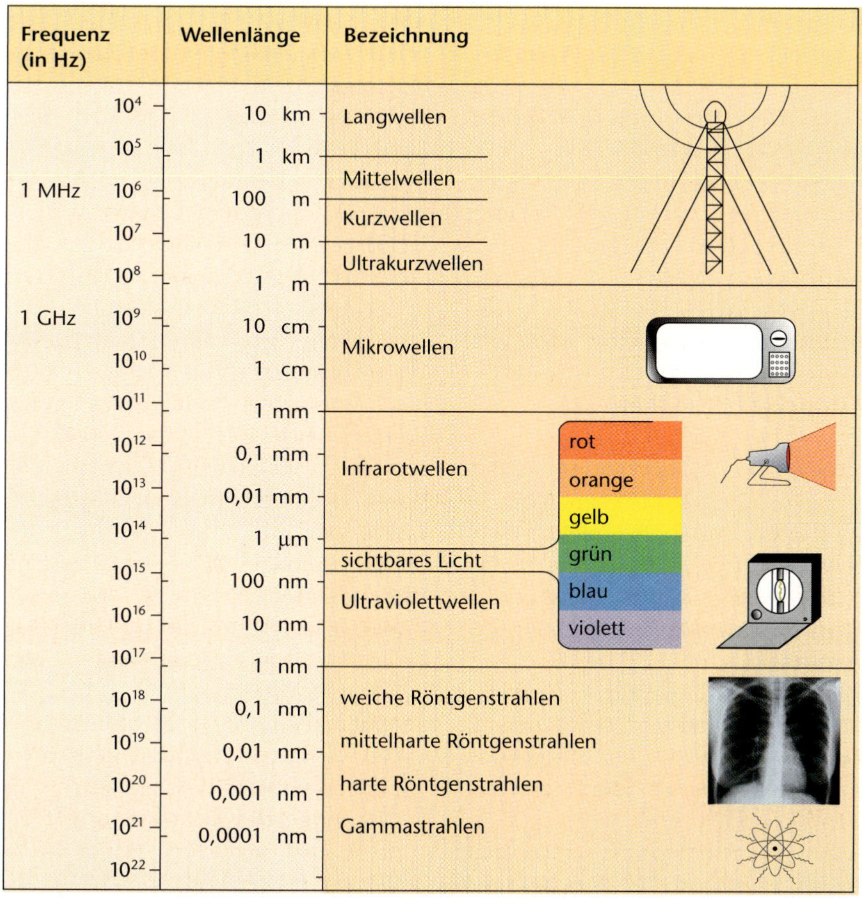

Abb. 5.83
Spektrum der elektromagnetischen Wellen

Wärmetherapie

Wärme steigert den Stoffwechsel, fördert die Durchblutung, entspannt die Muskulatur und wirkt oft schmerzlindernd. Die Förderung der Durchblutung beruht dabei auf einer Erweiterung der Kapillaren durch die Wärmeeinwirkung. Die vermehrte Blutfülle – auch als **Hyperämie** bezeichnet – sorgt für eine bessere Ernährung des erwärmten Körpergebiets. Deshalb wird eine Wärmetherapie vor allem bei chronischen Entzündungen und rheumatischen Beschwerden angewendet.

Bei einer akuten Entzündung oder Verletzung wird dagegen in der Regel keine Wärmebehandlung durchgeführt, da es sonst zu einer deutlichen Verschlimmerung der Erkrankung kommen kann! Weiterhin gibt es Einschränkungen der Wärmetherapie bei Tuberkulose, bösartigen Tumoren, Patienten mit Herzschrittmachern, Schwangeren und Kleinkindern.

Die einzelnen Verfahren zur Wärmebehandlung sind:

- **trockene Wärmezufuhr** durch Heizkissen, Wärmflasche, Heißluft
- **feuchte Wärmezufuhr** durch feuchten Umschlag, Wickel, Heilpackung, Kataplasma (heißer Breiumschlag)
- **Bestrahlung** durch Infrarotbestrahlung, Kurzwellenbestrahlung, Dezimeterwellenbestrahlung, Mikrowellenbestrahlung
- **Ultraschallbehandlung.**

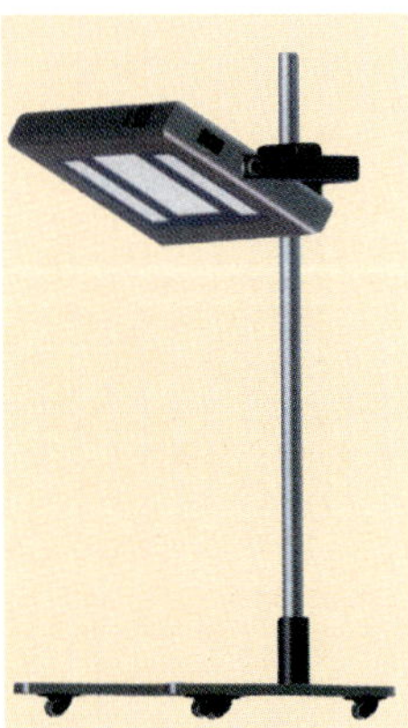

Abb. 5.84 Infrarot-Großflächenstrahler

Heizkissen und Wärmflaschen werden vor allem zur Wärmebehandlung zu Hause angewendet. Bei **elektrischen Heizkissen** ist dabei besonders zu beachten:

- Heizkissen nicht knicken oder zusammenfalten
- keine spitzen Gegenstände zur Befestigung des Heizkissens verwenden
- bei kleinen Kindern und schlafenden Patienten nur unter Aufsicht verwenden.

Heiße Luft kann erhebliche Temperaturreize als **Saunabad** mit Temperaturen von 90–100 °C oder **Dampfbad** mit Temperaturen von 40–50 °C ausüben. Temperaturen über 50 °C können im Dampfbad kaum toleriert werden, da die mit Wasserdampf übersättigte Luft keine Schweißverdunstung und somit keine Abkühlung durch Schwitzen ermöglicht.

Durch **Wickel** kann das feuchtwarme Milieu eines Dampfbads oder das trockenheiße Milieu eines Heißluftbads über einem begrenzten Hautareal nachgeahmt werden. Es gibt dabei vielfältige Möglichkeiten von einfachen Umschlägen bis zu **Kataplasmen** (heiße Breiumschläge).

Infrarotbestrahlung. Die unsichtbaren Infrarotstrahlen **(IR-Strahlen)** werden nicht als Licht, sondern als Wärme empfunden. Im elektromagnetischen Wellenspektrum grenzen sie an den Rotbereich des sichtbaren Lichts (siehe Abb. 5.83).

Schon wenige Minuten nach Beginn einer Infrarotbestrahlung kommt es bei ausreichender Strahlenstärke zu einer **Hyperämie** als Folge der gesteigerten Durchblutung. Die entstehende Hautrötung wird als **Erythem** bezeichnet.

Lichtkästen nutzen ebenfalls die Wirkung der Infrarotstrahlen. Sie enthalten in der Regel normale Glühlampen. Die von diesen Glühlampen ausgehende Wärme kann durch die Kastenform nur wenig entweichen, sodass eine intensive Wärmewirkung erfolgt. Die Lichtkästen gibt es in verschiedenen Größen für Kopf-, Extremitäten- und Rumpflichtbäder.

Bei der Handhabung eines Lichtkastens ist zu beachten:

- Alle Metallteile müssen von der Haut des Patienten entfernt werden (Verbrennungsgefahr).
- Augen mit dunklem Stoff schützen
- Patienten die Möglichkeit geben den Lichtkasten selbst auszustellen
- Öffnungen des Lichtkastens mit einem Tuch abdecken, damit keine Wärme verloren geht

– Den Patienten nach der Behandlung abtrocknen und warm zudecken um plötzliche Temperaturänderungen zu vermeiden.

Hochfrequenz-Wärmetherapie. Bei der Hochfrequenztherapie verwendet man:
- Kurzwellen
- Dezimeterwellen (Ultrahochfrequenz)
- Mikrowellen.

Im Körpergewebe bewirkt eine Bestrahlung mit diesen elektrischen Wellen eine deutliche Erwärmung. Die zugelassenen, in der Praxis verwendeten Frequenzen und Wellenlängen sind in der folgenden Übersicht wiedergegeben.

Strahlung	Frequenz	Wellenlänge
Kurzwelle	27,12 MHz	11,06 m
Dezimeterwelle (= Ultrahochfrequenz, UHF)	433,92 MHz	0,69 m
Mikrowelle	2450,00 MHz	0,12 m

Die Hochfrequenz-Wärmetherapie kann bei allen Erkrankungen eingesetzt werden, bei denen Wärme unter der Körperoberfläche den Heilungsprozess unterstützt. Dies sind vor allem chronische Erkrankungen.
Hochfrequenzen dürfen in der Regel nicht angewendet werden bei:
- akuten Entzündungen
- Blutungen und Blutungsgefahren
- Tuberkulose
- Patienten mit Herzschrittmachern
- Metallfremdkörpern im Bestrahlungsfeld (z.B. Gelenkprothesen, Granatsplitter)
- gestörtem Wärmeempfindungsvermögen
- Schwangerschaft.

Kurzwellentherapie. Die Kurzwellen können mit zwei unterschiedlichen Methoden angewendet werden:
- der Kondensatorfeldmethode (bipolar) und
- der Spulenfeldmethode (monopolar).

Bei der **Kondensatorfeldmethode** befindet sich die zu behandelnde Körperregion zwischen zwei Kondensatorplatten, den Behandlungselektroden.
Der Patient ist somit Teil eines Stromkreises. Sobald ein hochfrequenter Wechselstrom angelegt wird, kommt es zwischen den Behandlungselektroden zu einer Wärmewirkung im Körper. Der Patient erfährt dabei eine besonders starke Erwärmung im Haut- und Fettbereich und eine relativ geringe Erwärmung im tiefen Muskelbereich.
Als Elektroden können starre Elektroden nach Schliephake oder schmiegsame Weichgummi-Flächenelektroden verwendet werden (siehe Abb. 5.85).

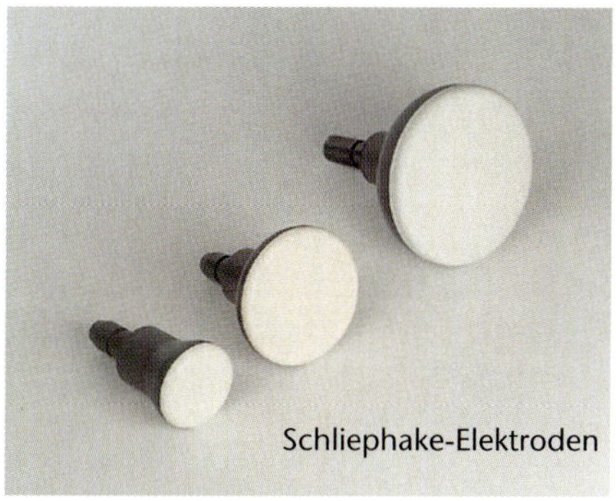

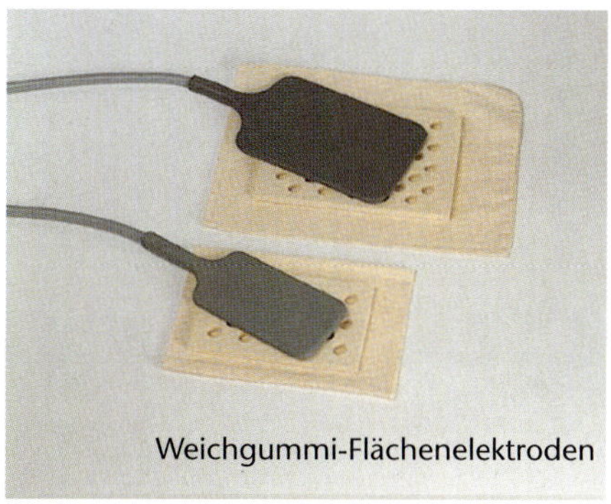

Abb. 5.85
Elektroden für die Kondensatorfeldmethode

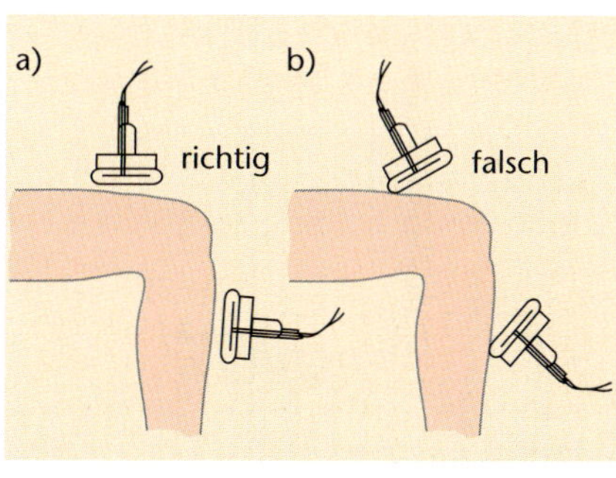

Abb. 5.86
Kurzwellentherapie mit der Kondensatorfeldmethode
a) richtiges Anlegen der Elektroden
b) falsches Anlegen der Elektroden

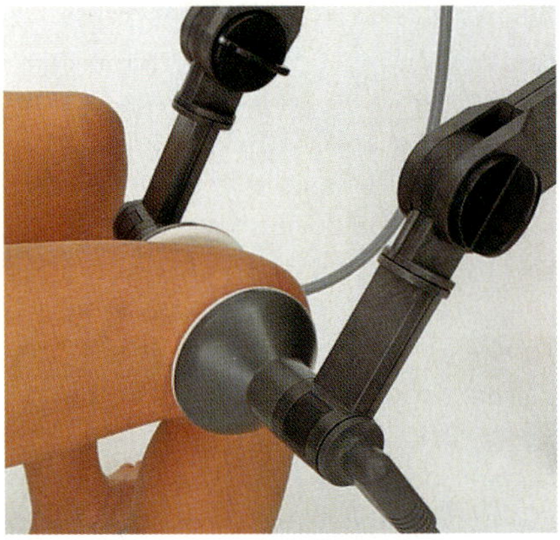

Abb. 5.87 Kurzwellentherapie (Kondensatorfeldmethode) mit Querdurchflutung im Bereich des Kniegelenks

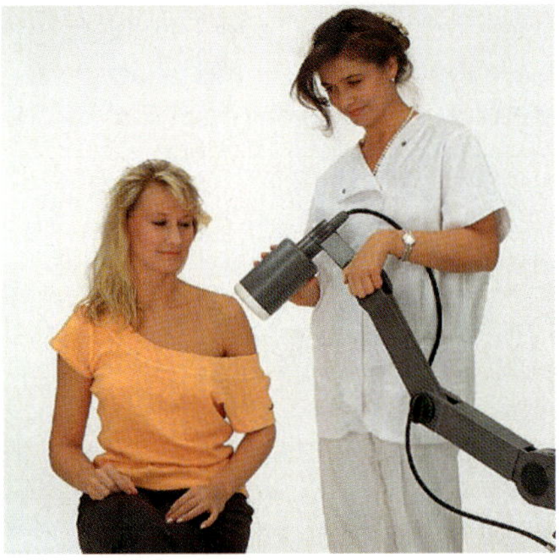

Abb. 5.88 Kurzwellentherapie mit einer Spulenfeldelektrode (Wirbelstrom)

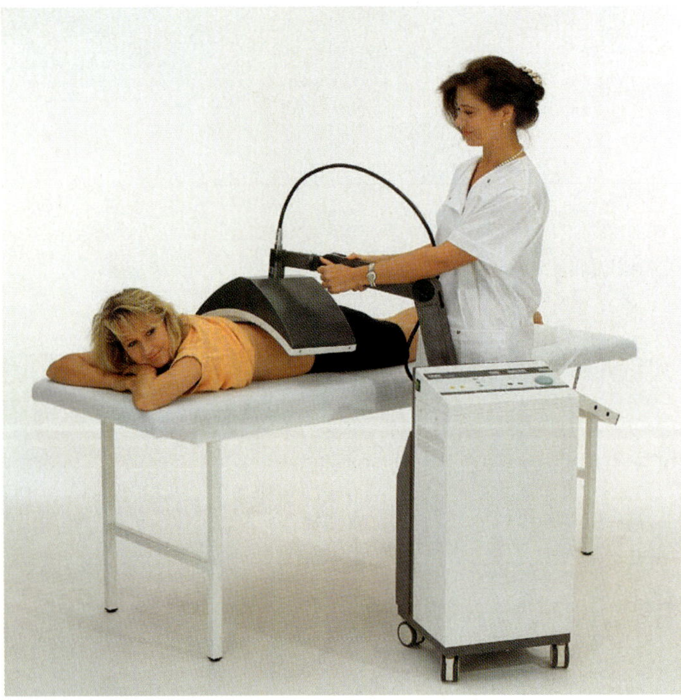

Abb. 5.89 Mikrowellentherapie mit Muldenstrahler

Die Elektroden werden stets parallel zur Hautoberfläche angelegt (s. Abb. 5.86). Verkantet man die Elektroden, so kann es zu Verbrennungen kommen.

Grundsätzlich ist auch darauf zu achten, dass kein Metall und keine Feuchtigkeit in der Nähe des Patienten ist, da es sonst ebenfalls zu Verbrennungen kommen kann.

Werden die Elektroden einander gegenübergestellt, so spricht man von Querdurchflutung (Abb. 5.87).

Zur Längsdurchflutung werden die Elektroden längs des Körpers angelegt.

Bei der **Spulenfeldmethode** wird die elektromagnetische Wirkung eines hochfrequenten Wechselstroms im Bereich einer Spule ausgenutzt.

Es wird eine Spulenfeldelektrode (Wirbelstrom-Elektrode, Abb. 5.88) oder ein Spezialkabel (Induktionskabel) verwendet. Dabei kommt es zu einer besonders starken Erwärmung im Muskelbereich und einer relativ geringen Erwärmung im Haut- und Fettbereich.

Ultrahochfrequenztherapie. Bei der Ultrahochfrequenztherapie werden **Dezimeterwellen** gebündelt auf den Körper des Patienten abgestrahlt.

Im Körpergewebe wird die Strahlenenergie in Wärmeenergie umgewandelt. Es kommt dabei zu einer besonders starken Erwärmung im Muskelbereich bei relativ geringer Erwärmung im Haut- und Fettbereich. Je nach Anwendungsgebiet werden muldenförmige, runde oder längliche Strahler verwendet.

Mikrowellentherapie. Mikrowellen werden wie bei der Ultrahochfrequenztherapie gezielt auf den Körper des Patienten abgestrahlt, wo die Strahlenenergie in Wärmeenergie umgewandelt wird. Es kommt dabei zu einer besonders starken Erwärmung der Haut und der oberflächennahen Muskulatur. Fettgewebe wird dagegen von Mikrowellen nur wenig erwärmt. Für die verschiedenen Anwendungsgebiete gibt es Strah-

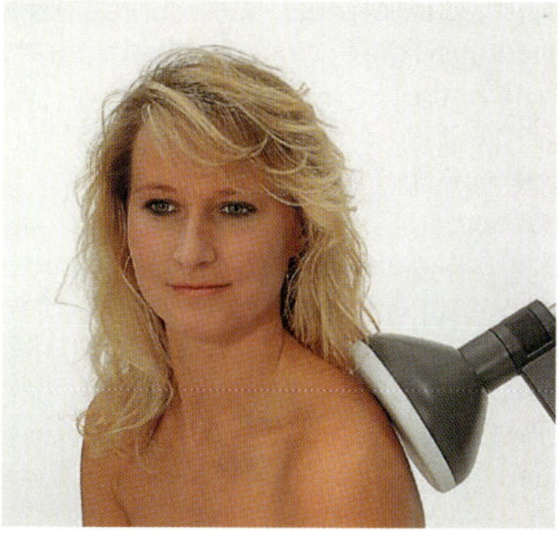

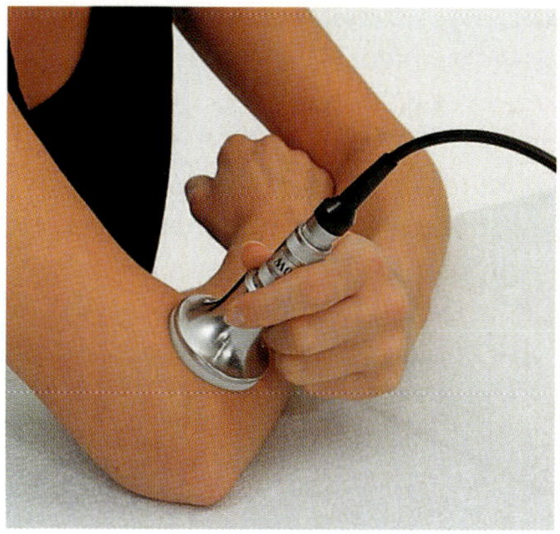

Abb. 5.90
Mikrowellentherapie mit Rundfeldstrahler (links) und Kontaktstrahler (rechts)

ler in unterschiedlichen Formen (siehe Abb. 5.89 und 5.90).

Ultraschalltherapie. Bei der Ultraschalltherapie werden **Schallimpulse jenseits der Hörgrenze** verwendet. Man erzielt dadurch eine Erwärmung im Gewebe sowie eine Mikromassage. Die Erwärmung ist dabei an Gewebegrenzen besonders stark, sie lässt sich jedoch insgesamt nur schwer steuern. Je nach Anwendungsgebiet gibt es verschiedene Schallköpfe.

Kältetherapie

Kälte entzieht dem Körper Wärme und verengt die Blutgefäße. Es kommt dadurch zu:
- Temperatursenkung
- verminderter Durchblutung
- Unterstützung der Blutstillung
- Milderung von Blutergüssen
- Entzündungshemmung
- Schmerzstillung.

Diese Wirkungen halten jedoch nur so lange an, wie Kälte angewendet wird. Insbesondere nach kurzer, intensiver Kälteanwendung kommt es anschließend schnell zu einer **reaktiven Mehrdurchblutung (Hyperämie)** mit deutlicher Erwärmung. Dies wird z. B. bei **Wechselbädern** zur Anregung des Kreislaufs ausgenutzt.

Kälte wird u. a. zur Minderung von Schwellungen nach operativen Eingriffen und bei akuten entzündlichen Erkrankungen angewendet.

Es kommt dabei weniger auf besonders tiefe Temperaturen, sondern mehr auf die lang andauernde Anwendung an. Besonders günstig sind dafür **feuchtkalte Umschläge**, die etwa die Temperatur von kaltem Leitungswasser haben. Die direkte Anwendung von Eis schadet dagegen eher, da es hierbei schnell zu einer reaktiven Hyperämie kommen kann. Von der Industrie angebotene Eisblasen, Eiskrawatten und Kühlelemente sind somit bei direkter Anwendung ohne ein dazwischengelegtes Tuch zu kalt.

Alkoholische Lösungen ergeben durch Verdunstung ebenfalls einen kurze Zeit andauernden Kältereiz. Sie werden z. B. zum Atemtraining angewendet, indem der Rücken mit **Franzbranntwein** abgerieben wird. Durch den Kältereiz wird der Patient dabei zum tiefen Einatmen veranlasst.

Lichttherapie

Die elektromagnetischen Wellen mit einer Wellenlänge von ca. 400–750 nm werden vom menschlichen Auge als **Licht** wahrgenommen. An den Wellenbereich des sichtbaren Lichts schließen die längeren **Infrarotwellen** und kürzeren **Ultraviolettwellen** an (s. Abb. 5.83). Die Lichttherapie nutzt die elektromagnetischen Wellen sowohl des sichtbaren Lichts als auch der Infrarot- und Ultraviolettstrahlung zur Behandlung aus. Die Infrarotbestrahlung wurde aufgrund ihrer Wärmewirkung bereits im Abschnitt Wärmetherapie erläutert.

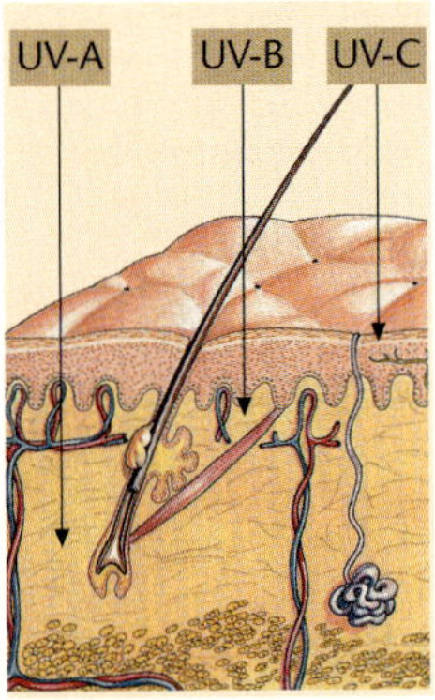

Abb. 5.91 Eindringtiefen von UV-Strahlen in die menschliche Haut

Ultraviolettbestrahlung. Ultraviolette Strahlen **(UV-Strahlen)** grenzen mit einer Wellenlänge von 100–400 nm an den Violettbereich des sichtbaren Lichts (siehe Abb. 5.83).

UV-Strahlen röten und bräunen die Haut, bauen **Vitamin D** aus dem Provitamin D in der Haut auf (antirachitische Wirkung) und töten Keime ab.

Man unterscheidet:

UV-A	315–400 nm
UV-B	280–315 nm
UV-C	100–280 nm

Das **Sonnenlicht** enthält vor allem UV-A-Strahlen und den langwelligen Teil der UV-B-Strahlen. Die kurzwelligen, energiereichen und für den Körper gefährlichen UV-C-Strahlen werden in der Atmosphäre absorbiert und erreichen somit die Erdoberfläche kaum.

In der Praxis können UV-Strahlen durch Quecksilberdampflampen erzeugt werden. Durch Herausfiltern der unerwünschten UV-C-Strahlen und Verminderung der UV-B-Strahlen kann das Wellenspektrum dieser Lampen dem UV-Spektrum des Sonnenlichts angeglichen werden.

UV-Strahlen werden bei **Rachitis** und verschiedenen **Hautkrankheiten** angewendet. Nach UV-Bestrahlung kommt es dabei im Gegensatz zur Infrarotbestrahlung erst nach einigen Stunden zu einer **Hautrötung (Erythem)**.

Zur Behandlung wird meist eine Serie von 10 Bestrahlungen in Abständen von jeweils 2–3 Tagen durchgeführt. Anfangs ist die Bestrahlungszeit nur kurz.

Vorsichtsmaßnahmen bei UV-Bestrahlung

- Augen stets schützen, z. B. durch eine Schutzbrille
- Bestrahlungszeit und -abstand sorgfältig einhalten
- ältere Patienten und Kinder stets beaufsichtigen
- nach Unterbrechung der Bestrahlungsserie erst wieder mit kürzeren Bestrahlungszeiten anfangen

Mit zunehmender Gewöhnung der Haut wird die Bestrahlungszeit langsam verlängert.

UV-Strahlen können bereits nach kurzer Einwirkung Verbrennungen verursachen.

Da das Gerät nach dem Einschalten zunächst eine Einbrennzeit von etwa 3 Minuten benötigt, wird erst nach dieser Zeit mit der Behandlung begonnen. Die Quarzlampe darf nicht mit den Händen berührt werden.

Elektrotherapie

Unter Elektrotherapie versteht man die Anwendung von elektrischem Strom zu Heilzwecken. Dazu gehört die Behandlung mit **Gleichströmen** niedriger Spannung und Stromstärke sowie **Wechselströmen** niedriger Frequenz (Niederfrequenztherapie).

Man unterscheidet hierbei:

- Galvanisation (Gleichstromtherapie)
- Iontophorese
- Niederfrequenz-Reizstromtherapie
- diadynamische Stromtherapie.

Die Behandlung mit hochfrequenten Wechselströmen (Kurzwellen, Dezimeterwellen, Mikrowellen) gehört im weiteren Sinn ebenfalls zur Elektrotherapie. Wegen ihrer vorwiegenden Anwendung zur Wärmebehandlung wurden sie jedoch bereits im Abschnitt Wärmetherapie erläutert.

Weiterhin kann elektrischer Strom zur Blutstillung durch **Elektrokoagulation** und zur **elektrischen Defibrillation** bei der Wiederbelebung (siehe S. 331) angewendet werden.

Galvanisation. Gleichstrom wird auch als **galvanischer Strom** bezeichnet. Entsprechend wird die Behandlung mit Gleichstrom auch Galvanisation genannt. Hierbei fließt ein konstanter Strom mit gleich bleibender Stromrichtung und Stromstärke.

Der Patient ist bei der Gleichstrombehandlung Teil des Stromkreises. Dazu werden zwei Elektroden auf der Haut befestigt und über Zuleitungskabel mit dem Behandlungsgerät verbunden. Der Strom fließt dann vom **positiven Pol (Anode)** zum Patienten und gelangt über den **negativen Pol (Kathode)** wieder zurück. Durch den Gleichstrom kommt es im Körper des Patienten zu folgenden Wirkungen:

- Unter der **Kathode (Minuspol)** wird die Erregbarkeit der Muskulatur gesteigert.
- Unter der **Anode (Pluspol)** kommt es zu einer Verminderung der Erregbarkeit und zu einer Schmerzberuhigung. Diese schmerzlindernde Wirkung kann z.B. zur Behandlung schmerzempfindlicher Körperregionen genutzt werden.
- Unabhängig von der Polung führt der Gleichstrom zu einer **Mehrdurchblutung (Hyperämie)** durch Erweiterung der Kapillaren. Gleichstrom kann daher zur Durchblutungsverbesserung angewendet werden.

Die technische Durchführung kann grundsätzlich mit den bereits oben beschriebenen Hautelektroden, aber auch mit so genannten Wasserelektroden erfolgen.

Bei den **Hautelektroden** ist darauf zu achten, dass kein Metall in direkten Kontakt mit der Haut kommt. Metallelektroden werden daher stets mit angefeuchteten Tuchplatten oder feuchtem Frotteestoff unterpolstert.

Wasserelektroden werden bei elektromedizinischen Bädern z.B. als **Vierzellenbad** oder **Stangerbad** angewendet.

Dabei unterscheidet man aufsteigende und absteigende Galvanisation. Die **aufsteigende Galvanisation** (Pluspol unten, Minuspol oben) wird zur Steigerung der Erregbarkeit, die **absteigende Galvanisation** (Pluspol oben, Minuspol unten) zur Verminderung der Erregbarkeit angewendet.

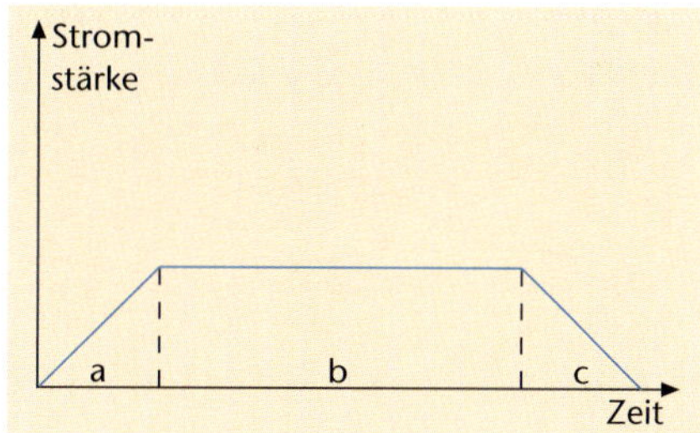

Abb. 5.92 *Stromstärkenverlauf bei der Behandlung mit Gleichstrom*
a) langsames Einschleichen
b) Behandlungsphase
c) langsames Ausschleichen

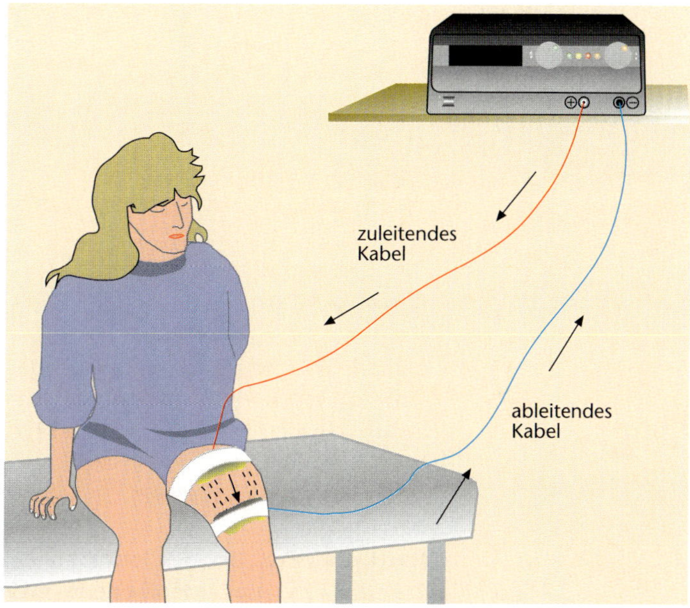

Abb. 5.93 *Stromkreis bei der Gleichstrombehandlung*

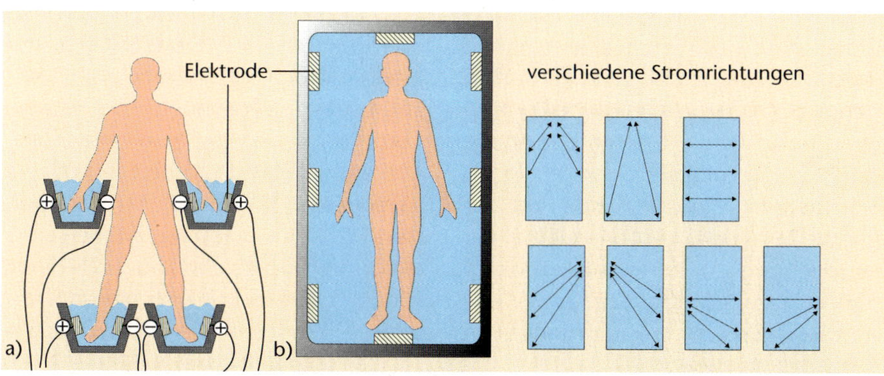

Abb. 5.94
a) Vierzellenbad
b) Stangerbad

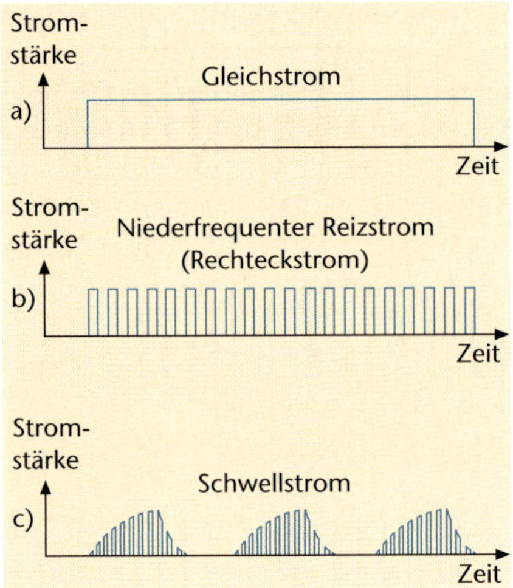

Abb. 5.95
Vergleich von Gleichstrom und niederfrequenten Reizströmen: Der unter b) abgebildete Reizstrom wird auch als Rechteckstrom bezeichnet, da die einzelnen Stromimpulse die Form eines Rechtecks haben.

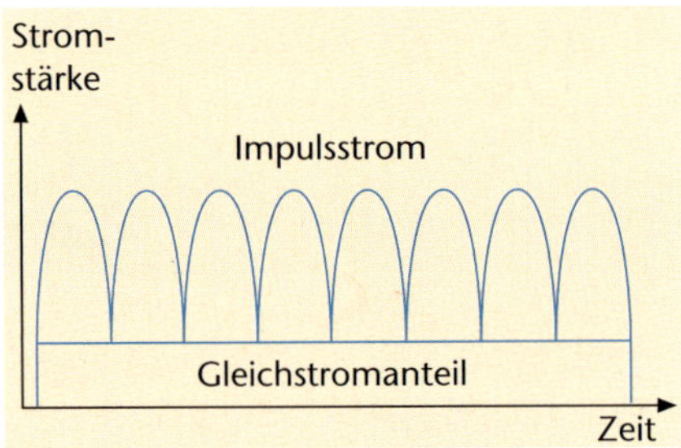

Abb. 5.96
Diadynamischer Strom: Kombination eines Impulsstroms mit einem Gleichstrom

Die Stromstärke wird bei der Galvanisation so gewählt, dass sie für den Patienten nicht unangenehm wirkt. Dazu beginnt man mit langsam steigender Stromstärke und hört mit langsam sinkenden Stromstärken wieder auf. Man bezeichnet dies auch als Ein- und Ausschleichen (siehe Abb. 5.92).

Iontophorese. Bei der Iontophorese werden dem Körper Medikamente mithilfe von Gleichstrom durch die unverletzte Haut oder Schleimhaut zugeführt. Man nutzt dazu den Effekt aus, dass **Ionen** – also elektrisch geladene Atome oder Moleküle – im Gleichstromfeld wandern. Positiv geladene Ionen (= **Kationen**) wandern dabei von der Anode zur Kathode, negativ geladene Ionen (= **Anionen**) von der Kathode zur Anode. Durch eine besondere Form der Iontophorese (**Leitungswasser-Iontophorese**) kann auch auf einfache Weise starkes Schwitzen an Händen und Füßen behandelt werden.

Richtlinien für die Elektrotherapie

- Vor Inbetriebnahme des Geräts sämtliche Bedienungselemente auf null stellen.
- Patienten so lagern, dass er nicht mit Metallteilen in Berührung kommt.
- Elektroden nur auf gesunder Haut anbringen; deshalb sorgfältig auf Hautveränderungen achten.
- Elektroden unterpolstern, sodass kein direkter Kontakt zwischen Metallelektroden und der Haut des Patienten besteht.
- Elektroden sicher befestigen, sodass sie nicht verrutschen oder abfallen können.
- Zum besseren Stromkontakt starken Haarwuchs im Bereich der Elektroden entfernen.
- Elektroden entsprechend den Herstellerangaben mit dem Gerät verbinden. Im Normalfall gilt:
  Rot = Anode,
  Blau = Kathode.
- Elektrodensitz vor Einschalten des Geräts und während der Behandlung überprüfen.
- Während der Behandlung darf es nicht zu Missempfindungen oder Schmerzen kommen.
- Elektroden nach Abschluss der Behandlung erst abnehmen, wenn kein Strom mehr fließt.
- Elektroden und Zubehör nach jeder Anwendung gründlich reinigen.
- Keine Elektrotherapie in der Nähe brennbarer Gase, Dämpfe oder Nebel.
- Keine Elektrotherapie in der Schwangerschaft, bei akuten entzündlichen Erkrankungen, bei Patienten mit Herzschrittmachern und bei Blutungsneigung.

Niederfrequenz-Reizstromtherapie. Während bei der Gleichstrombehandlung ein konstanter Strom mit gleich bleibender Stromrichtung und Stromstärke verwendet wird (siehe Abb. 5.95 a), arbeitet man bei der Niederfrequenz-Reizstromtherapie mit kurz aufeinander folgenden **Stromimpulsen**. Diese Stromimpulse können stets gleich groß sein (siehe Abb. 5.95 b), sie können aber auch jeweils langsam anschwellen, um anschließend wieder abzufallen (**Schwellstrom**, s. Abb. 5.95 c).

Niederfrequente Ströme haben bei ihrer Anwendung eine Reizwirkung auf die Muskulatur. Bei ausreichender Reizstärke können sie eine Dauerkontraktion eines Muskels auslösen.
Elektrische Serienimpulse, die zu einer Muskelkontraktion führen, werden auch als faradische Ströme bezeichnet. Der Vorgang wird **Faradisation** genannt. Man kann damit unter anderem Übungsbehandlungen für die Muskulatur **(Elektrogymnastik)** durchführen. Zusätzlich haben niederfrequente Reizströme auch eine schmerzstillende und durchblutungsfördernde Wirkung.

Diadynamische Stromtherapie. Der französische Zahnarzt Bernard ermittelte, dass die Kombination eines Impulsstroms mit einem Gleichstrom eine besonders gute schmerzlindernde und durchblutungsfördernde Wirkung hat. Diese Kombination wird als diadynamischer Strom oder Bernard-Strom bezeichnet (siehe Abb. 5.96).

Inhalationstherapie

> Unter einer **Inhalation** (inhalare lat. – einatmen) versteht man die Einatmung von Dämpfen, Gasen oder Aerosolen.
> **Aerosole** sind feste oder flüssige Schwebstoffe, die fein verteilt in Luft vorliegen.

Eine Inhalationstherapie wird bei Erkrankungen der Lunge und der Luftwege durchgeführt. Eingeatmete Medikamente können dabei örtlich auf die Schleimhaut und nach Aufnahme in die Blutbahn auch auf den gesamten Körper einwirken. Je kleiner die eingeatmeten Stoffe sind, desto weiter gelangen sie bei der Einatmung in den Atemtrakt.
Zur **Behandlung von Erkrankungen der oberen Luftwege** (Schnupfen, Nasennebenhöhlenentzündungen) eignet sich zur einfachen Anwendung zu Hause das **Kopfdampfbad**. Dazu benötigt man eine geeignete Schüssel für ca. 2 Liter heißes Wasser, ein Handtuch zum Haarschutz und ein Badetuch zum Abdecken. In das heiße Wasser werden

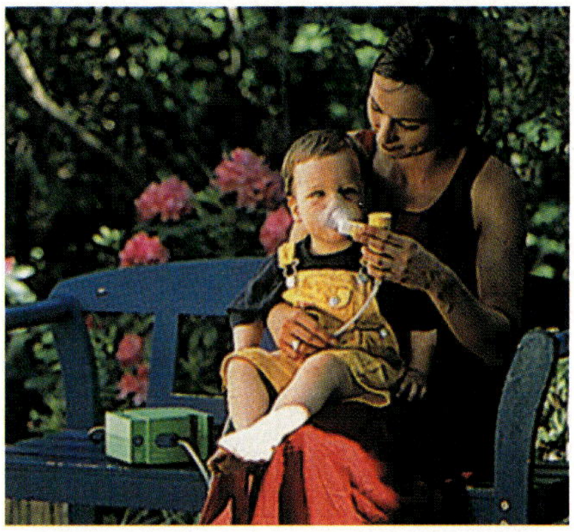

Abb. 5.97
Aerosolinhalation

ätherische Öle, Kamillenauszüge oder andere Zusätze je nach Erkrankung hinzugesetzt.
Zum Kopfdampfbad wird das heiße Wasser in die Schüssel gegeben. Der Patient hält dann den Kopf über die dampfende Flüssigkeit, wobei er das Haar mit dem Handtuch schützen kann. Um ein zu schnelles Entweichen des Dampfes zu verhindern, wird ein Badetuch über den Kopf des Patienten und die darunter stehende Schüssel mit dem heißen Wasser gelegt.
Zur Behandlung können Salzlösungen (Sole), Heilwasser, ätherische Öle usw. verwendet werden. Der Patient soll die Dämpfe mit offenem Mund einatmen. Steigen keine Dämpfe mehr auf, so ist der Patient gründlich abzutrocknen. Er sollte anschließend ausruhen und nicht sofort ins Freie gehen um sich nicht zu erkälten.
Zur **Behandlung von Erkrankungen der unteren Luftwege** (Bronchitis, Asthma bronchiale) sind **Inhalationsgeräte** entwickelt worden, mit denen fein verstäubte Aerosole eingeatmet werden können **(Aerosolinhalation)**. Durch geeignete Konstruktion der Inhalationsgeräte können die Aerosole dabei in das Bronchialsystem der Lunge gelangen. Zur Aerosolerzeugung eignen sich **Zerstäuberdüsen** und **Ultraschallvernebler**.
Verschiedene vom Arzt verordnete Medikamente können inhaliert werden. Die Inhalation erfolgt über ein Mundstück oder eine Maske.

Der Raum sollte frische, zugfreie Luft enthalten. Der Patient soll aufrecht und entspannt mit abgestützten Ellenbogen sitzen und in Ruhe gleichmäßig atmen. Auswurf soll nicht hinuntergeschluckt, sondern in eine bereitstehende Schale mit Zellstoff ausgespuckt werden.
Wegen der Gefahr einer Erkältung, insbesondere bei nasskalter Witterung, soll der Patient nach der Inhalation nicht sofort ins Freie gehen. Das Gerät ist nach der Inhalation gründlich zu reinigen und zu desinfizieren, der Raum ist zu lüften.

Hydrotherapie
Bei der Hydrotherapie wird Wasser zur Behandlung angewendet. Man kann dabei die mechanische Wasserwirkung und die Temperaturwirkung bei Anwendung von kaltem oder warmem Wasser nutzen. **Kaltwasserbehandlungen** bewirken eine Aktivierung des Kreislaufs, **Warmwasserbehandlungen** eine Beruhigung. Folgende Anwendungen werden durchgeführt:
- Voll-, Halb- und Teilbäder
- Heilbäder mit natürlichen oder künstlichen Wirkstoffen (z. B. Moorbäder, Solbäder)
- Wärme- und Kältebäder, Wechselbäder
- Bewegungsbäder
- Massagebäder
- Dampfbäder
- Duschen
- Güsse und Strahlbehandlungen
- feuchte Wickel, Umschläge und Heilpackungen.

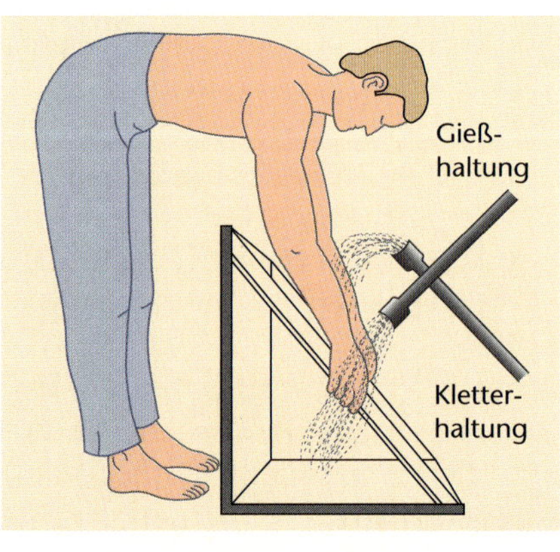

Abb. 5.98
Armguss: Durch unterschiedliche Haltung des Schlauchs kann der Wasserdruck auf die Haut verändert werden.

Krankengymnastik
Krankengymnastik wird insbesondere in der Orthopädie und Chirurgie bei Erkrankungen des Halte- und Bewegungsapparats, in der inneren Medizin zum Kreislauf- und Lungentraining sowie in der Neurologie bei Erkrankungen des Nervensystems durchgeführt. Bewegungsübungen können dabei die Muskulatur stärken und die Beweglichkeit der Gelenke erhalten.
Eine besondere Form ist die **Schwangerschaftsgymnastik**.
Man unterscheidet:
- **aktive Übungen**, bei denen sich der Patient selbst unter Anleitung bewegt
- **assistierte Übungen**, bei denen die Bewegungen des Patienten unterstützt werden
- **passive Übungen**, bei denen die Gliedmaßen der Patienten durch den Krankengymnasten bewegt werden.

Massage
Bei Massagen wird der Körper durch planmäßiges Streichen, Reiben, Kneten, Klopfen, Klatschen oder Erschüttern behandelt. Es kommt dadurch zu einer Durchblutungssteigerung und Lockerung der Weichteile. Neben Haut, Unterhautgewebe und Muskulatur werden dabei auch innere Organe über das Nervensystem beeinflusst.
Hauptanwendungsgebiete sind Erkrankungen des Halte- und Bewegungsapparats.
Man unterscheidet:
- Ganzmassagen des Körpers und Teilmassagen einzelner Körperabschnitte
- Sportmassagen vor und nach sportlichen Übungen
- Bindegewebemassagen bzw. Reflexzonenmassagen, die vom Unterhautbindegewebe aus über das Nervensystem gezielt innere Organe beeinflussen sollen
- Lymphdrainagen, die in Form von Streichmassagen Lymphstauungen beseitigen sollen
- Unterwassermassagen und Unterwasser-Druckstrahlmassagen.

6.1 Lebensrettende Sofortmaßnahmen

Grundlagen

Bei einem lebensbedrohlichen Notfall kommt es auf gezieltes, schnelles Handeln an. Die Grundsätze der ersten Hilfe müssen dabei jedem bekannt sein, sodass eine Notfallbehandlung von jedem eingeleitet und bis zum Eintreffen eines Arztes selbstständig durchgeführt werden kann!

Jeder muss in der Lage sein,
- einen **Notfall zu erkennen** und
- die **richtigen Sofortmaßnahmen** sicher durchzuführen.

Zur Einschätzung eines Notfalls sind folgende Befunde vorrangig zu erheben:

Äußere Gefahren: Befindet sich der Patient in einer gefährlichen Situation, z. B. durch giftige Gase, Feuer oder elektrischen Strom?

Bewusstsein: Ist der Patient ansprechbar oder ist er bewusstlos?

Atmung: Sind mit flach auf Brustkorb oder Oberbauch gelegten Händen Atembewegungen zu tasten oder liegt eine Atemstörung oder gar ein Atemstillstand vor?

Kreislauf: Ist der Puls an der Halsschlagader oder der Beinschlagader in der Leistenbeuge tastbar; ist er verändert, beschleunigt oder nicht mehr zu tasten (Kreislaufstillstand)?

Blutungen: Liegt eine stärkere, spritzende Blutung (Schlagaderverletzung) vor?

Nach kurzer, gezielter Untersuchung wird ohne Verzögerung mit den Sofortmaßnahmen zur Abwendung einer akuten Lebensgefahr mit Wiederbelebung und Schockbekämpfung begonnen.

Eine vorherige Bergung des Patienten wird nur bei lebensbedrohlicher Gefährdung durch äußere Gefahren wie giftige Gase oder Feuer durchgeführt. Ist der Patient in Kontakt mit elektrischem Strom, so ist zunächst der Stromkreis zu unterbrechen.

Die Erstmaßnahmen müssen zügig durchgeführt werden, da die Sicherung von Atmung und Kreislauf vorrangig ist. Kleinere Blutungen können später gestillt werden.

Man bedenke stets, dass die Überlebenschancen des Patienten bei einem Atem- und Kreislaufstillstand entscheidend vom **Beginn der Wiederbelebung** abhängen. Ist die Sauerstoffzufuhr zum Gehirn länger als 3 Min. unterbrochen, so ist mit nicht mehr behebbaren Hirnschäden zu rechnen! Die Wiederbelebungsmaßnahmen müssen daher innerhalb dieser Frist begonnen werden. Nur unter besonderen Umständen, wie starker Unterkühlung oder bei Schlafmittelvergiftungen, treten Hirnschäden erst später auf.

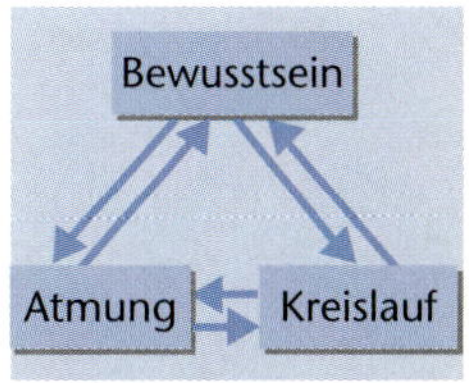

Abb. 6.1 Bei einem lebensbedrohlichen Notfall sind zunächst Bewusstsein, Atmung und Kreislauf zu beurteilen.

Verhalten im Notfall	
Beurteilung der Notfallsituation	– Äußere Gefahren, Bewusstsein, Atmung, Kreislauf, Blutungen?
Sofortmaßnahmen	– Abwendung äußerer Gefahren, Sicherung von Atmung und Kreislauf, Information des Arztes
weitere Maßnahmen	– Stabilisierung von Atmung und Kreislauf, Überwachung, Verbände, Notfallprotokoll, Transport zum Krankenhaus

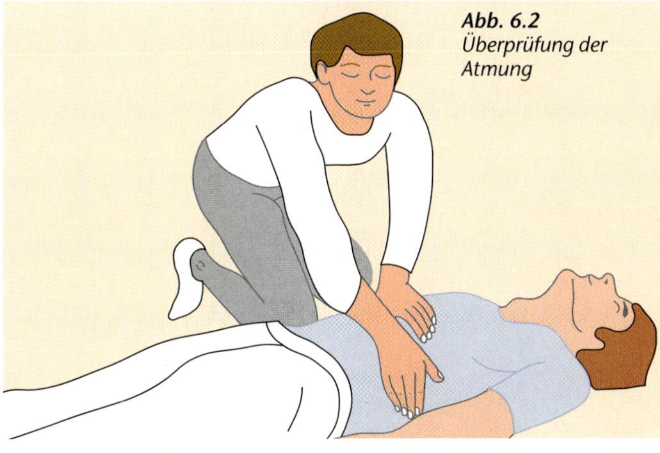

Abb. 6.2 Überprüfung der Atmung

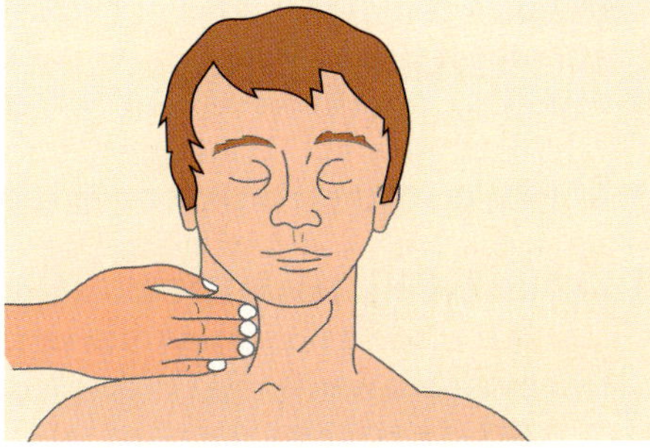

Abb. 6.3 Pulsmessung an der Halsschlagader

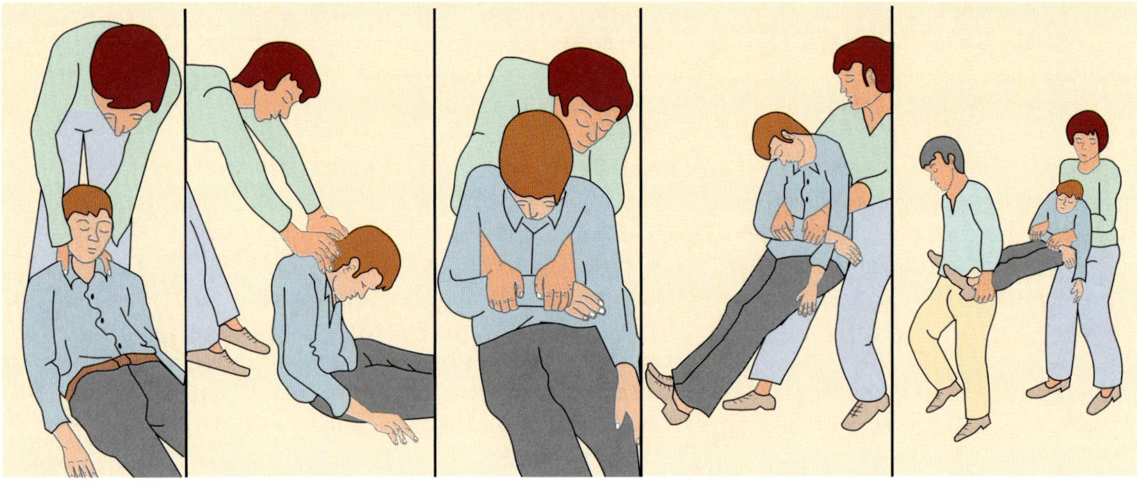

Abb. 6.4 *Rautek-Rettungsgriff*

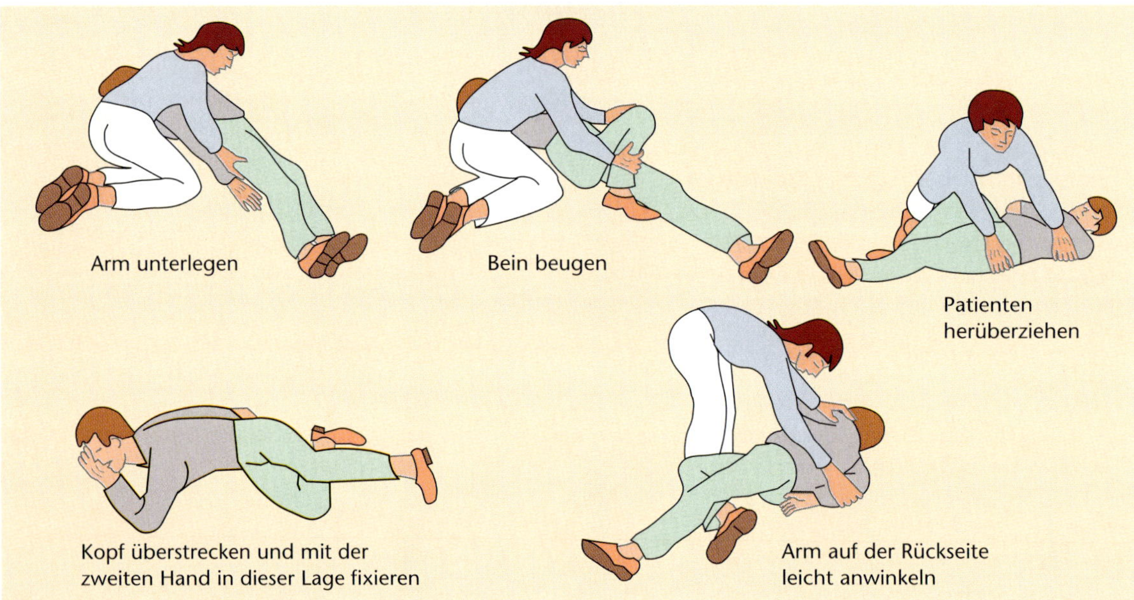

Abb. 6.5 *Stabile Seitenlagerung*

Bergung und Lagerung

Bergung. Die schnelle und schonende Bergung eines Patienten erfolgt mit dem **Rautek-Rettungsgriff**. Man steht dazu am Kopfende des Patienten, umfasst den Nacken und richtet den Oberkörper des Betroffenen auf. Dann greift man unter beiden Achselhöhlen des Patienten nach vorne und fasst einen Unterarm mit beiden Händen. Der Patient kann so leicht angehoben und rückwärts abtransportiert werden. Ein Helfer kann zusätzlich die Beine anheben.

Lagerung. Der geborgene Patient wird entsprechend der Bewusstseinslage und der Erkrankung fachgerecht gelagert. Der bewusstlose Patient mit aufgehobenen Schutzreflexen wird dazu in **stabile Seitenlage** gebracht um die Atemwege freizuhalten. So wird verhindert, dass der Patient Blut oder Erbrochenes einatmet.

Der bewusstlose Patient bleibt nur dann in Rückenlage, wenn eine sofortige Beatmung erfolgen muss oder wenn eine Wirbelsäulenverletzung vorliegt, da-

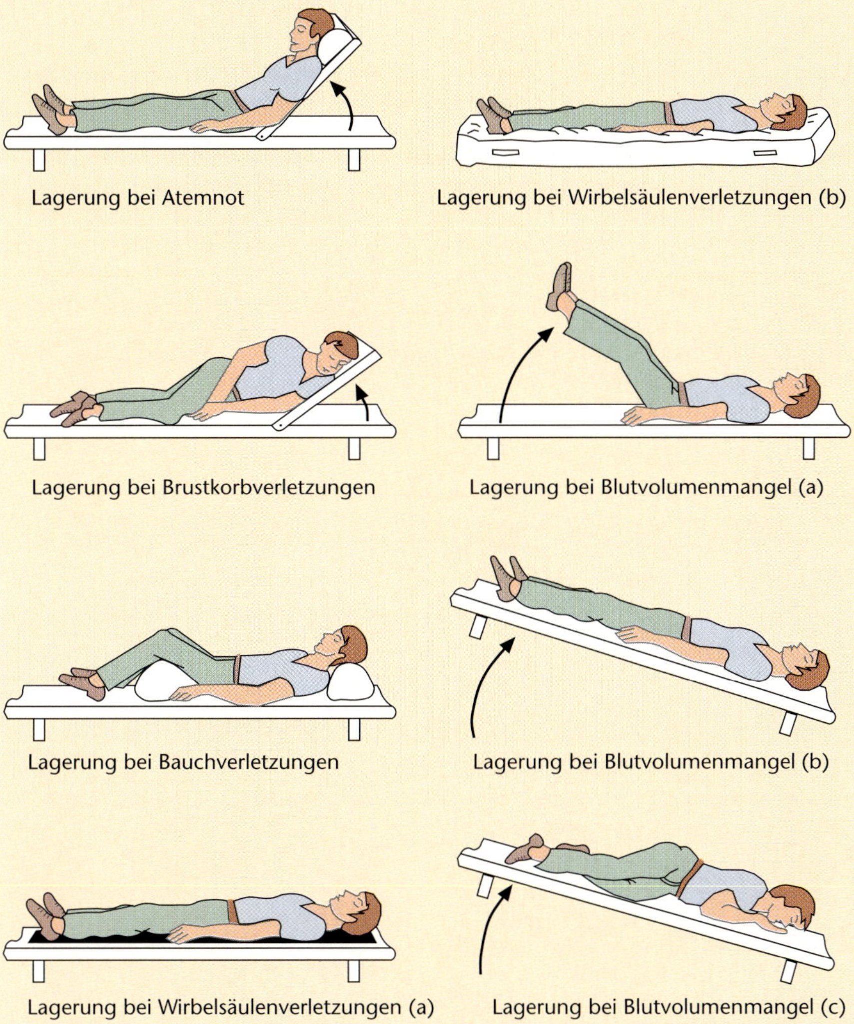

Abb. 6.6
Lagerung des Patienten

mit das Rückenmark nicht geschädigt wird. Die Atmung des Patienten muss dabei jedoch ununterbrochen überwacht werden.

Wiederbelebung

Jede Wiederbelebung beginnt mit Maßnahmen zur Wiederherstellung der Atemfunktion. Es ist dabei unerheblich, ob zuerst ein Atemstillstand oder ein Kreislaufstillstand vorlag.

Die Wiederbelebung läuft nach dem **ABC-Schema** ab. Zunächst muss dem Körper Sauerstoff zugeführt werden, der über den Blutkreislauf zu den lebenswichtigen Organen transportiert wird.

ABC-Schema

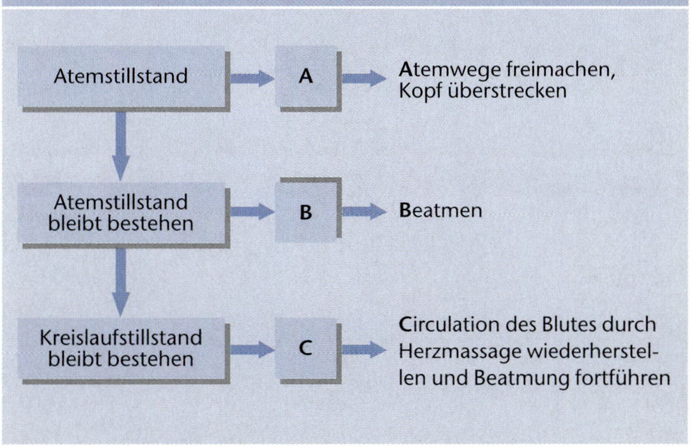

Atemwege freimachen

Beim Bewusstlosen können die Atemwege in Rückenlage durch Herabsinken von Unterkiefer und Zunge blockiert werden. Um den Bewusstlosen vor dem Ersticken zu bewahren, wird der Kopf dann zum Nacken hin überstreckt und der Unterkiefer angehoben, wobei der Mund geschlossen bleibt. Besteht jedoch eine Behinderung der Nasenatmung, so lässt man den Mund leicht geöffnet.

Befindet sich ein Fremdkörper, Blut, Schleim oder Erbrochenes im Luftweg, so wird der Mund mit dem **Esmarch-Handgriff** geöffnet und die Mund- und Rachenhöhle gereinigt. Zahnprothesen werden entfernt. Wenn ein Absauger vorhanden ist, sollte er zur Reinigung von Mund- und Rachenhöhle verwendet werden.

Um die Atemwege anschließend freizuhalten, können verschiedene Hilfsmittel benutzt werden. Häufig wird dazu ein **Guedel-Tubus** verwendet, der durch seine Form den Zungengrund anhebt und dadurch den Luftweg zwischen Lippen und Kehlkopfeingang freihält. Statt des Guedel-Tubus kann auch ein **Wendl-Tubus** verwendet werden, der über die Nase eingeführt wird. Diese Tuben dürfen jedoch nur bei genügender Übung verwendet werden!

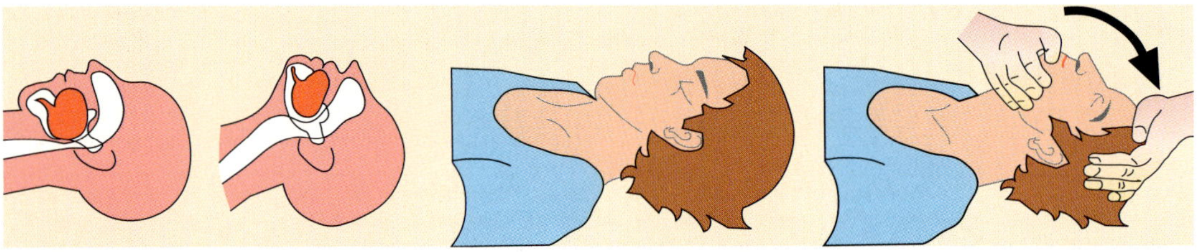

Abb. 6.7 *Überstrecken des Kopfes*

Abb. 6.8

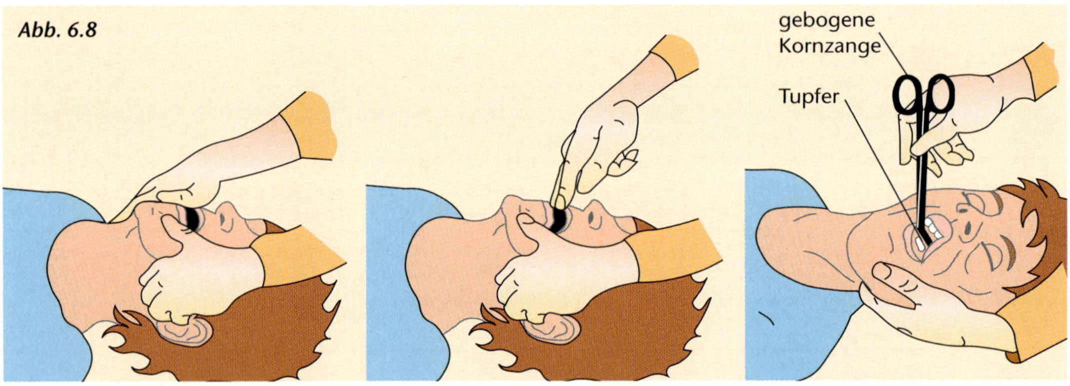

Esmarch-Handgriff: Der Unterkiefer wird mit den Fingern nach vorne geschoben und der Mund mit den Daumen geöffnet.

Reinigung von Mund- und Rachenhöhle mit den Fingern

Reinigung von Mund- und Rachenhöhle mit Kornzange und Tupfer

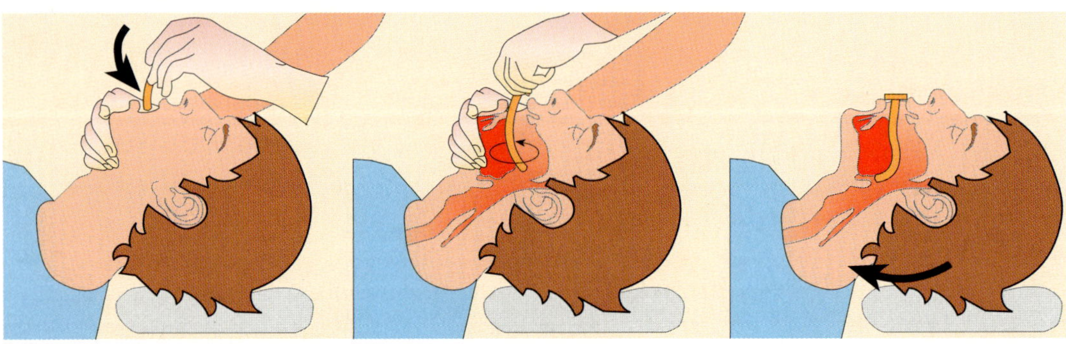

Abb. 6.9 *Einführen des Guedel-Tubus*

Beatmen

Setzt die Atmung des Patienten nicht ein, nachdem die Atemwege freigemacht wurden, so ist unverzüglich mit einer Beatmung zu beginnen. Sind keine Hilfsmittel vorhanden, so führt man eine **Mund-zu-Nase-Beatmung** durch. Sind die Nasenwege verlegt, so erfolgt eine **Mund-zu-Mund-Beatmung**.

Der Kopf wird zur Beatmung nackenwärts überstreckt, der Unterkiefer nach vorne geschoben und der Mund mit dem Daumen verschlossen. Anschließend atmet man ein, öffnet den Mund weit und setzt ihn auf die Nase des Patienten, wobei die Lippen allseits luftundurchlässig abdichten müssen. Nun kann die Ausatemluft eingeblasen werden. Anschließend setzt man den Mund wieder ab um neu einatmen zu können, während die Luft aus der Lunge des Patienten entweicht.

Bei effektiver Beatmung sind Bewegungen des Brustkorbs bzw. Oberbauchs zu erkennen. Die ausströmende Luft ist dabei in der Ausatemphase deutlich zu hören und zu fühlen.

Führt man eine Mund-zu-Mund-Beatmung durch, so lässt man den Mund des Patienten leicht geöffnet und verschließt seine Nasenlöcher mit Daumen und Zeigefinger. Mit einem auf Mund oder Nase gelegten Taschentuch kann der direkte Kontakt mit dem Patienten bei der Beatmung vermieden werden.

Beim Säugling wird aufgrund der kleinen anatomischen Verhältnisse über Mund und Nase des Kindes gleichzeitig beatmet.

Die Beatmung beginnt mit 2 kurz aufeinander folgenden Beatmungen um dem Patienten zunächst wieder genügend Sauerstoff zuzuführen. Anschließend werden beim Erwachsenen ca. 15 Beatmungen pro Minute durchgeführt. Beim Kind erfolgen mehr Atemzüge pro Minute, wobei das Beatmungsvolumen jeweils deutlich geringer als beim Erwachsenen ist.

Als einfaches Hilfsmittel kann ein **Beatmungsbeutel** mit einer Maske verwendet werden. Dabei kann Sauerstoff hinzugegeben werden.

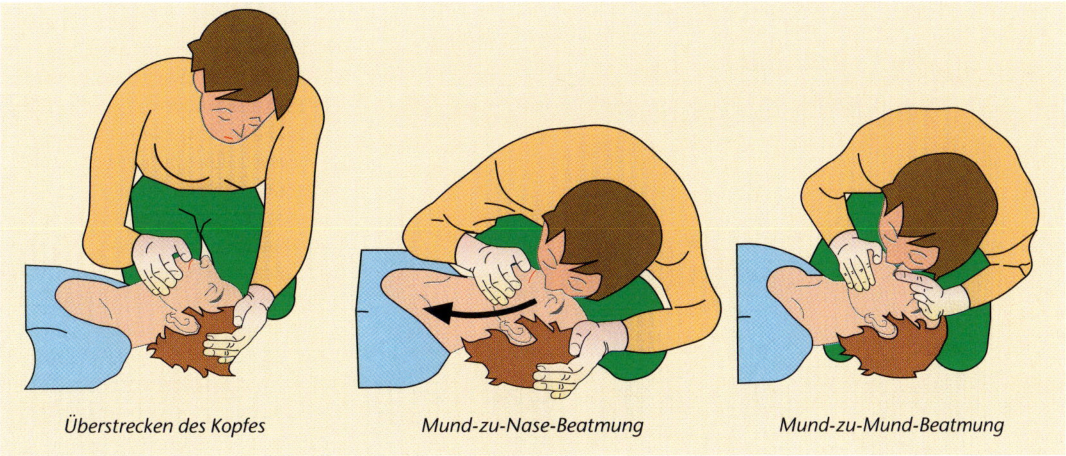

Abb. 6.10 *Beatmung*

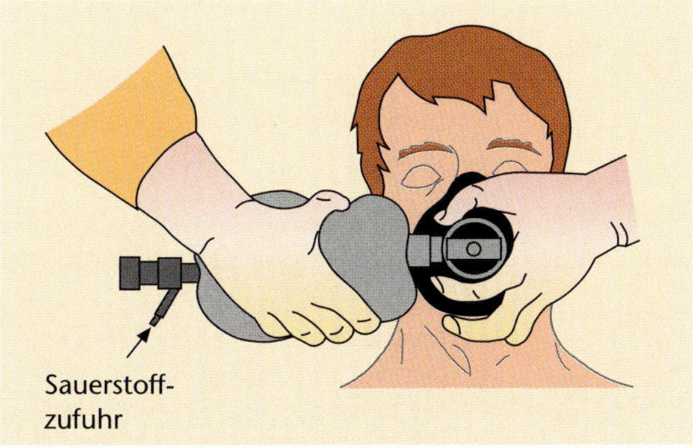

Abb. 6.11 *Beatmungsbeutel mit Maske*

Circulation wiederherstellen

Abb. 6.12 Bestimmung des Druckpunkts bei der Herzmassage

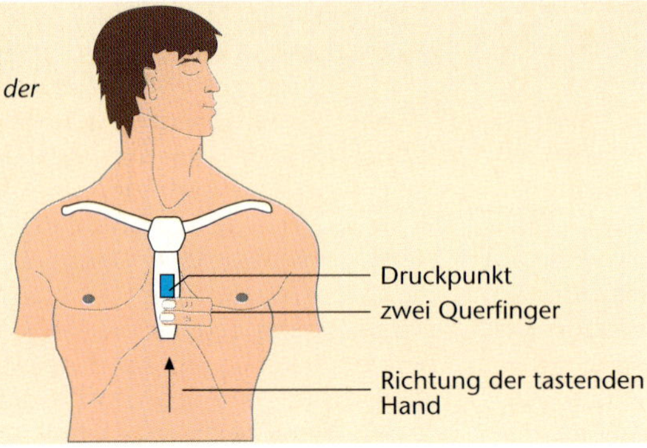

Abb. 6.13 Prinzip der Herzmassage

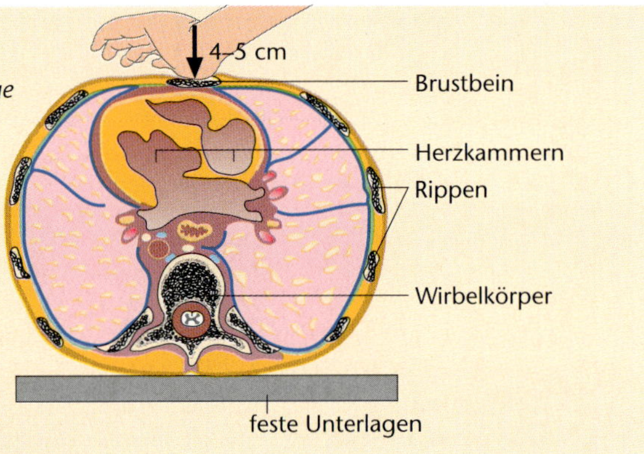

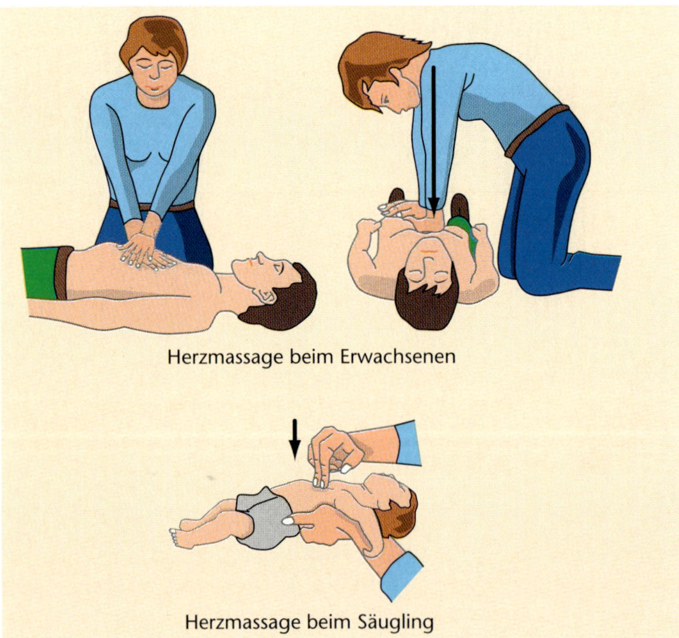

***Abb. 6.14** Technik der Herzmassage*

Bleibt auch nach Freimachen der Atemwege und Beatmung ein **Kreislaufstillstand** bestehen, so ist unverzüglich eine kombinierte **Herz-Lungen-Wiederbelebung** durchzuführen. Einfachstes Kennzeichen eines Kreislaufstillstands ist der fehlende Puls an der Halsschlagader (siehe Abb. 6.3).

Zur Herzmassage muss der Patient auf einer harten Unterlage liegen. Man sucht den Druckpunkt für die Herzmassage beim Erwachsenen auf. Dazu tastet der Mittelfinger die Stelle, wo sich Rippen und Brustbein vereinigen. Der Zeigefinger wird danebengesetzt und dann der Handballen der anderen Hand kopfwärts davon auf den Druckpunkt gelegt. Dort drückt man mit übereinander liegenden Handballen, wobei die Finger frei bleiben. Das Brustbein wird rhythmisch 4–5 cm senkrecht gegen die Wirbelsäule gedrückt. Die Druck- und Entlastungsphasen sollen dabei gleich lang sein. Bei einer effektiven Herzmassage ist ein Pulsschlag an der Halsschlagader durch die rhythmischen Massagestöße zu tasten. Bei Säuglingen erfolgt die Herzmassage wohl dosiert nur mit den Fingern, bei Kleinkindern nur mit einem Handballen.

Muss man die **Herz-Lungen-Wiederbelebung allein** durchführen, so beginnt man mit 2 Beatmungen und führt darauf 15 Herzmassagestöße durch. In der Folge wird ein Rhythmus von jeweils 2 Beatmungen und 15 Herzmassagestößen eingehalten.

Beim Erwachsenen erfolgen 100 Herzmassagestöße pro Minute, beim Kind ca. 120 und beim Säugling ca. 140 pro Minute.

Kann die **Herz-Lungen-Wiederbelebung zu zweit** durchgeführt werden, so beginnt ein Helfer mit 2 Beatmungen, anschließend führt der zweite Helfer 5 Herzmassagestöße durch.

In der Folge wird ein Rhythmus von jeweils 1 Beatmung und 5 Herzmassagestößen eingehalten. Um sich nicht gegenseitig zu behindern, stellen sich die beiden Helfer einander gegenüber neben dem Patienten auf.

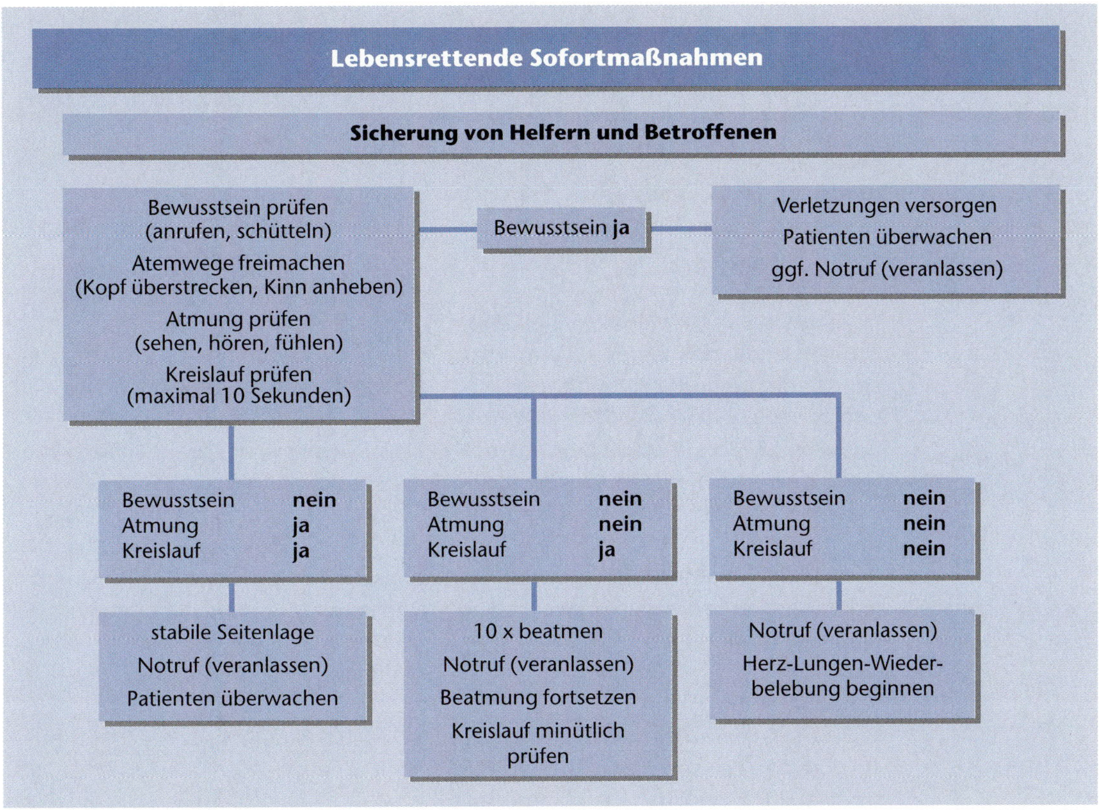

Abb. 6.15 *Ablauf der lebensrettenden Sofortmaßnahmen*

Wichtig ist stets, dass der Beginn der Wiederbelebung festgehalten wird. Bei einer effektiven Wiederbelebung ist durch die Herzmassage ein Pulsschlag an der Halsschlagader zu spüren, die Atmung ist an sichtbaren Atembewegungen zu erkennen und der Ausatmungsstrom ist hör- und fühlbar. Die anfangs meist weiten Pupillen des Patienten werden enger, die zunächst blasse Haut wird rosig.

Ist die Wiederbelebung erfolgreich, so setzen Atmung und Kreislauf des Patienten schließlich wieder ein.

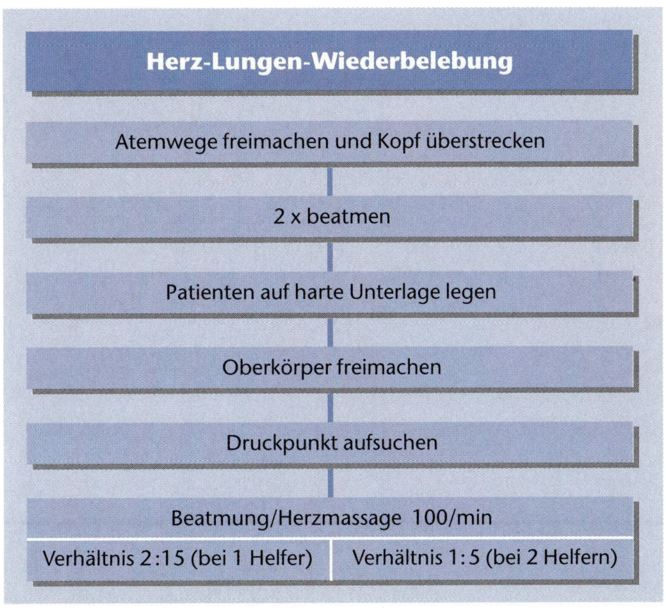

Abb. 6.16 *Ablauf der Herz-Lungen-Wiederbelebung*

Blutstillung

Äußere Blutungen werden zunächst mit einem Druckverband versorgt (siehe Abb. 5.79), wodurch die meisten Blutungen zuverlässig gestillt werden können. Unterstützend kann man die betroffene Gliedmaße hochlagern.

Bei den seltenen starken arteriellen Blutungen ist das Gefäß sofort an dafür geeigneten Körperstellen abzudrücken. Im Notfall kann auch in der Wunde abgedrückt werden.

Nur in Ausnahmefällen muss eine Gliedmaße abgebunden werden. Dazu wird ein Dreiecktuch krawattenförmig zusammengelegt, an den Enden verknotet und anschließend um Oberarm oder Oberschenkel gelegt. Ein Stab wird dazwischengeschoben und im Uhrzeigersinn gedreht, sodass ein starker Druck auf die Gliedmaße ausgeübt wird, bis die Blutung steht. Der Zeitpunkt des Abbindens ist zu notieren.

Schockbekämpfung

Vorgänge beim Schock. Schock ist ein Kreislaufversagen, das durch ein Missverhältnis zwischen dem Blutbedarf der Organe und der Blutzufuhr über die Gefäße bedingt ist. Es kommt dabei zu einer verminderten Gewebedurchblutung, die zu Sauerstoffmangel und Stoffwechselstörungen in den Zellen führt.

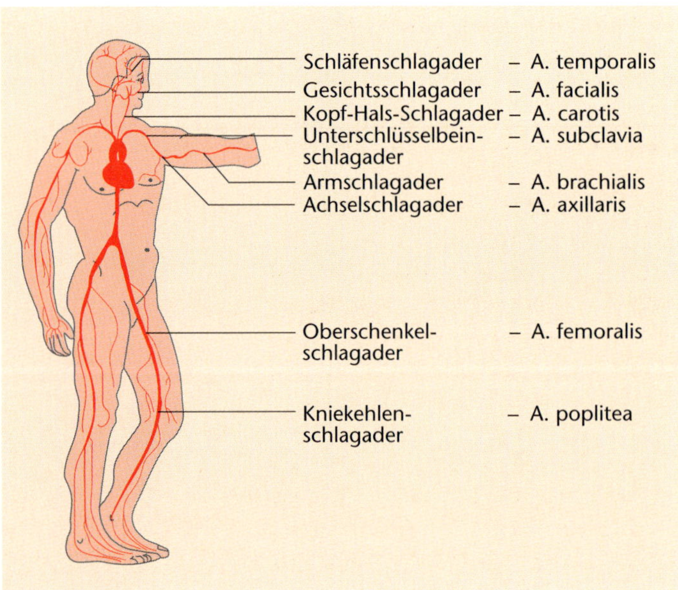

Abb. 6.17
Abdrückstellen bei starken arteriellen Blutungen

Ursachen können unter anderem sein:

- Flüssigkeitsverlust (Volumenmangelschock, z.B. durch Blutverlust oder nach Verbrennung)
- Herzversagen (kardiogener Schock)
- Krankheitserreger (septischer Schock)
- allergische Reaktionen (anaphylaktischer Schock).

Um die Durchblutung der lebenswichtigen zentralen Organe (Gehirn, Herz, Lunge, Leber und Nieren) aufrechtzuerhalten, drosselt der Körper in der ersten Schockphase zunächst die Durchblutung der Gliedmaßen und der Haut zugunsten dieser Organe. Die Gliedmaßen sind in der Folge kalt, blass und teilweise sogar bläulich verfärbt. Man spricht dabei von einer **Zentralisation** des Kreislaufs.

Bei Fortschreiten des Schocks kommt es auch zu einer verminderten Durchblutung von Leber und Nieren, schließlich auch von Gehirn, Herz und Lunge. In dieser Phase ist der Schock oft nicht mehr beherrschbar und führt zum Tod des Patienten. Durch frühzeitige Einleitung der entsprechenden Maßnahmen (siehe Sofortmaßnahmen) kann dieses fortgeschrittene Schockstadium meist verhindert und das Leben des Patienten dadurch gerettet werden.

Symptome eines Schocks

- beschleunigter, nur schwer zu tastender Puls
- zunächst wenig, später stark erniedrigter Blutdruck
- kalte, blasse Haut, kalter Schweiß
- ängstlicher, unruhiger, häufig auch bewusstseinsgetrübter Patient
- beschleunigte Atmung
- verminderte Ausscheidung.

Je nach Ausmaß des Schocks sind die einzelnen Symptome unterschiedlich

stark ausgeprägt. Zur Einschätzung der Schwere eines Schocks haben dabei Pulsfrequenz und Blutdruck eine besondere Bedeutung.
Steigende Pulswerte bei zunächst normalen, später sinkenden Blutdruckwerten sind ein wichtiger Hinweis für einen beginnenden Schock. Die Schwere des Schocks lässt sich dabei mit dem **Schockindex** leicht abschätzen.

$$\text{Schockindex} = \frac{\text{Pulsfrequenz/Min.}}{\text{systolischer Blutdruck in mmHg}}$$

Dieser Index beträgt beim Gesunden 0,5 (Pulsfrequenz 60, systolischer Blutdruck 120 mmHg). Bei einem Index größer als 1,0 besteht Schockgefahr. Bei einem Index von 1,5 ist bereits mit einem schweren Schock zu rechnen.

Sofortmaßnahmen. Es kommt bei der Schockbekämpfung darauf an, schnell und gezielt lebensbedrohliche Gefahren abzuwenden. Deshalb muss zunächst die Atmung durch Freimachen der Atemwege und gegebenenfalls Beatmung gesichert werden. Um die Durchblutung der zentralen Organe auch bei vermindertem Blutvolumen zu gewährleisten, werden die Beine des Patienten hochgelagert (siehe Abb. 6.6: Lagerung bei Blutvolumenmangel).
Blutungen werden zur Vermeidung weiterer Blutvolumenverluste mit einem Druckverband versorgt. Der Arzt führt zum Flüssigkeitsersatz in der Regel eine Infusion durch. Der Patient ist vor Unterkühlung und Überwärmung zu schützen. Unnötige, vor allem schmerzhafte Bewegungen des Patienten sind zu vermeiden, da diese den Schock verstärken können. Der Patient ist zu beruhigen und ein rascher, jedoch nicht überstürzter Transport in ein Krankenhaus ist einzuleiten.

Assistenz bei lebensrettenden Sofortmaßnahmen des Arztes

Der Arzt kann neben den bereits beschriebenen lebensrettenden Sofortmaßnahmen weiter gehende Behandlungsschritte einleiten, bei denen die Arzthelferin wichtige Assistenzaufgaben hat. Weiter führende Behandlungsmaßnahmen können dabei unter anderem in der Gabe von Medikamenten, der Elektrodiagnostik und -therapie sowie einer Intubation zur Beatmung bestehen.

Medikamentengabe. Bei einem lebensbedrohlichen Notfall erfolgt eine medikamentöse Therapie in der Regel über einen venösen Zugang. Die Arzthelferin legt dazu folgende Hilfsmittel bereit:
Venenverweilkanülen, Staubinde, Tupfer, Desinfektionsmittel, Heftpflaster (siehe auch Kap. 5.3.2).
Die Gabe der Medikamente ist eine ärztliche Aufgabe. Die Arzthelferin hat dabei jeweils die vom Arzt angeordneten Medikamente herauszusuchen und gegebenenfalls für die Injektion in Spritzen aufzuziehen. Zusätzlich kann es erforderlich sein, Infusionslösungen bereitzustellen und dem Arzt mit entsprechendem Infusionsbesteck anzureichen. Die verabreichten Medikamente sind dabei genau zu protokollieren.

Elektrodiagnostik und -therapie. Ein wichtiges Hilfsmittel in der Notfallmedizin zur weiter gehenden Diagnostik ist das **EKG-Gerät**. So kann z. B. mit einem EKG festgestellt werden, ob ein Kreislaufstillstand durch einen absoluten Stillstand des Herzens oder durch eine unkoordinierte und dadurch ineffektive Flimmerbewegung der Kammermuskulatur verursacht wird.
Dieses **Kammerflimmern** kann medikamentös, mechanisch oder elektrisch durch eine **Defibrillation** behandelt werden. Bei der elektrischen Defibrillation werden die unkoordinierten Herzmuskelaktionen durch einen kurzzeitigen, starken Gleichstromstoß im Brust-

bereich unterbrochen. Anschließend kann das Herz wieder rhythmisch schlagen, wodurch der Blutkreislauf wieder in Gang gebracht wird.

Das Gerät zum Defibrillieren heißt **Defibrillator**. Es hat zwei Elektrodenplatten, die zur Behandlung mit Elektrodenpaste bestrichen und ganzflächig mit mäßigem Druck an der Herzbasis und an der Herzspitze aufgesetzt werden. Während des Defibrillierens darf kein direkter Kontakt mit dem Patienten wegen der Gefahr einer Überleitung des elektrischen Stromstoßes bestehen.

Intubation. Zur Sicherung der Atemwege und zur zuverlässigen Beatmung kann der Arzt eine **endotracheale Intubation** durchführen. Es wird dabei ein Schlauch (Tubus) über Mund oder Nase in die Luftröhre (Trachea) geschoben. Als Hilfsmittel wird bei der Intubation ein **Laryngoskop** zur Darstellung des Luftröhreneingangs verwendet.

Am vorderen Ende des Tubus befindet sich ein kleiner, aufblasbarer Ballon, mit dem die Luftröhre im Tubusbereich abgedichtet wird. Der Patient kann daraufhin über den Tubus beatmet werden, ohne dass Luft seitlich am Tubus entweichen kann. Gleichzeitig wird mit diesem Ballon verhindert, dass Blut oder Erbrochenes aus der Mundhöhle in die Luftröhre gelangt.

6.2 Erste Maßnahmen bei Notfällen in Abwesenheit des Arztes

Grundlagen

Tritt in der Arztpraxis ein Notfall in Abwesenheit des Arztes auf, so muss die Arzthelferin selbstständig Maßnahmen zur ersten Hilfe einleiten. Im weiteren Verlauf muss die Arzthelferin entscheiden, ob sie in Ruhe das Eintreffen des Praxisarztes abwarten kann oder ob sie unverzüglich einen Notarzt rufen muss. Stets ist dabei zu bedenken, dass eine Arzthelferin einen Arzt nicht ersetzen kann. Eine Arzthelferin hat sich auf die in ihrer Ausbildung erlernten Maßnahmen zur ersten Hilfe zu beschränken. Im Zweifelsfall ist ein Notarzt zu rufen.

Bewusstseinsstörungen

Bewusstseinsstörungen werden eingeteilt in:

- **Benommenheit:** geringgradige Bewusstseinsstörung mit verlangsamtem Denken und Handeln
- **Somnolenz:** Der Patient ist krankhaft schläfrig, auf Befragen erfolgen verlangsamte, ungenaue Antworten.
- **Sopor:** schlafähnlicher Zustand, aus dem der Patient nur durch starke Reize geweckt werden kann
- **Koma:** Bewusstlosigkeit, durch äußere Reize nicht zu unterbrechende Bewusstseinsstörung.

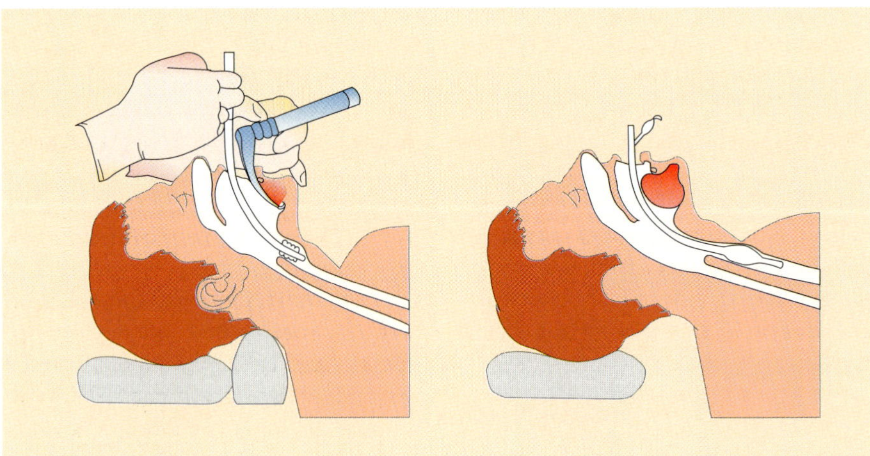

Abb. 6.18 Intubation

Bewusstseinsstörungen können vielfältige Ursachen haben. So können sie z. B. bei Schädel-Hirn-Verletzungen, beim Schlaganfall (Apoplexie), bei Herzerkrankungen sowie bei Entgleisungen des Stoffwechsels vorkommen. Deutlich erhöhte Blutzuckerwerte können beim Diabetes mellitus zum **diabetischen Koma**, deutlich erniedrigte Blutzuckerwerte zum **hypoglykämischen Koma**, Nierenkrankheiten zum **urämischen Koma** und Leberkrankheiten bis zum **Leberkoma** führen.

Zur Sofortdiagnostik sind bei einer Bewusstseinsstörung zunächst Atmung und Kreislauf zu überprüfen. Sind Atmung und Kreislauf gesichert, so ist als Nächstes ein Arzt zur weiteren Behandlung zu informieren. Besteht bei bekanntem Diabetes mellitus der Verdacht auf eine Stoffwechselentgleisung, so kann bereits vor Eintreffen des Arztes eine **Blutzuckerbestimmung** erfolgen.

Eine einfache Form der kurzzeitigen Bewusstseinsstörung ist der **orthostatische Kollaps**. Hierbei kommt es zu einer kurzzeitigen Blutverteilungsstörung, bei der das Blut in die unteren Körperregionen absackt und dadurch ein Sauerstoffmangel im Gehirn entsteht. Kurz vor dem Kollaps besteht häufig ein Schwindelgefühl. Der Patient wird plötzlich blass, bevor er bewusstlos zu Boden stürzt. Während des Sturzes kann sich der Patient insbesondere im Gesichtsbereich verletzen.

Der Patient ist flach zu lagern, wobei die Beine hochgelegt werden sollen. Puls und Blutdruck sind zu überwachen. In der Regel erlangt der Patient schnell wieder das Bewusstsein. Die Ursache der Ohnmacht ist jedoch später vom Arzt abzuklären. Häufigste Ursachen sind zu niedriger Blutdruck, Aufregung oder Angst vor dem Arztbesuch.

Krampfanfall

In der Notfallmedizin ist vor allem der generalisierte Krampfanfall von Interesse, der bereits im Abschnitt Epilepsie (s. Kap. 4.13.1) beschrieben worden ist. Während des Anfalls hat man vor allem dafür zu sorgen, dass sich der Patient nicht verletzt. Insbesondere sind Zungenbissverletzungen durch einen Gummikeil zu verhindern. Bei Bewusstlosigkeit sind Atmung und Kreislauf zu sichern. Weitere Behandlungsmaßnahmen erfolgen durch einen Arzt.

Schlaganfall

Durch eine mit Sauerstoffmangel einhergehende Durchblutungsstörung in einem umschriebenen Hirnbereich kann es zu einem Schlaganfall (Apoplexie) kommen. Typische Symptome sind Bewusstseinsstörungen, Lähmungen (insbesondere Halbseitenlähmungen), Krampfanfälle, oft auch der Verlust der Sprache.

Im Vordergrund steht die Sicherung von Atmung und Kreislauf. Ist der Patient bewusstlos, so wird er in stabile Seitenlage gebracht. Ansonsten wird der Patient mit erhöhtem Oberkörper gelagert. Weitere Behandlungsmaßnahmen erfolgen durch einen Arzt.

Atemnot

Eine akute Atemnot kann durch eine Verlegung der Luftwege (z. B. durch einen Fremdkörper), durch Erkrankungen der Lunge (z. B. Asthma bronchiale, Lungenembolie), Herzkrankheiten (z. B. Herzinfarkt), verminderten Sauerstofftransport im Blut (z. B. bei Kohlenmonoxidvergiftung), Stoffwechselentgleisungen, Hirnschädigungen und psychische Ursachen entstehen.

Es kommt bei der ersten Hilfe stets darauf an, zunächst Atmung und Kreislauf zu sichern. Der Oberkörper ist bei Atemnot ohne Bewusstseinsverlust hochzulagern. Zusätzlich kann Sauerstoff verabreicht werden.

Asthmapatienten haben häufig bronchienerweiternde Mittel bei sich, die bei einem akuten Asthmaanfall angewendet werden können. Durch gutes Zureden kann der Patient beruhigt werden. Weitere Maßnahmen haben durch einen Arzt zu erfolgen.

Akute Schmerzen

Akut auftretende Schmerzen können vielfältige Ursachen haben. So können plötzliche Schmerzen im Brustbereich insbesondere bei bekannten Herzkrankheiten auf einen Herzinfarkt oder bei bekannten Venenthrombosen auf eine Lungenembolie hinweisen. Besonders heftige Schmerzen bestehen bei Gallen- und Nierenkoliken, die insbesondere bei einem Gallen- oder Nierensteinleiden auftreten können. Im Rahmen der ersten Hilfe sind stets Atmung und Kreislauf zu sichern. Der Patient ist so zu lagern, dass er eine Linderung verspürt. Eine weitere Behandlung hat durch einen Arzt zu erfolgen.

Vergiftungen

Vergiftungen (Intoxikationen) können durch versehentliche oder vorsätzliche Aufnahme giftiger Substanzen über den Mund, durch Einatmen oder durch Hautkontakt auftreten. Häufige Symptome bei einer Schlafmittelvergiftung sind z.B. Bewusstseinsstörungen bis zum Koma, Erbrechen, verminderte Atmung, Schock, Hautveränderungen und erniedrigte Körpertemperatur.

Die erste Hilfe besteht in der Sicherung von Atmung und Kreislauf. Eine weitere Behandlung hat durch einen Arzt zu erfolgen.

Zur Ermittlung des Giftes sind Arzneimittelpackungen sowie Flaschen und Gläser mit Giftresten aufzubewahren. Wurden Gifte über den Mund eingenommen, so kann Erbrechen zur Magenentleerung künstlich ausgelöst werden. Dies ist jedoch nicht bei einer Bewusstseinsstörung und bei ätzenden oder schaumbildenden Giften gestattet.

Weichteilwunden

Wunden können durch mechanische Gewalteinwirkungen, chemische Stoffe, Kälte, Hitze und auch Strahlen entstehen. Bei einer Verletzung der Haut oder Schleimhaut besteht dabei durch Eindringen von Krankheitserregern die Gefahr einer Infektion.

Zur ersten Hilfe gehört die Stillung von Blutungen und die Abdeckung offener Wunden mit sterilem Verbandmaterial zum Schutz vor Infektionen. Jede offene Wunde ist keimfrei zu verbinden.

Besonders große Infektionsgefahr besteht bei ausgedehnten **Verbrennungswunden**. Mit der Wunde verklebte Kleidungsstücke werden dabei zunächst belassen und mit der Wunde keimfrei abgedeckt um nicht noch weitere Hautanteile abzureißen.

Bei größeren Verbrennungen besteht durch Flüssigkeitsverlust über die Wunde zusätzlich die Gefahr eines Volumenmangelschocks.

Bei **Verbrennungen** oder **Verbrühungen** ist die Wunde **sofort mit kaltem Wasser** ca. 15 min zu kühlen, um weitere Schäden des Gewebes in der Tiefe zu vermeiden. Anschließend ist die Wunde keimfrei zu verbinden.

Verätzungen durch Laugen oder Säuren können stark brennende, teilweise tief reichende Wunden verursachen. Die erste Hilfe besteht dabei grundsätzlich in sorgfältigem Ausspülen mit fließendem, klarem Wasser und dem anschließenden keimfreien Verband. Bei Verätzungen eines Auges wird das Auge mit fließendem, klarem Wasser von innen nach außen für längere Zeit gespült. Danach wird ein Augenarzt aufgesucht.

Knochenbrüche und Gelenkverletzungen

Auch bei Knochenbrüchen und Gelenkverletzungen gilt, dass offene Wunden keimfrei zu verbinden sind. Besteht durch größere Blutverluste die Gefahr eines Volumenmangelschocks, so ist eine Schockbekämpfung einzuleiten.

Der Knochenbruch oder das betroffene Gelenk ist durch entsprechende Lagerung oder Schienung ruhig zu stellen und der Patient damit transportfähig für den Weg in ein Krankenhaus zu machen. Die Bruchstelle ist dabei nicht unnötig zu bewegen. Die Reposition verschobener Knochenbrüche oder luxierter Gelenke ist Aufgabe eines Arztes.

7 Patientenbetreuung

7.1 Grundlagen

Rolle der Arzthelferin

Der Mensch ist ein **soziales Wesen**. Er kann nicht allein als einzelnes Individuum leben, sondern ist in ein **soziales Umfeld** eingebettet. Dazu gehören seine Familie, Nachbarn, Arbeitskollegen, Freunde und Bekannte.

In der Gemeinschaft hat jeder Einzelne eine Reihe von unterschiedlichen **sozialen Positionen**. So hat eine Arzthelferin z.B.:

- am Arbeitsplatz die Position der Mitarbeiterin des Arztes
- in der Familie die Position der Tochter, Schwester, Ehefrau oder Mutter
- in der Freizeit z.B. die Position eines Mitglieds in einer Jugendgruppe oder einem Verein.

Mit jeder sozialen Position sind bestimmte **Verhaltenserwartungen** der Gemeinschaft verbunden. So wird von einer Arzthelferin z.B. fachliches Können, Einsatzbereitschaft, verantwortungsvolles Handeln, freundlicher Umgang mit Patienten und gepflegtes Äußeres erwartet. Alle Erwartungen, die an eine soziale Position gestellt werden, bestimmen die entsprechende **soziale Rolle**. Werden die Erwartungen erfüllt, so spielt man die seiner Position entsprechende Rolle.

Die an eine Arzthelferin gestellten Erwartungen von Arzt, Kolleginnen und Patienten können jedoch zum Teil sehr verschieden sein. So wird dem Arzt vor allem fachliches Können, gewissenhafte Verrichtung der täglichen Arbeit, organisatorisches Geschick, freundlicher Umgang mit Patienten und Einordnung in das Praxisteam wichtig sein. Die Kolleginnen können demgegenüber z.B. besonderen Wert auf gegenseitige Hilfe, gemeinsame Interessen und geselligen Umgang legen.

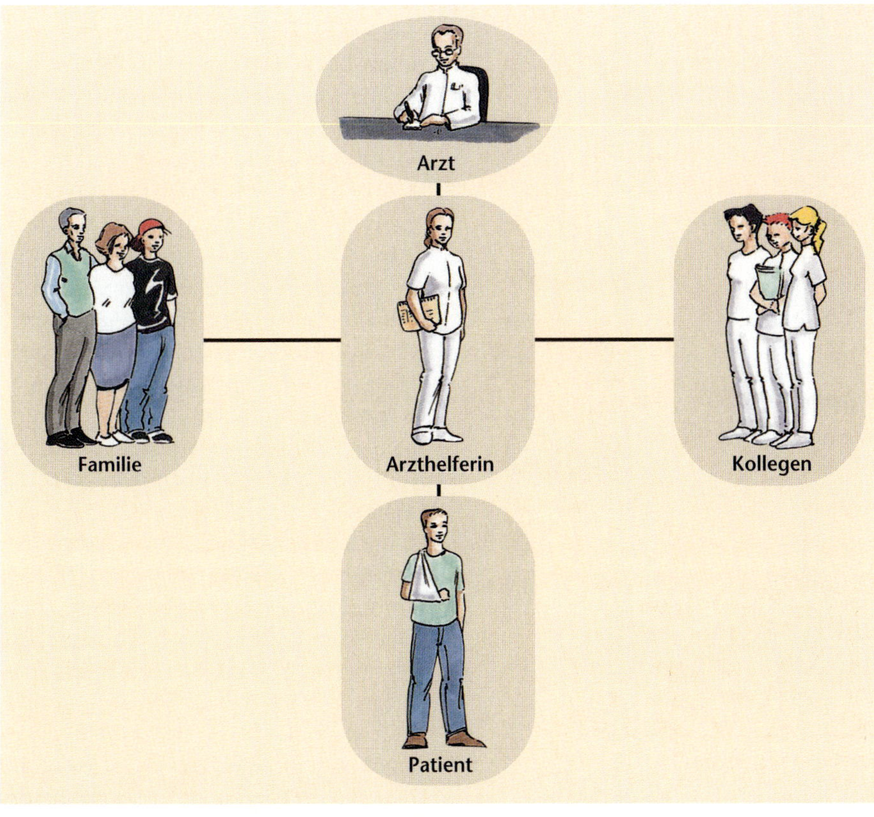

Abb. 7.1 Rolle der Arzthelferin im sozialen Umfeld

Die Patienten wiederum erwarten vielfach eine besondere Aufmerksamkeit für ihr persönliches Befinden und eine entsprechend individuelle Behandlung.

Aus diesen unterschiedlichen Rollenerwartungen an eine Arzthelferin kann sich ein **Rollenkonflikt** entwickeln. Ein derartiger Konflikt liegt z. B. vor, wenn man versucht, jedem Patienten eine intensive und umfassende, sorgsam auf seine persönlichen Wünsche ausgerichtete Behandlung zukommen zu lassen, man dazu aber unter dem Zeitdruck und der großen Anzahl von Patienten gar nicht in der Lage ist. Hierbei handelt es sich um einen Konflikt **innerhalb einer Rolle**, nämlich der als Arzthelferin.

Es kann jedoch auch zu einem Konflikt **zwischen zwei Rollen** kommen, z. B. der Rolle als Arzthelferin und ihrer Rolle als Familienmitglied. Auf der einen Seite stehen die beruflichen Anforderungen, auf der anderen die Interessen und Verpflichtungen gegenüber der Familie. Häufig entstehen Konflikte, wenn regelmäßig viele Überstunden geleistet werden müssen und sich dann Familie und Freundeskreis vernachlässigt fühlen.

Zur **Konfliktlösung** wird man sich um einen Ausgleich zwischen den unterschiedlichen Erwartungen bemühen.

Kommunikation

Als Kommunikation bezeichnet man die **Verständigung untereinander**, wobei Gedanken oder Empfindungen mitgeteilt werden (communicatio lat. – Mitteilung).

Die Kommunikation kann mündlich oder schriftlich mithilfe der Sprache, mit vereinbarten speziellen Zeichen oder durch Mimik, Gestik und Körperhaltung erfolgen.

Man unterscheidet grundsätzlich zwischen dem **Sender**, von dem die Mitteilung ausgeht, und dem **Empfänger**, der die Mitteilung entgegennimmt. Die Mitteilung kann dabei nur dann richtig übertragen werden, wenn Sender und Empfänger jeweils Sinn und Bedeutung der übermittelten Worte bzw. Zeichen in gleicher Weise verstehen.

Nicht nur der Inhalt der Mitteilung, sondern auch die Art und Weise der Übertragung führt zu einer Reaktion des Empfängers. Wird z. B. eine Bitte in einem unhöflichen Tonfall ausgesprochen, so kann dies zu einer ablehnenden Haltung des Empfängers führen, auch wenn die Bitte ansonsten mit Leichtigkeit zu erfüllen wäre. Der Volksmund sagt dazu auch, dass „der Ton die Musik macht".

Ruhe und Sachlichkeit fördern die Übermittlung von Informationen, wobei es Freundlichkeit dem Empfänger einfacher macht, eine Nachricht zu akzeptieren. Bei der Kommunikation in der Arztpraxis ist dabei stets zu bedenken, dass sich der Patient je nach Schwere der Erkrankung in einer psychisch belastenden Situation befinden kann, die besonderes Einfühlungsvermögen erfordert.

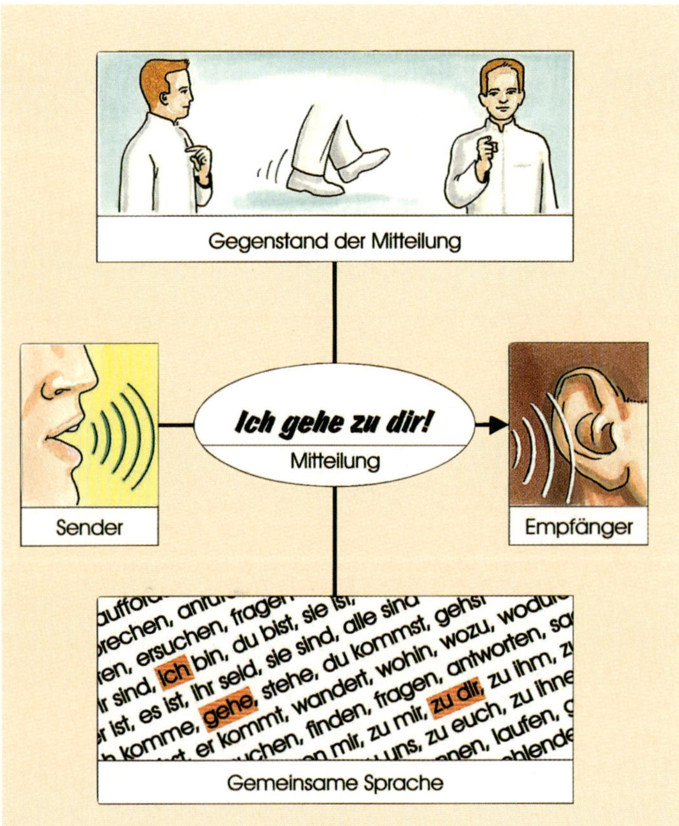

Abb. 7.2 Modell der sprachlichen Kommunikation

Neben der **gesprochenen (verbalen) Kommunikation** unterscheidet man zusätzlich eine **nonverbale Kommunikation**, die – zum Teil unbewusst – durch unsere Mimik, Gestik, Kleidung und Körperhaltung erfolgt.

Auch die Arzthelferin sendet nonverbale Botschaften aus. Trommelt sie z. B. an der Rezeption nervös mit den Fingern auf den Schreibtisch, während sie mit einem Patienten einen Termin vereinbart, so signalisiert sie ihm bewusst oder unbewusst, dass sie ungeduldig ist und die Terminabsprache möglichst schnell erledigt haben will.

Eine Helferin, die sich einem Patienten zuwendet, ihn bei der Terminabsprache anschaut und dabei freundlich lächelt, signalisiert dem Patienten dagegen, dass er willkommen ist, und kann ihm damit vielleicht den Weg zum Arzt leichter machen.

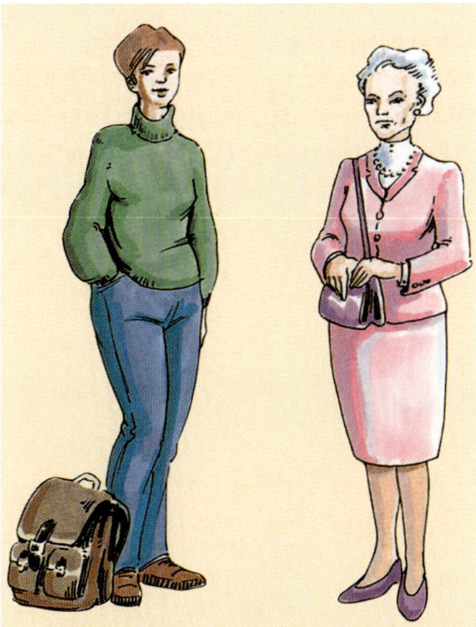

Mimik, Gestik, Kleidung und Körperhaltung prägen den ersten Eindruck.

Abb. 7.3 Nonverbale Kommunikation

7.2 Umgang mit Patienten

Umgangsformen

Von Arthur Schopenhauer (Philosoph, 1788–1860) stammt der Satz:

„Höflichkeit ist wie ein Luftkissen, es mag wohl nichts drin sein, aber es mildert die Stöße des Lebens."

Man sollte deshalb genügend **Selbstdisziplin** aufbringen um auch in einer angespannten Situation höflich zu bleiben. Ein Misston kann mühsam aufgebautes Vertrauen schnell wieder zerstören.

Freundlichkeit, **Aufmerksamkeit** und **Taktgefühl** werden gerade von kranken Menschen besonders dankbar aufgenommen. Man behandle den Patienten stets so, wie man selbst als Patient behandelt werden möchte.

Es ist besonders wichtig, auch zuhören zu können. Allein dadurch, dass man sich die Wünsche und Gedanken eines Patienten genau anhört, kann man vielen Missverständnissen vorbeugen. Der Patient sollte dabei in seiner Person akzeptiert und nicht besserwisserisch belehrt werden.

Man versuche stets die Gedanken des Patienten nachzuvollziehen und sich in seine Lage zu versetzen. Dazu gehört auch **Diskretion** und **Einfühlungsvermögen**. So sollte ein Patient nicht im Beisein anderer Patienten nach seinen Beschwerden befragt werden. Wer möchte schon, dass Fremde erfahren, was einem fehlt.

Viele Patienten sprechen sich gerne mit der Helferin aus, wenn sie Schmerzen oder Beschwerden haben. Die Helferin

Grundlagen für den Umgang mit Patienten

- Grüßen Sie die Patienten stets freundlich und hören Sie sich ihre Wünsche in Ruhe an!
- Versuchen Sie eine vertrauensvolle Atmosphäre zu schaffen und reden Sie die Patienten dazu nach Möglichkeit mit ihren Namen an!
- Bleiben Sie auch in angespannten Situationen höflich und freundlich! Gebrauchen Sie dazu häufig die Worte „bitte" und „danke"!
- Zeigen Sie Einfühlungsvermögen und Rücksichtnahme! Haben Sie vor allem Geduld mit Kindern und älteren Menschen.
- Bewahren Sie sich stets ein Lächeln und loben Sie die Patienten auch, wenn sie gut mitarbeiten!
- Sprechen Sie stets laut und deutlich! Überschütten Sie die Patienten dabei nicht mit Fachausdrücken!
- Achten Sie auf Ordnung und Sauberkeit am Arbeitsplatz!
- Seien Sie selbst stets gut gepflegt!
- Bedenken Sie, dass bereits an der Rezeption der wichtige erste Eindruck des Patienten von der Praxis geprägt wird!
- Beachten Sie die in der Arztpraxis erforderliche Diskretion und Schweigepflicht!

sollte dann dem Arzt diese **Vorinformation** mitteilen, bevor der Patient das Behandlungszimmer betritt. So kann sich der Arzt bereits vor Behandlungsbeginn ein ungefähres Bild von den Wünschen des Patienten machen und sich darauf einstellen.

Beim Umgang mit Patienten bedenke man stets, dass die Arzthelferin – wie der Arzt – der **Schweigepflicht** unterliegt (§ 203 des Strafgesetzbuchs). Sie hat die Pflicht, Verschwiegenheit über alles zu wahren, was ihr bei der Ausübung ihres Berufs bekannt wird. Diese Verschwiegenheit bzw. Diskretion ist die Grundlage für das Vertrauen zwischen Patient und Arzt.

Lösung von Konflikten

Die Arzthelferin ist leider oft der „Blitzableiter" für Patienten bei Beschwerden. Beschwert sich ein Patient aufbrausend und beleidigend, so ist es zur **Konfliktlösung** wichtig, zunächst eine **sachliche Basis** für ein Gespräch zu erhalten. Man soll deshalb den Konflikt nicht mit einer barschen Antwort steigern. Vielmehr versuche man die Situation zu entkrampfen und den Patienten zu beruhigen. Dabei bemühe man sich, **freundlich** auf die Beschwerde des Patienten einzugehen. Ist der Einwand des Patienten berechtigt, so entschuldige man sich für den Vorfall.

In jedem Fall vermeide man Aggressionen, da sie weder der Sache noch der Praxis dienen. Konflikte sind letztlich nicht durch Aggressionen, sondern nur durch ein sachliches Gespräch zu lösen. Anschließend sei man nicht nachtragend. Letztlich zeigt sich menschliche Größe nicht darin, in Konflikten zu „siegen", sondern darin, Konflikte zu lösen – oder noch besser, durch vorbeugendes Handeln zu vermeiden.

Umgang mit Kindern

Kinder lassen sich in ihrem Verhalten sehr von positiven oder negativen Gefühlen gegenüber Personen und Situationen beeinflussen. Man bemühe sich daher, für die Kinder ein **positives Umfeld** zu schaffen, das ihnen den Gang zum Arzt erleichtert. Der natürliche

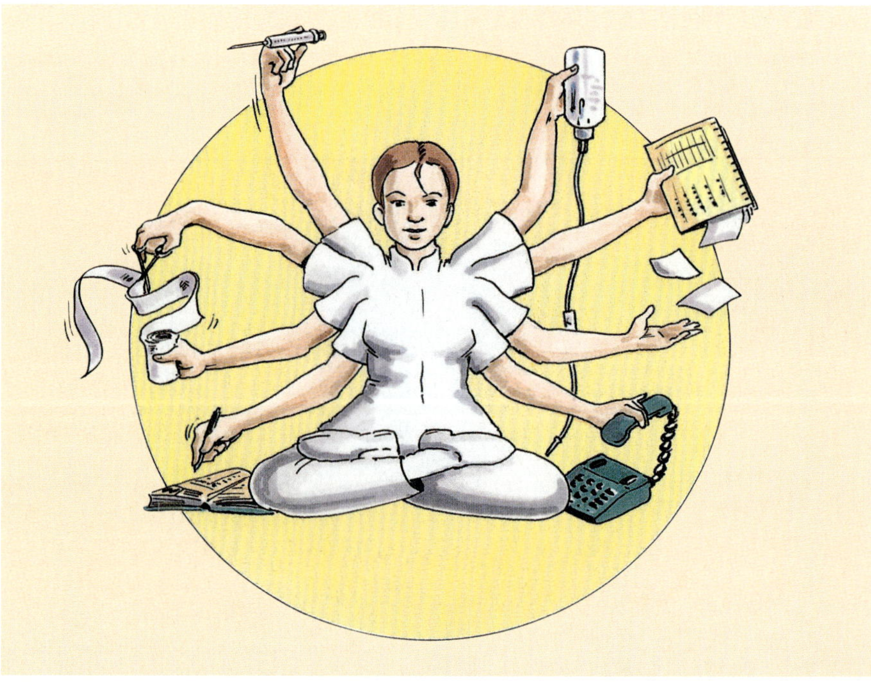

Abb. 7.4 *Die ideale Arzthelferin*

Spiel- und Betätigungstrieb sowie die naturgemäße Neugierde der Kinder können dabei zur Gewöhnung an die ungewohnte Umgebung in der Arztpraxis genutzt werden.

Kinder erfordern viel **Zeit und Zuspruch**. Sie benötigen unsere Zuneigung und Anerkennung. Dabei hüte man sich vor falschen Versprechungen, da nicht eingehaltene Zusagen zu einem tiefen Vertrauensbruch führen können. Man sage daher niemals, die Behandlung werde bestimmt nicht wehtun. Ist die Behandlung anschließend dann doch schmerzhaft, so stellt dies einen Vertrauensbruch dar, den das Kind für lange Zeit nicht vergisst.

Nur ein **ehrlicher Umgang** bringt auf lange Sicht Erfolg bei der Behandlung von Kindern. Dabei muss man sich Zeit nehmen um die Kinder an die Praxis zu gewöhnen.

Verhalten am Telefon

Das Telefon ist ein wichtiges Hilfsmittel in einer gut organisierten Arztpraxis. Beim Telefonieren repräsentiert die Arzthelferin dabei die Praxis nach außen.

Man muss daher am Telefon stets freundlich und höflich sein, auch wenn der Anruf vielleicht gerade zu einem ungünstigen Zeitpunkt kommt. Damit keine Informationen verloren gehen, trägt man telefonisch vereinbarte Termine und Bestellungen direkt in den **Terminkalender** bzw. das **Bestellbuch** ein. Wird ein **Hausbesuch** angefordert, so sind folgende Informationen wichtig:

- Name des Anrufers und Zeit des Anrufs
- Name des Patienten, genaue Anschrift, Tel.-Nr. für einen Rückruf
- Zustand des Patienten: Ist der Patient bettlägerig? Welche Beschwerden hat er? Bestehen Atemnot, starke Schmerzen oder Fieber?
- Wird ein Besuch sofort, im Laufe des Tages, zum nächsten Tag oder zu einem späteren Zeitpunkt angefordert?

Die Anforderung eines **dringenden Hausbesuchs** ist dem Arzt sofort mitzuteilen. Im Zweifel ist das Gespräch direkt an den Arzt weiterzuleiten.

In einem **Notfall** helfen die fünf W-Fragen (Wer? Wo? Wann? Was? Wie?) um sich ein Bild von der Situation zu machen.

Vorsichtig muss man sein, wenn ein Anrufer am Telefon Auskünfte wünscht. Zur Wahrung der **Schweigepflicht** dürfen am Telefon keine Auskünfte über Patienten gegeben werden. Es darf am Telefon noch nicht einmal mitgeteilt werden, ob ein bestimmter Patient die Praxis aufgesucht hat. In Zweifelsfällen ist das Gespräch dabei an den Arzt weiterzuleiten.

Regeln zum Verhalten am Telefon

- Lassen Sie das Telefon nicht länger klingeln als nötig!
- Melden Sie sich am Telefon mit dem Namen der Praxis und dem eigenen Namen (z. B.: „Praxis Dr. Schmitz –, Müller, Guten Tag")!
- Merken Sie sich den Namen des Gesprächspartners! Falls Sie den Namen nicht verstanden haben, so fragen Sie nach! Lassen Sie sich den Namen bei Unklarheiten buchstabieren!
- Sprechen Sie laut und deutlich! Geben Sie sich dabei besondere Mühe bei älteren und nicht deutschsprachigen Patienten!
- Bleiben Sie stets höflich und freundlich!
- Schreiben Sie sich wichtige Einzelheiten (z. B. Terminabsprachen, Bestellungen) sofort auf!
- Ist der Arzt gerade nicht abkömmlich, so notieren Sie sich Namen und Tel.-Nr. des Anrufers, damit der Arzt zurückrufen kann!
- Geben Sie am Telefon keine Auskünfte, die der Schweigepflicht unterliegen!
- Möchten Sie selbst ein Gespräch führen, so legen Sie sich die dazu notwendigen Unterlagen vorher bereit!

8 Arzneimittel, Heil- und Hilfsmittel

8.1 Arzneimittelbegriff

Arzneimittel sind Stoffe und Zubereitungen aus Stoffen, die dazu geeignet sind:
- Krankheiten zu heilen, zu lindern, zu verhüten oder zu erkennen
- die Beschaffenheit, den Zustand oder die Funktionen des Körpers oder seelische Zustände zu erkennen bzw. zu beeinflussen.

Als **Arzneistoffe** werden verwendet:
- chemische Elemente und Verbindungen
- Pflanzen und Pflanzenbestandteile (z. B. als Tee)
- tierische und menschliche Produkte (z. B. Hormone, Enzyme)
- Mikroorganismen und deren Stoffwechselprodukte (z. B. Penizillin).

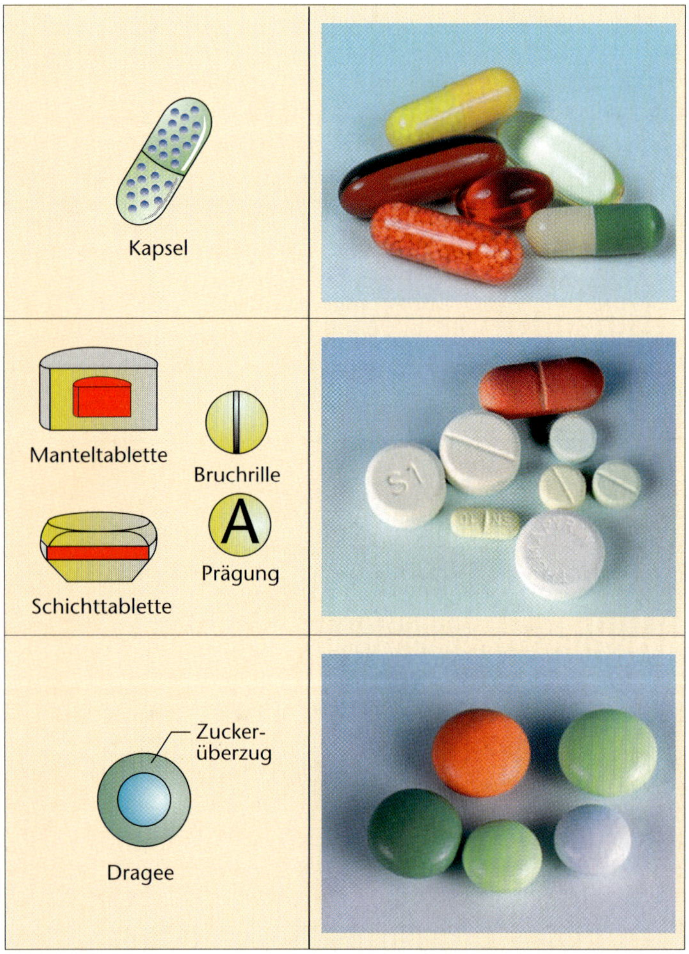

Abb. 8.1 Feste Arzneimittelformen

Im praktischen Alltag setzt man heutzutage vor allem Fertigarzneimittel ein.

Die **Arzneimittellehre** wird auch als **Pharmakologie** bezeichnet. Der in diesem Ausdruck enthaltene griechische Begriff **Pharmakon** kann in der Übersetzung sowohl Heilmittel (Arznei) als auch Gift bedeuten. Damit wird darauf hingewiesen, dass jedes Arzneimittel nicht nur heilende Wirkungen, sondern auch schädliche Nebenwirkungen hat. Die Grenze zwischen Arzneimitteln und Giften ist dabei fließend. Bereits Paracelsus (Arzt und Naturforscher, 1493–1541) bemerkte, dass jedes Arzneimittel zum Gift werden kann, wenn es entsprechend hoch dosiert wird.

Pharmakologie	– Lehre von Art und Aufbau der Arzneimittel, ihren Wirkungen und Anwendungsgebieten
Toxikologie	– Lehre von den Giften und ihren Wirkungen auf den Körper

8.2 Arzneimittelformen

Die Arzneistoffe können nur in seltenen Fällen ohne weitere Zubereitung angewendet werden. Zur leichteren Einnahme werden sie häufig z. B. mit anderen Stoffen vermischt oder in Flüssigkeiten gelöst.

Die **Zubereitungsform** hat großen Einfluss auf die Resorption (Aufnahme) der Wirkstoffe im Körper. So kann die Resorption z. B. durch bestimmte Arzneimittelformen verzögert werden, sodass die Wirkstoffe nur langsam vom Körper aufgenommen werden können.

Man unterscheidet feste, streichfähige (halbfeste), flüssige und gasförmige Arzneimittelformen. Sie sind im Einzelnen auf Seite 341 aufgeführt.

Dosierung von wässrigen Lösungen		
20 Tropfen	≙ ca.	1 ml
1 Teelöffel	≙ ca.	5 ml
1 Esslöffel	≙ ca.	15–20 ml
1 Tasse	≙ ca.	100 ml
1 Glas	≙ ca.	200 ml

Arzneimittelformen

Feste Arzneimittelformen

Tee wird aus getrockneten Pflanzenbestandteilen hergestellt, die man mit kochendem Wasser übergießt.

Pulver besteht aus fein zermahlenen, festen Arzneistoffen.

Granulat (granulum lat. – Körnchen) enthält den Arzneistoff in Form von kleinen Körnchen, die zur Einnahme meistens in Wasser gelöst werden.

Kapseln enthalten pulverförmige, granulierte oder flüssige Arzneistoffe in einer schützenden Hülle, die vom Körper aufgelöst oder verdaut werden kann.
Durch die Hülle kann der Arzneistoff z. B. vor dem Magensaft geschützt werden. Weiterhin kann man mit der Hülle auch einen unangenehmen Geschmack oder Geruch des Arzneistoffs überdecken.

Tabletten bestehen aus pulverförmigen Arzneistoffen, die zur einheitlichen Dosierung in haltbarer Form zusammengepresst sind.
Tabletten können mit einem Überzug versehen werden (siehe Dragees) um z. B. das Einnehmen zu erleichtern, Geruch oder Geschmack zu überdecken oder den Arzneistoff vor dem Magensaft zu schützen.
Durch eine spezielle Zubereitung kann die Wirkstoffabgabe gesteuert werden. So gibt es z. B. **Schicht- oder Manteltabletten**, bei denen ein Teil rasch zerfällt und so die Anfangsdosis abgibt, während der zweite Teil langsam die Erhaltungsdosis freisetzt.

Retard-Tabletten (retardare lat. – verzögern) setzen ihren Arzneistoff gleichmäßig verteilt über einen längeren Zeitraum frei.

Dragees sind Tabletten mit einem Überzug. Dazu kann man z. B. Zucker, Stärke oder Gelatine verwenden. Durch Aufsprühen eines Lackfilms erhält man Film- oder Lackdragees.

Zäpfchen (Suppositorien, Einzahl: Suppositorium) sind eine Arzneiform zum Einführen in den Mastdarm oder (als Vaginalzäpfchen) in die Scheide. Sie sind bei Zimmertemperatur fest und schmelzen erst bei Körpertemperatur, wobei sie den Arzneistoff freigeben.

Streichfähige (halbfeste) Arzneimittelformen

Salben enthalten den Arzneistoff in einer fetthaltigen Grundsubstanz. Sie sind entweder wasserfrei oder haben nur einen geringen Wassergehalt.

Cremes sind streichfähige Emulsionen, d. h. Mischungen aus Fett und Wasser.

Pasten sind Salben mit einem hohen Pulveranteil.

Gele haben eine fettfreie Grundmasse, die aus Quellstoffen und Wasser besteht. Oft haben sie einen zusätzlichen Kühleffekt.

Flüssige Arzneimittelformen

Lösungen (solutio lat. – Lösung) enthalten den Arzneistoff in einem Lösungsmittel (z. B. Wasser, Alkohol).

Tinkturen (tingere lat. – benetzen, färben) sind alkoholische Auszüge aus pflanzlichen oder tierischen Stoffen (Drogen).

Suspensionen (suspendere lat. – schwebend halten) enthalten pulverförmige Arzneistoffe schwebend in einer Flüssigkeit verteilt.

Als **Lotion (= Schüttelmixtur)** bezeichnet man eine Suspension, die nur äußerlich angewendet wird.

Emulsionen (emulgere lat. – ausschöpfen) sind Mischungen von Fett oder fettähnlichen Stoffen und Wasser (Beispiel: Milch).

Mixturen (mixtura lat. – Mischung) sind flüssige Mischungen mehrerer Arzneistoffe.

Gasförmige Arzneimittelformen

Gase haben weder eine feste Form noch ein konstantes Volumen. Sie verteilen sich ohne äußeren Einfluss gleichmäßig in einem Raum. In der Medizin werden sie z. B. als Narkosegase angewendet.

Aerosole enthalten feste oder flüssige Schwebstoffe in Luft.
Bei der Aerosol-Therapie werden künstlich vernebelte Medikamente z. B. zur Behandlung von Atemwegserkrankungen verwendet.

8.3 Arzneimittelapplikation

Als Arzneimittelapplikation (applicare lat. – anlegen, verwenden) bezeichnet man die Verabreichung bzw. Anwendung von Arzneimitteln. Man unterscheidet:
- lokale Applikation
- systemische Applikation.

8.3.1 Lokale Applikation

Bei der lokalen Applikation eines Arzneimittels ist eine örtlich begrenzte (lokale) Wirkung an der äußeren Haut oder der Schleimhaut von z. B. Mundhöhle, Nase, Augen oder Mastdarm beabsichtigt. Durch **örtliche Einspritzung (lokale Injektion)** können auch tiefer gelegene Regionen erreicht werden.

Der Gesamtorganismus soll bei der örtlichen Anwendung möglichst unbeeinflusst bleiben. Über die Blutgefäße – insbesondere der Schleimhäute – werden jedoch häufig auch lokal wirkende Arzneimittel aufgenommen (resorbiert), sodass die Wirkung nicht streng örtlich begrenzt bleibt.

Zur lokalen Applikation können unter anderem Salben, Cremes, Pasten, Gele und Lösungen verwendet werden. Zur örtlichen Anwendung gehört dabei auch die Gabe von Augen-, Ohren- und Nasentropfen.

Gabe von Augentropfen. Der Patient wird gebeten, nach oben zu blicken und den Kopf in den Nacken zu legen. Die Finger der linken Hand des Behandlers setzen daraufhin dicht an der Lidkante des Unterlids an und öffnen den **Bindehautsack** durch Herabziehen des Unterlids. Die rechte Hand mit der Tropfflasche wird an der Stirn des Patienten abgestützt. Anschließend lässt man den Tropfen frei in den Bindehautsack fallen.

Gabe von Ohrentropfen. Der Patient legt sich auf die Seite. Anschließend werden die Ohrentropfen in den Gehörgang eingeträufelt. Da der Tropfen einige Zeit braucht, um bis zum Trommelfell zu gelangen, muss der Patient etwas warten, bis er sich wieder aufrichten darf.

Gabe von Nasentropfen. Der Patient legt den Kopf in den Nacken. Anschließend wird ein Tropfen in das Nasenloch gegeben.

Bei allen Einträufelungen darf die Pipettenspitze nicht mit dem Patienten in Berührung kommen um die Tropfflasche nicht zu kontaminieren.

Lokale Applikationsformen	
kutan	– auf die Haut
oral	– auf die Mundschleimhaut
konjunktival	– auf die Bindehaut des Auges
nasal	– auf die Nasenschleimhaut
pulmonal	– auf die Bronchial- bzw. Alveolarschleimhaut (mithilfe von Aerosolen)
rektal	– auf die Schleimhaut des Mastdarms
vaginal	– auf die Schleimhaut der Scheide

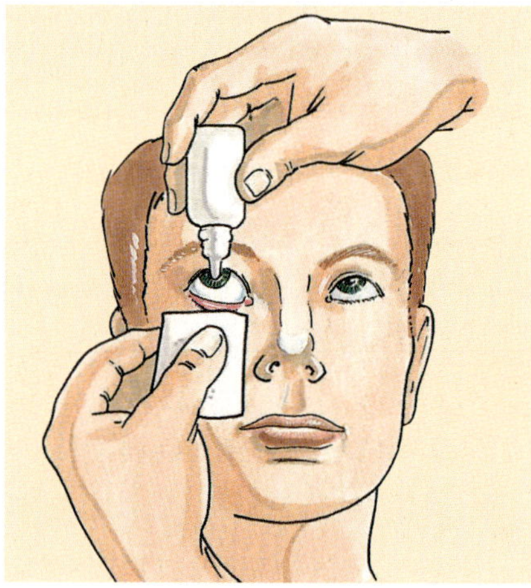

Abb. 8.2 *Gabe von Augentropfen*

8.3.2 Systemische Applikation

Ist eine örtliche Arzneimittelbehandlung nicht möglich oder nicht sinnvoll, so wird das Arzneimittel in einer Form verabreicht, die eine Aufnahme und Verteilung mit dem Blut ermöglicht. Da das Arzneimittel somit im gesamten Organismus wirkt, spricht man auch von systemischer Applikation.

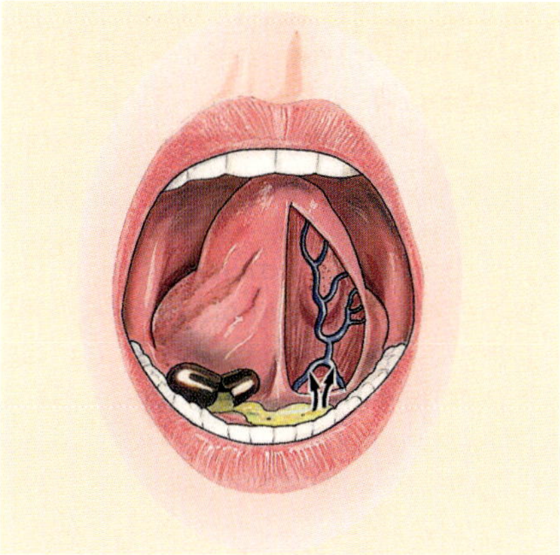

Abb. 8.3 Arzneimittelresorption bei sublingualer Verabreichung

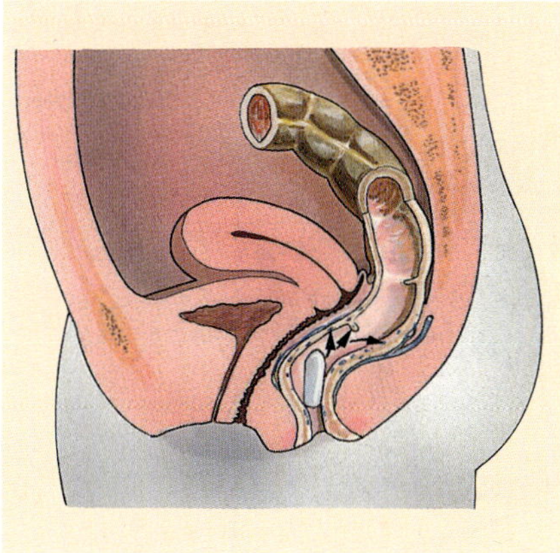

Abb. 8.4 Arzneimittelresorption bei rektaler Verabreichung

Dabei unterscheidet man:
- **enterale Applikation** über den Verdauungstrakt (enteron gr. – Darm)
- **parenterale Applikation**, wobei der Verdauungstrakt umgangen wird (para gr. – neben).

Enterale Applikation

Oral, per os (= über den Mund):
Bei der oralen Verabreichung wird das Arzneimittel über den Mund eingenommen und gelangt so in den Verdauungstrakt. Dort wird der Arzneistoff in der Regel über die Blutgefäße der Darmschleimhaut aufgenommen (resorbiert) und gelangt anschließend über die Pfortader zur **Leber**, dem zentralen Stoffwechselorgan (siehe Abb. 8.6).
Die orale Einnahme eines Arzneimittels ist zwar einfach in der Anwendung, hat jedoch auch einige Nachteile. Dies sind:
- die Abhängigkeit vom Funktionszustand des Verdauungstrakts. So wird ein Arzneimittel gar nicht oder nur vermindert bei Durchfall aufgenommen.
- die Reizung der Magenschleimhaut durch einige Arzneimittel. Wird ein Arzneimittel schlecht auf nüchternen Magen vertragen, so sollte man es nach den Mahlzeiten einnehmen.
- die deutliche Abschwächung einiger Arzneimittel nach ihrer Resorption durch chemischen Umbau in der Leber.

Sublingual (= unter die Zunge), bukkal (= über die Wangenschleimhaut):
Werden Arzneimittel bei der oralen Aufnahme sofort in der Leber abgebaut, so kann man sie auch unter der Zunge oder in der Wangentasche zergehen lassen. Der Arzneistoff wird dann über die Schleimhaut aufgenommen und gelangt so unter Umgehung der Leber direkt in die Blutbahn.

Rektal (= über den Mastdarm):
Zur rektalen Verabreichung verwendet man im Allgemeinen **Zäpfchen (Suppositorien)**. Damit kann nicht nur eine lokale Behandlung durchgeführt (z. B. bei Hämorrhoiden), sondern auch eine systemische Wirkung erzielt werden. Die Magenschleimhaut wird dabei zwar geschont, die Resorption ist bei der rektalen Verabreichung aber leider oft nur unvollständig.

Parenterale Applikation

Arzneimittel können auch unter Umgehung des Verdauungstrakts verabreicht werden, wenn sie z. B. besonders schnell aufgenommen werden sollen oder durch die Verdauungssäfte unwirksam gemacht werden.
Man unterscheidet dabei:
- **Injektion (Einspritzung)** z. B. in eine Vene, einen Muskel oder in die Haut. Bei einer Injektion in eine Vene hat man dabei einen besonders schnellen Wirkungseintritt des Arzneistoffs (sie-

8.5 Arzneimittelnebenwirkungen

Bei jeder Medikamenteneinnahme sind sorgfältig Nutzen und Schaden der Anwendung gegeneinander abzuwägen, da die Arzneimittel neben der erwünschten Hauptwirkung in der Regel auch unerwünschte Nebenwirkungen haben.

Deshalb sind bei der Einnahme von Arzneimitteln folgende Punkte sorgfältig zu beachten:

- Dosierungs- und Anwendungsempfehlungen
- Gegenanzeigen (Kontraindikationen)
- Anwendungsbeschränkungen (z. B. bei Nierenfunktionsstörungen)
- Nebenwirkungen
- Wechselwirkungen mit anderen Mitteln (insbesondere mit Alkohol)
- Warnhinweise (vor allem bei alkoholhaltigen Medikamenten zur inneren Anwendung).

Beispiele für **Gegenanzeigen (Kontraindikationen)** von Arzneimitteln sind:

- Überempfindlichkeit (Allergie) gegen diese Arzneimittel
- schwerwiegende Vorerkrankungen des Patienten, die eine Einnahme des Arzneimittels risikoreich machen
- Gefahr einer Fruchtschädigung in der Schwangerschaft durch das Arzneimittel sowie einer Schädigung des Kindes während der Stillzeit.

Beispiele für Nebenwirkungen von Arzneimitteln

- Blutbildungsstörungen und Störungen der Blutgerinnung, z. B. Anämie, Leukozytopenie, Thrombozytopenie, Koagulationsstörungen
- Überempfindlichkeitsreaktionen, z. B. Hautausschläge, Asthmaanfälle
- Magen-Darm-Störungen, z. B. Entzündungen, Geschwüre, Blutungen
- Leberfunktionsstörungen, Leberschäden
- Nierenfunktionsstörungen, Nierenschäden
- Herz-Kreislauf-Störungen, z. B. erniedrigter Blutdruck, Bluthochdruck, Herzrhythmusstörungen, Gefäßschäden
- Störungen des Nervensystems, z. B. Übererregbarkeit, Missempfindungen, Müdigkeit, Schwindel
- psychische Störungen, z. B. Depressionen, Halluzinationen, Abhängigkeit

Generell sollen Arzneimittel in der **Schwangerschaft** – insbesondere in den ersten drei Monaten – nur **nach strenger Indikationsstellung** eingesetzt werden!

Nebenwirkungen sind unerwünschte Begleiterscheinungen, die bei richtigem Gebrauch oder nahe liegenden Anwendungsfehlern auftreten können.

Es gibt kein wirksames Arzneimittel ohne Nebenwirkungen! Ziel der Arzneimittelforschung ist jedoch die Entwicklung möglichst nebenwirkungsarmer Arzneimittel.

8.6 Arzneimittelumgang

8.6.1 Arzneimittelzugang

Gesetzliche Grundlage für den Umgang mit Arzneimitteln sind das **Arzneimittelgesetz (AMG)**, das **Betäubungsmittelgesetz (BtMG)** und die **Betäubungsmittel-Verschreibungsverordnung (BtMVV)**.

Man unterscheidet:

- **freiverkäufliche Arzneimittel:** Dazu gehören z. B. natürliche Mineral-, Heil- und Meerwässer, Heilerde, Bademoore, Pflaster und Brandbinden, Desinfektionsmittel zum äußeren Gebrauch sowie Mund- und Rachendesinfektionsmittel. Sie dürfen auch außerhalb von Apotheken verkauft werden.
- **apothekenpflichtige Arzneimittel:** Dies sind z. B. leichte Schmerzmittel und Beruhigungsmittel. Sie dürfen nur von Apotheken abgegeben werden, sind jedoch rezeptfrei.
- **verschreibungspflichtige Arzneimittel:** Sie dürfen nur auf ärztliche Verordnung (Rezept) hin von Apotheken an Patienten abgegeben werden.
- **Betäubungsmittel:** Für Betäubungsmittel (z. B. Morphium) gelten besonders strenge Bestimmungen. Sie sollen nur verschrieben werden, wenn mit anderen Arzneimitteln keine ausreichende Wirkung zu erzielen ist.
  Das Betäubungsmittelgesetz legt dabei fest, welche Betäubungsmittel verschrieben werden dürfen.

In der Betäubungsmittel-Verschreibungsverordnung ist die Art und Weise der Verschreibung mit den dabei zu beachtenden Höchstmengen festgelegt.

8.6.2 Arzneimittelkennzeichnung

Werden Arzneimittel auf Vorrat hergestellt und in abgabefertigen Packungen in den Verkehr gebracht, so spricht man von **Fertigarzneimitteln** oder **Arzneispezialitäten**.

Das Arzneimittelgesetz schreibt folgende Kennzeichnungen auf der Packung von Fertigarzneimitteln vor:

- Name oder Firma und Anschrift des pharmazeutischen Unternehmers
- Bezeichnung des Arzneimittels
- Zulassungsnummer mit der Abkürzung „Zul.-Nr."
- Chargenbezeichnung (Eine **Charge** ist die in einem Herstellungsgang erzeugte Arzneimittelmenge. Soweit das Arzneimittel nicht in Chargen in den Verkehr gebracht werden kann, ist das Herstellungsdatum anzugeben.)
- Darreichungsform (z.B. Tabletten, Ampullen)
- Inhalt nach Gewicht, Rauminhalt oder Stückzahl (z.B.: g, mg, ml)
- Anwendungsweise (z.B.: oral, intravenös)
- wirksame Bestandteile nach Art und Menge
- Verfallsdatum mit dem Hinweis „verwendbar bis ..."
- bei Arzneimitteln, die nur auf ärztliche, zahnärztliche oder tierärztliche Verschreibung abgegeben werden dürfen, der Hinweis „Verschreibungspflichtig", bei sonstigen Arzneimitteln, die nur in Apotheken an Verbraucher abgegeben werden dürfen, der Hinweis „Apothekenpflichtig"
- bei Mustern der Hinweis „Unverkäufliches Muster".

Es sind ferner Warn- und Lagerhinweise anzugeben, soweit sie rechtlich angeordnet sind. Weitere Bestimmungen gelten unter anderem für Sera, homöopathische Arzneimittel, Arzneimittel zur Anwendung bei Tieren und für klinische Prüfungen.

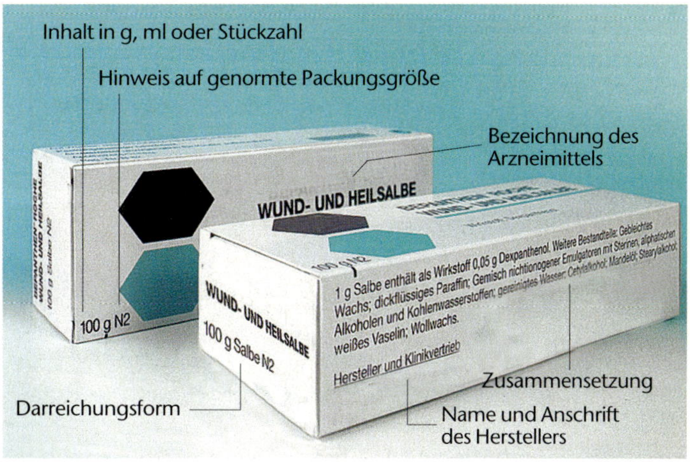

Abb. 8.8 Muster einer Arzneimittelpackung

8.6.3 Packungsbeilage

Fertigarzneimittel müssen Gebrauchsinformationen in vorgeschriebenen Packungsbeilagen enthalten.

Die Packungsbeilagen müssen folgende Angaben enthalten:

- Name oder Firma und Anschrift des pharmazeutischen Unternehmers
- Bezeichnung des Arzneimittels
- wirksame Bestandteile nach Art und Menge
- Anwendungsgebiete
- Gegenanzeigen
- Nebenwirkungen
- Wechselwirkungen mit anderen Mitteln
- Dosierungsanleitungen mit Einzel- und Tagesangaben und dem Hinweis „soweit nicht anders verordnet"
- Art der Anwendung und bei Arzneimitteln, die nur begrenzte Zeit angewendet werden sollen, Dauer der Anwendung
- Hinweis, dass das Arzneimittel nach Ablauf des Verfallsdatums nicht mehr angewendet werden soll
- Hinweis, dass Arzneimittel unzugänglich für Kinder aufbewahrt werden sollen.

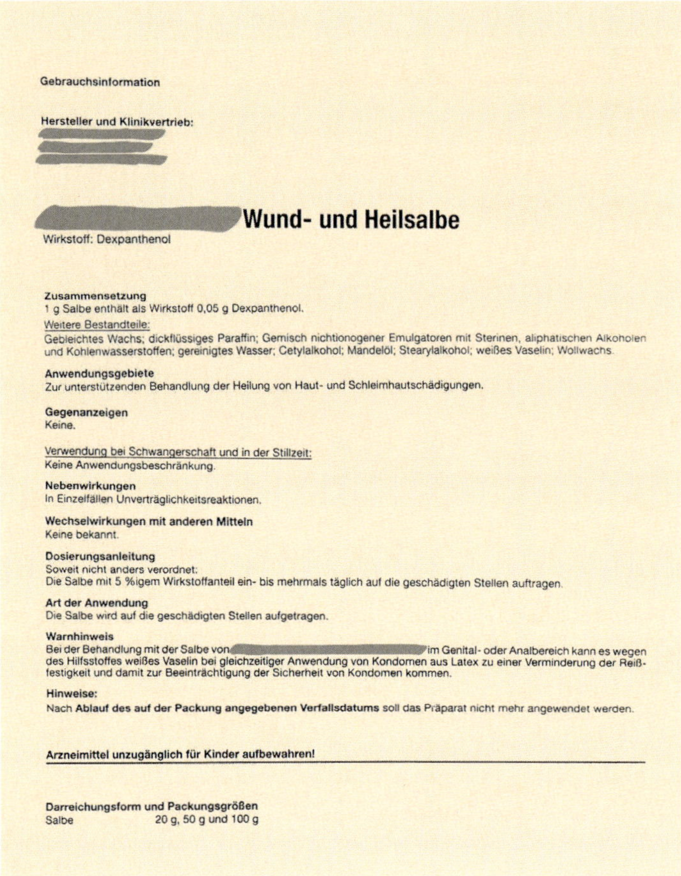

Gebrauchsinformation

Hersteller und Klinikvertrieb:

Wund- und Heilsalbe
Wirkstoff: Dexpanthenol

Zusammensetzung
1 g Salbe enthält als Wirkstoff 0,05 g Dexpanthenol.
Weitere Bestandteile:
Gebleichtes Wachs; dickflüssiges Paraffin; Gemisch nichtionogener Emulgatoren mit Sterinen, aliphatischen Alkoholen und Kohlenwasserstoffen; gereinigtes Wasser; Cetylalkohol; Mandelöl; Stearylalkohol; weißes Vaselin; Wollwachs.

Anwendungsgebiete
Zur unterstützenden Behandlung der Heilung von Haut- und Schleimhautschädigungen.

Gegenanzeigen
Keine.

Verwendung bei Schwangerschaft und in der Stillzeit:
Keine Anwendungsbeschränkung.

Nebenwirkungen
In Einzelfällen Unverträglichkeitsreaktionen.

Wechselwirkungen mit anderen Mitteln
Keine bekannt.

Dosierungsanleitung
Soweit nicht anders verordnet:
Die Salbe mit 5 %igem Wirkstoffanteil ein- bis mehrmals täglich auf die geschädigten Stellen auftragen.

Art der Anwendung
Die Salbe wird auf die geschädigten Stellen aufgetragen.

Warnhinweis
Bei der Behandlung mit der Salbe von im Genital- oder Analbereich kann es wegen des Hilfsstoffes weißes Vaselin bei gleichzeitiger Anwendung von Kondomen aus Latex zu einer Verminderung der Reißfestigkeit und damit zur Beeinträchtigung der Sicherheit von Kondomen kommen.

Hinweise:
Nach **Ablauf des auf der Packung angegebenen Verfallsdatums** soll das Präparat nicht mehr angewendet werden.

Arzneimittel unzugänglich für Kinder aufbewahren!

Darreichungsform und Packungsgrößen
Salbe 20 g, 50 g und 100 g

Abb. 8.9 *Muster eines Beipackzettels*

Ferner werden Warnhinweise und für die Verbraucher bestimmte Aufbewahrungshinweise angegeben.

8.6.4 Arzneimittelaufbewahrung

Arzneimittel werden in einem abschließbaren **Arzneimittelschrank** bzw. **Arzneimittelkühlschrank** aufbewahrt. Der Schlüssel darf für Unbefugte nicht zugänglich sein.

Der Arzneimittelschrank muss sauber und leicht zu reinigen, die Arzneimittel müssen übersichtlich geordnet sein.

Die **Einordnung der Arzneimittel** kann nach verschiedenen Gesichtspunkten erfolgen, z. B.

- nach dem Alphabet
- nach Arzneimittelgruppen
- nach Applikationsarten (oral, parenteral, äußerlich).

Arzneimittel, die der **Betäubungsmittel-Verschreibungsverordnung (BtMVV)** unterliegen, werden gesondert verschlossen aufbewahrt.

Im **Arzneimittelkühlschrank** werden leicht verderbliche Arzneimittel gelagert. Dazu gehören:

- Sera und Impfstoffe (Auch beim Transport ist stets auf ausreichende Kühlung zu achten; man spricht von einer geschlossenen **Kühlkette**!)
- eiweißhaltige, kühl zu lagernde Substanzen wie Hormone (z. B. Insulin)
- Suppositorien mit einem niedrigen Schmelzpunkt.

Weiterhin sind lichtempfindliche Arzneimittel lichtgeschützt aufzubewahren. Feuergefährliche Stoffe sind nur verschlossen und entfernt von offenem Feuer oder Heizkörpern abzustellen.

In regelmäßigen Abständen sind die **Verfallsdaten** der Arzneimittel im Schrank zu kontrollieren. Verfallene Arzneimittel müssen dabei rechtzeitig aussortiert werden. Damit möglichst wenige Präparate verfallen, sollte man neue Packungen stets nach hinten stellen um zunächst die älteren Arzneimittel zu verbrauchen.

Verfallene Arzneimittel müssen gewissenhaft entsorgt werden, damit sie keine Gefahr für die Umwelt und insbesondere für Kinder darstellen. In der Praxis empfiehlt es sich, die verfallenen Arzneimittel an die beliefernde Apotheke zur Vernichtung zurückzugeben.

8.7 Arzneimittelverschreibung

8.7.1 Ärztliches Rezept

Allgemeine Richtlinien

Das **ärztliche Rezept** (recipere lat. – annehmen) ist eine schriftliche Anweisung eines Arztes an einen Apotheker ein bestimmtes Arzneimittel in einer bestimmten Menge für einen bestimmten Patienten abzugeben.

Juristisch stellt das Rezept – in Gesetzen und Verordnungen „Verschreibung" genannt – eine **Urkunde** dar. Es wird erst mit der Unterschrift des Arztes gültig. Das Rezept muss leserlich und dokumentenecht geschrieben werden. Eigenmächtige Änderungen stellen eine Urkundenfälschung dar.

Folgende **Angaben** muss das ärztliche Rezept enthalten:

- Name, Anschrift, Telefonnummer des Arztes, die Berufsbezeichnung Arzt und das Ausstellungsdatum
- Bezeichnung des Arzneimittels mit Form und Abgabemenge
- Name und Anschrift des Patienten, für den das Arzneimittel bestimmt ist
- eigenhändige Unterschrift des verschreibenden Arztes.

Zusätzlich kann auf dem Rezept eine Anweisung an den Patienten notiert werden, wie er das Arzneimittel anzuwenden hat. Eine derartige Anweisung wird als **Signatur (S.)** bezeichnet. Eine Signatur ist dann unverzichtbar, wenn ein vom Arzt selbst zusammengestelltes und vom Apotheker angefertigtes Medikament verordnet wird oder die Anwendung von der üblichen Verabreichung abweicht. Die Signatur wird vom Apotheker auf die Arzneimittelpackung übertragen.

Zur Vereinfachung der Arzneimittelverschreibung wurden für orale, feste Dar-

Häufige Abkürzungen und Anweisungen auf Rezepten

aa, ana	ana partes aequales	zu gleichen Teilen
ad man. med.	ad manus medici	zu Händen des Arztes
ad us. propr.	ad usum proprium	zum eigenen Gebrauch
aq. dest.	aqua destillata	destilliertes Wasser
AP.		Anstaltspackung
cito		schnell, eilig
D., d.	da, detur	Gib!
dil.	dilutus	verdünnt
I. E.		Internationale Einheiten
noctu		nachts
Nr.	numerus	Anzahl
OP.		Originalpackung
pro infant.	pro infantibus	für Kinder
RP.	recipe!	nimm!
S.	signa, signatur	Beschrifte!
sol.	solutio, solutus	Lösung, gelöst
supp.	suppositoria	Zäpfchen
Tabl.	tabulettae	Tabletten
tct., Tinct.	tinctura	Tinktur
ugt., ungt.	unguentum	Salbe

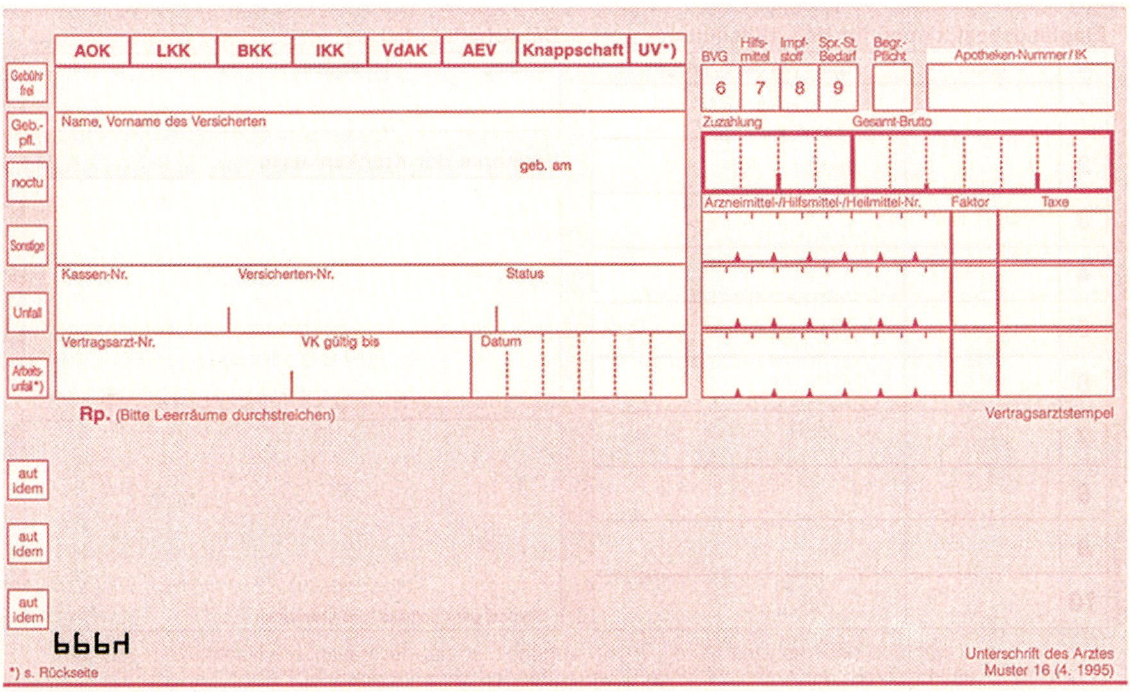
AOK | LKK | BKK | IKK | VdAK | AEV | Knappschaft | UV*)
Gebühr frei
Geb.-pfl.
noctu
Sonstige
Unfall
Arbeitsunfall*)
Name, Vorname des Versicherten
geb. am
Kassen-Nr. | Versicherten-Nr. | Status
Vertragsarzt-Nr. | VK gültig bis | Datum
BVG | Hilfsmittel | Impfstoff | Spr.-St. Bedarf | Begr.-Pflicht | Apotheken-Nummer / IK
6 | 7 | 8 | 9
Zuzahlung | Gesamt-Brutto
Arzneimittel-/Hilfsmittel-/Heilmittel-Nr. | Faktor | Taxe
Rp. (Bitte Leerräume durchstreichen)
Vertragsarztstempel
aut idem
aut idem
aut idem
6664
Unterschrift des Arztes
Muster 16 (4. 1995)
*) s. Rückseite

Abb. 8.10 *Arzneiverordnungsblatt (Kassenrezept)*

reichungsformen drei unterschiedliche **Normpackungen** eingeführt:

N 1 für eine kurze Anwendung oder für die Testung der individuellen Verträglichkeit und Wirkung

N 2 für die Behandlung einer akuten Erkrankung mittlerer Verlaufsdauer

N 3 für die Dauertherapie.

Ein Rezept ist ohne gesonderte Befristung 6 Monate gültig, ein Betäubungsmittelrezept nur 7 Tage.

Kassenärztliches Rezept

Für Privatrezepte ist kein bestimmtes Format vorgeschrieben. Kassenärztliche Rezepte müssen dagegen auf einem dafür vorgesehenen Arzneiverordnungsblatt geschrieben werden. Für Betäubungsmittel gelten nur gesonderte Betäubungsmittelrezepte.

Kassenärztliche Rezepte enthalten folgende Angaben:

- Name der Krankenkasse
- Personalangaben des Patienten (Name, Vorname, Geburtsdatum, Anschrift)
- Kassen-Nr.
- Versicherten-Nr.
- Status des Patienten (Mitglied, Familienangehöriger, Rentner)
- Vertragsarzt-Nr.
- Gültigkeitsdauer der Versichertenkarte
- Ausstellungsdatum des Rezepts
- Bezeichnung des Arzneimittels mit Form und Abgabemenge
- Vertragsarztstempel
- eigenhändige Unterschrift des verschreibenden Arztes.

Zusätzlich stehen auf dem kassenärztlichen Rezept noch verschiedene Vermerke, die anzukreuzen sind (z. B. gebührenpflichtig oder -frei).

Sprechstundenbedarf

Zwischen der Kassenärztlichen Bundesvereinigung und dem Verband der Angestellten-Krankenkassen sowie dem Verband der Arbeiterkrankenkassen wurde festgelegt, dass verschiedene Arzneimittel und Materialien als Sprechstundenbedarf verordnet werden dürfen. Es dürfen dabei nur bestimmte, miteinander vereinbarte Mittel verschrieben werden. Der Umfang des Sprechstundenbedarfs muss in angemessenem Verhältnis zur Zahl der Behandlungsfälle der Kasse stehen.

Ein kassenärztliches Rezept enthält für Sprechstundenbedarf folgende Angaben:

- Name der Krankenkasse
- Bezeichnung „Sprechstundenbedarf"
- Angabe des Kalendervierteljahrs
- Vertragsarzt-Nr.
- Ausstellungsdatum des Rezepts
- Bezeichnung des Arzneimittels mit Form und Abgabemenge
- Vertragsarztstempel
- eigenhändige Unterschrift des verschreibenden Arztes.

Zusätzlich ist das Feld Nr. 9 für Sprechstundenbedarf anzukreuzen.

8.7.2 Betäubungsmittelrezept

Die **Betäubungsmittel-Verschreibungsverordnung (BtMVV)** legt fest, welche unter das **Betäubungsmittelgesetz (BtMG)** fallende Substanzen verschrieben werden dürfen. Eine Verschreibung von Betäubungsmitteln soll dabei nur erfolgen, wenn mit anderen Arzneimitteln keine ausreichende Wirkung zu erzielen ist.

Für Betäubungsmittelverordnungen sind dreiteilige amtliche Formblätter vorgeschrieben, die **Betäubungsmittelrezepte (BtM-Rezepte)**. Sie sind beim **Bundesinstitut für Arzneimittel und Medizinprodukte (BfArM)** in Berlin zu erhalten.

Die Betäubungsmittelrezepte entsprechen in ihrem Aufbau den üblichen kassenärztlichen Rezepten. Die drei Teile der BtM-Rezepte werden in Durchschrift ausgefüllt. Teil I und II werden in der Apotheke vorgelegt, Teil III muss der verschreibende Arzt 3 Jahre aufbewahren.

Um Missbrauch mit diesen Rezepten zu

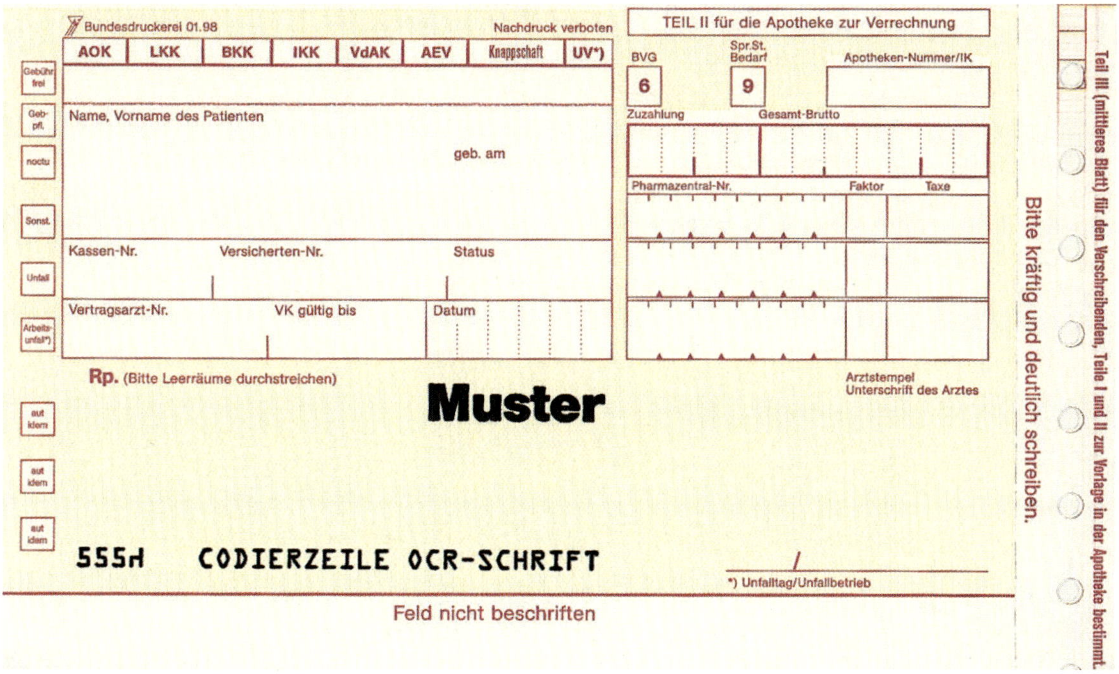

Bundesdruckerei 01.98 Nachdruck verboten

AOK | LKK | BKK | IKK | VdAK | AEV | Knappschaft | UV*)

Gebühr frei / Geb.-pfl. / noctu / Sonst. / Unfall / Arbeitsunfall*)

Name, Vorname des Patienten

geb. am

Kassen-Nr. Versicherten-Nr. Status

Vertragsarzt-Nr. VK gültig bis Datum

Rp. (Bitte Leerräume durchstreichen)

Muster

aut idem / aut idem / aut idem

555H CODIERZEILE OCR-SCHRIFT

TEIL II für die Apotheke zur Verrechnung

BVG 6 Spr.St. Bedarf 9 Apotheken-Nummer/IK

Zuzahlung Gesamt-Brutto

Pharmazentral-Nr. Faktor Taxe

Arztstempel Unterschrift des Arztes

*) Unfalltag/Unfallbetrieb

Feld nicht beschriften

Bitte kräftig und deutlich schreiben.

Teil III (mittleres Blatt) für den Verschreibenden, Teile I und II zur Vorlage in der Apotheke bestimmt.

Abb. 8.11 *Betäubungsmittelrezept*

vermeiden, müssen sie diebstahlsicher aufbewahrt werden.

8.8 Heil- und Hilfsmittel

8.8.1 Heilmittel

Heilmittel sind **persönliche** medizinische Leistungen. Zu ihnen gehören:

- Maßnahmen der physikalischen Therapie (z. B. Massage, Krankengymnastik, Elektrotherapie, Wärme- und Kältetherapie, medizinische Bäder)
- Sprachtherapie (Therapie von Stimm-, Sprech- und Sprachstörungen)
- Beschäftigungs- und Arbeitstherapie (Ergotherapie).

Heilmittel dienen dazu, eine Krankheit zu heilen, ihre Verschlimmerung zu verhüten oder Krankheitsbeschwerden zu lindern. Sie werden auch angewendet, wenn die gesunde Entwicklung eines Kindes sonst gefährdet ist und um Pflegebedürftigkeit zu vermeiden.

8.8.2 Hilfsmittel

Hilfsmittel sind **sächliche** medizinische Leistungen. Zu ihnen gehören:

- Körperersatzstücke, orthopädische und andere Hilfsmittel
- Sehhilfen
- Hörhilfen
- technische Hilfsmittel, die dazu dienen, Arzneimittel in den Körper zu bringen (z. B. Spritzen, Inhalationsgeräte und ähnliche Hilfen).

Hilfsmittel dienen dazu, den Erfolg einer Krankenbehandlung zu sichern oder eine Behinderung auszugleichen.

Medizinische Fachsprache

Die medizinischen Fachausdrücke stammen in der überwiegenden Mehrzahl aus der lateinischen oder griechischen Sprache.
Die Begriffe sind dabei oft aus einem Wortstamm und sich häufig wiederholenden Vor- und Nachsilben zusammengesetzt.
Zum Verständnis der medizinischen Fachsprache ist die Kenntnis der wichtigsten Vor- und Nachsilben unbedingt erforderlich!

Vorsilbe	Wortstamm	Nachsilbe
Ab- Ab-	**duktion** spreizung	
Im- Ein-	**plantation** pflanzung	
Poly- Mehrfach-	**trauma** verletzung	
	Histo Gewebe	**-logie** -lehre
	Koagulo Gerinnungs	**-pathie** -störung

Vorsilben in der medizinischen Fachsprache			
Vorsilbe	**Bedeutung**	**Beispiel**	
a-, an-	un-, -los (Verneinung)	anaerob	– ohne Sauerstoff lebend (Verneinung von aerob)
		Analgesie	– Aufhebung des Schmerzempfindens, Schmerzlosigkeit (Verneinung von Algesie)
a-, ab-	ab, weg von (entfernt von)	Anomalie Abduktion	– Abweichung vom Normalen – Abspreizen, Bewegung einer Extremität zur Seite
ad-	an, heran, hinzu	Adaptation Adduktion	– Anpassung von Organen (z. B. des Auges) – Anlegen, Bewegung einer Extremität zur Mitte
anti-	gegen	Antikonzeptivum	– empfängnisverhütendes Mittel
auto-	selbst, eigen	autonomes Wachstum eines Tumors	– selbstständiges, eigenständiges Wachstum eines Tumors
con-, com-, ko-	zusammen	konnatal	– angeboren, zusammen mit der Geburt
contra-, kontra-	gegen	Kontraindikation (z.B. eines Medikaments)	– Gegenanzeige; Grund, ein Mittel oder Verfahren nicht anzuwenden
de-	ent-, von ... weg, herab	Dekompression Desensibilisierung	– Druckentlastung – unempfindlich machen
dis-	zwischen, auseinander, hinweg	Dislokation	– Lageveränderung, Verschiebung der Bruchenden bei Knochenbrüchen
dys-	Fehl-, Miss-, krankhafte Störung	Dysfunktion Dysplasie	– Funktionsstörung – Missbildung
e-, ek-, ex-	aus, heraus, ent-	Ektomie Exanthem	– Herausschneiden, Entfernen – Hautausschlag
en-, endo-	in, innerhalb	Enanthem Endokard	– Ausschlag im Bereich der Schleimhaut – Herzinnenhaut
epi-	auf, darauf	Epidermis	– Oberhaut
extra	außerhalb	Extrasystole	– außerhalb des normalen Rhythmus auftretender Herzschlag
hetero-	verschieden	heterogen	– verschiedenartig

Vorsilben in der medizinischen Fachsprache			
Vorsilbe	**Bedeutung**	**Beispiel**	
homo-	gleich	homogen	– gleichartig
hyper-	über, übermäßig	Hyperemesis gravidarum Hypertonie	– übermäßiges Schwangerschaftserbrechen – Bluthochdruck
hypo-	unter, unterhalb	Hypoglykämie Hypotonie	– Unterzuckerung, Blutzuckerwerte unter 50 mg/dl – zu niedriger Blutdruck
im-, in-	1, in, hinein 2. Verneinung	Implantation Injektion inaktiv inoperabel	– Einpflanzung – Einspritzung – unwirksam – nicht operabel
infra-	unterhalb von	infraclavicular	– unterhalb des Schlüsselbeins
inter-	zwischen	interkostal	– zwischen den Rippen
intra-	innerhalb, in ... hinein	intravenös	– in eine Vene
makro-	groß	Makrophagen	– große Fresszellen (z. B. Monozyten)
mikro-	klein	Mikrophagen	– kleine Fresszellen (Granulozyten)
My-, Myo-	Muskel	Myokard	– Muskelwand des Herzens
Os-, Osteo-	Knochen	Osteosynthese	– operative Vereinigung bei Knochenbrüchen
para-, par-	neben, bei, über ... hinaus	paravenös	– neben einer Vene
peri-	um, herum	Perikard	– Herzbeutel
poly-	viel, zahlreich	Polytrauma	– Mehrfachverletzung
post-	nach	postoperativ	– nach einer Operation
prä-	vor	Präkanzerose Prävention	– Krebsvorstufe – Vorbeugung
pro-	für, vor	pro die Prognose	– täglich, pro Tag – Vorhersage
re-	zurück, wieder	Reanimation Rezidiv	– Wiederbelebung – Rückfall, Wiederauftreten einer Krankheit
retro-	zurück, hinter	retrosternal	– hinter dem Brustbein
sub-	unter, unterhalb	subdural subkutan	– unter der harten Hirnhaut – unter der Haut
super-	über, oberhalb	superfizial	– oberflächlich
supra-	oberhalb	supraclavicular	– oberhalb des Schlüsselbeins
syn-	zusammen	Synthese	– Zusammensetzung
trans-	hinüber, hindurch	Transplantation	– Übertragung von Zellen, Geweben oder Organen
ultra-	jenseits, mehr als	Ultraschall	– Schall oberhalb der menschlichen Hörgrenze
Zyt-, Zyto-	Zelle	Zytologie	– Zelllehre

Nachsilben in der medizinischen Fachsprache			
Nachsilbe	**Bedeutung**	**Beispiel**	
-algie, -algesie	Schmerz	Myalgie Neuralgie	– Muskelschmerz – Nervenschmerz
-ase	Bezeichnung von Enzymen	Lipase	– Fett spaltendes Enzym
-blasten	bildende Zellen	Osteoblasten	– Knochen bildende Zellen
-ektasie	Erweiterung	Venektasie	– Venenerweiterung
-ektomie	Herausschneiden, Entfernen	Appendektomie	– Entfernung des Wurmfortsatzes
-emesis	Erbrechen	Antiemetikum	– Mittel gegen Erbrechen und Übelkeit
-gen	ausgehend von, bewirken	pathogen	– krankmachend
-gramm	Geschriebenes	Elektrokardiogramm	– Aufzeichnung der elektrischen Vorgänge bei der Herztätigkeit
-graphie	Aufzeichnung	Elektrokardiographie	– Anfertigung eines Elektrokardiogramms
-itis	Entzündung (Mehrzahl: -itiden)	Nephritis	– Nierenentzündung
-klasten	abbauende Zellen	Osteoklasten	– Knochen abbauende Zellen
-logie	Lehre	Histologie	– Gewebelehre
-lyse	Auflösung	Hämolyse	– Abbau der roten Blutkörperchen
-meter	Messgerät	Thermometer	– Temperaturmessgerät
-om	Geschwulst, Erguss	Karzinom Hämatom	– Krebs – Bluterguss
-ose, -osis	in der Regel chronische oder degenerative Erkrankungen	Arthrose	– degenerative Gelenkerkrankung, insbesondere bei chronischer Überbeanspruchung (Gelenkverschleiß)
-pathie	Erkrankung	Koagulopathie	– Gerinnungsstörung
-penie	Verminderung	Leukopenie	– Verminderung der Leukozyten
-phil	Neigung zu etwas	hydrophil	– Wasser aufsaugend
-phob	Abneigung gegen etwas	hydrophob	– Wasser abstoßend
-plasie	Bildung	Hyperplasie	– Mehrbildung
-plastik	operative Wiederherstellung oder Verbesserung	Rhinoplastik	– Nasenkorrektur oder Nasenwiederherstellung
-plegie	Lähmung	Hemiplegie	– Halbseitenlähmung
-poese	Bildung	Erythropoese	– Bildung der Erythrozyten
-rhoe	herabfließen	Diarrhoe	– Durchfall
-skopie	Betrachtung	Mikroskopie	– Betrachtung mit optischer Vergrößerung
-stenose	Verengung	Gefäßstenose	– Gefäßverengung
-tomie	Schnitt, Eröffnung	Laparotomie	– Bauchhöhleneröffnung
-urie	Harn	Nykturie	– vermehrtes nächtliches Wasserlassen
-zid	tötend, vernichtend	bakterizid	– bakterientötend
-zyten	Zellen	Osteozyten	– Knochenzellen

Maßeinheiten

Im Messwesen wurde ein international einheitliches System eingeführt, das **Système International d'Unités (SI)**. Es beruht auf sieben SI-Basiseinheiten und einer Fülle davon abgeleiteter Einheiten.

SI-Basiseinheiten

Messgröße	Einheit	Zeichen	weitere Einheiten	Umrechnung
Länge	Meter	m	Zentimeter Millimeter	1 cm = 0,01 m 1 mm = 0,001 m
Masse	Kilogramm	kg	Gramm Milligramm	1 g = 0,001 kg 1 mg = 0,001 g
Zeit	Sekunde	s	Minute Stunde Tag	1 min = 60 s 1 h = 60 min 1 d = 24 h
elektrische Stromstärke	Ampere	A	Milliampere	1 mA = 0,001 A
Temperatur	Kelvin	K	Grad Celsius	1°C = (1 + 273,15) K
Lichtstärke	Candela	cd		
Stoffmenge	Mol	mol	Millimol	1 mmol = 0,001 mol

Abgeleitete Einheiten (Auswahl)

Messgröße	Einheit	Zeichen	weitere Einheiten	Umrechnung
Fläche	Quadratmeter	m^2	Quadratzentimeter	1 cm^2 = 0,0001 m^2
Volumen	Kubikmeter	m^3	Kubikzentimeter	1 cm^3 = 0,000 001 m^3
Frequenz	Hertz	Hz		1 Hz = 1/s
Geschwindigkeit	Meter/Sekunde	m/s	Kilometer/Stunde	1 m/s = 3,6 km/h
Kraft	Newton	N	(Kilopond	1 kp = 9,81 N)*
Druck	Pascal	Pa	Bar Millibar	1 bar = 100 000 Pa 1 mbar = 100 Pa
Energie, Arbeit	Joule	J	Kilojoule (Kalorie (Kilokalorie	1 kJ = 1000 J 1 cal = 4,187 J)* 1 kcal = 4,187 kJ)*
Leistung	Watt	W	Kilowatt	1 kW = 1000 W
elektrische Spannung	Volt	V	Kilovolt Millivolt	1 kV = 1000 V 1 mV = 0,001 V
elektrischer Widerstand	Ohm	Ω	Kiloohm	1 KΩ = 1000 Ω
Aktivität einer radioaktiven Substanz	Becquerel	Bq	(Curie	1 Bq = 1 Zerfall pro Sekunde)*
Energiedosis einer ionisierenden Strahlung**	Gray	Gy	(Rad	1 rd = 0,01 Gy)*
Ionendosis einer ionisierenden Strahlung**	Coulomb/Kg	c/kg	(Röntgen R)*	
Äquivalentdosis einer ionisierenden Strahlung**	Sievert	Sv	(Rem	1 rem = 0,01 Sv)*

* nicht mehr zugelassene Einheiten

** ionisierende Strahlen sind so energiereich, dass sie beim Durchstrahlen von Materie positiv oder negativ geladene Teilchen (sogenannte Ionen) bilden. Zur Gruppe der ionisierenden Strahlen gehören z.B. die Röntgenstrahlen. Diese Begriffe sind also für die Röntgenkunde und den Strahlenschutz wichtig!

Dezimale Vielfache und Bruchteile von Einheiten				
Vorsilbe	**Zeichen**	**Faktor**	**Zehnerpotenz**	**Beispiele**
Tera	T	1 000 000 000 000	10^{12}	
Giga	G	1 000 000 000	10^{9}	
Mega	M	1 000 000	10^{6}	
Kilo	k	1 000	10^{3}	km Kilometer
Hekto	h	100	10^{2}	
Deka	da	10	10	
		1		
Dezi	d	0,1	10^{-1}	dm Dezimeter
Zenti	c	0,01	10^{-2}	cm Zentimeter
Milli	m	0,001	10^{-3}	mm Millimeter
Mikro	µ	0,000 001	10^{-6}	µm Mikrometer
Nano	n	0,000 000 001	10^{-9}	nm Nanometer
Piko	p	0,000 000 000 001	10^{-12}	pm Pikometer

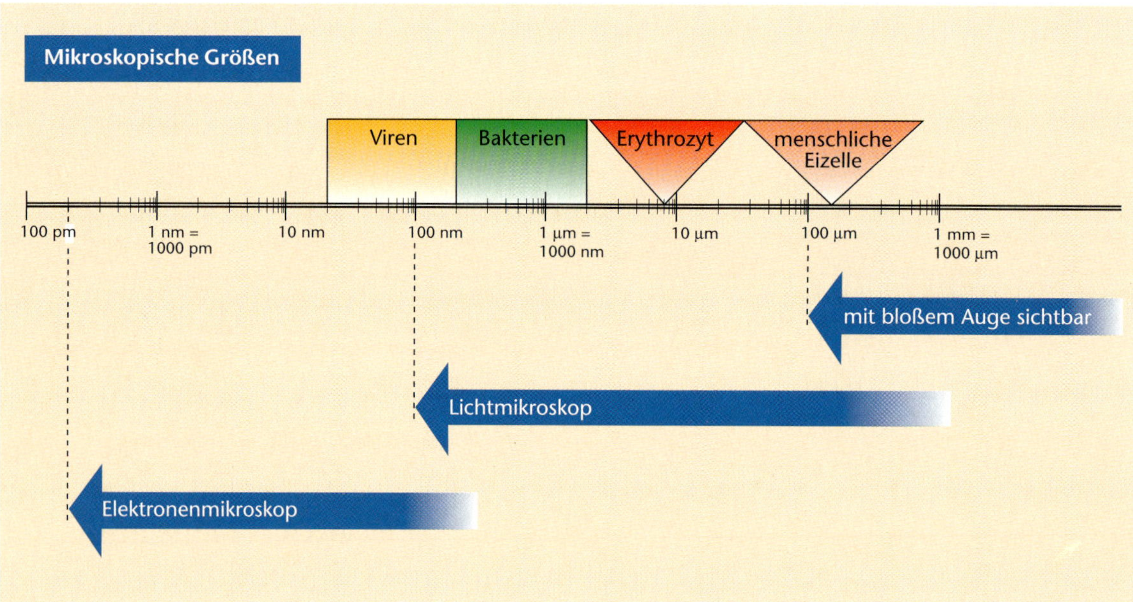

Stichwortverzeichnis

B

C

F

H

L

N

Q

R

S

T

Bildquellennachweis

Fotos:

Agentur LPM/Pohl, Berlin: Abb. 4.70; 8.1

Agentur LPM/Pohl, Berlin: Abb. 5.41 (oben rechts); 5.42 (unten rechts) mit freundlicher Unterstützung der Firma Becton Dickinson GmbH, Heidelberg

Agentur LPM/Pohl, Berlin: Abb. 8.8–8.9 mit freundlicher Unterstützung der Firma Hoffmann – La Roche, Grenzach-Wyhlen

AKG: Seite 52

Becton Dickinson GmbH, Heidelberg: Abb. 5.41 (unten rechts); 5.42 (oben rechts); 5.42 (Mitte rechts); 5.43

Prof. Dr. Dr. Bull, Krefeld: Abb. 4.3–4.4; 4.6; 4.9–4.11; 4.14; 4.51; 4.53; 4.59; 4.75–4.78; 4.82

Dr. Dotzel, Krefeld: Abb. 3.98

Erbe Elektromedizin GmbH, Tübingen: Abb. 5.85; 5.87–5.90

Dr. Gall, Ulm: Abb. 4.40

Dr. Greven, Krefeld: Abb. 3.94

Hartmann AG, Heidenheim: Abb. 4.48, 4.67, 5.73, 5.76 aus „Die phasengerechte Wundbehandlung des Ulcus cruris venosum"

Hartmann AG, Heidenheim: Abb. 4.15, 4.49 aus „Kompendium Wunde und Wundbehandlung"

Henkel-Ecolab Deutschland GmbH, Düsseldorf: Abb. 2.15; 2.20–2.22

Hermal, Reinbek: Abb. 4.41

Lieder, Ludwigsburg: Abb. 3.43

Lohmann & Rauscher GmbH & Co. KG, Neuwied: Abb. 5.69–5.72; 5.74–5.75; 5.77–5.78; 5.80; Seite 308 rechts; 309 links

Mair, Herrsching: Seite 212

MELAGAPPARATE GmbH & Co. KG, Berlin: Abb. 2.25–2.26; 2.28

Miele & Cie. GmbH & Co, Gütersloh: Abb. 2.19

Pari GmbH, Starnberg: Abb. 5.97

Reiher GmbH, Braunschweig: Abb. 5.84

Schattauer Verlagsgesellschaft mbH, Stuttgart: Abb. 4.7, 4.35, 4.44, 4.61–4.63, 4.66, 4.80 aus „Spezielle Pathologie" C. Thomas

Schattauer Verlagsgesellschaft mbH, Stuttgart: Abb. 4.16, 4.68, 4.71 aus „Allgemeine Pathologie" C. Thomas

Schattauer Verlagsgesellschaft mbH, Stuttgart: Abb. 4.20, 4.30–4.31, 4.64, 4.79 aus „Der diagnostische Blick", 6. Auflage, F. W. Tischendorf

Dr. Schubert, Krefeld: Abb. 4.27; 4.60

Schulke & Mayr, Norderstedt: Abb. 2.24

Setzinger Photographie, Tuttlingen: Abb. 5.6–5.7; 5.9–5.11; 5.13; 5.15; 5.41 (unten links); 5.42 (oben + unten links); 5.44–5.55; 5.68 mit freundlicher Unterstützung der Firma AESCULAP AG & Co. KG, Tuttlingen

SIEMENS Medizinische Technik, Erlangen: Abb. 5.20; 5.24–5.25; 5.28–5.29; 5.32–5.35; 5.37–5.40

Storz GmbH & Co., Tuttlingen: Abb. 5.14; 5.26–5.27

Springer-Verlag GmbH & Co., Heidelberg: Abb. 4.18, 4.23–4.24, 4.26, 4.28, 4.72 aus Koletzko „Kinderheilkunde" von Harnack

Prof. Dr. Straßburg, Düsseldorf: Abb. 4.73 aus „Farbatlas und Lehrbuch der Mundschleimhauterkrankungen" M. Straßburg/G. Knolle

Prof. Dr. Stück, Berlin: Abb. 4.19

Thieme Verlag, Stuttgart: Abb. 4.13, 4.22, 4.37, 4.45, 4.56, 4.65 aus „Taschenatlas der allgemeinen Pathologie" U.-N. Riede, 1998

Thieme Verlag, Stuttgart: Abb. 4.21, 4.39 aus „Taschenatlas der Dermatologie" G. K. Steigleder, 1987

Thieme Verlag, Stuttgart: Abb. 4.29 aus „Farbatlanten der Zahnmedizin 14: Oralpathologie" P. A. Reichart/ H. P. Philipsen, 1999

Thieme Verlag, Stuttgart: Abb. 4.38, 4.42, 4.83–4.84 aus „Differentialdiagnose innerer Krankheiten" W. Siegenthaler, 2000

Thieme Verlag, Stuttgart: Abb. 4.86–4.87 aus „Augenheilkunde" G. K. Lang, 1998

Prof. Dr. Wagner, Krefeld: Abb. 4.69–4,70; 4.88

Grafiken:

Krahe, Düsseldorf: Abb. 3.20; 3.61; 3.92; 3.141

Krausen, Scott, Dipl. Biologe, Düsseldorf: Abb. 2.6; 2.11; 2.16; 2.18; 2.23; 3.1–3.7; 3.9; 3.11; 3.13–3.19; 3.21–3.42; 3.44–3.58; 3.63–3.64; 3.68–3.70; 3.72–3.80; 3.82–3.91; 3.93; 3.95–3.97; 3.99–3.101; 3.103–3.140; 3.142–3.145; 3.147–3.149; 3.151–3.167; 4.8; 4.32–4.34, 4.36; 4.43; 4.46–4.47; 4.50; 4.52; 4.54–4.55; 4.57–4.58; 4.81; 4.89; 5.5; 5.12; 5.18–5.19; 5.56–5.58; 5.91; 7.1–7.4; 8.2–8.7

Krischke, Marbach/N.: Abb. 4.85

sign, Berlin: Abb. 1.4; 2.1; 2.7–2.10; 2.12–2.14; 2.17; 3.10; 3.60; 3.62; 3.66–3.67; 3.81; 3.102; 4.1–4.2; 4.12; 4.17; 4.25; 4.74; 5.1–5.4; 5.8; 5.16; 5.21–5.23; 5.30–5.31; 5.41 (oben links); 5.59–5.67; 5.79; 5.81–5.83; 5.86; 5.92–5.96; 5.98; 6.2–6.14; 6.17–6.18; 8.1; Seite 302, 307 (rechts + unten links), 308 (links)

sign, Berlin: Abb. 5.17 mit freundlicher Unterstützung der Firma RÜSCH AG, Böblingen